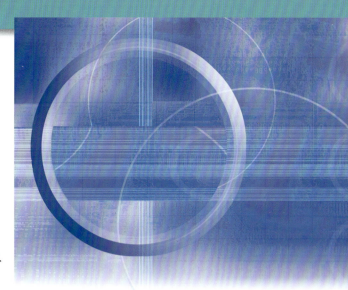

中文翻译版

儿童白内障手术学
—— 技术、并发症及处理

Pediatric Cataract Surgery

Techniques,Complications and Management

原书第 2 版

原 著 者　M. Edward Wilson
　　　　　Rupal H. Trivedi
主　　译　叶　剑　陈春林
主　　审　王　莉（美）　刘少章

科学出版社
北　京

图字：01-2017-3965 号

内 容 简 介

本书由美国南卡罗来纳医科大学 Strom 眼科研究所的 M.Edward Wilson 教授领衔，来自美国、英国、比利时、伊朗、印度、以色列等国的眼科学、儿科学、麻醉学等领域的专家集中编写，由第三军医大学大坪医院的专家翻译。全书分为五个部分：儿童白内障术前评价、准备和思考，外科技术，眼和系统性先天疾患相关白内障的处理，术后管理、并发症及术后处理，儿童白内障手术未来的发展方向。本书内容全面，从儿童白内障的病因、流行病学特征、手术技巧、并发症应对及处理、术后管理及未来发展等方面进行了详细介绍。本书可供眼科医师和儿科医师学习、参考。

图书在版编目(CIP)数据

儿童白内障手术学：技术、并发症及处理：原书第 2 版/(美)M.爱德华·威尔逊(M.Edward Wilson)，(美)鲁帕尔·H.特里维迪(Rupal H. Trivedi)著；叶剑，陈春林主译. —北京：科学出版社，2017.6
书 名 原 文：Pediatric Cataract Surgery：Techniques，Complications and Management
ISBN 978-7-03-053692-1

Ⅰ.儿… Ⅱ.①M… ②鲁… ③叶… ④陈… Ⅲ. 小儿疾病－白内障－内障摘除术 Ⅳ. R779.66

中国版本图书馆 CIP 数据核字(2017)第 130825 号

责任编辑：马晓伟 梁紫岩 / 责任校对：张小霞 何艳萍
责任印制：肖 兴 / 封面设计：吴朝洪

M. Edward Wilson，Rupal H. Trivedi：Pediatric Cataract Surgery Techniques，Complications and Management，2nd ed
ISBN：978-1-4511-4271-6

科 学 出 版 社 出版
北京东黄城根北街 16 号
邮政编码：100717
http://www.sciencep.com

北京利丰雅高长城印刷有限公司 印刷
科学出版社发行 各地新华书店经销
*
2017 年 6 月第 一 版 开本：889×1194 1/16
2017 年 6 月第一次印刷 印张：20 3/4
字数：640 000
定价：239.00 元
(如有印装质量问题，我社负责调换)

《儿童白内障手术学——技术、并发症及处理》

（原书第 2 版）

译 者 名 单

主　　译　叶　剑　陈春林

主　　审　王　莉（美）　刘少章

译　　者　（以姓氏笔画为序）

刘　玮　安晓巨　孙　敏　吴　敏　何春燕

邹　欢　陈　琛　陈　潇　陈小璠　陈开建

郑奇君　胡宗莉　高　铃

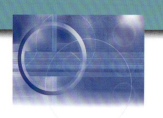

原著者

Hamid Ahmadieh

Shirley L. Anderson

Irene Anteby

Eileen E. Birch

Steve Charles

John M. Facciani

Sepehr Feizi

Joost Felius

Parikshit Gogate

Elizabeth M. Hofmeister

Mohammad Ali Javadi

William J. Johnson

Farid Karimian

Scott K. McClatchey

David Morrison

Mohammad Reza Ja'farinasab

Anna R. O'Connor

Suresh K. Pandey

M. Millicent W. Peterseim

Mamidipudi R. Praveen

Muralidhar Ramappa

Sajani K. Shah

David Stager

Marie-José Tassignon

Ronald G. W. Teed

Elias I. Traboulsi

Rupal H. Trivedi

Abhay R. Vasavada

Vaishali A. Vasavada

Viraj A. Vasavada

David K. Wallace

Karen(Kate) Wendorf

M. Edward Wilson

Grace Wojno

Lucy T. Xu

中译本序

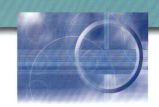

    儿童不是缩小版的成人，他们有独特的解剖生理和发育特点，因此儿童白内障看似容易，实则处理起来相当复杂，术前检查、手术时机把握、手术技术、合并症处理、弱视治疗等都要求眼科医师不仅要有丰富的临床经验、娴熟的手术技巧，还需要和麻醉医师、儿科医师通力合作，方能使白内障患儿获得好的治疗效果。目前对儿童白内障的处理方法尚未达成共识，人工晶状体植入时机和度数选择等方面还存在争议，这就更使得临床医师在处理儿童白内障时，备感茫然。

    M.Edward Wilson 教授是美国著名的眼科学和儿科学专家，早在 2005 年，由他主编的 *Pediatric Cataract Surgery：Techniques，Complications and Management*（第 1 版）即为全球第一部关于儿童白内障手术的参考书，此次再版，在第 1 版的基础上进行了大幅度调整，既补充了当今儿童白内障手术的最新进展，又几乎涵盖了儿童白内障所有必要的检查、分析和处理细节，既有对各家方法的系统介绍，又有笔者自己的经验总结和应用推荐，内容详实、丰富，国内无出其右。

    为便于阅读，第三军医大学叶剑教授及其团队与科学出版社合作，翻译出版了此书。这对于我们借鉴国外同行在儿童白内障手术、并发症处理及术后训练等方面的经验提供了极大的帮助。

    欣作此序，以示庆贺。

姚 克

中华医学会眼科学分会主任委员、白内障学组组长

2017 年 2 月

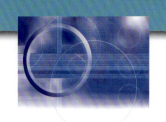

译者前言

由于儿童眼独特的生理及解剖特点和儿童的生长发育特性,儿童白内障手术及术后管理具有相当的难度,2014 年以前,国内尚无儿童白内障领域的专著,儿童白内障的手术方式、术后管理、并发症处理、人工晶状体植入时机、人工晶状体度数的选择等方面尚未达成共识,因此临床医师在处理儿童白内障时,难免会有无所适从之感。

近年来,在中华医学会眼科学分会白内障学组组长姚克教授的带领下,在全国眼科医师的共同努力下,儿童白内障的治疗取得了空前进展,我们欣喜地看到,青岛眼科医院谢立信院士、黄钰森教授和天津医科大学张红教授分别于 2014 年和 2015 年领衔出版了《儿童白内障学》和《儿童白内障》,这些专著的出版,对于指导眼科医师和儿科医师治疗儿童白内障大有裨益。

美国南卡罗来纳医科大学 Strom 眼科研究所的 M. Edward Wilson 教授是全球知名的眼科学和儿科学专家,早在 2005 年,由他主编的 *Pediatric Cataract Surgery：Techniques，Complications and Management*（第 1 版）是全球第一部关于儿童白内障手术的参考书,此次再版,既补充了现今儿童白内障手术的最新进展,又几乎涵盖了儿童白内障所有必要的检查、分析和处理细节,既实用又学术,既方便又全面。

本书受重庆市科技惠民计划项目(cstc2013jcsfC10001-6)资助,由第三军医大学大坪医院眼科专科医院的专家负责本书的翻译。本书的出版,有利于我们了解国外同行对儿童白内障的处理方法,也有助于我们在临床实践中借鉴和参考国外的一些经验。我们衷心希望本书能对眼科医师治疗儿童白内障有所帮助。由于水平有限,译著中出现的不妥之处,敬请各位读者批评指正。本译著得以出版,有赖于美国贝勒医学院眼科中心王莉教授和第三军医大学大坪医院眼科专科医院多位同仁的大力支持,在此深表感谢。

叶 剑

全军眼科专委会 主任委员

第三军医大学大坪医院眼科专科医院 院长

2016 年 9 月于重庆

本书前言

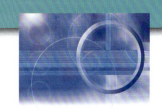

  本书在上一版的基础上进行了全面更新。2005 年本书第 1 版出版以后,儿童白内障的治疗又有了很多重要的手术进展。在从事第 1 版的编写工作时,我们就已惊奇地发现,当时尚无一本关于儿童白内障手术的参考书。同第 1 版一样,此次再版的目的也是为读者提供目前最先进的关于儿童白内障处理方法的概述。我们希望本书既实用又学术,既方便又全面。我们努力让本书涵盖儿童白内障所有必要的检查、分析和处理细节。

  20 世纪 50 年代后期,Edward Epstein 博士和 D. Peter Choyce 教授进行了首例儿童人工晶状体眼内植入术。当时,儿童白内障手术方式尚不统一。20 世纪 70 年代,先天性白内障手术得到革命性的普及,晶状体摘除、后囊切开联合前部玻璃体切割成为标准术式,Marshall Parks 博士和 David Taylor 教授对此联合术式给予了高度评价,认为该术式能显著改善患儿的视力预后。然而,眼科医师对于儿童白内障术后是否行人工晶状体植入仍然持犹豫态度,主要影响因素有:合成的人工晶状体材料在眼内长期效应如何、患儿眼球发育所带来的屈光状态改变、患儿术后眼内的炎症反应等。当 25 年前我们首次开展眼内人工晶状体植入时,Bob Sinskey 博士对此给予了极大的鼓励和指导。随着时光流逝和技术进步,关于各年龄段儿童行人工晶状体植入安全而有效的文献报道越来越多,微切口技术的发展、更好的黏弹剂的应用、适合儿童眼球的人工晶状体面世,极大地提高了儿童白内障-人工晶状体植入术的成功率。

  儿童白内障手术处理已成为一个飞速发展的领域,为了能跟上和推动行业发展,小儿外科医师必须掌握谨慎和大胆、保守和创新的平衡艺术。我们不仅仅只是建议小儿外科医师阅读专业书籍、观看手术视频,我们也推崇"创新之旅",即参观其他医师的手术室,观摩他们的新技术或手术技巧。那些单单只参加学术会议而不关注手术技巧的医师,必然会错过很多提高自己手术能力的机会。我们也希望本书是推动发现和进步的"催化剂"。本书不单单提供知识,还旨在推动交流,鼓励观看他人手法,并培养个人的动手能力。这样,读者所获就能超越书本所述,如果能加速创新进程、缩短学习曲线,成功将不期而至。我们衷心希望本书对眼科各级手术医师都有所帮助。

M. Edward Wilson,MD

Rupal H. Trivedi,MD,MSCR

目　录

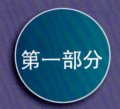
第1章

先天性白内障遗传学

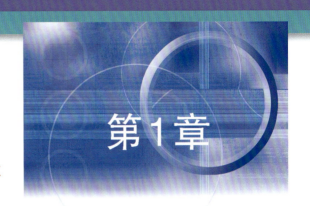

一、晶状体的发育

(一)晶状体的胚胎发育

眼的发育起始于胚胎第 22 天。神经沟在前脑两侧形成视泡,视泡和表面外胚叶接触后,诱导该处的表面外胚叶分化增厚形成晶状体板,视泡内陷,形成视杯,同时晶状体板也发生内陷,形成晶状体泡。到第 5 周末,晶状体泡和表面外胚叶失去联系,居于视杯前部。在晶状体泡内部,前壁细胞形成一层立方形细胞,后壁细胞逐渐延伸并在第 7 周末到达前壁,形成原始晶状体纤维,表达晶状体特异蛋白如晶状体蛋白,此时,赤道部生发区的上皮细胞不断增殖,延伸、迁移形成次级晶状体纤维。此处的细胞增殖很快,这些新的新月形细胞形成环形结构,将老的细胞包绕在内,形成晶状体蛋白(图 1-1)。当这些次级晶状体纤维从生发区迁移出来后,它们形成膜状结构并最终失

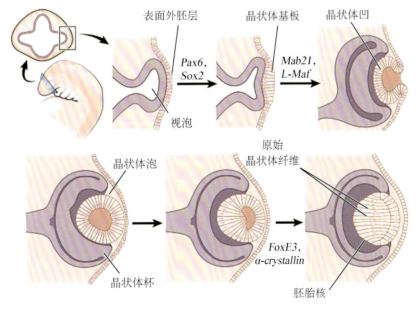

图 1-1　在眼的发育中,前脑两侧的神经沟发育成视泡,视泡和表面外胚叶接触后,诱导表面外胚叶细胞形成晶状体板,这个过程受 Pax6 和 Sox2 基因调控。在 Mab21 和 L-Maf 基因的调控下,晶状体板逐渐形成晶状体凹,而晶状体凹最终会从表面外胚叶脱离,形成晶状体泡,原始晶状体纤维和胚胎核的形成是受 FoxE3 和 α-crystallin 基因调控的。这些基因的功能验证研究部分来源于动物实验

去细胞器成分,成为蛋白质的包裹体,最终这些成熟的次级晶状体纤维细胞逐层重叠形成弧形的缝状结构。出生时,缝状结构形状呈三分支的"Y"形,随着晶状体发育,缝状结构逐渐变得复杂,可形成六分支、九分支甚至十二分支。成熟的晶状体包含上皮细胞和晶状体纤维组成的有序结构,而外周的晶状体纤维在缝状结构处汇聚。

(二)晶状体发育调控

晶状体分化要受到多种转录因子的调控,如成纤维细胞生长因子(FGF)在低剂量时诱导细胞增殖,而在高剂量时诱导细胞迁移和分化,因此晶状体的极性可能与 FGF 的浓度有关(FGF 在玻璃体内浓度高于房水)。骨形态蛋白(BMP)在早期晶状体发育过程中同 FGF 存在交互作用,对于正确的晶状体诱导发生,经典的 Wnt/β-catenin 信号通路需要被抑制,而非经典的 Wnt 信号则需被强化。有研究表明,Wnt/β-catenin 信号通路在 β 晶状体蛋白的形成中发挥作用,Pax6 基因对于晶状体板的形成和晶状体蛋白基因的表达至关重要,晶状体蛋白是晶状体的重要组成部分,晶状体蛋白基因的突变可导致多种遗传性先天性白内障的发生。

二、晶状体蛋白

晶状体蛋白是晶状体的主要组分,在晶状体纤维的蛋白组成中,占 90% 以上,它们在维持晶状体的透明性状中起关键作用,晶状体蛋白基因突变可导致一大类常染色体显性遗传的先天性白内障,如 αA 晶状体蛋白(CRYAA)、αB 晶状体蛋白(CRYAB)、βA1/A3 晶状体蛋白(CRYBA1/A3)、βB1 晶状体蛋白(CRYBB1)、βB2 晶状体蛋白(CRYBB2)、γC 晶状体蛋白(CRYGC)、γD 晶状体蛋白(CRYGD)基因都已有报道发现突变。β 和 γ 晶状体蛋白形成一类超家族,它们共享一段多肽链,称为 βγ 晶状体蛋白;α 晶状体蛋白因和小的热休克蛋白关联,从而形成一独立家族。

(一)α 晶状体蛋白

α 晶状体蛋白在晶状体蛋白中约占 35%,它们归属于小热休克蛋白,与晶状体屈光力有关,作为分子伴侣而发挥作用。具体来说,α 晶状体蛋白可结合暴露的晶状体蛋白和变性的晶状体蛋白以防止其发生聚集,而聚集的晶状体蛋白会影响晶状体的屈光性状,导致白内障的发生。晶状体内有两种 α 晶状体蛋白:αA 晶状体蛋白和 αB 晶状体蛋白。αA 晶状体蛋白(CRYAA)基因位于 21 号染色体上,编码 173 个氨基酸;αB 晶状体蛋白(CRYAB)基因位于 11 号染色体上,编码 175 个氨基酸,这两类 α 晶状体蛋白具有 57% 的同源性,αA 晶状体蛋白只表达于晶状体,而 αB 晶状体蛋白可全身都有表达。在晶状体内,αA 晶状体蛋白和 αB 晶状体蛋白的占比约为 3:1。尽管 α 晶状体蛋白性质稳定,可耐受其一级结构上多点变异,但某些位点突变若改变了其三级结构和四级结构,从而影响其同底物的结合后,还是能导致先天性白内障的发生,如 α 晶状体蛋白异常寡聚化突变可导致先天性白内障形成,这些改变减弱了蛋白的稳定性,降低了其作为分子伴侣发挥的作用。同样,突变也会影响翻译后修饰,导致蛋白错误折叠,形成聚集物,造成光线散射。由于 CRYAB 在全身都有表达,CRYAB 基因上一个氨基酸的置换突变不仅会导致先天性白内障的发生,还会造成系统性疾病,基因组 3787 位点 A>G 突变会导致翻译后蛋白质序列上 120 位点精氨酸被甘氨酸置换,这种替换突变会导致结合蛋白相关的肌性病变,这是一种常染色体显性遗传病,表现为肌无力、心肌损害和先天性白内障,肌肉活检会发现结合蛋白大量聚集,这可能是因为结合蛋白和突变的 αB 晶状体蛋白间交互作用发生了改变。CRYAB 基因第 3 号外显子(450delA)的缺失会导致移码突变,临床表现为一类孤立的先天性白内障,呈常染色体显性遗传模式,白内障形态为双侧后极性,由于这种白内障居于晶状体后部,邻近光学中心,故对视力影响极大,此种晶状体混浊或在出生时已发生,或在生后早期几个月内即形成,但一般不影响晶状体的其他部分。

(二)β 晶状体蛋白

β 晶状体蛋白是晶状体内含量最丰富的水溶性蛋白,其特异的、紧密排列的结构对于维持晶状体的透明性具有重要作用。β 晶状体蛋白和 γ 晶状体蛋白在结构上非常相似。两者均具有两个结构域,这两个结构域由 8～10 个氨基酸相连,每个结构域由相同的多肽链以一种 Greek Key 基序的方式折叠而成:两个反向平行的 β 折叠和一个 αβ 形态形成三明治结构。通常,βA3 晶状体蛋白和 βB2 晶状体蛋白可正向结合,也可反向结合,从而形成同二聚体或异二聚体,这些二聚体又可分解为单体或进一步结合形成多聚体,一般认为这些多聚体对于维持晶状体的透明性是不可或缺的,如果突变破坏了蛋白结构或改变了其相互结合的能力将会造成这些晶状体蛋白非特异聚集,导致白内障的形成。Padma 等报道了一例孤立的先天性白内障,其因编码 βA3/A1 晶状体蛋白的 CRYBA1 基因突变而导致。如同其他类型孤立的先天性白内障一样,其呈常染色体显性遗传,所有罹患的家族成员表现为绕核性白内障和星状白内障,绕核性白内障中胎儿核和胚胎核形态透明,但星状白内障范围累及正的前"Y"形缝和倒的后"Y"形缝。编码 β2 晶状体蛋白的 *CRYBB2* 基因的链终止突变会导致蓝色白内障,表现为蓝点状和中央轮辐状晶状体混浊,一般对视力影响较小。*CRYBB3* 基因突变会导致核性白内障,表现为皮质"骑子"形成,呈常染色体隐性遗传模式。由于晶状体蛋白结构功能改变所导致的白内障多呈常染色体显性遗传模式,这种 *CRYBB3* 基因突变所造成的染色体隐性遗传可能意味着 βB3 晶状体蛋白除了在蛋白质结构上发挥作用外,还可能具有其他功能,如作为酶或发育相关蛋白。

(三) γ 晶状体蛋白

γ 晶状体蛋白是 βγ 晶状体蛋白超家族的一员,如同 β 晶状体蛋白,它们通过 4 个 β 折叠形成 Greek Key 基序,也对维持晶状体的透明性具有作用。γ 晶状体蛋白基因族(*CRYGA-F*)位于基因座 2 号染色体长臂 33～35 区,由于突变引起的白内障多发生于 *CRYGC* 基因和 *CRYGD* 基因,以及表达 γ 晶状体蛋白的基因。γS 晶状体蛋白(曾被称为 βS 晶状体蛋白)基因和其他 γ 晶状体蛋白基因截然不同,其位于 3 号染色体,而其蛋白质结构除在第三和第四个 β 折叠中存在一个 α 螺旋外,其余部分与其他 γ 晶状体蛋白基因相同。βγ 晶状体蛋白超家族成员在 Greek Key 基序中都有个钙结合位点,其紧邻着第一个 β 折叠终端保守的氨基酸序列 Y/F/WXXXXXXG 的下游。在此区域内,甘氨酸作用十分重要,其对于二面角的形成是必不可少的,有报道发现由于甘氨酸错义突变导致一家族性常染色体显性遗传性白内障,这可能是晶状体内钙的结合和储存发生改变所致,钙稳态失衡可能导致了晶状体混浊。另外,γD 晶状体蛋白基因突变也能导致常染色体显性遗传性白内障,表现为针尖状晶状体混浊,累及范围为胎儿核和胚胎核的浅层。

三、膜转运蛋白

由于晶状体无血管成分存在,因此,膜转运蛋白对于晶状体细胞中营养物质的运输和代谢废物的排除具有关键作用,尤其是对于晶状体中央区域的细胞而言更为重要(此区域被动转运难以满足细胞代谢需要),精确地控制细胞内含水量和细胞体积有助于稳定晶状体结构,从而维持晶状体的透明性状。晶状体细胞中具有四种重要通道:主体内在蛋白、连接蛋白、Na^+,K^+-ATP 酶及葡萄糖转运子。目前,前两种通道蛋白已发现和先天性白内障存在关联。

(一) 主体内在蛋白

主体内在蛋白(MIP)曾因作为一种电压依赖性水通道和黏附分子而被称为水通道蛋白 0 号,只表达于终末分化的晶状体细胞中,是晶状体中含量最丰富的膜内在蛋白。*MIP* 基因定位于 12 号染色体上,它所编码的跨膜蛋白具有两个串联重复区,每个重复区内含有三个跨膜的 α 螺旋、一个疏水环及一个保守的天冬氨酸-脯氨酸-丙氨酸基序。有研究表明,*MIP* 基因的一个点突变(E134G),会导致单侧绕核性白内障,这种白内障发生后不再进展,呈现常染色体显性遗传方式,另一位点(T138R)突变,会导致多灶性的晶状体混浊,这种白内障发生后还要继续发展。这两种突变都会损伤 MIP 的运输功能。

(二) 连接蛋白

连接蛋白在晶状体细胞间形成低电阻的缝隙连接,它们包含四个跨膜结构域、两个细胞外环和一个细胞内环,这些跨膜结构域和细胞外环高度保守,将晶状体纤维和上皮细胞紧密相连,通过转运一些离子、代谢产物和第二信使等小分子以维持细胞内适合的离子浓度。

晶状体内已发现具有三类连接蛋白:连接蛋白 43、连接蛋白 46(由 13 号染色体上的 *GJA3* 基因所编码)和连接蛋白 50(由 1 号染色体上的 *GJA8* 所编码)。已有报道,*GJA8* 和 *GJA3* 基因突变会分别导致板层粉尘状 1 型和板层粉尘状 3 型先天性白内障,前者表现为胎儿核混浊,伴有点状的皮质混浊及不完全的皮质"骑子",而后者表现为中央粉尘状混浊,伴以前后部皮质雪片状混浊。此外,还有报道 *GJA8* 基因错义突变导致了先天性白内障合并小角膜的发生。

四、细胞骨架蛋白

细胞骨架蛋白与晶状体蛋白交互作用借以限定晶状体细胞结构。其包括微丝、微管和中间丝。微丝和微管形成细胞骨架,有利于细胞间连接和稳定细胞结构,中间丝有助于细胞对抗物理应激,如机体体温变化和晶状体发生调节等状况。

串珠丝状结构蛋白 2:串珠丝状结构为晶状体所特有。这些丝状成分由两类中间丝蛋白(串珠丝状结构蛋白 2 和串珠状纤维结构蛋白)和 α 晶状体蛋白交互作用组成。串珠丝状结构蛋白 2 基因位于 3 号染色体,有报道此基因突变后会造成遗传性白内障,其错义突变后可造成常染色体显性遗传性青少年型板层白内障,而其缺失突变后可发生常染色体显性遗传的先天性白内障,表现为白内障形态多样,包括核性、缝性、星状或轮辐状等。

五、发育调节因子

胚胎期晶状体的发育受到多种生长因子和转录

因子的时空调节。根据基因缺失的情况,眼的发育可以发生多种异常。三种基因 PITX3、MAF 和 HSF4 的突变与先天性白内障发生相关。PITX3 是配对同源结构域蛋白家族中的一员,其基因位于 10 号染色体上。PITX3 基因保守区域中 S13N 替换突变会导致全白内障。MAF 是一种基本的亮氨酸拉链转录因子,其基因定位于 16 号染色体,当晶状体板和视泡发生接触时开始表达,在晶状体蛋白基因和 PITX3 基因的启动子中,MAF 蛋白和 MAF 反应元件可以结合,这提示 MAF 可能指导这些基因的转录,有研究发现,MAF 基因中 R288P 的突变会造成常染色体显性遗传性粉尘状白内障,但此家系中一些成员也表现为小角膜和虹膜缺损,这意味着 MAF 在眼的发育中可能具有众多作用。热休克转录因子 4(HSF4)对于小分子热休克蛋白和大分子热休克蛋白都具有调节作用,相对于小分子热休克蛋白如 α 晶状体蛋白而言,HSF4 可调节其发挥分子伴侣作用,无需 ATP 耗能;HSF4 可调节大分子热休克蛋白发挥变性蛋白再折叠

和防止新合成的蛋白错折叠作用,这种作用需 ATP 耗能,HSF4 基因的多位点替换突变都能导致绕核性或全白内障。

六、人类白内障遗传学

遗传性白内障占先天性白内障的 8%～25%,非遗传性白内障可由宫内感染、宫内放射性损伤,或其他不明原因所致,先天性白内障可以孤立发病(不伴其他系统性异常),也可和其他眼部异常和多系统异常相伴。孤立的先天性白内障约占所有先天性白内障的 70%,由于大多起因于晶状体蛋白、膜转运蛋白和细胞骨架蛋白基因突变,故多以常染色体显性遗传的方式发病,也有少部分以常染色体隐性或 X 连锁遗传的方式发病(表 1-1)。孤立的先天性白内障常为双侧,一般以其所在部位、大小、密度和混浊程度而分类。极性白内障可发生于晶状体前极或后极,也可与前后极同时形成。

表 1-1　先天性和早期获得性白内障的常见原因

疾病	染色体位置	基因名称	表型	在线(人类孟德尔遗传)编号
常染色体显性遗传				
高铁蛋白血症-白内障综合征	19q13.33	FTL	晶状体核性混浊合并血清高铁	600886
Coppock 白内障	2q33.3	CRYGC	胎儿核尘状混浊,常累及睫状小带	604307
	22q11.23	CRYBB2		
Volkmann 白内障	1p36	未知	晶状体中央和睫状小带混浊	115665
缝性带状白内障	17q11.2	CRYBA1	晶状体缝性带状混浊	600881
后极性混浊 1 型(CTPP1)	1p36.13	EPHA2	晶状体后极部混浊	116600
后极性混浊 2 型(CTPP2)	11q23.1	CRYAB	晶状体后极部界限清晰的单一混浊:双眼	613763
后极性混浊 3 型(CTPP3)	20q11.22	CHMP4B	后囊下盘状混浊,呈进展性	605387
后极性混浊 4 型(CTPP4)	10q24.32	PITX3	晶状体后极部界限清晰的单一混浊	610623
后极性混浊 5 型(CTPP5)	14q22－q23	未知	开始表现为后囊下反光模糊,逐渐进展为后囊下界限清晰的盘状混浊,并形成后囊斑	610634
带状、粉尘样白内障 1 型(CZP1)	1q21.2	GJA8	晶状体胎儿核混浊,表现为散的、轻盈的皮质混浊并形成不完全的"骑子"	116200
带状、粉尘样白内障 3 型(CZP3)	13q12.11	GJA3	晶状体中央区域粉尘状混浊,伴有前后极皮质雪片状混浊	601885
前极性白内障 1 型	14q24－qter	未知	晶状体前极部小片状混浊	115650
前极性白内障 2 型	17q13	未知	晶状体前极部小片状混浊	601202
蓝点状白内障 1 型(CCA1)	17q24	未知	晶状体周边区域蓝色和白色混浊,呈同心圆排列	115660
蓝点状白内障 2 型(CCA2)	22q11.23	CRYBB2	晶状体周边大量蓝色片状混浊,偶尔有轮辐状中央区混浊	601547
蓝点状白内障 3 型(CCA3)	2q33.3	CRYGD	晶状体蓝点状混浊,呈进展性	608983
皮刺状白内障	2q33.3	CRYGD	辐射样、针尖状混浊,邻近或穿过晶状体中央区	115700

续表

疾病	染色体位置	基因名称	表型	在线（人类孟德尔遗传）编号
非核性多形型白内障	2q33.3	CRYGD	晶状体胎儿核和皮质间的混浊	601286
缝性蓝点状混浊	22q11.23	CRYBB2	围绕前后"Y"形缝的致密、白色混浊，以及板层排列的卵圆点状或大小不一的蓝色混浊	607133
肌强直性营养不良	19q13.32	DMPK	肌强直、肌营养不良、白内障、性腺发育不全、额部秃发、心电图异常	160900
多形性、绕核性白内障	12q13.3	MIP	晶状体板层、缝性、前后极和皮质性混浊	604219
常染色体显性遗传、复合型白内障 1 型	3q22.1	BFSP2	晶状体核性和缝性混浊	611597
常染色体隐性遗传				
先天性白内障、面部异常、神经病变（CCFDN）	18q23	CTDP1	先天性白内障、面部异常、神经病变、智力发育迟缓、骨骼异常、小角膜、性腺发育不良	604168
Marinesco-Sjogren 综合征	5q31.2	SIL1	先天性白内障、小脑性共济失调、肌无力、智力发育迟缓、身材矮小、促性腺激素分泌过多、性腺发育不良、骨骼畸形	248800
Warburg micro 综合征 1 型	2q21.3	RAB3GAP1	小头、小眼、小角膜、视功能不良、皮质发育不良、胼胝体发育不良、严重的智力障碍、肌痉挛性麻痹、性腺发育不良	600118
Warburg micro 综合征 2 型	1q41	RAB3GAP2		614225
Warburg micro 综合征 3 型	10p12.1	RAB18		614222
Martsolf 综合征	1q41	RAB3GAP2	智力发育不良、性腺发育不良、小头畸形	212720
Hallermann-Streiff 综合征（Francois dyscephalic）综合征	6q22.31	GJA1	短头畸形、毛发稀少、小眼畸形、鸟状面、皮肤萎缩、牙齿异常、身材矮小	234100
Rothmund-Thomson 综合征	8q24.3	RECQL4	皮肤萎缩、毛细血管扩张、色素沉着和色素不足、骨骼异常、早衰、癌症易患者	268400
Smith-Lemli-Opitz 综合征	11q13.4	DHCR7	小头畸形、智力发育迟缓、肌无力、小颌、多指/趾、腭裂	270400
先天性核性白内障 2 型	22q11.23	CRYBB3	晶状体核性混浊合并皮质"骑子"	609741
X 连锁遗传				
Norrie 病	Xp11.3	NDP	儿童期眼盲、智障、感音神经性耳聋	310600
Nance-Horan 综合征	Xp22.13	NHS	男性患者表现为致密核性白内障、小角膜、牙齿异常、发育迟缓，女性携带者表现为后极部"Y"形缝性白内障和小角膜	302350

资料来源：OMIM—Online mendelian inheritance in man. http：// www.omim.org. Ref. 30。

带状白内障波及晶状体的一些特殊区域，因此，也被称为绕核性白内障，核性白内障源于胎儿核或胚胎核混浊，而绕核性白内障影响晶状体纤维，形成壳状混浊。带状白内障通常也被描述为密度增高或尘状混浊，缝状白内障或星状白内障是指在晶状体纤维汇聚成缝的位置，即胎儿核异常。花冠状白内障表现为晶状体核和皮质存在小的蓝点状混浊，因此，可能此种白内障应称为蓝点状白内障更为贴切。膜状白内障或囊性白内障多由外伤或严重的晶状体发育不良导致晶状体囊膜破裂后晶状体蛋白吸收所致，此外，此种白内障也可见于 Lowe 综合征。

先天性白内障也可和其他一些眼部异常如 Peters 异常和无虹膜等并存。许多基因异常性多系统疾病同时也伴发有先天性和发育性白内障，包括一些代谢性疾病如半乳糖血症和肝豆状核变性等。染色体异常也会出现先天性白内障，如 Down 综合征、猫叫综合征及某些三体、双体和缺体等疾病。

七、半乳糖血症

半乳糖血症是指患者血液中存在异常高浓度的半乳糖，从遗传学角度，此病是由于半乳糖激酶、半乳糖-1-磷酸尿苷酰转移酶或二磷酸尿苷1-4异构酶基因突变所致，罹患此病的患者因半乳糖积聚、晶状体内渗透压增高导致白内障形成，半乳糖激酶缺乏一般只导致先天性白内障，而后两类酶缺乏除造成白内障外，常还合并其他系统性疾病表现，如呕吐、发育停滞、肝脏病变和智力迟钝等。半乳糖血症性白内障形态上多表现为核性，也可呈现为前极或后极部囊下白内障。由于晶状体核屈光力增强，此种白内障常被描述为"油滴状"，如给予不含半乳糖的饮食，晶状体的改变早期可以逆转，但前后极囊膜下的晶状体混浊通常都会残留。

八、肝豆状核变性

肝豆状核变性是一种常染色体隐性遗传疾病，源于血液中存在过量的单体铁，表现为肝脏和小脑功能异常，其所导致的白内障通常表现为前囊下典型的向日葵样外观，通过给予青霉胺或三亚基四胺治疗后此种白内障可消退。

九、Norrie 疾病

Norrie 疾病是一种 X 连锁遗传性疾病，其可导致多种先天性眼部异常，包括致密的白内障、视网膜皱襞、视网膜脱离、玻璃体积血及双侧晶状体后血管和胶质组织团块状增生，患儿常表现为生时即盲，约 1/3 在婴儿早期即发展成感音神经性聋，约 1/4 患儿发育迟缓。Norrie 疾病是由 X 染色体上的 *NDP* 基因突变所致，有人推测 Norrie 蛋白可能在视网膜血管的发育中发挥作用，*NDP* 基因突变也和 X 连锁遗传的家族性渗出性玻璃体视网膜病变（FEVR）、早产儿视网膜病变（ROP）及视网膜毛细血管扩张症（Coats）有关。

十、Peters 异常

1906 年 Albert Peters 首次报道此种疾病，临床表现为浅前房、虹膜前粘连、中央角膜白斑和后弹力层缺陷，Peters Plus 综合征除眼部异常表现外，还合并有多系统异常，如唇裂、腭裂、肢近端型生长迟缓（上肢短小、短指、短趾）、耳朵异常及智力迟钝等。*PAX6*、*PITX2* 和 *FOXC1* 基因突变都可导致 Peters 异常的发生，有推测认为这些同源结构域的基因调控着胚原细胞的分化，进而影响神经嵴细胞向角膜后的迁移。此病多呈散发性，但也有以常染色体显性和隐性遗传模式发生的，Peters Plus 综合征是一种常染色体隐性遗传病，是由 *B3GALT* 基因突变所致，此基因位于第 13 对染色体上，功能在于提供制造 β-1,3-糖基转移酶（beta-1,3-glucosyltransferase）的指令，而此酶参与了某些蛋白质糖化的复杂过程（将糖分子接到蛋白质上），*B3GALT* 基因突变后导致蛋白质糖化无法进行，此外，某些位点（如 660+1 G-A）错义突变也和 Peters Plus 综合征相关联。

十一、Nance-Horan 综合征

Nance-Horan 综合征（NHS）是一种 X 连锁隐性遗传病，最早由 Walter Nance 和 Margaret Horan 所报道，表现为中心性先天性白内障、小角膜、前凸单耳畸形和牙齿异常，基于此临床表现，此病又被称为白内障-耳-牙齿异常综合征、X 连锁遗传的先天性白内障和小角膜。*NHS* 基因定位于 Xp22.31-p22.13b 基因座上，男性罹患儿多发生严重的双侧致密性星状或核性白内障，通常需要尽早手术，女性携带者也可表现为轻度的晶状体混浊，表现为沿后部"Y"字缝线性或环绕的点状或星状排列，有时也可表现为致密的混浊，还可合并小角膜。

小结

遗传性白内障在先天性白内障中占较大比例。人类晶状体的发育需要众多基因的有序调控和相互作用，基因突变若导致晶状体结构和透明性受到影响，则会导致白内障的形成。大多数孤立的先天性白内障表现为常染色体显性遗传，少部分尤其是对于一些先天性白内障合并有眼部其他异常和系统性疾病的患者也表现为常染色体隐性遗传或 X 连锁遗传。

（陈春林　叶　剑　译）

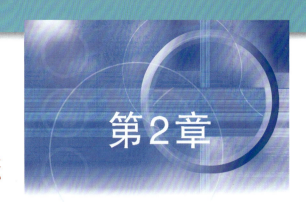

第2章

儿童白内障病因与形态

儿童时期白内障根据发生时间的不同,可以分为先天性、婴儿型和青少年型三类。先天性白内障在出生时即已存在,但可能会被忽视,直到对儿童的视功能产生影响或发展成白瞳症时才被注意到,婴儿型白内障在生后2年内发生,青少年型白内障在10岁内发生。有时在文献中可以看到"早老性白内障"这一术语,是指在45岁之前出现的白内障。年龄相关性或者是传统上被称为"老年性"白内障是指发生于45岁之后的白内障。儿童时期白内障也可以根据病因(如遗传性、外伤性)或形态来进行分类,儿童白内障和晶状体相关的病理改变可以有广泛的不同表现(图2-1～图2-40)。

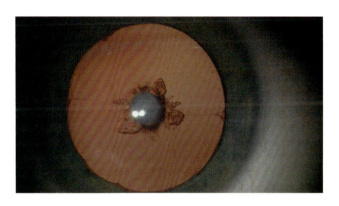

图 2-3　2岁儿童:对视力影响很大的前极白内障

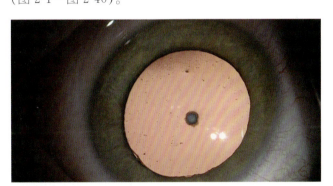

图 2-1　12岁儿童:右眼前极白内障

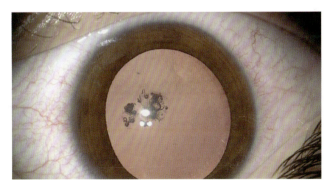

图 2-2　9岁儿童:中等程度的后囊下白内障

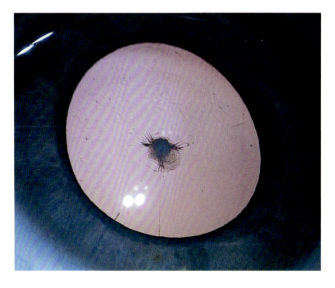

图 2-4　2岁儿童:前极白内障,白内障呈进展性,波及了邻近的部分晶状体皮质

一、儿童白内障的病因学

通常认为1/3的儿童白内障源于遗传,1/3合并其他疾病,1/3属于特发,但也有文献报道特发性先天性白内障高达2/3,多位学者曾对先天性白内障的病

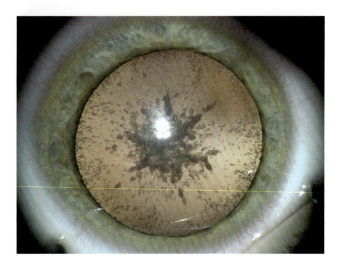

图 2-5　13 岁儿童:缓慢进展中的白内障

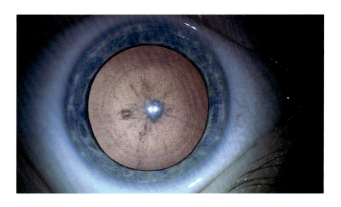

图 2-6　18 岁儿童:Down 综合征伴随的白内障

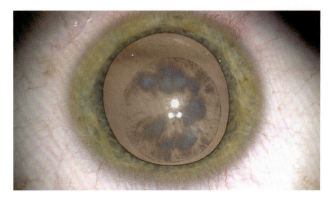

图 2-7　绕核性白内障

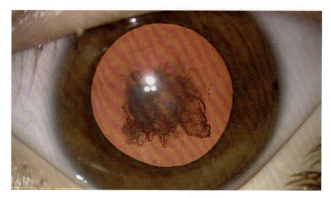

图 2-8　核性和皮质性白内障

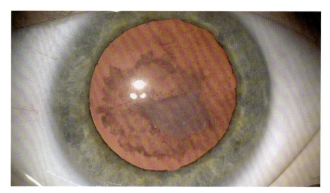

图 2-9　6 岁男孩:外伤性白内障,2 个月前有眼部钝挫伤史

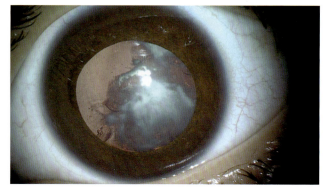

图 2-10　8 岁儿童:白内障合并后囊纤维化

因学进行过综述,也提出了多种分类方法,归纳如下。

(一)遗传性白内障

遗传性白内障是指从上一代传递到下一代的白内障。在遗传因素导致的先天性白内障里,常染色体显性遗传占 75%,罹患者通常其他方面完好,无合并的系统性疾病,而常染色体隐性遗传比较少见。这些白内障患儿大多双眼发病,但双眼白内障程度并不对称,此外,同一家族的罹患者间也可有显著的变异性。有些遗传性先天性白内障程度极轻,以至于罹患者浑然不知,也有部分白内障合并少见的遗传性综合征或系统性疾病,如 X 连锁遗传的 Lowe 综合征(眼脑肾综合征)。对于双眼的先天性白内障儿童,应有儿科医师和(或)临床遗传学家进行相关检查,以明确其是否合并其他系统性疾病。Norrie 病、Peters 异常等多种基因异常性疾病都合并有白内障。

(二)代谢性白内障

先天性、婴儿型和青少年型晶状体发生混浊可能

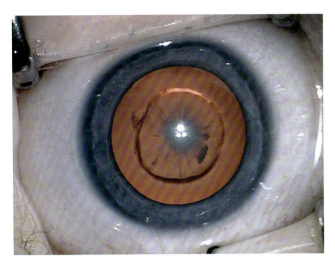

图 2-11 1 个月婴儿:行白内障手术时发现后囊斑

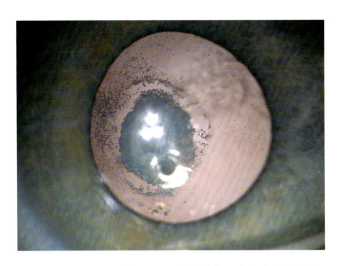

图 2-14 6 岁女孩:在学校视力筛查时发现右眼患有白内障,对视力有很大影响,其白内障波及后囊,晶状体成分进入玻璃体腔

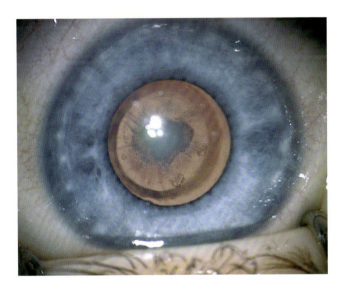

图 2-12 4 个月婴儿:先天性核性白内障合并后囊斑

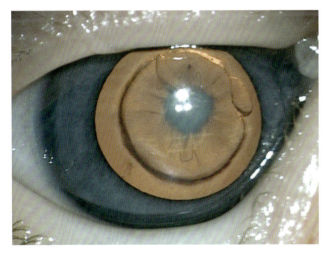

图 2-15 6 周婴儿:对视力有很大影响的左眼单侧白内障,表现为晶状体后皮质混浊,合并有后囊斑和进展性的胎儿核混浊

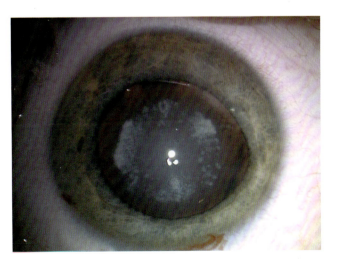

图 2-13 4 岁儿童:双眼有白内障病史

有其潜在的代谢异常因素。例如,半乳糖血症(一种起因于对奶和奶制品中半乳糖代谢障碍的疾病),儿童罹患此病后,可表现为呕吐、腹泻和"油滴状"白内障。有 10%～30% 的半乳糖血症新生儿在生后数天到数周内可发展为白内障,但如早期给予不含半乳糖的饮食,混浊的晶状体通常又会转为透明,当饮食治疗不及时,晶状体混浊不能逆转时,手术对于患儿而言又必不可少。许多半乳糖血症患儿需定期进行眼科检查以明确是否有白内障。出生后 1 年内频繁的眼科检查是必需的(如每 3～4 个月 1 次),稍大的孩子可以减少检查次数(如每年 1～2 次),当检测到半乳糖-1-磷酸水平升高时去进行眼部检查也是一个很好的时机。

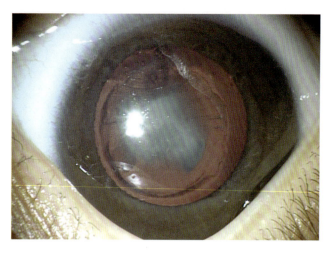

图 2-16 1 个月婴儿:对视力有很大影响的白内障,表现为晶状体核性混浊并进展性地波及皮质,合并有后囊斑

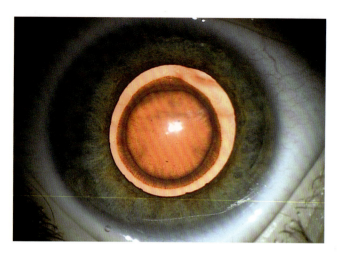

图 2-19 3 岁儿童:白化病合并绕核性白内障

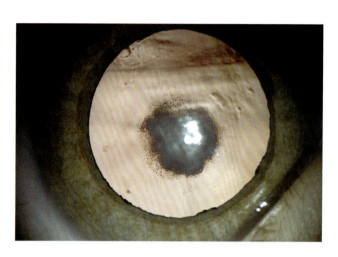

图 2-17 3 岁儿童:缓慢进展的左眼后极性白内障

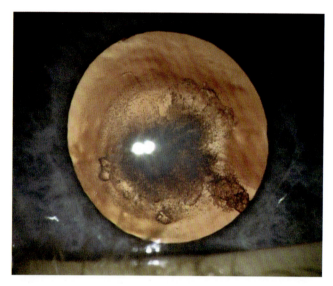

图 2-20 14 个月儿童:右眼先天性囊性和囊下性皮质混浊所致的白内障

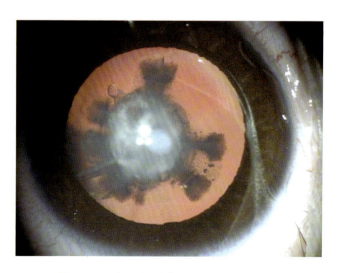

图 2-18 2 岁儿童:致密核性和皮质性白内障

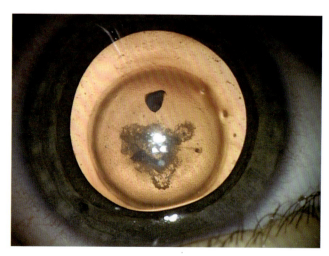

图 2-21 10 个月婴儿:左眼白内障

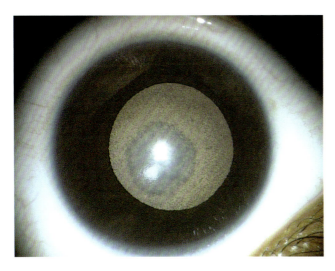

图 2-22　半扩瞳状态下的白内障

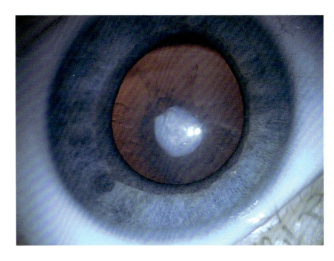

图 2-25　10 个月婴儿:双眼前极性白内障,左眼白内障呈进展性,波及皮质

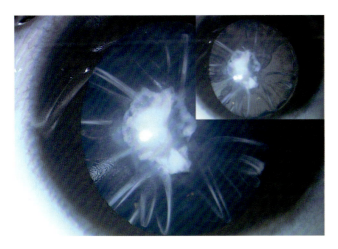

图 2-23　23 个月儿童:致密白内障

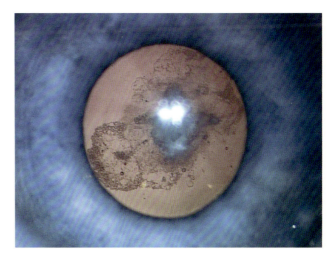

图 2-26　6 个月婴儿:白内障位于后极部,波及皮质

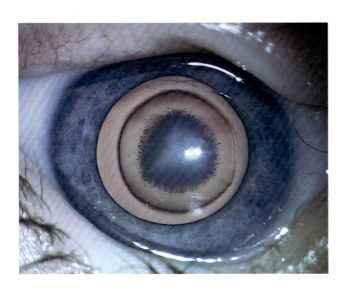

图 2-24　6 周婴儿:中央核性白内障

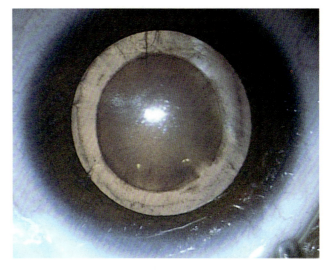

图 2-27　2 岁儿童:绕核性白内障

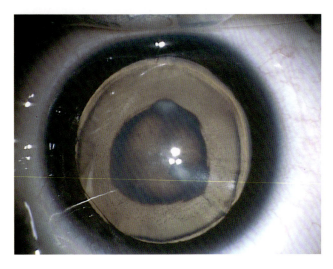

图 2-28 3 岁儿童：核性白内障

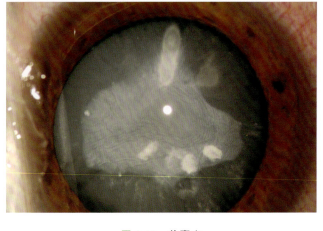

图 2-31 前囊斑

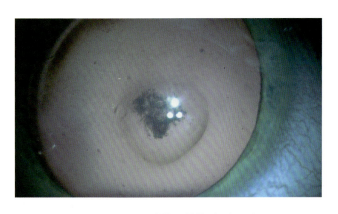

图 2-29 9 岁儿童：左眼球性晶状体，视力下降至 20/300

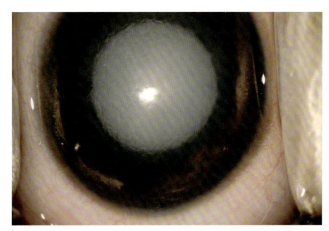

图 2-32 完全性白内障

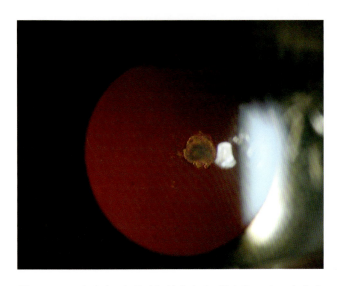

图 2-30 11 岁儿童：左眼后极性白内障，视力为 20/30，患儿未进行白内障手术

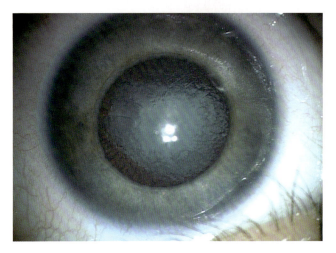

图 2-33 2 个月婴儿：致密白内障

葡萄糖-6-磷酸脱氢酶缺陷是一种 X 连锁遗传异常疾病，主要影响男性患儿，表现为黄疸、溶血性贫血和先天性白内障。感染、急性疾病或者摄入蚕豆后可能导致这些患儿体内溶血，如诊断不及时或未采用紧急输血可造成患儿死亡。各种原因导致的低血糖症可造成儿童晶状体混浊，婴儿严重低血糖时可发生抽搐并可发展为永久性脑损伤，低钙血症也可导致白内障，但这种白内障通常程度要比低血糖症引起的轻。

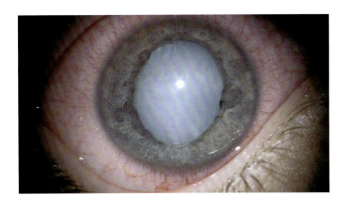

图 2-34　6 岁儿童：左眼外伤性白内障

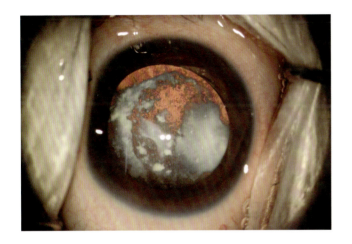

图 2-35　膜性白内障

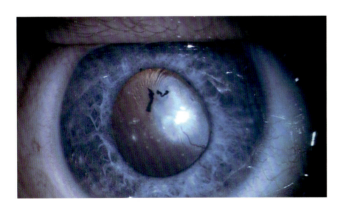

图 2-36　4 个月婴儿：永存胎儿脉管系统和白内障

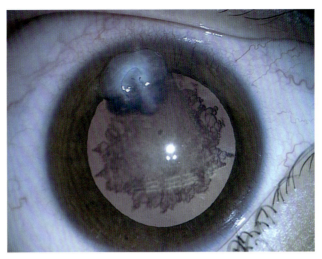

图 2-37　外伤性白内障（注意角膜缝线）

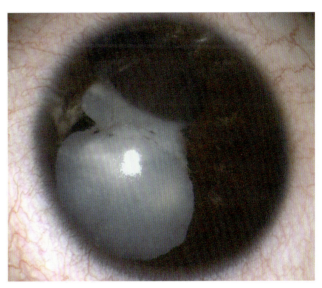

图 2-38　外伤性白内障（注意虹膜粘连）

(三)外伤性白内障

外伤性白内障是儿童单眼视力丧失(见图 2-9、图 2-34、图 2-37 及图 2-38)的常见原因。穿通伤(见图 2-37)较钝挫伤(见图 2-9 和图 2-34)更为常见。大多数外伤性白内障在儿童玩耍时发生。刺、鞭炮、棍棒、箭、飞镖、BB 枪子弹、汽车安全气囊等是导致外伤性白内障的常见原因。钝挫伤所导致的白内障可形成经典的星状或花瓣状后极部视轴混浊,这种混浊可以

稳定存在多年,也可进行性发展。穿通伤可导致晶状体皮质局限混浊(如穿通伤口小)或迅速进展至晶状体皮质完全混浊(如晶状体囊膜发生破裂)。

(四)并发性白内障

最常见的此类白内障多为合并关节炎的前部葡萄膜炎或任何原因所导致的中间和后部葡萄膜炎并发。并发性白内障可能直接源于眼内炎症,也可能是由治疗眼内炎症的类固醇激素所导致,后者常表现为后囊下白内障。在某些少见情况下,并发性白内障也可能源于眼内肿瘤、眼内异物或长期视网膜脱离,也有报道早产儿视网膜病变阈值期激光治疗后发生了并发性白内障。

(五)母体孕期感染导致的并发性白内障

导致儿童先天性白内障最常见的母体感染为风疹,又称德国麻疹。母体感染风疹这种 RNA 披膜病

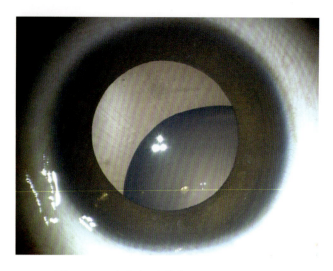

图 2-39 5 岁儿童：晶状体异位（马方综合征）

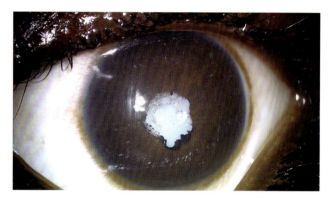

图 2-40 12 岁女孩：白内障（有胎儿酒精综合征病史）

毒后，可引起胎儿损害，尤其是当感染发生在妊娠前 3 个月时。宫内风疹感染后胎儿的全身症状包括心脏缺陷、耳聋、智力发育迟缓，白内障表现为珍珠样的晶状体核性混浊，有时也表现为整个晶状体完全混浊，皮质液化。从组织学结构上来讲，晶状体纤维细胞核位于晶状体纤维细胞最里处，这种白内障术后可能会因病毒颗粒的释放而并发严重的炎症反应。先天性风疹综合征曾于 19 世纪 70 年代初在美国广为流行，其临床表现多样，包括发育迟缓、耳聋、心脏异常、动脉导管未闭、血小板减少性紫癜，在一些发展中国家，风疹是先天性白内障的一个重要原因。Johar 等在他们的前瞻性观察研究中定量分析了 172 名出生后 15 天至 15 岁的白内障患儿，发现 4.6% 的非外伤性白内障患儿合并有先天性风疹综合征，然而，由于广泛接种疫苗的原因，风疹在美国实际上是不存在的。另外，一些感染性疾病也可影响妊娠期妇女，如弓形体、蛔虫、巨细胞病毒等，这些母体感染因素也会导致新生儿发生伴有先天性白内障的一些系统性疾病。Rahi 及英国先天性白内障研究小组的结果显示，在 243

名先天性和婴儿白内障患儿中，由产前感染和系统性疾病导致的占单眼白内障的 2%，占双眼白内障的 6%。

（六）医源性白内障

医源性白内障常见于接受过全身放射治疗的白血病患儿和接受过器官移植而需长期应用皮质类固醇治疗的患儿，此类患儿一般年龄稍大，白内障术后效果较好。如前所述，已有报道早产儿视网膜病变阈值期激光治疗后可发生白内障，同样，由于产伤导致的玻璃体积血或视网膜脱离行玻璃体切割术后也可发生白内障，如果在玻璃体切割手术时不慎损伤晶状体囊膜，白内障可在术后即刻发生，婴儿眼小而柔软，除了经验极为丰富的儿童玻璃体视网膜医师，要做到玻璃体切割而不损伤晶状体是非常困难的。

（七）综合征和先天性白内障

一大类染色体异常综合征的儿童患先天性白内障的概率很高，一些具有异常表现的儿童可能同时合并白内障，如面部外观异常、多指（趾）、皮肤异常、矮小、发育迟缓、小头畸形、脑积水等，对于这类儿童，除了接受必要的诊断和治疗外，其父母也需要进行遗传咨询以明确再生育其他孩子时出现同样异常的可能风险。

（八）原因不明的白内障（特发性或散在性）

大多数非外伤性单侧白内障属于此类，很多外科医师认为这是最常见的单眼白内障，当然，这是一种排除性诊断。单眼白内障不可能归因于代谢或遗传原因。对于此类白内障，需仔细查找外伤或炎症的迹象。双侧白内障也可能原因不明，然而，单凭家族史难以明确一些白内障的遗传特性，对此类患儿的父母进行仔细的眼科检查可能会发现一些不典型且患者常不自觉的白内障。

在诊断特发性白内障之前，必须全面考虑患儿的既往诊疗史、发育情况及白内障的发生时间，要进行代谢和基因方面的检查，这些检查需在儿科医师的帮助下进行并且需成为常规检查，以便发现真正的疑点，不提倡单纯由眼科医师进行以上检查。Hargaard 等的研究结果表明双眼特发性白内障或婴儿型白内障在低体重儿（<2kg）中更常见，但单眼白内障表现不典型。

Prakalapakorn 等随后的研究佐证了 Hargaard 等的结果：双眼白内障显著发生于 1.5～2kg 体重的新生婴儿，而单眼白内障在初次妊娠妇女所生的孩子中发生的可能性明显高于多次妊娠妇女，此外，Prakalapakorn 等还发现，在极低体重（<1.5 kg）新生儿中，不论是双眼还是单眼白内障，都具有显著的统计学意

义。另外,一些危险因素分析虽没有统计学意义,但和白内障的发生存在相关性。单眼白内障多发生于妊娠期精神性滥用药物的母亲,双眼白内障好发于妊娠期服用阿司匹林或发生泌尿道感染的母亲。这些研究对探寻白内障发病相关的一些不明原因和进一步阐明一些危险因子大有裨益。

二、先天性白内障形态学

先天性、发育性和外伤性白内障具有不同的形态。对于外科医师而言,根据白内障形态学进行分类更为实用。以下建议的白内障分类已在临床上广为采用,这些分类中的白内障对视力有着显著影响。1982 年已有文献修正了临床描述性的分类,1993 年又有文献进一步确证。这些简单的分类使需要进行儿童白内障手术的病例分层变得容易,但不包括一些罕见的且对视力影响较小的,以及被遗传学研究者描述过的疾病种类。术语如点状、粉尘状、珊瑚形、冠状、花状、向日葵状、蓝点状和缝状等白内障并未在此分类中进行讲述,尽管它们可能对于病因诊断重要,但这些类型的白内障多为静止性,并且对视力影响较小。"油滴状"白内障尽管表现特异,但也被排除在此分类之外,原因在于其可以在半乳糖血症纠正后发生消融或转变为"绕核性"白内障。在手术时,这种白内障将会和其他绕核性白内障归于一类,不会因为其早期特性而另置标签。

在这一章节中,我们将根据儿童白内障的解剖位置和其自然病程特征进行分类,这些分类中提到的都需要或有可能需要进行手术治疗。视力预后和术后并发症有时也能从晶状体混浊的类型上来进行预测。缓慢进展的白内障很少能造成弱视,后极白内障与前极白内障相比,更易造成弱视,瞳孔不能散大或半大的瞳孔不仅使得白内障摘除困难,而且伴随较差的术后效果,明确这一点既有助于指导术后随访,也利于术前知情同意的交流。

(一)儿童白内障的形态学分类和特征

1. 弥散性/全白内障 多见于外伤后,然而,由于外伤是一种独立病因,在此我们只讨论非外伤性白内障(见图 2-32 和图 2-33)。在美国,非外伤性全白内障并不常见,美国一项儿童白内障的研究中,199 只白内障眼中只有 4 只眼归属于全白内障,而在发展中国家中,全白内障在儿童中较常见,这种区别可能在于发展中国家儿童白内障患者就诊时间相对滞后,很多类型白内障,尤其是绕核性白内障、后球性晶状体、胎儿核混浊等,如未及时处理,将缓慢进展至全白内障。一些全白内障可能意味着自发性球形晶状体后囊破裂,被忽略的板层或核性混浊,或隐匿性外伤,当眼底镜无法窥见视网膜时建议使用 B 超检查,全白内障行手术时可能会有囊袋下皮质液化或部分皮质已吸收,少数情况下,全白内障甚至会表现为膜状(见图 2-35),这意味着前后囊已融合和纤维化(见图 2-10)。

2. 前极性白内障 见图 2-4 和图 2-25。通常为双侧、遗传性,对视力无显著影响,然而,即使父母都没有前极性白内障,儿童也可发生散发性(非遗传的)白内障或基因突变,其下一代也可能具有一定的发病风险。前极性白内障最常表现为前囊中心少许白点,通常为双眼,可表现为单眼,可能具有轻度的晶状体泡脱离,这些白内障直径常为 1mm 甚至更小,几乎终生不发展,然而,可能因为存在角膜散光,从而导致弱视。锥形白内障是一种特殊而相对较重的前极性白内障,之所以如此命名是因为晶状体前极混浊形似锥形,可能准确而现代的描述是其更形似一种被称为 Hershey's Kiss 的巧克力糖。前极性白内障混浊的尖端延伸进入前房,但很少与角膜融合,它们呈纤维素样改变,可能合并前囊下的皮质混浊,从而影响视力。手术时,这种纤维素性的"Hershey's Kiss"通过玻切头并不容易切除,当其从前囊上脱离下来后,可将其导入前房,通过镊子从手术切口钳出。锥形白内障几乎都表现为双眼,可能为显性遗传。前锥形晶状体较后锥形晶状体少见,且常合并有 Alport 综合征,白内障是前锥形晶状体的终末改变,在白内障形成之前可通过适当的裂隙灯照相来评价晶状体的曲率。然而,早期尽管晶状体尚未混浊,但晶状体形状改变导致的屈光误差常导致显著的视觉不适,对此,常常需要透明晶状体摘除联合人工晶状体植入手术;少数情况下,前锥形晶状体可以自发破裂,导致晶状体水化和完全性白内障。关于 Alport 和前锥形晶状体的更多信息,请参考第 41 章,早期的前锥形晶状体可较容易通过检眼镜识别,裂隙灯检查常常漏诊。

3. 绕核性白内障 见图 2-7、图 2-19 及图 2-27。通常为获得性(非先天性),累及"Y"形缝外包绕胎儿核的一层皮质,几乎总是双眼发病,但通常不对称,也很少合并小眼畸形,其发生继发性无晶状体眼青光眼的风险也明显低于胚胎核混浊。绕核性白内障常和遗传相关,多为常染色体显性遗传。

绕核性白内障即使在手术时间延迟的情况下,其视力预后也通常较出生时的晶状体致密混浊如胎儿核混浊好,其原因在于:绕核性白内障发生时间一般是在视觉发育关键期之后,所以并不影响视觉发育。

绕核性白内障起始程度轻微,逐渐加重,一般不会导致眼球震颤。值得注意的是,甚至有时绕核性白内障发展到影响眼底镜检查时,患儿还具有良好的视功能,这种白内障通常直径5～6mm,在混浊之外有一薄层透明皮质包绕,其白内障内的核通常也是透明的,手术时,当前囊打开和皮质水化后,这种板层混浊有时会突然脱出囊袋外,此时,必须小心避免前囊边缘裂开,尽管存在此种倾向,绕核性白内障仍比较软,也容易被吸除。

4. 胎儿核白内障 是最常见的先天性白内障。在婴儿无晶状体治疗研究(IATS)中,每一病例都会根据白内障形态进行分类,视频分析结果显示其54%属于核性混浊,IATS的形态学回顾也显示所有胎儿核白内障都有后极部或囊膜下混浊(见图2-11、图2-12、图2-15及图2-16)。核性白内障(见图2-20、图2-21及图2-26)通常表现为直径3.5mm的中央白色混浊(位于"Y"形缝中间),可为单侧或双侧,周围几乎全为透明皮质包绕。随着年龄增长,其周围的透明皮质逐渐混浊扩散或呈放射状延伸,小眼畸形和小角膜的表征也开始显现,虹膜发育受限,虹膜隐窝减少,瞳孔环形成不良,甚至不形成瞳孔环,这种白内障可以是单眼或双眼发病,如不尽早处理可形成剥夺性弱视(单眼需在出生后6周前手术,双眼需在眼球震颤形成前手术)。Forster等的量化评分研究表明,核性白内障是导致视功能障碍白内障最严重的类型,在他们的研究中,通过主观评分结合强度分析了裂隙光线的穿透性,核性白内障、永存性玻璃体脉管系统及后锥形晶状体都需要及早手术,有时核性白内障患儿可有残留的玻璃体动脉,但这种表现不同于典型而严重的永存性玻璃体脉管系统,其白内障主要是核性混浊,也无睫状突牵拉。更少见的情况下,核性白内障也可表现为粉尘状或点状混浊,如同前述,这些粉尘状核性白内障多为静止性,无需手术。

5. 后极性白内障 见图2-30。其是一种散发的皮质混浊,可表现为自发性后囊破裂(见图2-14),可为单眼,也可为双眼,程度可轻(见图2-2)可重。对于此种白内障,手术时需警惕后囊情况,不建议行充分的水分离,因为可能引起大且无法控制的后囊撕裂,甚至导致晶状体成分坠入玻璃体腔。通常情况下,后极部混浊与后球形晶状体性质截然不同,在某些病例中两者会有重叠表现。区别在于,两者虽都会有后极部混浊和后囊膨出,但后者其后囊膨出发生在后极部混浊之前,而前者先发生后极部混浊。

6. 球形晶状体(图2-29) 多为单眼,很少合并有小眼畸形,这是一种在正常大小眼中最常见的发育期白内障,多散在发生,也偶见伴常染色体显性遗传的双眼发生。

晶状体的改变始于后囊,这可能是由后囊与玻璃体动脉连接处相对薄弱所致,后囊膨出在初生时并不存在,但随着年龄增长,晶状体内的压力增加,后囊膨出进展很快,虽然有些出版物把此种后囊膨出称为后部"锥形晶状体",但"lentiglobus"这个术语能更准确地描述球形而非锥形的后囊弓形突出。球形晶状体常呈进行性发展,需要手术治疗。由于后囊膨出的加重,晶状体的混浊改变多发生于后部皮质,如自发性后囊破裂,就会导致完全性的皮质性白内障,此种情况下常常由于全白内障而掩盖了球形晶状体的本质,然而,仔细进行A超检查还是能在术前发现后囊破裂。一般来说,球形晶状体进展较为缓慢,其视力预后较好,这一点不像胎儿核白内障那样,常可导致严重的剥夺性弱视。

7. 前/后囊下白内障 见图2-29。前囊下白内障常合并有外伤、放射性损伤,或葡萄膜炎、Alport综合征、特应性皮肤病等继发性疾病。前囊下混浊也可是多发性多层状白内障的一部分。后囊下白内障通常外观表现为水晶状,有时也表现为毛玻璃样,此种类型的白内障多伴有炎性改变,尤其是在应用激素和放疗之后,也可是特发性的。与后皮质性和后极部混浊不同,后囊下白内障一般无后囊缺陷,多呈进展性,早期即可影响视力,在强光下尤为明显。

8. 永存性胎儿脉管系统(曾被命名为永存性原始玻璃体增生症) 永存性胎儿脉管系统合并有严重且变化多样的囊膜混浊,这种疾病曾被称为永存性原始玻璃体增生症,1997年Goldberg建议将其改名为永存性胎儿脉管系统,其主要特点为晶状体后可见膜状组织,其内含有血管,这种膜常附着于睫状突,把它们拉向瞳孔中心。

少见情况下,永存玻璃体动脉血管中尚存血流,在玻璃体切割手术时容易造成出血。此病如累及视网膜常预示视力预后不良,如不累及后部视网膜可不考虑手术,也有一些轻度的永存性胎儿脉管系统对于视力无明显影响,关于此病的更多信息,请参考第34章。

9. 外伤性白内障 由于外伤是一种病因而非形态,外伤性白内障在前面的章节也已描述,但外伤并不归属于任何解剖学上的分类,所以此处仍将对其加以介绍,穿通伤导致晶状体破裂最易造成全白内障;钝挫伤可造成多种形态的白内障,但斑片状和纤维化最常见,也可出现前囊或后囊下的混浊、晶状体悬韧带的破坏、前房角后退等,关于外伤性白内障的更多信息,请参考第35章。

(二)一些特殊的晶状体形态学表现

1. 先天性无晶状体 是指出生时即无晶状体。

既可原发,也可继发。晶状体或晶状体板全部缺失是原发性无晶状体眼的标志,此外,还可表现为虹膜和前房缺失。继发性无晶状体眼是因为在妊娠期或妊娠后期晶状体发育受扰所致,如风疹病毒感染,Stickler 综合征 1 型约有 50% 的病例表现为无晶状体眼,少数马方综合征患者也可表现为无晶状体眼,关于无晶状体眼的遗传和分子机制还需进一步研究。

2. **小晶状体/球形晶状体** 当发育期睫状突附着不良时,晶状体就不能形成正常的椭圆形状,晶状体的这种形状部分有赖于赤道部睫状突的拉力,缺乏这种拉力时,晶状体发育成球形,即形成球形晶状体。球形晶状体很少作为一种单一的表型,多合并有其他眼部异常,如同 Nirankari 和 Maudgal 所描述,球形晶状体容易与虹膜相贴,影响房水引流,导致继发性青光眼。

3. **晶状体形成异常** 睫状小带形成不良也易导致晶状体形成异常,单眼多于双眼,Goel 等报道了一例晶状体形成异常伴晶状体半脱位患者,超声乳化吸除术较小切口白内障手术对于晶状体切除更为有效。前锥形晶状体也是一种晶状体形成异常,其表现为前部晶状体皮质锥形突出,此病常和 Alport 相关联,和 Ⅳ 型胶原缺陷有关,球形晶状体是晶状体后表面形成异常,其皮质膨出较前锥形晶状体更为严重,多单眼发病,缺乏显著的家族性遗传倾向,常有后囊中心薄弱,这也可能是后球形晶状体形成的一种机制。

4. **先天性晶状体异位** 多种因素可导致先天性晶状体异位,既可呈单一表现,也可为多种系统性疾病的伴随症状。马方综合征除了具有由于晶状体悬韧带薄弱所导致的晶状体半脱位以外,还表现为多系统异常。高半胱氨酸尿是由蛋氨酸代谢异常所致,除了表现为显著的全身合并症外,约 90% 的患者还有晶状体位置异常。典型的晶状体和瞳孔异位一般不合并其他全身表现,尽管其他的一些眼部异常也并不罕见,晶状体和瞳孔异位多双眼同时存在,表现为晶状体和瞳孔向相反的方向移位。从遗传学上分析,晶状体和瞳孔异位患者尽管在表型上存在显著差异,但两者具有较强的家族性联系。

小结

先天性、婴儿型和青少年型白内障是儿童期视力损伤的重要原因,因此,常需进行详尽彻底的眼科和全身检查,这对于揭示其发生的可能病因和选择最佳治疗方案很有必要。儿童白内障形态多变,推荐采用基于外科医师和临床常用的分类系统进行分类,这也有助于预测儿童视力预后和后期可能出现的并发症。

(陈春林 叶 剑 译)

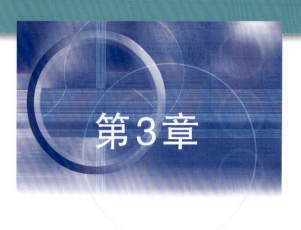

第3章 儿童白内障及其相关性盲的流行病学

白内障是儿童时期居于首位的可防治性视力障碍。儿童盲将伴其终身,这给患儿及其家庭、社会带来巨大的社会、经济影响,尽管儿童相对其他年龄段人群盲的数量较少,但因儿童生存预期长,所以儿童盲防治具有极为重要的意义。控制儿童盲是世界卫生组织和国际防盲协会发起的全球性行动——"视觉2020:人人享有看的权利"的一项重要内容。

由于大规模的公共卫生干预使得发展中国家因角膜混浊等导致儿童盲的概率下降,白内障相对成为儿童可防治盲的一个重要因素,通过采用标准分类和编码系统,Gilbert 等评估了 40 个国家 9293 名儿童,发现在儿童解剖结构异常中,晶状体因素占 12%(7%~20%)。超过 20 万的患儿盲和晶状体相关,在这些晶状体相关致盲因素中,居于首位的是未行手术的白内障,其他还有由于延迟手术而导致的重度弱视、术后并发症的影响,以及相关的眼部异常。由于儿童白内障盲的高发生率和可治疗性,儿童白内障的有效处理对于儿童盲的防治有着重要影响,本章主要描述儿童白内障及其相关性盲的流行病学。

一、患病率和发病率

患病率是指某特定时间内总人口中某病所占比例,发病率表示在一定期间内,一定人群中某病新病例出现的频率。已有多篇文献试图量化儿童白内障盲,但这些研究或仅描述晶状体混浊的比例而不关注其对于视功能的影响,或仅关注由于晶状体混浊而导致盲的概率,由于如下多种因素的存在,这些研究的可靠性和可比性并不确定。

1. 非白内障因素所致盲 众多研究把儿童盲归因于儿童白内障所致,然而,除了白内障之外,还有多种因素可阻碍正常视锐度的获得(如斜视、继发性视轴区混浊、残留的屈光不正),轻度的视力下降、视野缺损,或一侧盲都可导致显著的儿童视力障碍,然而,大多数研究中并没考虑到这一点。

2. 标准不统一 不同研究中对于视力减退和儿童期白内障的标准不同,这就使得不同研究结果的可比性差,世界卫生组织把儿童视力减退定义为最好眼的矫正视力低于 20/60,严重的视力减退标准为最好眼的矫正视力低于 20/200,若最好眼的矫正视力低于20/400,则为盲。Gilbert 等发布了标准的视力减退表格,试图全面改进儿童资料收集,广泛使用这些标准化表格将有望获取更有意义的数据,从而便于不同研究间的比较。

3. 收集资料所采用的方法不同 不同研究在收集资料时对于登记的材料、群体的普查、在校儿童的排查所采用的方法有很大差异,这些差异可能导致低估或高估儿童盲的严重性,因此,这些研究间无可靠的可比性。

4. 评价视功能困难 即使在理想的状况下,也难以准确评价视功能,这就导致即使是同一患儿,检查指标也存在变异。

(一)儿童白内障

据报道,儿童白内障的发生率为 1‰~15‰,变动幅度大的原因见前述,如不同的研究方法、不同的年龄组、不同的病例定义及人群间真实的差异。发达国家中,先天性双侧白内障的出生患病率为 1‰~3‰,Foster、Gilbert 和 Rahi 推算出发达国家每百万人口中每年约有 4 名儿童出生时罹患先天性双侧白内障,而在发展中国家,这个数值是 10。美国的先天缺陷监测计划报道,1970~1987 年先天性白内障的出生患病率为 0.8‰,尤以密歇根州自西南至东部、中部的患病率高。Edmonds 和 James 分析了美国的先天缺陷监测计划数据,发现 1979/1980~1988/1989 年先天性白内障的出生患病率增加了 6.8%(变动范围为0.7‰~1.3‰)。James 报道 1988/1989 年先天缺陷监测计划委员会的资料显示先天性白内障患病率为

1.2‰,以东北部为最高(1.7‰),亚特兰大市先天缺陷监测计划委员会报道 1988～1991 年的先天性白内障患病率为 2.1‰。一项针对 2447 例 4 岁以上儿童的筛选资料显示,活产婴儿中先天性白内障患病率为 7.7‰,而另有两项队列研究显示其发生率分别为 5.3‰和 4.4‰。一项由 12 家美国大学合作开展的前瞻性围产期研究报道婴儿型白内障的患病率为 13.6‰,这项研究还发现体重低于 2500g 的婴儿罹患单纯性婴儿型白内障的概率是体重大于 2500g 婴儿的 3.8 倍。2003 年,Holmes 等的回顾性病例分析发现,对视力有明显影响的白内障患病率为 3‰(婴儿型白内障)～4.5‰(可能为婴儿型白内障,定义为出生后 1 年内发生且没有任何获得性白内障的证据),作者还推测每年可能有 1774 例白内障患儿,活产婴儿中患病率为 4.5‰。北欧盲登记系统显示在 0～17 岁儿童中,由于白内障导致的视力缺损的患病率为 0.6‰。

儿童白内障的发病率很难确定。Wirth 等间接计算 25 年间澳大利亚儿童白内障的发病率(1975～2000 年),在此期间,共有 421 例先天性和儿童白内障患儿(每年 16.8%),据此推断,澳大利亚儿童白内障发病率为 2.2‰(即 1/4500)。Rahi 和 Dezateux 等报道,经过矫正,每年新诊断的先天性和婴儿型白内障在出生后第一年内数量最多,为 2.49‰,5 年累计发病率为 3.18‰,15 年内增至 3.46‰。一项来自丹麦的研究报道儿童期白内障累计危险度为 10.84‰。

(二)儿童白内障相关性盲

儿童白内障相关性视力下降可能与晶状体混浊和其他一些合并症状(如弱视、继发性视轴区混浊、屈光不正残留等)有关,Limburg 等报道在晶状体疾病患儿中,几乎一半是未行手术的白内障患儿,剩余接受过白内障手术的患儿或患有弱视,或合并有术后并发症,或合并有其他眼部异常。发展中国家儿童白内障致盲率约为 4‰,而发达国家为 0.1‰～0.4‰。

发展中国家儿童白内障现状:

发展中国家儿童白内障盲的高患病率可能与如母体风疹感染等导致的相对高的白内障发生率、近亲婚配和营养不良有关。Limburg 等关注到近年来 5 岁以下儿童的死亡率下降,对于麻疹病毒和维生素 A 缺乏的有效防治提高了对于角膜疾病所导致盲的预防。从这个角度来讲,儿童眼保健服务应着重于屈光不正、白内障和早产儿视网膜病变的防治。此外,视觉恢复和防盲的临床服务在发展中国家开展得并不理想。

发展中国家儿童白内障盲往往也诊治滞后,究其原因,可能在于:父母发现得晚,有些国家存在儿童如先天性失明则无法医治的观念,全科医生或社区保健工作者作为患儿的第一接诊者,可能会告知患儿父母"孩子太小不能手术或白内障需成熟后方可手术"等。

发展中国家儿童先天性白内障从识别到诊治通常都要滞后。来自坦桑尼亚的两个研究报道,平均滞后分别为 39 个月和 44 个月,东非也有类似的报道。中国的一项研究报道,在患有先天性或发育性白内障的 196 例儿童(309 只眼)中,从白内障的识别到手术处理平均延迟时间为 49.6 个月,大多数的双眼白内障患儿直到出生 6 个月后才被家长带来就医。然而,在这项长达 10 年的研究中,由于患儿的监护人开始意识到早期就医的好处,这种延迟逐渐减少,即使在延迟达 18 个月以上的患儿,手术后通过导航和低视力辅助器也能帮其重获功能视力。发展中国家儿童白内障手术的障碍包括:畏惧手术或担心术后效果欠佳、存在先天性白内障不能治疗的错误观念、信息缺乏、母亲受教育程度低等,所有这些都需对患儿父母进行宣讲教育,并培训更多的健康工作者,以弥补他们对于儿童白内障处理的急迫性认识不足而造成对患儿父母的错误建议。在一些发展中国家,尽管白内障的发病率无证据表明存在显著性别差异,但接受诊疗的白内障患儿男童较女童多,经济条件差的父母更愿意将有限的卫生保健资源用于男孩。

二、控制儿童白内障盲

通过社区层面、儿童医疗单元的专业外科部门和低视力康复机构三方联合,儿童白内障相关性盲是能避免和治疗的。当前初级预防在于尽可能地避免已知致畸剂,先天性风疹综合征是先天性白内障最重要的致病因子,这是可预防的。2003 年发表的一篇文献推测每年至少有 10 万新生儿患有先天性风疹综合征,尽管在免疫接种理论上美国已经消除了风疹综合征,但实际上此病还是存在。风疹(又叫德国麻疹)病毒感染通常症状轻微,可表现为皮疹、发热、淋巴结肿大,主要影响儿童。在发达国家,幼儿通常要给予麻疹、流行性腮腺炎和风疹的主动免疫。尽管风疹感染后症状轻微,但若孕妇在妊娠后 10 周内感染,胎儿将有 90%的可能发生感染,导致未成熟儿死亡或先天性风疹综合征的发生,而罹患先天性风疹综合征的患儿除眼部异常,如小眼、白内障、青光眼外,还常合并有耳聋、心血管疾病、小头畸形、发育迟缓等全身异常。

发展中国家的免疫接种策略包括两部分,针对抗体阴性的妊娠早期妇女选择性接种或针对所有婴儿进行群体免疫。显而易见,采用何种免疫策略是一项相当复杂的决定,当婴儿免疫计划开展后,其产生获得性免疫的覆盖范围通常就足以防止周期性流行(约4年为1个周期)。然而,如免疫覆盖范围不全,妊娠期易感性妇女比例实际上会增高,胎儿先天性风疹综合征的发生率也会升高。因此,必须密切监控疫苗的覆盖范围、病毒的感染及疾病的发生情况。儿童白内障的早期发现,以及及时给予患儿父母有益的建议和帮助对于确保其治疗必不可少。因此,在很多发达国家,红光反射成为新生儿眼部的常规检查,而多数发展中国家通过三级医疗系统来提供健康服务,如在非洲和亚洲地区,很多国家的医疗系统呈三级结构,儿童白内障盲的视觉恢复需要通过早发现、早评价、早手术来完成。早期发现后,还需要精良的儿科手术装备提供高质量的白内障手术及术后合适的光学矫正和常规的远期随访。

(一)一级卫生保健

一级卫生保健由经过基本眼保健知识培训的社区健康工作者执行,主要任务是预防盲的发生。其主要工作包括:为新生儿进行眼病筛查,确定需转诊者;为转诊者安排眼部检查和治疗;对于需行遮盖治疗的患儿,鼓励和动员患儿及其家长执行;为新生儿提供免疫接种,鼓励长期随访;为有儿童白内障家族史的男女提供遗传咨询;进行运动相关及其他眼外伤防护措施宣教。

发展中国家缺乏一级水平预防意味着儿童白内障患儿诊断延迟,从而造成其视功能恢复受到影响。

(二)二级医疗卫生服务

作为二级水平的医疗卫生服务,主要责任在于维持和增进患者视功能。眼外科医师应当具有完成系统的眼科检查和评价,并做出初步诊断的能力;为患儿在三级医疗中心安排手术;术后随访患儿,及时发现视轴区混浊等合并症;作为一级保健和三级医疗中心的联系纽带;帮助患儿完成复诊指导;指导患儿父母使其配合治疗;完成在校儿童疾病筛选。

(三)三级医疗诊疗服务

三级医疗诊疗需包含专业的眼科医师、验光师、麻醉师、儿科医师和新生儿医师,以及必要的检查治疗设备。主要责任在于为解剖性和功能性致盲患者恢复视功能。三级医疗诊疗机构主要是中心医院,通常是作为医学院的附属医院。在一些国家通常有多家三级医院,这些医院多是大的综合性医院,具有多种专业设置,尽管占了较多的医疗预算,但其常供不应求,三级医院的眼科中心提供了更专业的眼病治疗保健服务。

三级医疗健康中心应当拥有优良的玻璃体切割手术设备、高质量的人工晶状体及相关黏弹剂材料,能够提供相应的手术服务、低视力康复服务,以及参与研究的能力。此外,还负有培训下级医疗保健机构人员的责任,包括:支持、监督、激励和培训下级机构工作人员;纠正残余的屈光不正;提供长期定期随访评价,处理后发性白内障、青光眼、屈光不正和弱视等;为研制低廉高效的低视力改善装置提供技术和指导。

小结

全球估计有20万患儿因白内障而双眼致盲。更多患儿则存在不完全性白内障,随着年龄的增加、白内障的进展而影响视力。尽管儿童白内障的流行病学数据难以准确获取,但是由于儿童的生存期长,儿童白内障的治疗干预在所有眼病中具有最佳的性价比。儿童白内障的管理通常困难而乏味,这需要患儿父母、儿科医师、手术医师、麻醉师、斜视矫正医师和社区健康工作者的共同努力。对于白内障患儿,我们不仅只关注其症状的改善,更应重视其眼球结构和功能的维持,并应对其进行终身随访。

(陈春林 叶 剑 译)

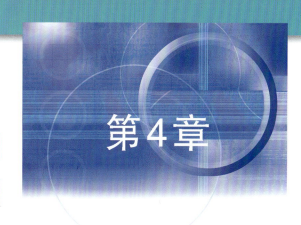

第4章

视力筛查在先天性或早期获得性白内障诊断中的作用

儿童白内障是儿童期可防治盲和视力损伤的重要原因,据估计,世界范围内约有 20 万儿童因白内障致盲,因此,先天性白内障作为儿童时期视力损害的可防治病因,是"视觉 2020"行动的首要目标。早期诊断婴儿型和先天性白内障极为重要,儿童作为一类特殊人群,不会像成人一样对于视力下降有明显知觉,儿童通常意识不到视力障碍。儿童白内障常被其监护人发觉或保健机构人员体检筛查时发现。保健机构人员使用的工具范畴包含从眼部和视功能观察到视功能评价,如有必要,这些工具将随儿童成长发育而变动。本章综述了儿童白内障筛查的重要性和实用技术。

一、婴儿白内障的检出

及时发现婴儿白内障对于防止其造成弱视而致终身视力障碍非常有必要。成功的白内障手术和术后功能重建需及早进行,方能促进正常视觉发育。在视觉发育关键时期发生严重的晶状体混浊会导致成年后低视力,对于双眼而言,会造成知觉性眼震的发生,这种眼震即使在成功的手术和功能训练后也常常持续存在。在婴儿白内障导致视力显著受影响的情况下,出生后 6 周内进行手术会有较好的视力预后,致密的双眼白内障如在 3 个月内不进行手术将会导致知觉性眼震的发生。因此,儿童白内障筛查是新生儿检查的一项必不可少的内容。

瑞典的一项研究发现 80% 的先天性白内障在产科病房被筛查出,而新生儿第一次常规检查发现先天性白内障的概率为 67%,每年约有 3 个白内障患儿因手术时间延迟而错过了正常视力发育的机会,因此,新生儿在生后几天和几周进行先天性白内障筛查非常必要。

二、红光反射检查

美国儿科学会强调"新生儿、婴儿和儿童眼科体检中红光反射检查必不可少",并为此检查发布了实践模式指导与技术,美国儿科学会建议每位儿童在新生儿病房和随后的常规检查中都要进行红光反射检查,检查应在暗室中进行(最大程度地散大瞳孔),首先,直接检眼镜距受检儿童瞳孔 12~18in(1in=2.54cm),然后,移动眼底镜至距眼前 3ft(1ft=0.3m)进行双眼同时检查(图 4-1),如虹膜色素较浅,会呈橘红色的红光反射,如虹膜色素较深,则呈灰色的红光反射,且双眼颜色一致,如红光反射中出现暗点且不随瞬目移动,红光反射变暗或消失,白瞳(图 4-2),双眼红光反射不一致,这些现象均提示受检儿童需要进一步检查。图 4-3 所示的"看红"卡片(see red card)有助于红光反射的检查。

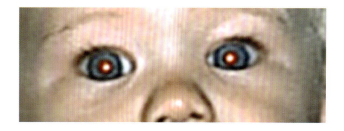

图 4-1　婴儿双眼对称性红光反射

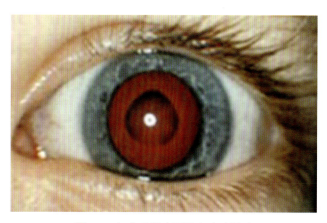

图 4-2　红光反射中可见白内障混浊

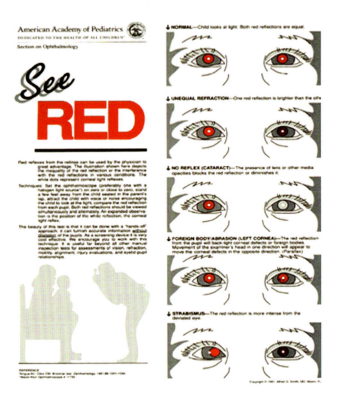

图 4-3 红光反射检查(Alfred G. Smith，1991.)

如红光反射检查发现有任何问题，应当建议及时行进一步检查。历史上，眼科保健医护人员和初级保健医生之间的沟通不到位则会妨碍视力筛查的有效性。因此，初级保健工作者和眼科工作人员间有效的沟通对于防盲筛查非常关键。

医学培训和公共卫生政策制定中应继续强调在新生儿常规检查和出生后 6～8 周的儿童保健检查中进行红光反射检查的重要性，不管对于发达国家还是发展中国家的初级卫生保健工作者的指导培训中都应包含红光反射检查这一筛选工具。在英国，1 岁以下儿童的白内障发生率为 2.49‰，其中，只有 47% 的婴儿白内障是在出生后 3 个月内的健康筛查中被发现的。在以色列，虽只有不到一半的新生儿机构将红光反射检查作为常规，但也增加了婴儿白内障的检出率。在发展中国家，10%～30% 的儿童盲是由白内障造成的，通过使用价格低廉的检眼镜及时发现并早期处理白内障，将可使更多白内障儿童获得视力而不致成为社会负担。

三、儿童白内障的检出

儿童白内障可因家族史、代谢性疾病、外伤和其他原因所致。通过一些眼病症状的评估，包括红光反射检查、视功能检查，有助于儿童白内障的检出。美国眼科学会发布了供内科医师、护士、教育机构、公共健康部门及其他从事视力评价服务的相关机构使用

的指导原则。

4 个月时，儿童应当能够固视目标并有跟踪反射。检查时宜先双眼后单眼，如 3 个月后固视不良，或单眼无跟踪反射，应进一步检查。儿童视力测定可早至 2～3 岁，3、4、5 岁时分别复测，以后再每 1～2 年进行复测。美国儿科学会建议这些筛查既应在健康儿童保健活动中进行，也应在学前、学校和社区由护士和其他相关受训人员进行。对于 2～4 岁的儿童，可以采用图片试验如 LEA 标志和 Allen 卡片，或 HOTV 试验。4 岁以上儿童，可以使用壁挂式 Snellen 数字或字母视力表。单眼白内障儿童通常无症状，表现似乎正常，因此，视力测定时需行单眼遮盖检查。

四、自动化筛查

有趣的是，自动化筛查仪可以早期发现儿童眼部病理症状，使用 MTI 偏光仪可以记录和监测儿童晶状体的病理改变。在过去的 10 年里，应用于儿童视力筛查的新的自动验光仪和偏光仪已投入市场，计算机辅助的光学设备可以快速评价眼屈光介质透明程度、固视能力、眼调节能力、屈光不正程度，这有利于儿童视觉问题的早期发现(图 4-4)。MTI 偏光仪已在全美各州得到应用，对学前儿童进行筛查，在阿拉斯加州，白内障的检出率为 0.7%，在田纳西州，检出率为 0.2%。一般来说，这些自动化筛查仪不能识别中度和大范围的晶状体混浊，因此，对于仪器不能检测的儿童而言，他们具有相对高的白内障风险，需要进一步检查。

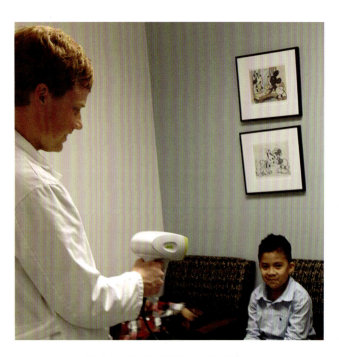

图 4-4 用自动化筛查仪进行筛查

五、高危儿童的治疗安排

尽管红光反射检查和儿童视力筛查对于一般人群中儿童白内障的诊断十分必要,但具有白内障发生风险的高危儿童不论红光反射存在与否都应当接受眼科方面的专业检查,如早产儿、发育迟缓、神经系统功能障碍及颅面部异常者常合并有晶状体混浊,这些高危儿童应当接受眼部专业检查。

没有进行新生儿系统性疾病筛查的婴儿在出生后应当接受详细检查,如半乳糖激酶缺乏症患儿早期对于饮食治疗反应良好,1%的先天性弓形体病患儿患有白内障,另外,有白内障家族史的患儿也应当尽早地接受具有儿科处理经验的眼科专业医师的全面检查,对于一些和遗传存在关联的白内障,基因标志检查现已可行。一些合并眼部异常的系统性疾病,如青少年型特发性关节炎或长期皮质类固醇使用者,应当依照药物使用指南及时进行检查。

小结

通过仔细的病史询问和多样化的适龄视力筛查,以及正确的红光反射检查,儿童白内障可以做到早期诊断和获得较好的视力预后。

（陈春林　叶　剑　译）

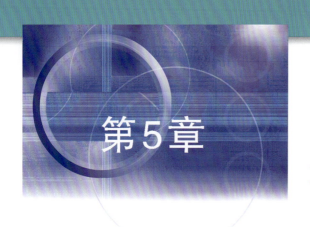

第 5 章

术前相关问题

术前需要进行充分的评估。对于儿童白内障,详细的病史询问、眼部和全身检查有助于术前评估。术前评估的目的包括:是否需要手术、什么时候手术。另外,还需详细记录白内障的性质、预测术后视力预后。在进行评估时,常可感知患儿及其家属术后遵从医嘱进行残余屈光不正的矫正和弱视治疗的顺应性如何。综合这些资料,有助于术者决定是否一期植入人工晶状体及术后目标屈光度如何。

一、重要决定

在进行病史采集和检查时,医师需要决定是否需要手术,如果需要,如何处理术后无晶状体眼的视功能重建。

(一)手术适应证

只有在白内障导致了严重的视功能障碍且有必要牺牲正常的调节功能来解除这种视觉障碍时,方可进行白内障手术。白内障手术适应证包括:非散瞳情况下无法进行眼底检查、视网膜检影时光带变黑妨碍了患儿的屈光不正检查。决定晶状体不全混浊何时可手术显得较为困难,对于不能言语的儿童,这种决定更为困难。因此,对于每一个晶状体不全混浊患儿,眼科医师需动用最大智慧判断晶状体的混浊是否完全影响视觉功能以致需要手术摘除。

晶状体不全混浊能导致弱视、干扰正视化,造成眼轴异常增长。对于能语言表达的儿童,当 Snellen 视力为 20/50 或更差,或者不能耐受眩光、拒绝弱视治疗且效果不佳时,可以考虑白内障手术,由于白内障婴儿不能获取主观视力,为了明确白内障是否对其视力具有明显影响,需要着重关注白内障的形态、其他眼部表现及视觉行为。由晶状体混浊导致的视力损害程度根据晶状体混浊位置的不同而有明显差异。总体来说,混浊越靠近后极部及视轴中心,越易造成弱视。一般来说,白内障如果引起瞳孔中心 3mm 或

更大的变黑的眼底反光时,对于视觉功能影响明显。

如果晶状体不全混浊暂无需手术,密切随访就显得尤为重要,保守治疗可以使用散瞳剂诱导睫状肌麻痹,但患儿阅读时需要带上眼镜,这种疗法尚未得到广泛认可,眩光和失去调节是此疗法的最主要缺陷,且疗效也并不确切。尽管存在这些不足,使用散瞳剂对于进展缓慢的白内障和小于 3mm 的旁中心白内障也不失为一种选择,尤其是在白内障手术由于某些原因如医疗(高麻醉风险)、社会或经济因素等需要延期时。

(二)手术时机

对于婴儿白内障而言,决定何时手术非常关键。如在出生时即已明确诊断为单眼白内障,手术可以在出生后 4～6 周进行。待婴儿满月后或更大点时进行手术,麻醉相关风险相对较低,便于术后健康出院,而足月儿或早产儿在满月前手术发生麻醉后呼吸暂停的风险高,常需整夜观察。对于出生时已明确的单眼致密性白内障,超过 6 周后手术可能影响视觉功能;对于出生时已明确的双眼白内障,不超过 10 周进行手术都能获得良好的视力预后,第一只眼可在 4～6 周时手术,1～2 周后进行第二只眼的手术,双眼都需进行手术时,尽量使双眼间隔时间短。有些医生建议在第一只眼手术后进行遮盖,直到第二只眼接受手术,以防其发生弱视。这种遮盖疗法仅适用于婴儿期不得不延迟的另眼手术,对于年长儿童,手术时机并不十分关键,手术可选择方便时进行。连续白内障手术,即一只眼手术后,另一只眼紧接着手术(ISBCS),是否可行尚存在争议(见第 9 章)。几乎每一次关于 ISBCS 的讨论都开始于或结束于对其作用的意见不一致,实质上,重要的问题不在于"能不能做",而在于"是否应该做",甚至是反对 ISBCS 的最保守的医生,在面对诸如再次麻醉加重风险或患儿不便于随访行另眼手术时都会选择行 ISBCS。关于外伤性白内障、

继发于葡萄膜炎和视网膜母细胞瘤的白内障将在其他章节讨论(见第 35、38 和 40 章)

(三)无晶状体眼的视力重建

人工晶状体植入既有利于减少对于外部光学设备的依赖,又提供了部分恒定的光学矫正。这对于视觉发育中减少弱视发生有着重要作用,但是,考虑到一期植入人工晶状体对于小儿来说技术上存在难度、合适的人工晶状体度数选择存在难度,以及降低人工晶状体植入术后发生视轴混浊的风险也存在难度。尽管单眼白内障术后通过配戴角膜接触镜也能获得良好的视力矫正,但这种方法需要儿童的合作。如果儿童合作好,配戴角膜接触镜和植入人工晶状体可获得相同的视力矫正,如配合不佳,则植入人工晶状体效果要强于配戴角膜接触镜;对于双眼白内障,配戴框架眼镜或角膜接触镜都是比较好的选择。儿童无晶状体眼治疗初步研究结果显示:7 个月或更小患儿一期植入人工晶状体必须谨慎,因并发症较多,且缺乏与角膜接触镜的视力矫正效果比较。对于较大患儿,一期植入人工晶状体少有争议,常被选用。

二、病史询问

患儿父母或患儿监护人可能会主诉患儿眼有白点(图 5-1)、注视迟钝、眼球震颤、斜视、双眼不对称(如小眼畸形)、畏光、眼部外伤,或者是被其他内科医师发现可能有晶状体混浊而转诊。有时,由于患儿有儿童白内障家族史或者出现一项或越来越多可能合并有白内障的系统性疾病或综合征表现,需要进行详细评估。

收集关于性别、种族、出生日期、出生体重、有无宫内感染(尤其是 TORCH 感染)、母亲有无妊娠期出疹或发热性疾病(可能意味宫内感染)及其他的一些产前和围产期情况(如饮酒、吸烟、使用药物、妊娠期电离辐射等)、眼外伤史、出现眼部症状的时间、前期眼部检查状况(有助于评价治疗后视力预后)、激素使用情况(尤其是对于后囊下混浊)等方面的信息。通过一些简单问题,如"孩子是不是看起来能看得见?""孩子是不是看起来眼球转动不太灵活?偏着头看?眼球转动太快?或眼球看起来不愿意转动?""您注意到孩子视力发生变化有多长时间了?"等,有助于决定是否需要手术、手术时机和可能的视力预后。通常,即使视力很差,儿童在熟悉的环境中也会表现得似乎正常,然而,面对陌生环境,儿童就不愿去接触,患儿在新环境中是否也表现正常对于其视力评价是个有用的指标。双眼完全性先天性白内障患儿通常表现出对视觉的兴趣减少。约有 1/3 的儿童白内障起因于遗传,所以应当询问患儿的家族史(尤其是对于双眼白内障患儿),告知患儿父母需要对其眼睛进行检查(图 5-2),这有助于明确诊断,减少不必要的检查。

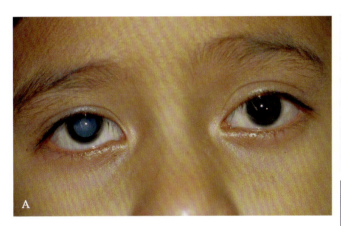
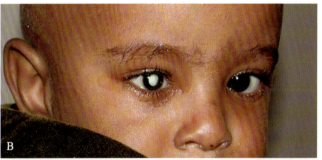
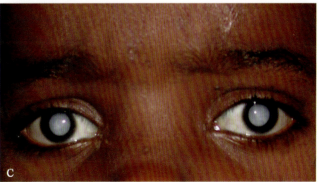

图 5-1 白内障显示为白光反射

资料来源:Trivedi RH,Wilson ME. Pediatric cataract:Preoperative issues and considerations. In:Wilson ME,Saunders RA, Trivedi RH, eds. *Pediatric Ophthalmology:Current Thought and a Practical Guide*. Berlin,Heidelberg:Springer. 2009.

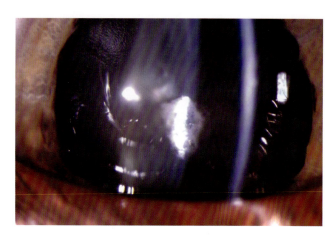

图 5-2　患儿母亲未手术的白内障眼

资料来源：Trivedi RH，Wilson ME. Pediatric cataract：Preoperative issues and considerations. In：Wilson ME，Saunders RA，Trivedi RH，eds. *Pediatric Ophthalmology：Current Thought and a Practical Guide*. Berlin，Heidelberg：Springer. 2009.

三、检查

(一)儿童检查的艺术

一种友善的方式，一点善意的欺骗，以及大量的赞美是儿童检查艺术中必不可少的元素。请记住：家长和孩子会感受到你声音中的丝毫不快，表扬孩子"长大了""做得很好"，并配以惊奇的表情。儿童检查不像成人可以系统而有顺序地进行。孩子不是缩小版的成人，企图通过诱惑来系统而有序地进行全面的眼部检查常常会遭到孩子们的抵制。请记住何时终止检查的决定权来自孩子，而不是医生。利用孩子有限的注意力集中和合作时间来完成最必要的检查。如果孩子在检查室内不能合作，可以术前在麻醉下进行。

医生最初的行为应该旨在建立信任，医生应该坐着，不要直接站在孩子面前，邀请孩子坐在大椅子上和(或)父母的腿上，升高坐椅，使得孩子眼睛水平和房间里众人处于同一高度，不要让孩子感到惊奇，同孩子直接对话，对于大一点的孩子，对他或她的衣服进行评论，或问你知道他/她能回答的问题，如你多大了？你上几年级？你这个夏天干什么呢？当孩子开始说话时，他/她的焦虑水平显著下降。给孩子一个玩具，并让孩子把玩它。

告诉孩子们该做什么，语言要生动。使用色彩鲜艳的玩具，吹口哨，制造噪声，叫孩子的名字，并使用适合孩子年龄的词汇(如综合屈光检查仪＝大象眼镜)。在任何你觉得需要休息的时候或孩子需要时暂停检查。请记住：家长和孩子会感受到你声音中的丝毫不快，表扬孩子"长大了""做得很好"，并配以惊奇的表情。抛出一些如"快结束了"等措辞会让孩子更加配合，检查结束时应当给予孩子更多表扬，即使他们合作得并不如你所愿。

白内障患儿需要多次随访检查，让孩子觉得随访是理所当然的非常重要，以有助于下次随访。孩子不喜欢滴眼药水，给他们滴散瞳剂等待瞳孔散大后进行检查会让他们变得疯狂。笔者通常在术前麻醉后进行散瞳检查。如确实需要进行散瞳，让其他人而非检查者给患儿滴用散瞳剂，另外，需确保在滴用散瞳剂前先使用局部麻醉剂，这一切应尽快完成以使患儿可被其父母安抚或将其带至游戏室或有玩具的候检区。如果需要在门诊完成眼底检查，那么，很有必要向患儿说明你将戴个"奇怪的帽子"来彻底检查他们的"大脑"，当你检查到视神经和黄斑时，可表扬孩子非常聪明因为他们很有头脑。

检查应尽可能快，要有效率，儿童眼科检查需要一个团队来进行，且需要在尽可能短的时间内进行尽量多的检查，这就使得单个儿科医师不能完成全部检查，儿童眼科医师不是一项个人项目，而是一项团体活动，因此，需对整个团队成员进行培训以使每个人都能采用使儿童感觉友好的方式来进行检查。

(二)视觉功能评价

由于患儿年龄和配合状况不同，视觉功能评价方法也不尽相同。眼科医师与尚不能说话和不能使用文字的患儿间会存在交流障碍，患儿父母和监护人的参与有助于消除这种障碍从而尽可能地定量化患儿的视功能。记录下患儿检查时的合作情况有利于评估检查结果和长期随访时进行比较。当结果可疑时，需重复进行检查。笔者在进行视觉功能评价时常采用遮蔽一眼的方法来检查对侧眼，孩子擅长从遮眼罩周围缝隙偷看，笔者常告知患儿一旦检查完成遮眼罩就可立即去除，这可能会给孩子少许安慰，让他们知道遮盖只是暂时的。

1. 婴儿和学语之前儿童　对于此类儿童，视功能评价策略是观察他们每只眼能否固视、维持固视和是否有跟随反射。检查应当先双眼再单眼。3 个月以下婴儿，可吸引孩子们的注意力至检查者或其家庭成员面部，或在距患儿 1/3m 或任何可测量距离(1m、3m/10ft、6m/20ft)放置一玩具。孩子对交替遮盖眼睛的抗拒力对于评价其相对视力很有用。每只眼的固视行为都要进行检查和记录，且应当被记录为"固视、跟随和维持"，也有医师认为固视行为描述为"中心注视、稳定注视和维持"更为准确。对于 3～4 个月的患儿，如清醒状态下双眼的固视和跟随反射差，则需高度怀疑视功能不良并且需要找寻原因。

对于斜视儿童,双眼固视检查时需评价非主视眼的固视时间长短。也有报道非主视眼无需维持固视、短暂维持固视或者无固视优先。对于无斜视和小度数斜视患儿,三棱镜引起的斜视注视试验可以采用,从而达到光学分离双眼的作用。笔者推荐采用 20° 的三棱镜,因为其导致的瞳孔光反射足够鉴别哪只眼是主视眼(图 5-3)。检查时将棱镜放置于眼前约 2 秒就可查出其固视情况,根据双眼对于棱镜的反应进行评分。先于右眼前放置棱镜,其评分标准为:−2 代表着患儿无交替注视且左眼为主视眼,−1 代表患儿存在交替注视但左眼为主视眼,0 代表双眼交替注视且无主视眼,+1 代表患儿存在交替注视但右眼为主视眼,+2 代表患儿无交替注视且右眼为主视眼,检查完右眼后,左眼前放置棱镜再行检查,评分标准同右眼。总斜视注视试验评分为右眼和左眼之和,±3 或 ±4 意味着患儿存在很强的主视眼固视,可能视功能不良,0 或 ±1 代表患儿存在小的或无固视优先,可能视功能良好。斜视注视试验检查结果可以简单记录为"交替性"或"右眼/左眼为主视眼"或"非主视眼固视良好、固视短暂、不能固视",然而,此定量评分有助于

监测早期术后效果和随后的弱视管理。对于学语之前的部分白内障或绕核性白内障患儿,笔者也常在检查室内一定距离处采用脚踏控制的可叫的玩具狗和其他可发出声音的或移动的玩具,每个玩具需放置在支架上并且各自都可以上下移动(图 5-4),当检查者开始操作玩具时,另一检查者便启动脚踏开关,记录下患儿的眼球扫视情况。在 20ft 的高度,眼从一个失活的玩具迅速转到一个激活的玩具的扫视能力代表其视觉功能,并可用以评价患儿的部分白内障是否有必要手术。

另外一些定量方法如优先注视(Teller 视力卡或 Lea 拍)或 Carddiff 卡片可以被采用。由 Lea 所创建的希丁·海迪-测试法也可用来检查低对比度条件下的视力下降,此检查法也基于优先注视原则。扫描视觉诱发电位也能定量评价视锐度,但并不太容易获取。一些简单方法如托盘上放置一些糖果粒也可用来评价儿童的视功能,如能容易发现小糖果粒,这意味着具有定位小物体的能力,观察其能否获取这些小糖果粒有助于了解其晶状体混浊对于视力是否具有影响。

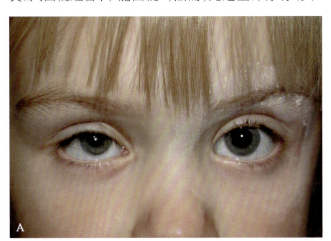

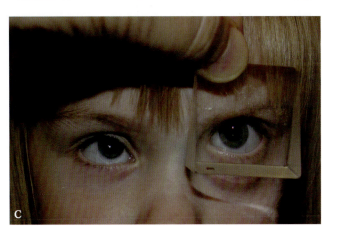

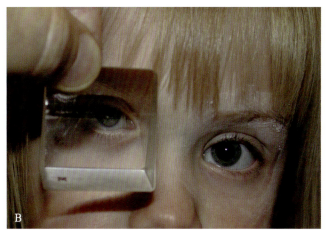

图 5-3 基底朝下的三棱镜检测

资料来源:Trivedi RH,Wilson ME. Pediatric cataract:Preoperative issues and considerations. In:Wilson ME,Saunders RA,Trivedi RH,eds. *Pediatric Ophthalmology:Current Thought and a Practical Guide*. Berlin,Heidelberg:Springer. 2009.

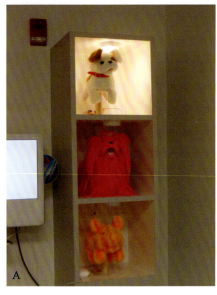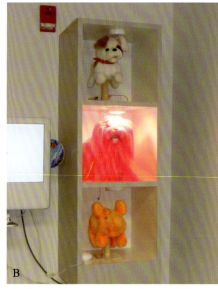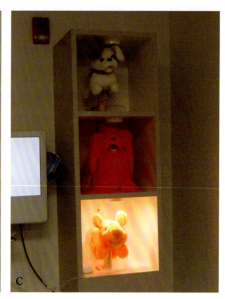

图 5-4　A. 上层受脚踏板操控的动物已激活；B. 中层受脚踏板操控的动物已激活；C. 下层受脚踏板操控的动物已激活
资料来源：Wilson ME. The art and science of examining a child. In：Wilson ME，Saunders RA，Trivedi RH，eds. *Pediatric Ophthalmology：Current Thought and a practical Guide*. Berlin，Heidelberg：Springer. 2009.

2. 会说话的孩子　对于能配合的会说话的孩子可以通过视敏度检查（辨别字母或图案）来进行视敏度的定量评价，采用 Snellen 视力表或更好的 logMAR 视力表。只要可能，要完全遮盖一眼，分别测定患儿对侧眼的单眼远视力，视力测量要求检查椅和视力表间的距离为 10～20ft（如有可能，儿童应当采用直线性的字母进行检查。年幼儿童采用从拥挤视标中分离出来的视力表字形来检查相对要容易些，笔者偏爱使用 HOTV 或 Lea 视标，因为后一种视标可用名字来进行称呼或通过放在被检查者膝盖上的卡片上的字标来进行配对，而选择 HOTV 是由于其采用了镜像视标，这可以避免左右混淆。

除了视力之外，检查距离、检查用字母类型、检查字母每次是呈直线出现还是孤立出现、患儿的配合情况，这些都应该记录在病历上。如患儿重复测试，应先检查较差眼，因为孩子一般注意力集中的时间短暂，可能第一只眼检查时表现尚好，而在第二只眼检查时很快就失去了兴趣。同样，在进行近视力检查时，测试距离也要精确控制，笔者推荐上面系有绳索的 HOTV 或 Lea 近视力表，这样便于更容易地验证和维持检查距离。其他一些近视力表当孩子倾斜导致测试距离缩短可能会给出一些虚假的、好的近视力结果。一定距离的融合与立体视和近视力一样，也有助于评价白内障患儿视功能不良的程度。对于 Snellen 视力虽好但有不能耐受眩光症状的后囊下白内障患儿，需要进行眩光测试以评价其白内障手术的必要性。视敏度是评价视功能的一种有效方式，但其对于视力的真实程度反应有限，日常生活中大多数物体并不处于进行视敏度检查时所采用的高黑白对比度场景中，所以，评价患儿在低对比度条件下感知刺激的能力也非常重要。诸如低对比度测试图片这类的测试可用于进行婴幼儿时期低对比度检查，低对比敏感度测试可以通过两种方式进行，在低对比度条件下进行视力表检查，或在不同对比度条件下对同一视标进行检查，同一受检者在高对比度和低对比度条件下可能视敏度会有不同。

（三）红光反射测试

红光反射测试可用来评价患儿视轴区屈光介质混浊的密度和程度。视网膜镜是检查红光反射很好的工具，可通过瞳孔间隙来观察由于白内障而导致的红光反射受影响的程度，另外，直接眼底镜也可用来进行红光反射检查，需要检查双眼并进行对比。当双眼同时进行检查时，一些导致弱视的情况，如屈光不正、斜视、不对称性白内障，可能会被发现。直接眼底镜的检查距离大约为 3ft。

（四）眼位和眼球运动

斜视和眼球震颤的表现有助于向患儿父母解释其视力预后及后续的遮盖或手术可能。眼位观察可以通过比较双眼角膜的光反射情况，检查双眼红光反射的一致性，以及遮盖/去遮盖和交替遮盖实验来进行，后者检查时要求患儿在远近固视时进行，这需要患儿动用眼部调节，这些测试除了要求患儿有足够的固视能力之外，还需要患儿很好的配合和与检查者间良好的互动。

早期发生的单眼白内障的斜视风险最高,而晚期形成的双眼白内障发生斜视的风险最低。另外,一般来说,不完全性白内障患儿和术前视力尚好的患儿少有斜视发生。如患儿就诊时已有斜视,多提示其罹患白内障时间较长且很可能已有弱视形成。合并有双眼重度白内障的婴儿多在出生后 3 个月发生眼震,因为此段时间为固视反射形成的关键时期。眼震一旦发生,可能会持续终生,即使后续行白内障手术也难以改变,偶尔也会有白内障术后数周至数月内眼震消失,然而,这种情况只是个例。当眼震发生和持续存在时,视力预后就很差,婴儿型白内障且合并眼震的患者白内障术后视力少有好于 0.2 者。

四、外眼检查、眼前节和其他一些检查

对于可疑性白内障患者,外眼检查通常包括眼睑、睫毛、结膜、巩膜、角膜和虹膜。如果可能,睑缘炎(图 5-5)、眼部存在分泌物或泪溢等应当在白内障术前给予处理。瞳孔大小、形状、双侧的对称性和对光反射情况都应记录在案。小眼畸形和瞳孔不能散大都提示眼发育迟钝,这预示白内障术后眼结构和功能恢复不良的风险高,据笔者经验:瞳孔难以散大常常意味着眼前节广泛发育不良,这可能是白内障术后发生青光眼的一个标志。

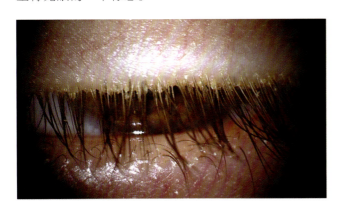

图 5-5 6 岁儿童的睑缘炎(已安排手术)

如患儿配合,需散大瞳孔进行裂隙灯检查,这有助于明确白内障的致病原因、估测预后,以及确立手术计划。白内障的发生形态会影响视力预后和提示病因。单眼后囊下白内障提示眼外伤,双眼后囊下白内障提示慢性葡萄膜炎,或长期使用皮质类固醇激素,恶性肿瘤的放射治疗,或者儿童的非意外伤害(儿童虐待)。患有青少年型特发性关节炎的患儿可能合并有角膜带状变性和虹膜后粘连。晶状体半脱位、虹膜震颤和无虹膜这些异常表现也应被关注,晶状体完全混浊可能发生在 Down 综合征、1 型糖尿病、先天性风疹感染和后球形晶状体。对于单眼白内障,对侧眼也需散瞳检查以排除双眼不对称性白内障。前锥形晶状体最常见于 Alport 综合征,突然发生的完全性白内障可能提示未受重视的眼外伤、糖尿病性白内障,或者先前存在的前囊破裂(前锥形晶状体)或后囊破裂(球形晶状体),如前部玻璃体可视,"鱼尾症"现象常提示后囊不完整或严重破裂,鱼尾症是指当眼左右转动时,晶状体在玻璃体内往复移动。对于五六岁及以上的患儿,其能否配合行裂隙灯检查也可作为其在有必要时能否行 Nd∶YAG 激光治疗的一个间接指标,如其后囊完整并植入了 AcrySof 类型人工晶状体,那么,后发性白内障最常发生于术后 18～24 个月。此年龄段患儿在术前评估时如能配合裂隙灯检查,那么,术中可考虑保留完整后囊(可假定此患儿后发性白内障发生后能配合行 YAG 激光治疗),如有可能,应对患儿父母进行裂隙灯检查,这有助于明确是否存在白内障家族史或其他相关疾病。这些疾病可能很不明显,患者父母可能从来都不知道自己患有眼疾。即使在同一白内障家族中,其家族成员罹患白内障的程度常轻重不一。如患儿晶状体透明度尚可且能够配合,术前应行 OCT 检查(见第 21 章),也有人建议行基线镜面显微镜检查,然而,此检查更常用于拟行二期人工晶状体植入或前房人工晶状体植入中。

眼轴测量和角膜散光检查具体如下。

对于年龄稍大点的患儿,可以在检查室内通过超声或光学测量眼轴长度,这对于不能在手术室内行 A 超检查者尤为重要,同样,角膜散光检查也可在检查室内完成。

(一)超声生物测量

超声波探头放入液体中,平行于眼轴,通过示波器屏幕上的波形来判断探头的轴性。检查者要熟悉眼球各部位 A 超示踪的波形,当探头与眼轴呈一直线时,超声波垂直于视网膜,视网膜波形显示为一直的、陡峭的上升波。当探头未正确放置、未能与眼轴呈一直线,超声波不能垂直于视网膜时,视网膜波形显示为一锯齿状、缓慢上升波,检查时需重复数次,直至多次获得的陡直的视网膜波形基本一致。超声波测量既可采用直接接触法,也可采用间接浸入法。当采用直接接触法时,探头需要接触角膜,这可能导致角膜受压、眼轴变短,对于儿童患者,由于角巩膜硬度低,角膜受压的可能性更大;当采用间接浸入法时,超声探头不直接接触角膜,而是通过耦合剂将角膜和探头联系起来,这避免了角膜受压。对于儿童测量,浸入法 A 超检查要优于接触法,如要使用接触法 A 超检查,必须确保超声波探头尖端不要压迫角膜。儿童白内障手术医师更倾向于术时使用接触法 A 超测量眼

轴,此结论是基于2009年度对于儿童眼科医师的一项邮件调查而得出的,在此调查中,173位(82.4%)医师使用了接触法,而37位(17.6%)选择了浸入法,由于儿童配合性差,眼轴测量通常需在手术室内全麻下进行,这就要求手术室内配备有经验丰富的超声波检查技师,对于手术医师或技师而言,接触法检查相对容易,而浸入法要求较高,最好是由经验丰富的超声波检查技师来实施检查。在一项前瞻性研究中,笔者比较了这两种测量方法所测白内障儿童眼轴长度的区别(50人50只眼),所有眼的检查都采用了两种方法,这两种方法检查的先后顺序随机安排以消除测量偏倚,结果显示:直接法测量中眼轴长度[(21.36±3.04)mm]明显小于间接测量[(21.63±3.09)mm],平均小0.27mm,差异具有显著统计学意义;直接测量中42只眼(84%)眼轴小于间接测量,两种检测对于晶状体厚度比较差异无统计学意义[直接法:(3.61±0.74)mm;间接法:(3.60±0.67)mm;$P=0.673$],对于前房深度比较差异有显著统计学意义[直接法:(3.39±0.59)mm;间接法:(3.69±0.54)mm;$P<0.001$]。从以上结果可以看出,直接法测量中眼轴较短主要是由于前房深度而非晶状体厚度。根据这两种方法计算出的晶状体度数也有显著区别(直接法:28.68D;间接法:27.63D;$P<0.001$)。在计算晶状体度数时,如果采用直接接触法测出的眼轴长度,将会导致计算出的晶状体度数较实际度数平均增加1D,这将会导致术后近视,尽管一致性误差可以通过添加一个常数或个性化公式来矫正,但此法却难以适用于A超直接接触法测量造成误差的纠正,原因在于眼球压迫误差各不相同。在后续研究中,笔者又比较了这两种测量方法对预测误差和绝对预测误差的影响,两者间预测误差差异也具有显著统计学意义[其各自预测误差均值,直接法:(0.4±0.7)D;间接法:(−0.4±0.8)D;$P<0.001$],但两者间绝对预测误差差异无统计学意义[其各自绝对预测误差均值,直接法:(0.7±0.4)D;间接法:(0.7±0.6)D;$P=0.694$],绝对预测误差小于0.5D者在直接法组有5只眼(23%),在间接法组有11只眼(50%),术后等效球镜均值为(+2.9±2.5)D,这与直接法中预测误差均值[(3.3±2.8)D]比较差异有显著统计学意义($P=0.010$),但和间接法中预测误差均值比较[(2.5±2.5)D]差异无统计学意义($P=0.065$)。Ben-Zion等进行了138只眼A超直接测量和65只眼间接测量中预测误差的比较,他们发现两组中绝对预测误差无显著差异(分别为1.11D和1.03D),而两组中预测误差分别为+0.23D和−0.32D。

(二)光学生物测量

光学生物测量基于部分光学相干测量设备——IOL Master和LenStar,两者相比,LensStar较IOL Master分辨率高,光学生物测量可进行角膜厚度、前房深度、晶状体厚度、眼轴长度、角膜散光程度、角膜白到白距离、瞳孔测量、视轴偏中心程度及注视点的视网膜厚度的检测。光学生物测量也可用来评价水平虹膜宽度、瞳孔直径、视轴偏中心度和视网膜厚度。对于合作的患者而言,光学生物测量具有很好的可靠性和准确性,但对于婴儿和年幼患儿而言,其可能并不是一个很好的选择。较传统超声波技术而言,光学生物测量声称改进之处包括测量的高度可重复性、测量时不接触角膜、无检查者个人因素所带来的误差。Lenhart等回顾性分析比较了光学生物测量和浸入式超声测量的18例(27只眼)白内障患儿眼轴长度的预测误差,患儿均在术前诊室内采用光学生物测量术眼的眼轴长度,并在术前手术室中采用浸入式超声再次测量,结果显示:21只眼(78%)成功进行了光学生物测量,其测量眼轴均值较浸入式超声测量小0.1mm(95%CI:−0.2~−0.1;$P=0.002$),对于眼轴在23.5mm及以下的患儿,光学生物测量值更小于浸入式超声测量,而对于眼轴在23.5mm以上的患儿,两种测量没有系统差异,因此,作者认为:光学生物测量和浸入式超声测量对于眼轴测量存在系统差异,光学生物测量值偏小,尤其是在眼轴小于23.5mm时。Gursoy等采用LenStar和A超直接接触测量比较了565名学龄儿童(平均年龄10.5岁)眼轴长度、前房深度和晶状体厚度的差异(所有测量均选用右眼),结果显示A超直接接触测量和LenStar对于三者间的差异分别为:−0.72mm、−0.27mm和+0.24mm。对于致密性白内障和难以固视的患儿,不适合进行光学生物测量,而对儿童白内障患儿,白内障常常是致密性的且患儿难以固视。

(三)儿童白内障生物统计学评价

笔者报道了一组儿童白内障眼的生物统计学评价数据(对于双眼白内障患儿,随机选取一眼作为研究眼;对于单眼患儿,则选取患眼作为研究眼),共310只眼参与了研究,平均接受手术时年龄为(45.30±48.1)个月(中位数为27.5,范围为0.23~203.08),平均眼轴长度为(20.52±2.87)mm(波动范围为14.19~29.1),前房深度为(3.29±0.60)mm(波动范围为1.48~4.35),晶状体厚度为(3.62±0.86)mm(波动范围为0.61~6.35)。表5-1显示的是各个年龄段的平均眼轴长度,在表5-2中,又对2岁内的年龄进一步细化,显示了不同月龄的平均眼轴长度,在笔者的资料中，儿童白内障眼的平均眼轴长度为(20.5±2.9)mm，这与 Gordon 和 Donzis 系列研究的结果：非白内障患儿平均眼轴长度为(21.9±1.6)mm，有显著差异($P<0.001$)，更重要的是，在白内障眼中，平均眼轴长度的标准误差要较非白内障眼显著增加(±2.9mm vs ±1.6mm)，这点非常重要，它意味着，白内障患者自发生白内障起眼轴发育就不正常，这种异常甚至在手术后还会发生。白内障眼在出生后12个月内眼轴显得较短[白内障眼：(17.9±2.0)mm vs 非白内障眼：(19.2±0.7)mm]，而其标准误差则几乎是非白内障眼的3倍(±2.0mm vs ±0.7mm)。通过将年龄进行对数变换后显示眼轴较年龄存在更多变异，线性回归分析显示在出生后6个月内，眼轴每个月平均增加0.62mm，在6~18个月内，月均增加0.19mm，而在18个月后，月均增加0.01mm 或年增加0.12mm。在出生后第1个月时，平均眼轴长度为16.01mm，而当10~18岁时，眼轴增长到23.20mm，增加了7.19mm。笔者的研究显示眼轴的变化规律为：自出生至生后6个月内快速增长，6~18个月内缓慢增长，18个月后增长更慢。在年幼时候，白内障眼较对侧正常眼或同年龄段无白内障患者眼轴为短，而随着年龄的增长，患有白内障眼的眼轴要较正常眼眼轴长。表5-3根据性别、人种的差异及单眼还是双眼罹患白内障，描述了各年龄段的平均眼轴长度并进行了统计分析。女孩眼轴要较男孩眼轴短(20.23mm vs 20.78mm，$P=0.09$)，非裔美国人种孩子眼轴要较高加索人种孩子眼轴长(21.66mm vs 20.14mm，$P<0.001$)，另外，单侧白内障患眼眼轴较双侧白内障患眼眼轴短(20.15mm vs 21.10mm，$P=0.003$)，这种表现一直到出生后60个月。白内障患眼也常常合并有眼部异常(如小眼畸形)，这也导致了短眼轴的发生。然而，当患儿年龄超过60个月后，单侧白内障眼眼轴要较双侧白内障眼眼轴长(23.06mm vs 22.25mm)，这可能是剥夺性弱视的原因。表5-4比较了不同年龄段患儿单侧白内障眼和对侧透明晶状体眼的眼轴长度，当患儿年龄较小时，白内障眼眼轴较透明晶状体眼眼轴短，随着年龄增长，白内障眼眼轴较透明晶状体眼眼轴长。将近一半的患者有0.5mm 的眼轴长度差异，41名患儿(24%)白内障眼眼轴较对侧透明晶状体眼短0.5mm，41名患儿(24%)白内障眼眼轴较对侧透明晶状体眼长0.5mm，如考虑到绝对值因素，平均眼轴长度差异为(0.76±0.86)mm[对于单侧白内障和双侧白内障而言，分别为：(0.98±0.90)mm 和(0.40±0.65)mm，$P<0.001$]。表5-5和表5-6分别根据性别、人种和眼别偏利的不同，描述了各年龄段的平均前房深度和晶状体厚度并进行了统计分析，表5-7和表5-8分别比较了不同年龄段患儿单侧白内障眼和对侧透明晶状体眼的前房深度和晶状体厚度。

表 5-1　单眼白内障和双眼白内障(随机选择一眼)患儿按年龄分组随机选择一眼进行眼轴测量

年龄[a](岁)	n	眼轴长度($\overline{x}\pm s$,mm)	95%CI	眼轴范围(mm)
<1	119	17.67±1.88	17.33~18.02	14.19~22.62
1~2	30	21.54±1.34	21.04~22.04	19.09~25.86
2~3	19	21.84±1.68	21.03~22.65	18.10~24.56
3~4	22	22.37±1.92	21.52~23.22	18.91~26.26
4~5	20	21.83±1.07	21.33~22.34	19.68~23.63
5~6	18	22.02±1.89	21.08~22.96	18.37~27.59
6~7	15	22.37±1.74	21.41~23.34	19.18~26.37
7~8	16	22.58±1.62	21.72~23.45	20.68~26.73
8~9	13	23.43±2.59	21.86~25.00	20.61~29.10
9~10	12	22.25±1.15	21.52~22.98	20.72~24.44
10~18	26	23.20±1.54	22.58~23.83	20.85~27.99
合计	310	20.52±2.87	20.20~20.84	14.19~29.10

注：眼轴长度以($\overline{x}\pm s$)表示。

a. Post hoc 分析(Tukey 检验)显示1岁内儿童眼轴长度与其他年龄组相比有显著差异($P<0.001$)，1~2岁间儿童眼轴长度显著异于10岁以上儿童($P=0.02$)，其他年龄组间儿童眼轴长度无差异。

经许可引自：Trivedi RH，Wilson ME. Biometry data from Caucasian and African-American cataractous pediatric eyes. Invest Ophthalmol Vis Sci 2007;48:4671-4678(p. 4671)。

表 5-2　出生后 2 年内进行眼轴测量,选用单眼患儿的白内障眼和双眼患儿的随机眼

年龄(月)	n	眼轴长度($\bar{x}\pm s$,mm)	95% CI	眼轴范围(mm)
<1	24	16.01±1.17	15.51~16.51	14.19~18.13
1~2	36	16.78±1.15	16.39~17.17	14.33~20.44
2~3	13	17.30±1.42	16.44~18.16	15.64~20.57
3~6	21	18.63±1.35	18.01~19.24	16.13~21.11
6~12	25	19.95±1.17	19.47~20.44	17.09~22.62
12~18	15	21.73±0.98	21.18~22.27	20.04~23.65
18~24	15	21.35±1.64	20.44~22.26	19.09~25.86
合计	149	18.45±2.37	18.07~18.84	14.19~25.86

经许可引自:Trivedi RH,Wilson ME. Biometry data from Caucasian and African-American cataractous pediatric eyes. Invest Ophthalmol Vis Sci 2007;48:4671-4678(p. 4672)。

表 5-3　单眼白内障患儿和双眼白内障患儿随机眼的眼轴长度(mm),不同年龄、性别、人种和眼别偏利情况比较

	0~6 个月	6~18 个月	18~60 个月	60~200 个月	合计
性别					
男	17.12±1.48(n=49)	20.32±1.17(n=20)	21.55±1.76(n=32)	22.65±1.53(n=45)	20.23±2.78(n=146)
女	17.01±1.62(n=45)	20.92±1.57(n=20)	22.15±1.48(n=44)	22.71±2.02(n=55)	20.78±2.93(n=164)
P	0.75	0.18	0.11	0.87	0.09
种族					
高加索人	17.01±1.55(n=75)	20.51±1.33(n=34)	21.65±1.49(n=53)	22.16±1.26(n=70)	20.14±2.63(n=232)
非裔美国人	17.28±1.54(n=19)	21.25±1.74(n=6)	22.46±1.80(n=23)	23.90±2.28(n=30)	21.66±3.24(n=78)
P	0.50	0.24	0.043[a]	<0.001[a]	<0.001[a]
眼别偏利					
单眼	17.02±1.56(n=73)	20.38±1.45(n=23)	21.85±1.65(n=41)	23.06±2.04(n=53)	20.15±3.11(n=190)
双眼	17.24±1.50(n=21)	20.94±1.30(n=17)	21.95±1.61(n=35)	22.25±1.41(n=47)	21.10±2.34(n=120)
P	0.57	0.21	0.80	0.02[a]	0.003[a]
合计	17.07±1.54(n=94)	20.62±1.40(n=40)	21.90±1.62(n=76)	22.68±1.81(n=100)	20.52±2.87(n=310)

注:眼轴长度以 $\bar{x}\pm s$ 表示,年龄变化范围以月计。

a. $P<0.05$ 为差异有统计学意义。

经许可引自:Reprinted from Trivedi RH,Wilson ME. Biometry data from Caucasian and African-American cataractous pediatric eyes. Invest Ophthalmol Vis Sci 2007;48: 4671-4678(p. 4673)。

表 5-4　不同年龄单眼白内障患儿患眼和健眼眼轴长度(mm)比较

年龄(月)	n	白内障眼	对侧眼	P
0~6	72	16.98±1.54	17.50±1.48	0.001[a]
6~18	23	20.38±1.45	20.52±0.93	0.534
18~60	38	21.75±1.65	21.58±1.07	0.513
60~200	51	23.11±2.07	23.04±1.39	0.735
合计	184[b]	20.09±3.13	20.26±2.69	0.095

注:眼轴长度以 $\bar{x}\pm s$ 表示。

a. $P<0.05$ 为差异有统计学意义。

b. 对侧眼有 6 只眼数据未获取。

经许可引自:Trivedi RH,Wilson ME. Biometry data from Caucasian and African-American cataractous pediatric eyes. Invest Ophthalmol Vis Sci 2007;48:4671-4678(p. 4673)。

表 5-5 单眼白内障患儿和双眼白内障患儿随机眼的前房深度(mm),不同年龄、性别、人种和眼别偏利情况比较

	0～6 个月	6～18 个月	18～60 个月	60～200 个月	合计
性别					
男	2.67±0.39(n=33)	3.29±0.45(n=18)	3.44±0.37(n=21)	3.56±0.48(n=30)	3.20±0.56(n=102)
女	2.68±0.57(n=23)	3.42±0.50(n=15)	3.56±0.51(n=30)	3.63±0.45(n=40)	3.38±0.62(n=108)
P	0.94	0.43	0.34	0.51	0.026[a]
种族					
高加索人	2.62±0.45(n=43)	3.42±0.44(n=27)	3.50±0.43(n=38)	3.65±0.42(n=52)	3.30±0.60(n=160)
非裔美国人	2.84±0.50(n=13)	3.00±0.48(n=6)	3.56±0.53(n=13)	3.48±0.55(n=18)	3.28±0.59(n=50)
P	0.14	0.046[a]	0.68	0.25	0.82
眼别偏利					
单眼	2.60±0.46(n=42)	3.41±0.42(n=18)	3.53±0.40(n=28)	3.49±0.52(n=35)	3.18±0.6(n=123)
双眼	2.88±0.43(n=14)	3.26±0.52(n=15)	3.49±0.52(n=23)	3.72±0.36(n=35)	3.44±0.53(n=87)
P	0.05	40.37	0.77	0.033[a]	0.001[a]
合计	2.67±0.47(n=56)	3.35±0.47(n=33)	3.51±0.45(n=51)	3.60±0.46(n=70)	3.29±0.60(n=210[b])

注:数据以 $\bar{x}\pm s$ 表示,年龄的变化范围以月计算。

a. $P<0.05$ 为差异有统计学意义。

b. 在 310 只眼中,有 100 只(32.3%)数据未获取。

经许可引自:Trivedi RH,Wilson ME. Biometry data from Caucasian and African-American cataractous pediatric eyes. Invest Ophthalmol Vis Sci 2007;48:4671-4678(p 4674)。

表 5-6 单眼白内障患儿和双眼白内障患儿随机眼的晶体厚度(mm),不同年龄、性别、人种和眼别偏利情况比较

	0～6 个月	6～18 个月	18～60 个月	60～200 个月	合计
性别					
男	3.10±0.76(n=32)	3.91±0.96(n=17)	3.71±0.56(n=20)	3.86±0.97(n=30)	3.59±0.89(n=99)
女	3.19±0.97(n=22)	3.84±0.92(n=15)	3.82±0.77(n=29)	3.70±0.66(n=40)	3.64±0.83(n=106)
P	0.689	0.84	0.59	0.42	0.67
种族					
高加索人	3.22±0.70(n=41)	3.86±0.79(n=26)	3.83±0.75(n=37)	3.70±0.73(n=52)	3.63±0.77(n=156)
非裔美国人	2.87±1.20(n=13)	3.95±1.49(n=6)	3.60±0.43(n=12)	3.97±0.98(n=18)	3.59±1.09(n=49)
P	0.34	0.83	0.32	0.29	0.79
眼别偏利					
单眼	3.15±0.79(n=40)	3.73±0.88(n=18)	3.76±0.32(n=28)	4.03±0.92(n=35)	3.63±0.84(n=121)
双眼	3.09±1.02(n=14)	4.08±0.99(n=14)	3.79±1.00(n=21)	3.50±0.81(n=70)	3.60±0.89(n=84)
P	0.81	0.30	0.91	0.005[a]	0.79
合计	3.14±0.84(n=54)	3.88±0.93(n=32)	3.77±0.69(n=49)	3.77±0.81(n=70)	3.62±0.86(n=205[b])

注:数据以 $\bar{x}\pm s$ 表示,年龄的变化范围以月计算。

a. $P<0.05$ 为差异有统计学意义。

b. 在 310 只眼中,有 105 只(33.9%)数据未获取。

经许可引自:Trivedi RH,Wilson ME. Biometry data from Caucasian and African-American cataractous pediatric eyes. Invest Ophthalmol Vis Sci 2007;48:4671-4678(p.4674)。

表 5-7 不同年龄单眼白内障患儿患眼和健眼前房深度(mm)比较

年龄(月)	n	白内障眼	对侧眼	P
0～6	41	2.60±0.47	2.74±0.46	0.047[a]
6～18	18	3.41±0.42	3.51±0.30	0.353
18～60	27	3.58±0.32	3.53±0.27	0.381
60～200	32	3.50±0.52	3.65±0.33	0.072
合计	118[b]	3.19±0.62	3.29±0.54	0.013[a]

注:数据以 $\bar{x}\pm s$ 表示。

a. $P<0.05$ 为差异有统计学意义。

b. 对侧眼前房深度数据有 65 只眼未能获取。

经许可引自:Trivedi RH,Wilson ME. Biometry data from Caucasian and African-American cataractous pediatric eyes. Invest Ophthalmol Vis Sci 2007;48:4671-4678(p.4677)。

表 5-8 不同年龄单眼白内障患儿患眼和健眼晶体厚度(mm)比较

年龄(月)	n	白内障眼	对侧眼	P
0～6	39	3.18±0.79	3.65±0.49	0.001[a]
6～18	18	3.73±0.88	3.73±0.23	0.968
18～60	27	3.74±0.31	3.81±0.26	0.369
60～200	32	4.07±0.95	3.74±0.34	0.067
合计	116[b]	3.64±0.84	3.73±0.37	0.294

注:数据以 $\bar{x} \pm s$ 表示。

a. $P < 0.05$ 为差异有统计学意义。

b. 对侧眼晶状体厚度有 5 只眼未获取。

经许可引自:Trivedi RH,Wilson ME. Biometry data from Caucasian and African-American cataractous pediatric eyes. Invest Ophthalmol Vis Sci 2007;48:4671-4678(p. 4677)。

(四)儿童白内障眼的角膜曲率

笔者报道了白内障患儿术前的角膜曲率值,在 299 名受试者患儿中,平均角膜曲率(SD)为(45.39±3.08)D(波动于 39.25～63.5D)(表 5-9);年龄和眼轴长度呈显著的线性关系($P < 0.001$,r^2:0.31;眼轴长度:0.32mm);年幼患儿(0～6m)和年长患儿(>6m)具有明显不同的角膜曲率($P < 0.001$),女孩比男孩具有更陡峭的角膜($P = 0.03$),单侧白内障患眼角膜较双侧白内障患眼具有更为陡峭的角膜($P = 0.07$),对于单眼白内障患儿,白内障眼角膜较对侧透明晶状体眼角膜陡峭($P = 0.02$)(表 5-10)。

表 5-9 单眼白内障患儿和双眼白内障患儿随机眼的角膜曲率(D),不同年龄、性别、人种和眼别偏利情况比较

	0～6 个月	6～18 个月	18～60 个月	60～200 个月	合计
性别					
女性	48.27±4.19($n=48$)	44.63±2.24($n=19$)	44.17±2.11($n=30$)	44.72±1.94($n=43$)	45.81±3.45($n=140$)
男性	47.68±2.82($n=42$)	44.77±1.88($n=20$)	43.83±1.81($n=43$)	43.98±1.82($n=54$)	45.02±2.67($n=159$)
P	0.44	0.84	0.470	0.056	0.03[a]
种族					
白种人	48.01±3.23($n=71$)	44.70±2.03($n=33$)	43.90±1.86($n=51$)	44.37±1.80($n=68$)	45.47±2.95($n=223$)
非裔美国人	47.93±4.90($n=19$)	44.73±2.26($n=6$)	44.13±2.12($n=22$)	44.16±2.14($n=29$)	45.14±3.42($n=76$)
P	0.93	0.98	0.64	0.62	0.42
眼别偏利					
单眼	48.37±3.72($n=70$)	44.29±2.09($n=22$)	43.78±1.76($n=40$)	43.87±1.97($n=51$)	45.62±3.49($n=183$)
双眼	46.69±2.90($n=20$)	45.25±1.89($n=17$)	44.20±2.13($n=33$)	44.79±1.70($n=46$)	45.01±2.23($n=116$)
P	0.07	0.15	0.37	0.02[a]	0.07
合计	47.99±3.61($n=90$)	44.70±2.04($n=39$)	43.97±1.93($n=73$)	44.30±1.90($n=97$)	45.39±3.08($n=299$)

注:数据以 $\bar{x} \pm s$ 表示。

a. $P < 0.05$ 计为差异有统计学意义。

经许可引自:Trivedi RH,Wilson ME. Keratometry in pediatric eyes with cataract. Arch Ophthalmol 2008;126:38-42。

表 5-10 不同年龄单眼白内障患儿患眼和健眼角膜曲率(D)比较

年龄(月)	样本数	白内障眼	对侧眼	P
0～6	57	48.73±3.81	47.56±2.96	0.01[a]
6～18	18	44.08±2.14	43.99±1.97	0.79
18～60	32	43.50±1.63	43.39±1.20	0.53
60～200	43	43.57±1.91	43.64±1.98	0.25
合计	150[b]	45.58±3.70	45.11±2.97	0.02[a]

注:数据以 $\bar{x} \pm s$ 表示。

a. $P < 0.05$ 计为差异有统计学意义。

b. 有 33 例对侧眼角膜曲率数据未能获取,因此,在 183 例单眼白内障患儿中,只有 150 例纳入了分析。

经许可引自:Trivedi RH,Wilson ME. Keratometry in pediatric eyes with cataract. *Arch Ophthalmol* 2008;126:38-42。

五、患儿父母辅导和知情同意

一旦建议患儿手术,知情同意过程就开始了。知情同意是手术必不可少的一个部分,如同许多内科治疗策略一样,这个过程既富有科学性又充满艺术性,是每个医疗机构的责任。眼科医师必须诚实地向患儿父母或其监护人(如适合时也需向患儿本人)讲明疾病的性质和手术的必要性,患儿父母有权决定孩子的命运,如没有相关知识,患儿监护人难以做出决定,医师有责任对其进行教育,并获得患儿监护人的知情同意。医师应以一种患儿监护人能够理解的方式对其解释白内障的管理和视觉重建方式,尽管在此电子化时代,几乎人人都能从互联网上获取信息,患儿监护人等经常已经获取了足够多的有关孩子病情的相关知识,但并不是所有基于互联网的信息都科学有据,手术医生应当花时间和患儿父母深入讨论,花在此处的时间并不浪费,一个进行过充分术前教育和告知的家庭更能遵从术后的定期随访、药物治疗、遮眼和眼镜配戴等,这些措施对于术后最终获取相对较好的视觉质量很有必要。Spaeth 曾说过"在很大程度上,知情同意是美国医疗和外科实践的核心"。当知情同意正确实施后,患儿父母和医师就成为了为患儿健康和幸福而采取最好措施这一共同目的的合作者。术前建立这种合作关系有利于保证患儿术后治疗和随访的依从性,患儿父母有权了解患儿的治疗所需,医师有责任让其理解。当签署知情同意书时,有时可以委托给助手进行,医师应当告知患儿父母相关的治疗细节、替代方式和手术可能风险。术前谈话时患儿家属常会问到替代方式,医生应当坦诚相告,医生常常还会被问到一个共同问题"如果这是你的孩子你将如何"。有些医生将术前知情同意书的签署视为预防医疗事故和法律诉讼的基本手段,实际上,知情同意书的签字对于预防法律诉讼并无太多帮助,患方可陈述为他们并不理解手术性质和存在风险,他们术前的签字只是因为他们被告知需要签字。签字的知情同意书自身并不能有效预防医疗事故导致的法律诉讼。从另一方面来说,充分的术前交流和沟通能显著降低法律诉讼的风险,甚至在手术效果不理想的情况下。患方如充分理解并诚心接受手术后,即使在发生并发症,甚至此种并发症在术前并未特定强调的情况下也少有诉讼。并发症的讲解不够详细或缺乏在医疗事故诉讼中并不常见,在一项研究中,2.5% 的医疗事故诉讼是基于缺乏足够的知情同意,疏忽大意是常见的被起诉原因,当患方觉得手术操作事先未被告知或不理解时,如发生并发症他们就难以接受。原告律师通常只是将缺乏知情同意作为最后一个诉求,而不是将其作为对于医师的首要指控。除了上述的一般性考虑之外,一些药物或手术特殊的、专业性的风险、收益和替代治疗也要告知患方,以下一些建议是基于美国眼科学会的伦理规范(见 http://www.aao.org/about/ethics/upload/Informed-Consent-2008.pdf):在给予药物治疗和外科操作时,伦理学和法律都要求充分告知患者可能存在的较大风险,很明显,眼科医师必须理解和遵循可适用法的最低要求。尽管法律要求也是建立规范的一个重要基准,但通常被认为只是一个最低基准且常被专业人士的伦理道德所超越。从伦理学角度而言,除了一些非常小的、极为少见的或无关紧要的风险外,任何非常常见或严重的可影响患者决定接受治疗与否的风险和潜在的并发症都应当充分告知,同样,如果风险对于常人而言是显而易见的,那么就可以适当忽略,除非医师认为确有必要强调。一般来说,医师必须以患者能够理解的语言说明治疗策略、收益和风险,以及一些合理的替代治疗。如患者年幼而不能合法签署知情同意书,或其缺乏独立的理解和决定能力,必须由代表患儿利益的合法代理人代为签署,治疗策略、风险和收益、替代方案等都必须向患儿监护人或代理人讲明。就儿童白内障手术这个具体例子而言,知情同意内容应包括:医生认为患儿白内障显著影响视力的标准,手术相关细节(如是否行后囊切开、前部玻璃体切割和人工晶状体植入),术后是否需要配戴框架眼镜、角膜接触镜和(或)遮盖以防弱视,术后随访,术后用药,术后避免外伤的重要性等。术中和术后一些常见的风险如视轴混浊、人工晶状体异位、瞳孔大小和形状异常及屈光不正的变化。眼内炎和视网膜脱离在儿童白内障术后虽然少见,但一旦发生对视功能影响极大,因此,也应在术前知情同意中充分告知患者。

复杂条件下可能发生的与手术本身无关的风险还是非常重要的,也应作为知情同意内容的一部分。和患儿父母建立的伙伴关系意味着有利于术后定期随访和适当关注术后多年方有可能发生的并发症,无晶状体眼/人工晶状体眼、青光眼、剥夺性弱视、斜视、屈光不正的变化最好在术前进行交流。

知情同意讨论应包括与人工晶状体植入有关的问题,虽然人工晶状体植入已成为无晶状体儿童屈光矫正最常用的方法,但它仍然被认为是"超出适应证的"或是一个"医师倾向的"指示,这意味着儿童 IOL 植入只是在 FDA 批准的成人部分得到验证,但这并不是指 FDA 禁止其在儿童中使用,只是意味着 IOL 被用于某种目的或在不同于市场审批检测的患者群中使用。以下述评直接摘自 FDA 网站,为外科医师在给儿童应用 IOL 时提供指导,以及指出儿童在应用 IOL 后机构审查委员会是否需要监督。

良好医疗实践的目的是使患者利益最大化,这就要求医生可以根据自己的最佳判断使用可用的合法药物、生物制剂及相关设备。如果医生使用一个没有批准许可的产品,他们需要对该产品有充分的了解,其使用需立足于坚实的理论基础和合理的医疗证据,并持续记录该产品的使用及效果。以"行医"为目的使用这种已上市的,但在某方面没有批准许可的产品不需要提交研究性新药申请(IND)、调查装置豁免(IDE)或公共机构审查委员会(IRB)的审查。然而,在即将应用该产品的机构中,基于自己的权威,可能需要 IRB 审查或其他机构监督。

家长应认识到,尽管人工晶状体植入被认为是儿童一个"超出适应证的"或"医师倾向的"适应证,然而,非婴儿期在白内障手术时植入人工晶状体已被大多数医生所采用,如同 Levin 所声明的那样:患者及家属来到我们这里"带着信任,我们不能辜负"。这种信任的基础是建立在我们将维护他们的最佳利益,并且在任何时候都会告知他们真相。我们必须不隐瞒、诚实地和我们的患者讨论治疗方法,如人工晶状体植入和它的多样性,包括治疗方法新颖的程度,别人和我们自己以往的经验,甚至坦诚地说"我以前从来没有这样做"。讨论还需要涉及潜在的利益、学术、经济和其他方面的冲突等。

毫无疑问,围绕儿童白内障手术的知情同意是个很耗时的过程,而且在许多方面比绝大多数眼科操作都要复杂。坦诚相待和有效沟通的谈话艺术将有助于建立一个可信的医患关系。

当患儿父母理解了手术的原因、目的、利益及可能的并发症后,就建立了一个协同合作的治疗方案。家长/监护人在患者术后眼部护理和弱视治疗中起着关键作用。因此,必须让他们明白,一个好的视觉效果还依赖于他们在患儿术后维持适当的无晶状体眼视力矫正和弱视治疗。在拟植入人工晶状体之前,同患儿父母或监护人讨论相应的手术方案非常有必要。

Erraguntla 等前瞻性研究了患儿父母或其监护人对医生在术前进行知情同意交流中的信息传递的效果,在 31 位受试者中,58% 高估了他们对于知情同意的理解,患儿父母对于疾病的性质和术后随访理解得较好,但对手术风险和手术目的的理解较差。有几点明确影响父母理解的知情同意因素,包括信息量过大、紧张和过于关注患儿。应当使患儿父母明白,手术只是治疗的一部分,患儿需要在术后的第一个 10 年内

常规地按时随访,然后每 1~2 年随访,直至终生,为得到最好的视觉效果,需要患儿父母的密切配合,应向其讲明,患儿的视力预后取决于术前状况,即白内障延迟手术时间、单眼白内障、不对称的双眼白内障、斜视或眼震的存在、术前视力差、长时间的双眼眼轴长度存在差异,以及合并其他眼部异常(如 JIA),这些都是视力预后不佳的危险因素。患儿术后不断变化的屈光度更需要定期随诊以检查和纠正。

儿童白内障术后必须警惕青光眼,这甚至可能在白内障术后数年才发生,患儿父母需要意识到他们的孩子需要定期行全麻下检查,直到患儿能够在局麻下配合完成检查。视轴区混浊、斜视、青光眼,以及少见的人工晶状体偏中心、虹膜粘连,或者缝线松弛等都应当告知患儿父母,对于在婴儿期内即已行白内障手术的患儿,必须让其父母意识到术后第一个 6 个月内的随访非常关键,尽管手术时已行后囊切开和前部玻璃体切割,许多患儿还是会发生视轴区混浊,且多发生于术后 6 个月内,早期发现(必要时进行治疗)有利于获得较好的视觉效果,对于后囊完整(后囊未行处理)的患儿,家长需要明白患儿可能需要二次处理后发性白内障,另外,家长还需明白即使植入人工晶状体后,可能还是需要配戴眼镜,而且眼镜度数还需经常更换。

六、下一步

医生可以准备手术但最终需要等到全麻下检查后再决定手术,笔者通常在白内障手术时进行全麻下检查,但是,将全麻下检查和白内障手术分开进行也是一个可以接受的选择。术前准备时,笔者通常使用散瞳剂(儿童用套装:2ml 2% 环喷托酯,0.5ml 10% 肾上腺素,0.5ml 1% 托品卡胺),每 5 分钟 1 次,共 3 次,笔者常规双眼散瞳,以便对另侧眼也进行检查。

七、实验室检查查找白内障病因

相对单眼白内障而言,双眼白内障的病因检查更有价值。很多教科书中都有儿童白内障病因的详尽描述,然而,对于一个不健康的孩子,大多数医生不建议进行广泛的实验室和遗传调查,散瞳后,86% 的单眼白内障和 68% 的双眼白内障不能明确病因,当建议行实验室检查时,必须记住儿童白内障的最常见病因包括胎儿宫内感染、代谢紊乱和遗传性疾病。由于白内障可能是糖尿病的先兆表现,儿童后天性原因不明的白内障应当考虑到糖尿病的原因,需要行血糖检查,合并 Lowe 综合征的儿童会有肌张力减退、智力发育迟缓、氨基酸尿症及面部异常(额部隆起、面颊肥厚),晶状体主要表现为前后径短,另外,常合并有青

光眼。如怀疑 Lowe 综合征的存在,需要进行尿液氨基酸检查。如有母亲出疹、发热、流感的病史或新生儿宫内感染的症状,需要进行急性期和康复期TORCH 滴度的检查。儿童发育医师和临床遗传医师对这些方面比较专业,必要时可向他们请教。

八、麻醉下检查

一旦患儿被诱导麻醉后,就应当立即进行眼内压检查,尽管笔者常规使用 Tono-Pen 测量眼压,但如觉得不可靠,他们还会使用 perkins 眼压计复测,除了高眼压之外,双眼眼压差异也需引起重视。白内障和青光眼会发生在先天性风疹和 Lowe 综合征中,接下来需要处理的就是角膜曲率的测量,笔者常规采用Nidek 手提式角膜曲率测量计(图 5-6),但有些中心使用自动验光仪来进行此项检查。

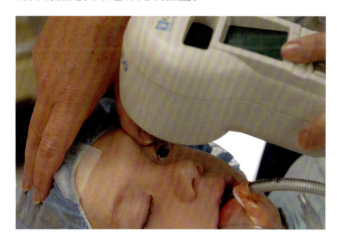

图 5-6 用于手术室全麻下检查的手持式角膜曲率测量仪
资料来源:Trivedi RH,Wilson ME. Pediatric cataract:preoperative issues and considerations. In:Wilson ME,Saunders RA,Trivedi RH,eds.*Pediatric Ophthalmology:Current Thought and a Practical Guide*.Berlin,Heidelberg:Springer,2009,with permission.

自动化的读数应当以屈光度"D"为单位被记录,计算出平均"K"值,以用于人工晶状体度数计算。有报道认为手持式自动角膜曲率计对于柱镜轴的测量不如手动的自动角膜曲率计测量准确。然而,由于我们重在关注度数而不是人工晶状体的轴位,所以,当患儿不合作不能进行手动角膜曲率计检查时,在麻醉下使用手持式的自动角膜曲率计是合理的,剩余的检查就无先后顺序之分了,如采用手术显微镜检查眼部情况,浸入式 A 超测量眼轴长度及水平角膜直径的测量,如有必要,还可以进行视网膜剪影、角膜测厚和眼底检查。有些医生使用手术显微镜的裂隙灯附件来评估白内障的情况。浸入式 A 超(图 5-7)检查需要由

经验丰富的超声检查者进行,这有利于减少术后的屈光异常。眼轴测量过短或过长都会导致视力预后不良,有很多 A 超设备可供选用,必须确保所使用的检查工具已被矫正且能准确测量,建议使用者参阅设备的技术说明。仪器上应带有示波器显示器,以便能观察到超声波的回声图,医生需要将 A 超设备带入手术室,如缺乏A 超检查,将导致人工晶状体度数计算困难,利用 A 超测量的眼轴长度值取决于声速,这可在测量时进行设置,有些仪器对全眼采用平均声速,而有些仪器对于眼的不同部分采用不同声速,随着眼轴的增加,眼内固体成分相对液体成分的比例反向减小。

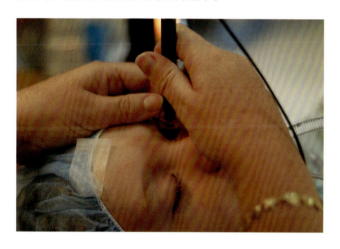

图 5-7 用于全麻下检查的浸入式 A 超
资料来源:Trivedi RH,Wilson ME. Pediatric cataract:preoperative issues and considerations. In:Wilson ME,Saunders RA,Trivedi RH,eds.*Pediatric Ophthalmology:Current Thought and a Practical Guide*.Berlin,Heidelberg:Springer,2009,with permission.

对于短眼轴(如<20mm)的有晶状体眼,声波的平均传播速率为 1561m/s(对于 23.5mm 眼轴长度的有晶状体眼,声波的平均传播速率为 1555m/s),这种因素,如有可能,至少应用间接眼底镜进行后极部的眼底检查,注意观察有无视盘或黄斑发育不良、畸形和异常色素沉着,如不能观察眼底,应由医生而非技术员进行 B 超检查(图 5-8)(见第 21 章)。B 超检查是个动态的过程,医生应当动态地观察而不是只看由技术员采集的冻结帧图像。对于致密的白内障而言,虽然不太可能行术前术眼的睫状肌麻痹后屈光检查,但对于未受累眼或受累较轻眼还是应当进行这项检查,该眼的屈光状况有助于白内障眼人工晶状体度数的选择。在先天性前极性晶状体混浊中,有报道其所合并的屈光参差较晶状体混浊本身更易造成弱视,前极性晶状体混浊患儿如合并有 1D 以上的屈光参差,发生弱视的概率要提升 6.5 倍。在麻醉后检查的最后

阶段,即开始手术前,笔者常会简短地同患儿父母解释麻醉后检查的情况,讨论基于检查发现可能导致的手术方案修改,这也会让患儿父母意识到检查和手术所花的时间。

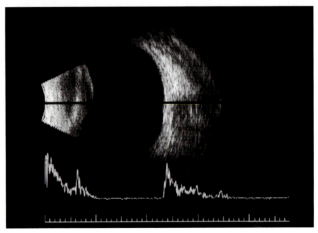

图 5-8　10 岁男孩的术前 B 超检查(患儿有全白内障和严重的发育迟缓)

九、人工晶状体度数的选择

选择何种度数的人工晶状体植入非常困难,其原因在于,眼球在不断生长,而人工晶状体度数是固定的(见第 7 章),文献报道中已有多种计算策略,但笔者并不建议在选择人工晶状体度数时单一地依赖于某种计算方法,同文献相比,笔者通常在选择晶状体度数时要稍微欠矫一点,其主要目的是尽量减少近视。这些文献中报道的人工晶状体度数选择标准只是选择时的一个基准点,对于每一个患儿而言,选择人工晶状体度数要考虑到多方面因素(年龄、单眼或双眼白内障、弱视程度、配戴眼镜的依从性,以及是否有近视的家族史)。

小结

儿童白内障手术需要关注的问题很多。手术本身只是获得正常视觉功能诸多要求中的一步,术前需要进行全面的病史询问、眼部和系统检查,医生通常要花费很长时间和患儿父母或监护人进行交流,当患儿父母或监护人得到告知且同眼科团队精诚合作时,术后效果相对较好。对于大多数儿童而言,术前麻醉下检查非常有必要,和患儿父母一起共同决定手术方案十分重要,术前额外多花一点时间帮助患儿父母明白什么是白内障及应该如何治疗,这不仅为术后的交流省下时间,还能提高患儿父母对于术后药物治疗、框架眼镜、角膜接触镜配戴和遮盖疗法等的依从性。父母被告知得越充分,其对孩子的治疗过程越主动参与,父母越理解和接受治疗方法,他们在为孩子获得好的视觉功能的努力过程中就越主动合作。

(陈春林　叶　剑　译)

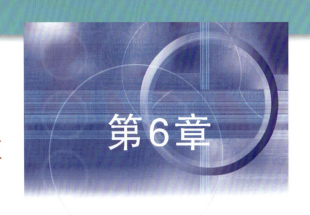

第6章

视觉发育的关键期和先天性白内障的手术时机

一、关键期

对于视觉系统发育的研究热情爆发于 20 世纪 60 年代,David Hubel 和 Torsten Wiesel 开展了初级视皮质复杂结构的研究,在其众多特性中,他们首先发现了外侧膝状体核和视皮质 4 区间的单眼连接结构进入视觉优势柱,以及在更高水平下提供双眼不一致敏感性的双眼连接。基于这项非常重要的发现,他们转向神经发育问题研究,关注关键细胞在出生后发育中是如何表现出高特异反应性的。

他们的研究产生了三方面意义深远的影响:其一,视觉发育存在一个依赖出生后正常视觉体验的关键期,早期研究中他们观察了在出生后第 1 周内单眼形觉剥夺后对视觉发育的影响,对于猫而言,正常视觉体验导致视皮质形成眼优势支配的正常皮质细胞分布,有些细胞受左眼支配,有些受右眼支配,而大多数受双眼支配。然而,若在关键期剥夺单眼形觉,视皮质只会在非剥夺眼建立细胞联系,若同样的单眼形觉剥夺发生在关键期之后,则对视皮质眼的优势发育无影响。其二,不只是在关键期形觉剥夺会导致皮质的改变,另外还存在一个关键期,在此期间通过强制使用先前剥夺眼会部分或全部逆转先前皮质的改变,而且,后一个视觉重建的关键期可能长于理论上视觉发育的关键期。其三,尽管单眼形觉剥夺后导致皮质发育不良,但这部分发育不良的皮质区域并不是空白区域,只是因为废用而缺乏连接,相对正常眼而言,这部分区域发生萎缩,换句话说,在视觉发育关键期内,双眼间存在皮质空间的竞争。

虽然眼科学的发展早已意识到视觉神经生物学发育上的这些重要发现,但它们在临床应用转化中远远滞后,尤其是对单眼白内障患儿的治疗。直到 20 世纪 80 年代,关于小儿眼科学上的众多文献认为对于先天性单眼白内障患儿"实际上不可能获得好的视

觉效果",实际上,直到 1981 年两篇开创性的论文发表后,小儿眼科学才意识到视觉发育关键期和先天性单眼白内障视功能重建的重要。第一篇论文是 Creig Hoyt 和 Elwin Marg 合作的结果,他们报道了 8 例单眼致密的先天性白内障患儿在出生后 7 小时至 41 天内接受了白内障摘除术,所有患儿都获得了 20/80 或更好的视力(≤0.6 logMAR),甚至还有 2 例患儿视力达到了令人惊奇的 20/20(0.0 logMAR),这篇文章引起了大家的思考,关键期的概念转变了大家对先天性白内障造成儿童视力损害的认识,这种损害不是不可治疗的,而是可预防的。第二篇论文来自 Richard Held 的实验室,对一些早期已行手术的单眼致密性白内障患儿,他们使用了当时新出现的强迫注视方法,并监测患儿的视力发展,尽管起初患眼视力很差,他们还是首次观察到了遮盖对侧眼后患眼的视力恢复,如患儿依从性差,这种视力恢复会停滞不前,但一旦对侧眼恢复遮盖后,患眼视力恢复又会重新启动。图 6-1 表现了相应文献发表后临床实践的巨大变化,1980 年以前,单眼先天性白内障患儿术后中位视力为光感至 20/1200,而双眼先天性白内障为 20/400 ～ 20/200(1.0～1.3 logMAR),随着新观点——在出生后头几周内进行手术可以减少形觉剥夺对视觉发育的影响,以及仔细监测下行遮盖疗法,不管对单眼还是双眼,先天性白内障患儿的平均视力都有很大的改变[可达到 20/70～20/15(-0.1～0.55 logMAR)]。

二、视觉发育的关键期模型:形觉剥夺

自 1981 年以来大量研究证实了致密的先天性白内障早期处理和好的视力预后存在关联。更多的现代研究探索了处理时间和远期视力预后间关联的本质。研究者们评估了关键期存在的三种可能模型。①线性模型:手术时间越早,患儿远期视力预后越好;②双线性/早期窗口:存在一个早期时间窗口,在此期

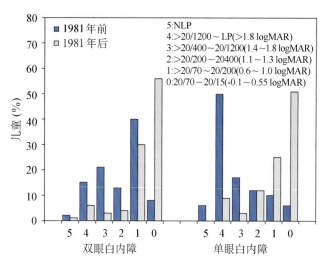

图 6-1 文献报道的 1981 年前后单眼或双眼先天性致密性白内障的术后视力结果

纳入患儿仅为记录在案的出生后 1 周内即被诊断为致密性白内障。视力分类依据世界卫生组织关于视觉损伤疾病的国际统计分类标准

间内可能获得最好的视力,超过此时间窗,视力预后同手术延迟时间线性相关;③双线性/平台期:只有在出生后头几周或几个月内的手术延迟会导致视力预后的明显下降,超过此时间段,视力预后同手术延迟时间无关联。

使用似然比检验以确定何种模型能更好地解释儿童的致密性先天性单眼和双眼白内障,如图 6-2 所示,双线性/早期窗口模型最好地解释了由于致密先天性单眼白内障造成的形觉剥夺,在出生后 6 周内接受手术与否和远期视力预后关联不大,在此期间内手术远期的平均视力为 0.3 logMAR(20/40),如在 6 周后接受手术,远期视力会有显著的下降,手术时年龄增加 1 倍远期视力将有 0.3 logMAR 的降低(如 10 周时手术,视力将会为 20/80,而 20 周时手术,视力将会为 20/160)。

双线性/平台期模型最好地解释了由于致密先天性双眼白内障所造成的形觉剥夺,如图 6-3 所示,在出生后 14 周内,手术每延迟 3 周,平均视力将降低 1 行,如从 1 周时 0.2 logMAR(20/30)降至 14 周时的 0.6 logMAR(20/80),14~40 周间,手术时间延迟对于视力没有多少影响,也就是说,14~40 周间接受手术,平均视力为 0.6 logMAR(20/80)。

三、视功能重建的关键期

紧随 Held 等的研究,之后又有大量研究采用了强迫注视或视觉诱发电位技术,这表明,在指导遮盖治疗,提供治疗方法改变后视功能重建进展定期信息

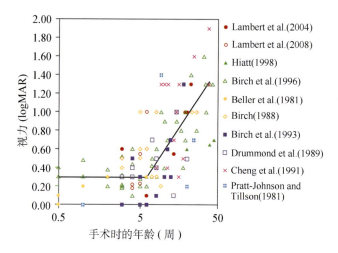

图 6-2 基于 Birch 和 Stager 研究的关于先天性单眼白内障导致视觉发育关键期形觉剥夺的最适模型

双线性模型显示存在一个出生后 6 周的潜伏期,在此期间进行手术,患儿仍有可能获得较好的远期视力,超过此关键期,患儿视力下降程度和延迟手术时间线性相关。图中还添加了其他一些研究者的关于手术年龄和术后远期视力效果比较的结果。纳入患儿仅为记录在案的出生后 1 周内即被诊断为致密性白内障。

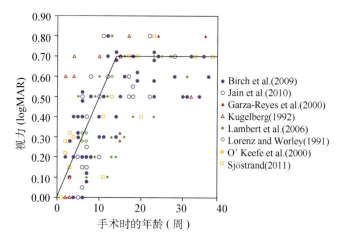

图 6-3 基于 Birch 等研究的关于先天性双眼白内障导致视觉发展关键期形觉剥夺的最适模型

双线性模型显示存在一个出生后 6 周的潜伏期,在此期间进行手术,患儿仍有可能获得较好的远期视力,超过此关键期,患儿视力下降程度和延迟手术时间线性相关。图中还添加了其他一些研究者的关于手术年龄和术后远期视力效果的结果。纳入患儿仅为记录在案的出生后 1 周内即被诊断为致密性白内障

反馈方面,这些视功能评估是有效的。出生后第 1 年即可进行视锐度量化使我们对关键期有了一种新的认识,以上描述的关于手术时年龄对远期视力效果的影响有助于我们从敏感期到异常视觉体验角度来定义关键期。在另一方面,在婴儿期和幼儿期对其进行

视锐度发育的评价允许我们通过光学矫正和遮盖疗法来尝试进行反转形觉剥夺效果的灵敏度上来进行关键期检测。

图 6-4 比较了单眼致密性白内障于出生后极早期 (出生后 6 周内) 和稍晚期 (2～8 个月) 手术后视力的发育情况,在术后几周内,两组儿童的视力较正常儿童都要约低 0.3 logMAR (3 行),这就是说,形觉剥夺对于视力发育的影响对于两组儿童都是一样的,当在 2～7 周内开始进行光学矫正和遮盖疗法后,早期手术

组儿童的视力缺损很快得到恢复,平均视力可达到正常儿童要求的 0.3 logMAR 以内,而稍晚期接受光学矫正和遮盖治疗儿童 (2～8 个月内) 的视力缺损恢复很慢,最终视力较正常儿童低 0.8 logMAR。因此,尽管由于早期形觉剥夺造成的视力缺损程度相同,晚期才进行光学矫正和遮盖治疗的效果要差得多。此外,还有一个实用价值,这些研究首次证实早在 2 岁时即由强迫注视所检出的视力缺陷可以预测将来 5 岁时的 logMAR 视力的结果。

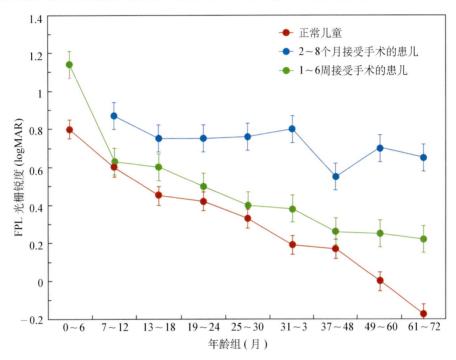

图 6-4 致密性先天性单眼白内障患儿在出生后 1～6 周和 2～8 个月接受手术后均采用强迫注视方法,二组患儿及正常儿童 6 岁前的视力发育情况比较

资料来源:Birch EE,Hale LA. Criteria for monocular acuity deficit in infancy and early childhood. Invest Ophthalmol Vis Sci 1988. 29:636-643.

四、视力发育的关键期:双眼间的竞争

Hubel 和 Wiesel 清晰描述了关键期内单眼形觉剥夺不只是导致皮质减少和形觉剥夺眼间的联系,皮质缺少信号输入,而且和正常眼比较,皮质还会发生萎缩,这种萎缩是由于关键期内双眼间的皮质竞争所致。事实上,有一种假说认为在出生后几周内双眼间的竞争表现得并不明显,这试图用以解释对于先天性单眼致密性白内障的治疗何以存在 6 周的延迟期,白内障对于视皮质发育的唯一影响是由于形觉剥夺/失用的作用。如此假说成立,我们可以预测到对于单眼和双眼白内障只要在出生后 6 周内进行手术,术后即刻检查和通过光学矫正后的视力缺陷是等同的。

如超过 6 周才进行手术,可以预测双眼间竞争将

导致单眼白内障较双眼白内障患儿发生更为严重的视力缺陷,这已有文献证实。对于单眼和双眼白内障而言,如在出生后头几周内进行手术,两者强迫注视分级视力缺陷是等同的,如手术时间超过此 6 周的潜伏期,单眼白内障患儿将会有显著的视力缺陷,对比敏感度检查数据也支持双眼间竞争不存在于出生后前几周这一假说。

经过治疗的双眼白内障患儿只是遭受了形觉剥夺的影响,在低空间频率上没有对比度缺陷,但在高空间频率上存在显著的对比度缺陷。在出生后前几周接受手术的单眼白内障患儿也显示出明显的对比度缺陷,这意味着单眼和双眼白内障患儿都只是遭受了视觉剥夺的影响,然而,当单眼白内障患儿延迟手术后,形觉剥夺和叠加的双眼间竞争效应导致了加重

的且几乎一致的高、低空间频率对比度缺陷。

五、超越视力之外的影响

大多数关于致密的先天性或婴儿期白内障的治疗评价了手术时年龄、形觉剥夺的持续时间，以及偏侧性（单侧或双侧）对于远期视力效果的影响，然而，婴儿期形觉剥夺同样能改变双眼视的成熟时间、眼的

运动功能、阅读能力和精细运动技巧。

（一）立体视

表 6-1 小结了致密性先天性白内障手术时年龄和立体视的关系，无论是单眼还是双眼先天性白内障，出生后 6 周前手术较晚期手术会有更高的机会获得适当的立体视。另外，已有初步证据表明，单眼白内障术后简化的或渐进性的遮盖治疗对于立体视的发展有益。

表 6-1　致密性先天性白内障患儿术后获得良好立体视觉和运动功能的发生率[a]

	立体视	斜视	眼震
单眼性白内障			
手术时间 ≤6 周	10/24（42%）	43/62（69%）	6/16（38%）
手术时间在 7~12 周内	2/11（18%）	35/41（85%）	5/7（71%）
手术时间 >12 周	3/27（11%）	75/82（91%）	2/2（100%）
双眼性白内障			
手术时间 ≤6 周	4/9（44%）	12/18（67%）	4/4（100%）
手术时间在 7~12 周内	0/3（0%）	17/22（77%）	6/6（100%）
手术时间 >12 周	0/2（0%）	10/12（83%）	4/4（100%）

a. 有病案记录的出生后 1 周内出现致密先天性白内障的患儿才被纳入本研究。眼震的数据是当患儿能被记录出现眼震波形时才被纳入，立体视的数据是当患儿能被标准化的临床检查出时才被纳入，无立体视被归于立体视差，婴儿眼震综合征和融合不良性眼震综合征被归于眼运动功能不良。

（二）眼运动功能

关键期对眼运动功能的影响知之甚少。有报道双眼白内障较单眼白内障患儿更易发生眼球震颤，除了偏离现象外，手术时年龄和形觉剥夺的持续时间都被认为可能是发生眼球震颤的危险因素。

大部分研究都未提及斜视的发生率或患病率，少部分研究即使涉及此内容，他们对于斜视的评价方法和分类也不一致，对于起始的或最近随访的斜视角度也不一致，更少的研究采用了眼运动记录。

系统评价固视情况或存在的眼球振动，此检查方法依赖于临床观察而忽视了其不适合用于确定任何不随意注视多变或眼球震颤是否存在及其特性，因此，关键期对于眼运动功能的不利影响还很不确定。两个最近的研究开始讨论这些研究间的差距。从这些研究中可以明确，出生后前几周内正常的视觉体验是保证眼的正常调节和稳定注视功能的关键因素。如表 6-1 所述，婴儿期即使只有很短时间的致密性白内障也存在斜视和眼球震颤的高发生风险。总体而言，据报道，在先天性白内障患儿中，发生斜视的占到75% 以上，出生后 6 周内接受手术的先天性白内障患儿发生斜视的风险要低于 6 周后处理者，出生后 6 周内接受手术，发生内斜视的概率要高于外斜视，且内斜视多发生于出生后第 1 年内，外斜视一旦发生，常常伴有很差的视力预后，这多源于手术时间较晚和

（或）患者术后治疗的依从性较差，大多数先天性或婴儿期白内障患儿会因婴儿眼震综合征或融合不良性眼震综合征而发生眼球震颤。婴儿眼震综合征（INS，之前命名为“先天性眼球震颤”），融合不良性眼震综合征（FMNS，之前被命名为“显性阴性眼球震颤”），这两种疾病常合并有斜视，对于先天性白内障而言，在出生后 6 周内进行手术可以减低眼球震颤的发生风险。眼球震颤总是双眼存在，尽管双眼震颤程度和强度不一致，对 6 周后才进行手术的单眼白内障患儿，这种不一致性表现得更为明显，甚至可以表现为单眼临床静止，尤其是双眼间视锐度存在很大差异时，但这种单侧的眼球震颤通过眼运动记录通常发现眼震实际上还是双侧的、不对称的。

（三）阅读能力

阅读能力可能是先天性白内障治疗后视功能重建的一个重要的评价指标，具有好的阅读能力是取得成就的基础，儿童期学习效果与后期社会经济成就具有明显的相关性。迄今为止，只有一项研究比较了先天性白内障患儿患眼的阅读能力，即阅读速度、准确性和理解力，单眼白内障患儿接受手术后，将其另侧非白内障眼遮盖，强迫其采用手术眼阅读，结果显示：先天性白内障患儿阅读较慢、准确性较差，理解力也较差。同样，理解力差可能也是因为患儿视力差需要更多时间去解析语义，因此，就显得对语义不太留意，

相反,当患儿在出生后 6 周内接受手术,视力达到 0.1~0.3 logMAR 时,同样的测试显示患儿的阅读速度、准确性和理解力与正常对照儿童无显著差异。6 周的关键期对先天性单眼白内障的治疗而言,至少可间接通过影响视力,从而对患儿的视觉相关活动具有长期影响。

目前尚无研究对双眼或单眼白内障患儿的双眼阅读能力进行评价,这就是说,患儿正常情况下需在学校就读,而阅读需要视觉和眼运动的交互作用,由于多数先天性或婴儿型白内障患儿会发生眼球震颤,因此,可以预测,其双眼阅读能力也会下降。两项最近的研究证实合并婴儿眼震综合征的成人不管视力如何,其阅读速度都要远慢于正常人,但是,要高于预期,这主要是因为此类患者动用了广泛的调节策略以利于阅读,这使得他们将眼震调整为阅读所需的凝视模式,如在非自主的慢相期内进行阅读,这种因在出生后 6 周内进行手术而降低的眼震风险可能也有利于远期的阅读能力。

(四)精细运动能力

尚无研究评价单眼或双眼白内障患儿的精细运动能力,近年来有大量研究探讨了弱视(原因不明的或多因素混杂的)对于精细运动能力的影响,以及其减少了或导致立体视觉的不能建立。弱视儿童的精细运动技能(切割、绘图、复习、分类)比同龄的正常儿童差,在需要速度和灵巧性的运动技能方面要比强调

精度和控制上差得更多。在伸手抓握上,弱视儿童动作显得更为缓慢而谨慎,他们几乎要耗费正常儿童 2 倍的时间才能接近和抓握着物体,这可能是因为患儿缺乏立体视觉而非弱视自身原因。弱视儿童缺乏立体视觉,空间定位困难,从而导致他们在初始的静止物体定位和运动物体的及时感知上易犯错误,虽然弱视的严重程度和立体视觉的缺乏程度相辅相成,两项最近的研究显示双眼精细运动能力减退和立体视觉密切相关,但和弱视眼的视锐度无关。而且,另有证据显示,精细运动能力有赖于正常立体视觉,对于精细运动能力而言,减弱的立体视觉也要强于缺失的立体视觉,因此,在出生后关键 6 周内进行手术至少是有可能重建减弱的立体视觉功能的,对于单眼白内障而言,部分或渐进性的术后遮盖治疗可能也有利于精细运动功能的建立。

小结

先天性和婴儿型白内障是造成终生视力受损、眼运动功能障碍和一些常规视觉相关工作能力减弱的一个重要原因,视觉系统在发育中要受到形觉剥夺和双眼竞争的影响,成功的视觉重建需要及时的手术干预、密切的光学矫正和遮盖治疗。

(陈春林　叶　剑　译)

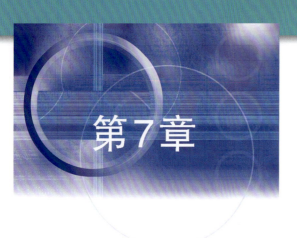

第7章　儿童人工晶状体度数的计算和选择

成人的人工晶状体度数是根据术后正视的屈光结果进行选择的,而儿童则需要根据术后的目标屈光度来选择。但是与成人相反,儿童初始的目标屈光度将会随着术后时间推移而发生变化,我们认为,最好保持这样的目标:儿童成年后有良好的视力。而这一目标结果可以分为三方面:成年后的正视、成年后的良好视力和人工晶状体植入后达到可控的屈光状态。为了这个目标,我们需要治疗弱视并且加深对儿童眼球发育期间屈光不正变化的认识。因此,人工晶状体度数的选择直接影响到眼科专家对儿童弱视和屈光不正的最初和接下来的治疗计划。

在本章中,我们回顾了选择术后最初目标屈光度的关键因素:人工晶状体的计算、弱视的治疗、屈光参差的处理及眼球的对数型增长情况。最后,我们建议根据年龄确定实施单眼还是双眼白内障手术。

一、人工晶状体计算

成人人工晶状体度数的计算和选择很简单:手术医师可根据测量的眼轴长度、角膜屈光力,用比如Hoffer Q、Haigis、Holladay或者SRK-T等这些计算公式进行计算。相反,由于儿童生物测量的不准确性,测量误差对小眼球影响更大,以及缺乏专门针对儿童的人工晶状体计算公式,使儿童人工晶状体度数的计算难度进一步加大。

许多关于儿童人工晶状体植入的研究都验证了,即使用相同的人工晶状体计算公式,儿童的结果预测误差也大于成人。Mezer等研究发现用理论公式预测屈光度和实际术后屈光度的平均差比用回归公式更加准确(1.06D vs 1.22D)。Andreo等对47名年龄0.25~16岁的儿童进行了观察和研究。他们测量了初始术后人工晶状体眼的屈光度并对4种计算公式(SRK-Ⅱ、SRK-T、Holladay及Hoffer Q)的预测结果进行了比较。他们发现术后的平均初始屈光误差为

1.2~1.4D。Moore等对先天性白内障术后进行二期人工晶状体植入的50例眼进行了回顾性研究并发现其平均绝对预测误差值约为1.64D。

儿童的生物测量(眼轴和角膜屈光力)常在手术室中进行,通常是在全身麻醉的状态下进行测量,因此常常没有成人准确。非站立状态下所进行的生物测量限制了测量设备的使用,尤其是手术室中的便携设备,如能给成人做精确测量的设备IOL Master却不能用来给儿童测量。要精确测量出眼轴长度也很困难,因为麻醉后的儿童不能自主调整视线与测量轴的角度以使两者重合;另外,即使A超探头少量的压力也很容易使儿童较软的角膜产生形变。角膜屈光度也很难被精确地测量出来。由于角膜表面干燥产生的伪影或开睑器压力引起角膜曲率的变化,使精确测量角膜屈光力变得同样困难。

与成人比较,眼球生物测量误差在儿童中会导致更大的人工晶状体度数计算的误差。因为测量误差的效应与眼轴长度成反比:0.1mm的测量误差在24mm眼球中约为0.4%,而在16mm的眼球中约为0.6%。经过换算得出0.1mm的测量误差可能导致的绝对屈光误差在24mm的眼球中为0.23D,在16mm的眼球中为0.57D(表7-1)。因此,生物测量的误差被传递到了人工晶状体计算公式中,并因小眼球被放大。

现在的人工晶状体计算公式都来自于成人眼球的相关数据。他们假设,人工晶状体位于成人眼球内常见位置,与眼轴、角膜曲率和其他参数都有关(在某些公式中)。另外基于光学理论,一些公式经过验证后得到修正,从而得到更准确的结果。现在还不清楚儿童相对于成人眼球变化程度的比例。部分观测到的儿童人工晶状体植入术后的最初屈光误差,可能是由这些公式的不准确假设或不同类型白内障的异常比例所引起。然而,大多数儿童的眼球最终都发育达

表 7-1 0.1mm 眼轴测量误差在 16mm 儿童眼球和 24mm 成人眼球中产生的屈光误差对比

眼轴(mm)	16.0	16.1	24.0	24.1
屈光力(D)	49.2	49.2	43.9	43.9
人工晶状体度数(D)	53.0	53.0	18.0	18.0
屈光状态(D)	0	−0.57	0	−0.23
屈光误差(D)		−0.57		−0.23

到成人的比例,所以依据最终结果看,成人的计算公式比专为儿童设计的公式可能会更加准确。

生物测量误差的增加,人工晶状体计算公式对测量误差影响的增加,以及儿童专门的人工晶状体计算公式的缺乏,成为儿童人工晶状体计算公式不如成人人工晶状体计算公式准确的主要因素。另外,相对于成人,儿童术后很难达到准确的屈光状态,而且在人工晶状体植入术后到术后首次验光期间,眼球可能会有少量的增长,这些原因都可以解释为什么在当前已经发表的研究中会发现,关于儿童的数据都存在着很大的误差。尽管受这些因素的影响,在平均年龄 3.56 岁的 45 只眼行手术后,Trivedi 等经过细心的研究,发现通过使用 4 种理论人工晶状体计算公式的平均绝对误差较低,为 0.68~0.84D;其中 Holladay 2 公式显示出了比其他公式更好的预测性。本研究的作者明确使用了精确的测量技术,包括用浸润超声测量眼轴长度等,因此得出的结果可能接近理论上的理想结果。

二、弱视的治疗

单侧性无晶状体眼由于屈光参差造成弱视,不能持久地拥有良好的视力。单侧性无晶状体眼的儿童常常用角膜接触镜进行矫正,但却不能做到持之以恒;在日常生活中,如果角膜接触镜接触到瞳孔边缘时也会导致视物模糊。未矫正的无晶状体眼短期"休息"也可能导致严重的永久性弱视。人工晶状体植入是希望通过持续清晰的视网膜成像,来简化弱视治疗以获得良好的视力。一个大型的长期回顾性研究发现在所有年龄组中,人工晶状体眼较无晶状体眼有较好的视力(McClatchey 等的表 2)。在一项研究中,一个在先天性单侧白内障吸出手术后接受一期人工晶状体植入术的婴儿,6 个月平均视力达 20/170,12 个月提高到 20/85,4 岁时达到 20/54。人工晶状体眼 4 岁组的儿童与角膜接触镜依从性很好的儿童视力情况相似,并且优于依从性一般和差的儿童。

2001 年美国儿童眼科与斜视协会(AAPOS)调查发现,很多成员倾向于白内障术后,让婴儿保持无晶状体状态并通过角膜接触镜进行早期的矫正。这种策略的确可能获得良好的视力:单侧白内障手术后术植入人工晶状体的 2 例患儿,经过长期配戴角膜接触镜进行矫正后,其视力达到了 20/25。

婴儿无晶状体眼治疗研究是一项随机性多中心临床研究,针对 114 名单侧先天性白内障婴儿进行白内障手术并植入人工晶状体使患儿成为有晶状体眼。1 岁时,logMAR 光栅视力的初步结果并没有显示出经过治疗后两组数据间的统计学明显差异(角膜接触镜组:0.80;IOL 组:0.97;$P=0.10$)。另外,人工晶状体组与角膜接触镜组相比,会发生更多的术中并发症(28% vs 11%;$P=0.03$),不良反应(77% vs 25%;$P<0.0001$),以及其他眼内手术(63% vs 12%;$P<0.0001$)。

因此,人工晶状体植入并不能彻底完全改善单侧性白内障手术儿童的弱视情况,年龄也是其中一个因素。当然也不是一定要给多数儿童行人工晶状体植入手术才行,手术者需采用标准的治疗技术——矫正残留的屈光误差,有计划地治疗弱视。定期且详细的复查必须遵循,也应反复告知家长矫正的重要性。

三、屈光参差的治疗

屈光参差也是接受单眼白内障手术的儿童重点关注的问题,接受双眼白内障手术的儿童一般会导致相近的屈光状态,随着年龄的增长,部分患儿的双眼增长速度可能会出现不同的现象。由单眼人工晶状体眼导致屈光参差较大所引起的问题,可分为以下几种类型。

1. 视像不等 即双眼成像大小存在显著性差异。基于 Knapp 法则,成像大小不等不是由于轴性屈光参差造成的,而是使用眼镜矫正白内障术后的屈光参差时造成的。成人白内障术后配戴眼镜矫正≥3.5D 的屈光参差时一般会诱发视像不等。角膜接触镜或角膜屈光手术能很大程度上减轻成像不等和减轻症状。

2. 不等隐斜 基于 Prentice 法则,视线透过不同屈光度的透镜自然变化产生棱镜效应——偏轴注视。这对双眼视差儿童来说不是什么大问题(例如,这些儿童大多伴有远视性屈光参差和弱视情况),但是对一些单眼人工晶状体眼,并用框架眼镜矫正有显著性屈光参差的儿童来说,偏轴注视时就会出现复视现象。我们推测这种令人厌烦的情况是由框架眼镜产生的棱镜效应使第二个影像成像在融合区空间外造成的,这相当于3个棱镜度的偏移,即被4D的屈光参差透过框架眼镜1.5cm偏轴注视所诱发的。相反,角膜接触镜随着眼球运动,就可以完全消除不等隐斜。

3. 当屈光参差较大时,弱视的治疗就会更加困难

我们提议通过评估最初计算产生的屈光参差来治疗患儿的弱视(包括眼镜矫治或压抑疗法)。注意,正常的儿童都存在一定的远视(1~4D),通过睫状肌麻痹检查发现的屈光参差的量,要低于儿童取镜后正常眼运用调节视物出现的量。

4. 屈光参差随着年龄变化是必然现象,但却很难预测出来 幼儿最初人工晶状体眼的3D远视状态,也可能最后发展成明显的近视眼,也可能导致更严重的屈光参差,因为近视的情况比远视严重得多。其中一种方案就是利用人工晶状体计算器提供的曲线图,选择出屈光状态从远视向近视变化的年龄段。

所以,治疗单侧人工晶状体眼患儿的医师必须做好治疗屈光参差等的准备。对于戴镜儿童来说,如果屈光参差超过4D的话,就有临床意义了。根据患儿年龄、治疗配合度及配戴接触镜意愿等,可将框架调整为角膜接触镜的方法治疗。有些患儿,如果视像不等和不等隐斜出现在人工晶状体眼可以接受的范围内时,减少约1D的负球镜将获得较好的近视力。

四、眼球的对数生长

Gordon和Donzis发表了关于正常儿童生物测量数据的横断面研究,并计算出了一系列年龄段平均眼球的正视状态的人工晶状体度数。他们发现婴儿的晶状体度数降低速度最快,其次是幼儿时期。McClatchey和Parks经过长期的对大量无晶状体眼患儿的随访发现,从婴儿到20岁成人期间,平均屈光度变化为一条对数曲线,并具有高度相关性($r^2 = 0.97$)。这些数据与较早Gordon和Donzis的数据预测的曲线吻合,表明植入人工晶状体并不会影响儿童期眼球的生长发育。

曲线的斜率在无晶状体眼屈光度与年龄对数的对比图中是一条直线。对数模型中的斜率可以通过精确地排除人工晶状体的光学效应计算出人工晶状体眼。斜率不能直接测量近视漂移,因此被命名为屈光增长率(RRG),它是反映眼球发育期影响屈光度变化速度的度量标准。一项长期结合全球人工晶状体眼儿童数据的研究发现,人工晶状体眼RRG稍小于无晶状体眼。RRG的计算消除了儿童眼球的非线性

生长、手术年龄的变化、随访的持续时间及人工晶状体度数的变化等对抗因素。

为了消除后天遗传的对数模型在0岁时固有的渐进曲线,McClatchey和Hofmeister通过调整年龄结构来解释胎儿期的眼球发育。这种被修改后的模型称为RRG_2,公式为

$$RRG_2 = (屈光度_2 - 屈光度_1)/[lg(年龄_2 + 0.6) - lg(年龄_1 + 0.6)]$$

屈光度为眼镜平面测量值,屈光度$_1$和年龄$_1$为较小年龄,屈光度$_2$和年龄$_2$为较大年龄。因为两个对数相减等于两个数相比的对数,所以RRG_2的单位是D。

当比率最终被调整为初始年龄[(年龄$_2$ + 0.6)/(年龄$_1$ + 0.6) = 10]时,RRG_2的分母是$lg10 = 1.0$。了解对数模型方法之一就是要考虑当无晶状体眼儿童年龄增加了10倍时,他/她的屈光度将会随着RRG_2值的变化而变化。由于人工晶状体眼的平均RRG_2约-6.7D,当年龄的变化10倍于差异的时候,它们的平均近视漂移为6.7D,例如1.4~19.4岁(相应的调整年龄为2~20岁)。

对45例单眼白内障手术儿童(植入或未植入人工晶状体)的研究中,没有发现眼轴的生长在手术眼和非手术眼间差异有统计学意义。

对数模型在研究和临床中非常实用。通过将固有的非线性系统转化成线性系统,使研究者可以比较不同的眼组,如使用logMAR视力使研究者可以计算出不同眼组的平均视力。这使得在临床上,可以通过RRG_2自然变化范围预测出儿童屈光度。已经发布了两种计算机程序,医师们可以用来预测植入人工晶状体后儿童的屈光度。

RRG_2并没有被充分验证,尤其是在婴儿和幼儿的人工晶状体眼儿童。这个模型针对手术时不足3月龄婴儿的人工晶状体眼并没有经过有效性的试验,在关于5年的婴儿无晶状体眼治疗研究结果发表之前,这个模型的有效性在年龄稍大的儿童中也存在争议。Superstein等研究了92例平均手术年龄7.3岁的人工晶状体眼的儿童病例后发现,在相对较短的随访复查期间出现轻度近视漂移现象。他们发现这些患者的屈光度曲线和RRG预测的并不相符,并且,随访时间的长短也不足以证明RRG对大多数眼的适用性。

另一个必须考虑到的因素是眼之间很大的不一致性:如某些眼球比其他的发育得快,但是我们却不知道原因。RRG_2的标准差约为RRG_2值的45%,这样的结果在临床意义上就不具备预测屈光度的准确性。

五、人工晶状体光学效应在发育的眼球中引起的近视漂移的处理

当人工晶状体眼发育时,人工晶状体与视网膜之间的距离也在增加,使人工晶状体焦点在眼内发生前移现象。这就相当于给没有植入人工晶状体眼的总体近视漂移进行了放大。这种被放大的近视漂移就像框架眼镜和角膜接触镜之间的差别:高度数的镜片,框架眼镜的顶点距有放大的光学作用。

例如,框架眼镜矫正需+15D的镜片,而无晶状体眼儿童需要+18.3D的角膜接触镜。在角膜平面屈光度数的增加是由顶点距的光学效应决定的,例如,需要+24D框架眼镜进行矫正的眼可能需要+33.7D的角膜接触镜进行矫正。

正如这个角膜接触镜的例子,顶点距对高屈光力的透镜具有很大的影响,高屈光力的人工晶状体随着眼球发育眼轴增加,会导致更多的近视漂移。我们计算出,假设在眼球发育时不受有无人工晶状体或其度数的影响下,仍保留无晶状体眼或只有1/3度数的人工晶状体儿童的近视漂移。结果表明(表7-2):仅从视觉意义上来说,高度数的人工晶状体比低度数的人工晶状体所导致的统计学意义上的近视漂移要多。

表 7-2　6 月龄婴儿模拟眼接受白内障手术的人工晶状体近视漂移的光学视觉效应

年龄 (岁)	第一行为人工晶状体度数(D),第二行为屈光度		
	0(无晶状体)	38	20
0.5	+18.8	-2.7	+9.5
20	+10.6	-17.4	-1.0
总近视漂移	-8.2	-14.7	-10.5

注:屈光度为眼镜架平面测量。

六、术后早期目标屈光度

已发表的从近视到远视早期目标屈光度的选择,是随年龄的变化而变化的。目前还没有一种行之有效的方法能够达到良好的永久性视觉效果。早期的儿童人工晶状体手术经验是:手术医师选择成人度数的人工晶状体为儿童进行手术。那些专门为成人做白内障手术的医师倾向于保留正视或近视,至少在婴儿期是这样的。但许多小儿眼科医师倾向于根据年龄的变化选择是否保留远视。

白内障术后婴儿眼球的快速发育导致了严重的近视漂移。Lambert 等对平均年龄为 10 周大的 11 例单眼的先天性白内障患儿进行了白内障手术和人工晶状体植入术;他们发现术后 1 年内的平均近视漂移为 5.5D。在一项对 16 例 1 岁患儿进行双眼白内障手术和人工晶状体植入手术的研究中,Wilson 等在随后的平均 22 个月随访中发现其平均近视漂移为 6.2D。Plager 等认为术后应保留远视:从 3 岁保留的 5.0D 减少到 13 岁的 0D。他们认为植入人工晶状体后发生严重近视漂移的儿童可能有近视的遗传倾向。Eibschitz Tsimhoni 等注意到很年幼的患者在接受人工晶状体植入术后近视漂移程度最大,且术后屈光度有明显的变化。他们认为目前还没有任何一种屈光策略具有视觉优势。

七、推荐表格

在过去的 10 年里小儿眼科专家为我们提供了许多表格,这代表了他们对患儿的治疗经验。尽管并没有资料表明哪种方法有更好的远期疗效,但我们认为这些表格也可以为最初的术后屈光度的选择提供好的治疗方法(表 7-3)。

表 7-3　不同作者为 1～8 岁儿童推荐的术后屈光度

手术 年龄 (岁)	术后屈光度		
	Enyedi (1998)	Plager (2002)	Trivedi 和 Wilson (2009)
1	+6		+6
2	+5		+5
3	+4	+5	
4	+3	+4	+4
5	+2	+3	+3
6	+1	+2.25	+2
7	0	+1.5	+1.5
8	-1～-2	+1	+1
10		+0.5	+0.5
>14			0

由于接受双眼白内障手术的儿童不易产生屈光参差,相反,在单眼白内障术后就很可能出现远视。为了证明这一点,我们根据年龄制订了针对单眼白内障和双眼白内障的术后预留屈光度的表格(表 7-4、表 7-5)。由于对婴儿植入人工晶状体有很大的风险,因此本章作者会选择让 1～2 岁的双眼白内障患儿处于无晶状体状态。同时,由于高屈光度的人工晶状体放大了由于眼球生长产生的近视漂移,因此,作者会慎重选择>30.0D 人工晶状体进行植入。

我们不赞成仅将单眼白内障处理的表格用于人工晶状体度数的选择。在不同的情况下需考虑其他

的因素,如家庭环境、随访的依从性及可能会被使用的其他方法,如暂时的无晶状体眼或计划二期植入人工晶状体。另外,屈光手术的快速进步也将有助于许多屈光不正儿童的治疗。选择人工晶状体植入的手术医师需要了解这些影响因素并在他们的治疗计划中进行充分考虑。

表 7-4 单眼白内障的处理

手术年龄(岁)	处理	IOL 植入后的最初目标屈光度	20 岁可能出现的屈光度
<0.5	无晶状体	—	+11
0.5~1	无晶状体或人工晶状体	+9~+6	−4.9~−3.4
1	IOL	+5	−4.9
2	IOL	+4	−3.4
4	IOL	+2.5	−2.7
8	IOL	+1.25	−1.5

注:这些数据仅仅用来举例,这并不是说这个结果会比另外一个好。"20 岁可能出现的屈光度"是基于 RRG_2 的屈光增长模型的相关数据得来的,大多数儿童在这个年龄段测量时都或多或少存在屈光误差。

表 7-5 双眼白内障的处理

手术年龄(岁)	处理	IOL 植入后的最初目标屈光度	20 岁可能出现的屈光状态度
<0.5	无晶状体	—	+11
0.5~1	无晶状体	—	+11
1	无晶状体或人工晶状体	+7	−3.0
2	IOL	+5	−2.5
4	IOL	+3.5	−1.7
8	IOL	+2	−0.8

注:这些数据仅仅用来举例,这并不是说这个结果会比另外一个好。双眼人工晶状体眼白内障术后儿童的终身安全性还不明确,双眼无晶状体眼一般有较好的耐受性。"20 岁可能出现的屈光度"是基于 RRG_2 的屈光增长模型的相关数据得来的,大多数儿童在这个年龄段测量时都或多或少存在屈光误差。

八、免责声明

本文表达的观点仅代表作者本人,不代表美国海军、国防部或美国政府的政策和立场。

(陈开建 译)

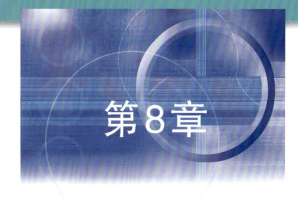

第8章

儿童白内障手术计划：多样化的问题

儿童不是成人的复制品,其有独特的解剖学、生理学、心理学和社会学。儿童的眼球不仅比成人小,组织也更加柔软。成人的白内障会导致视力下降,而儿童的白内障可能会影响大脑和视觉的发育。年龄较小的白内障儿童,其视网膜模糊图像会干扰中枢神经系统视觉通路的发育。手术时机、手术技术、无晶状体眼矫正方式的选择和弱视的治疗,对于获得远期良好效果至关重要。

儿童白内障的治疗比成人白内障的治疗更加复杂。术前、术中和术后遇到的差异和难点都列于表8-1中,这一章,我们将介绍本书其他章节中未被独立介绍的多样化的相关问题。

表 8-1　儿童白内障和成人白内障手术的区别

术前

1. 诊断困难并且常常不及时

2. 手术时机:与成人白内障明显不同,儿童白内障的手术时机十分重要,术后恢复对视力的影响远大于手术技巧或手术后光学矫正方法

3. 常合并眼部或全身系统性异常

4. 必须具备实施儿童全身麻醉的条件

5. 顾虑全身麻醉

6. 麻醉状态下进行检查:有时需要做必要的白内障诊断和术前评估

7. 手术室需具备全自动角膜曲率仪和 A 超

8. 人工晶状体度数的计算困难

9. 儿童家长的心理问题和术前咨询

术中

1. 全身麻醉风险

2. 眼球过小

3. 相关白内障眼球瞳孔散大不理想

4. 巩膜软

5. 睫状环的大小:婴儿睫状环发育不完全,视网膜前部在睫状冠部后方

6. 切口和缝合:和成人不同,儿童更倾向于上方隧道切口,并且对于自密式的切口也需要缝合

7. 需要使用高黏度的黏弹剂处理囊袋

8. 晶状体前囊的高弹性增加了撕囊的难度并加大了晶状体内和玻璃体的压力

9. 黏稠的玻璃体和巩膜塌陷造成玻璃体前凸增加了玻璃体和晶状体的压力,也增加了晶状体前后囊处理的难度

10. 吸出晶状体很少需要使用到超声乳化模式,但皮质却比成人更有黏性

11. 后囊机化是常见现象,除了玻璃体切割术外,可能还需要囊膜剪

12. 需要一期后囊切开以阻止后囊混浊发生更严重的后发性白内障,因为患儿太小无法在清醒状态下实施 YAG 激光手术

续表

13. 需要玻璃体切割术设备,更倾向于文氏泵

14. IOL 植入困难

术后

1. 发生视轴区混浊风险高

2. 更易发生术后炎症

3. 术后局部用药的依从性有困难

4. 需要不断进行矫正,因为术后残留屈光误差会随着眼球发育而变化

5. 由于依从性差,很难记录解剖结构、屈光状态及视力的变化,以及儿童无法自我表述,因此可能需要更合适的检查方法

6. 由于门诊检查配合欠佳,复查时需要重复进行短暂麻醉

7. 有发展成为弱视的趋势,需要进行治疗

8. 长期的随访非常重要,但是不容易完成

一、谁施行儿童白内障手术:小儿眼科医师还是白内障手术医师

儿童白内障的发病率还不到让大多数医师在整个职业生涯中只做儿童白内障手术的程度。全球范围的调查显示:美国白内障和屈光手术医师协会中,有超过71.5%的医师儿童白内障手术量低于10例/年,而美国小儿眼科和斜视医师协会中,85%的医师的儿童白内障手术量低于20例/年。多数情况下,无论是小儿眼科医师还是白内障手术医师(主要行成人白内障的手术医师)都对儿童白内障手术保持极大兴趣。2000年时,Wood和Ogawa写道:"基于整体临床经验的匮乏和自身的风险性,选择谁做儿童白内障手术呢? 小儿眼科医师还是白内障医师,或者是两者都可以呢?"

谁是最适合施行儿童白内障手术的医师呢? 这是很难回答的问题。是专门治疗儿童眼病的小儿眼科医师,还是专门为成人做白内障手术的医师呢? 我们在调查中提出了这样的问题,并发现77.4%的眼科医师在没有施行过儿童白内障手术的情况下,会将患者转诊到小儿眼科医师处治疗。在施行过儿童白内障手术的眼科医师中,超过一半的人(52.6%)认为应该由小儿眼科医师或成人白内障手术医师施行此项手术。

这个问题可能会取决于当时的情况而不是这里提到的"必须"。手术案例应该转给当地经验丰富并且对儿童白内障手术感兴趣的手术医师处。眼科医师们达成共识的治疗方式在这种情况下会收到不错的效果。在美国,小儿眼科医师可能经验更丰富,然而,在美国以外,成人白内障手术医师的经验可能更丰富。小儿眼科医师更了解儿童眼球的解剖和功能参数。他们会给予成人白内障手术医师更多关于婴儿眼球手术的相关操作和手术后各种功能性问题的处理方式。相反,白内障手术医师(主要施行成人白内障手术)在手术技术上经验更丰富,如撕囊术和人工晶状体相关技术的新理念,他们也会给予小儿眼科医师适合儿童接受的成人白内障手术的相关新技术。

我们认为手术医师应该具有足够的经验以适应小儿眼球的特殊性。白内障患儿常常会出现其他增加麻醉风险的健康问题。他们在术前和术后需要具备儿童麻醉和复苏经验的工作人员对其进行密切监护。强制性的要求制订术中或术后出现麻醉并发症的应急预案,特别是针对白内障患儿伴有广泛性的系统性疾病或代谢性异常。这些预案需在儿童监护中心实施或配有经验的儿童麻醉医师的手术室实施。无论是谁施行儿童白内障手术都必须明白团队合作的重要性。小儿眼科医师在术后治疗斜视、弱视及其他症状时都需对这些病例进行全程式的跟踪回访。然而,不同地区的方案制订根据需要,充分利用资源让小儿眼科与成人白内障医师不断地互相学习、共同合作以期可以提供更好的服务。

二、保守治疗在儿童白内障手术中有用吗?

儿童白内障手术后解剖结构和功能上改变的结果促使许多手术医师都在尝试用保守的治疗方法,如散瞳剂滴眼。Chandler注意到在第24届爱德华·杰克逊纪念演讲上有人说道:"事实上,许多人在接受先天性白内障手术后失去了眼球,这就是为什么只在视力非常差的情况下才建议你接受手术。"DeVoe也认为"即使视力为20/50但具有调节功能要比视力20/20但没有调节功能要好"。保守的方法常用于单眼的先天性白内障治疗中。然而,许多保守的医师也认为双眼先天性白内障如果其视力优于20/50到20/70的

话，就不需要接受手术治疗。但是，患有先天性白内障的婴儿无法测量视力。因为很难记录下婴儿的视力，白内障患儿可能会不必要地推迟手术，此时弱视就会导致不可逆的损害。早些年，人们认为如果眼底在白内障周围可以看得见，可以考虑不接受手术，因此，对于中央混浊但周边尚可的白内障可以采用保守治疗（图 8-1 和图 8-2）。当采用保守治疗时，对弱视进行适当的治疗就非常重要。Faye 注意到在保守治疗中散瞳药物的选择问题，首先使用药效最弱的散瞳药物，如 0.5% 或 1% 托吡卡胺，1 日 1 次或 2 次，

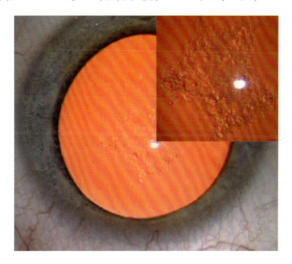

图 8-1 11 岁女孩，后囊下白内障，曾因多种组织囊肿而行骨髓移植。视力下降 0.5，并且在某些光照情况下出现眩光不适。对此种病例，是选择手术还是继续观察，通常很难抉择

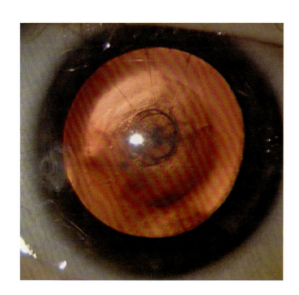

图 8-2 2.7 岁患儿，单眼中央部分晶体混浊。到底应该尽快手术还是建议观察，也是一个两难的选择。这种混浊进展缓慢，尽管最终需手术治疗，但遮盖和观察起初都是有效的

根据需要适当增加剂量。当虹膜对一种药逐渐产生耐药现象时，1 滴 2% 后马托品，0.5% 或 1% 环喷托酯，或 0.25% 东莨菪碱都可作为强化加入或替代治疗。治疗初期，房角和眼压需要经常接受检查，以后为每年 1 次。使用散瞳药物后如果产生睫状肌麻痹症状时，就建议患者戴镜阅读。这种方法目前还没有被广泛接受。眩光和调节丧失是最常见的视觉功能障碍。视力结果也一般。尽管有这么多的局限性，但散瞳剂的使用仍然可以作为一种保守治疗方法，如用于治疗慢性白内障（如类固醇导致的白内障）或中央白内障，特别是由于某些原因，如医疗（高麻醉风险）、社会或经济因素需要推迟接受白内障手术的患者。

三、前极性白内障：怎样治疗？

先天性前极性白内障是晶状体前部视轴区出现少量混浊（图 8-3），常常表现为双眼对称现象。由于位置靠前，常常在出生后很快就被家长或儿科医师发现。一般情况下被认为很少或不影响视力。有时候会向前房突出形成锥形白内障。因为症状常常保持静止状态，传统上认为它对视力影响较小或几乎没有影响。1984 年，Jaafar 和 Robb 回顾了 63 例先天性前极性的白内障病例后发现，弱视和斜视的发病率很高。1985 年 Nelson 和他的同事报道了 5 例前极性白内障患儿的情况。他发现 5 例患儿到最后都需要手术治疗，2 例患儿的进行性混浊发生在晶状体后部而没被父母发现。所以作者建议，前极性白内障患儿需要定期接受详细的复查与随访。

1999 年，Wheeler 等报道了锥形前极性白内障患儿的临床特征和治疗情况。包括 9 例双眼患儿和 6 例单眼患儿（24 只眼），24 只眼中的 20 只眼发展成皮质性混浊，混浊范围大大超出了锥形病变的范围，19 只眼需要接受白内障手术。在 6 例单眼白内障中全部发生了弱视，在双眼白内障的 9 例中也有 8 例发生了弱视。由于这些病例主要用来评估锥形白内障，因此弱视的发病率相对比其他关于前极性白内障的研究要高一些。锥形白内障可能代表了前极性白内障中比较严重的类型，因此相关的弱视发病率和混浊化要比皮质性白内障发病率高。弱视和混浊的大小、位置及前部皮质变化引起的叠影有关（散光在这类白内障中常见）。尽管进行了弱视治疗，但很多患者的视力仍然很不好。锥形混浊包括了导致前极形态改变的晶状体上皮细胞增生和胶原基质的包裹。条件允许下可采用的保守治疗包括：屈光矫正、散瞳和弱视的遮盖治疗。如果视轴被直径 3mm 或更大的晶状体混浊遮挡或出现难以治愈的弱视，或者两者都出现，那

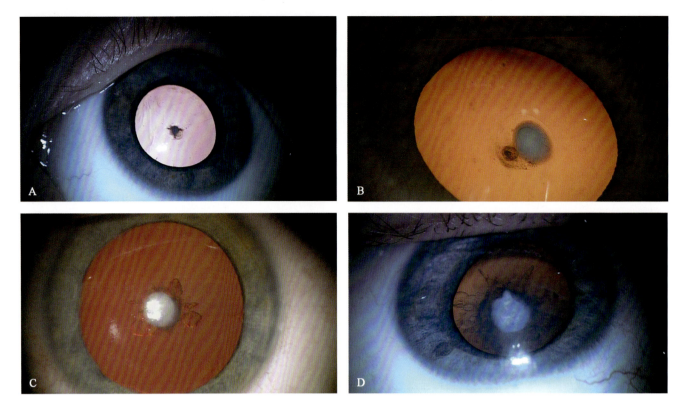

图 8-3 前极性白内障

么需要接受手术治疗白内障。

2005 年 Ceyhan 等报道了先天性前部白内障中弱视的危险因素。作者探讨了其中的几个因素,包括白内障类型(极性,囊膜下或锥形)、位置(中心,旁中心,周边)、直径、存在虹膜组织粘连、屈光参差(等效球镜)和单眼与双眼。弱视占了 17/59(28.8%)。弱视患者的平均屈光参差大约为 1.23D。这组患儿中,屈光参差是增加弱视发生风险的唯一因素。先天性晶状体前部混浊伴有 1D 以上屈光参差的患儿发生弱视的可能性是其他患儿的 6.5 倍。但注意,这些患儿中只有 1 例是锥形白内障患者。

总之,密切的复查与随访是监测前极性白内障必不可少的方法。我们建议在第 1 年中每 3 个月复查 1 次,逐步减少到每年复查 1 次。单眼白内障合并进展性的病变需要接受密切复查。即使晶状体混浊少也要考虑可能存在的散光和屈光参差。锥形白内障常常能够扩散到其后部的皮质,并且随时间推移而引起显著的视力变化,需行接受手术治疗。

四、同时进行内眼手术和斜视手术

许多手术医师或家长都会考虑和要求同时进行内眼手术和斜视手术。在儿童中通常不会同时进行白内障摘除手术和斜视手术。摘除白内障或其他混浊的屈光介质后,感知性斜视症状,特别是外斜视症状可能会改善,包括自发性的或者是非手术治疗。所以,在白内障合并斜视的患者中,可能不需要进行调整眼肌的手术,否则可能会导致过矫。如果是长期,稳定且视力不变的斜视患儿,可以考虑进行联合手术。最好是在白内障摘除的另一侧眼进行斜视手术。然而,感知性斜视可能会恢复得较慢,这和肌肉痉挛有关(像长期外斜视的外直肌痉挛)。在这种情况下,我们可以在同一眼上施行两种手术。由于可能会增加眼内炎症发生的风险,我们常常推迟到白内障手术的伤口完全愈合后再行斜视手术治疗。

其他晶状体手术(如后发性白内障切开或二期人工晶状体植入)联合斜视手术也被人们讨论得越来越多。同时进行两种手术对于患儿来说,可减少了手术和麻醉次数,加快了恢复时间,并为患者和第三方付款人提供了经济受益的机会。然而,其潜在的感染风险、眼前节缺血或带给患儿过度不适的风险也在增加。对于视力不佳的患儿来说,确定眼位可能比较困难。只有在视力改善后,才可能使测量的准确性更高。眼肌手术能改变屈光状态和角膜形态,因此当在同一眼球实施斜视手术联合人工晶状体植入手术时,其术后屈光状态很可能不理想。

当一个眼球在麻醉情况下需要进行内眼手术和斜视手术时,斜视手术常常在晶状体手术之前施行,以避免外眼肌肉手术中的操作破坏或打开角膜切口。

在施行 YAG 激光后囊切开术和斜视手术时，需要先施行激光治疗。Ticho 等报道了 11 例 12 只眼接受斜视和晶状体手术的患儿病例。其中 5 例患儿接受了斜视和单眼白内障摘除联合人工晶状体植入术（1 例双眼先后施行晶状体手术及斜视手术），2 例施行了白内障摘除（未植入人工晶状体）联合斜视手术，2 例施行了单眼二期人工晶状体植入联合斜视手术，2 例施行了 YAG 激光后囊切开术联合斜视手术，总共 12 只眼。斜视手术中的 2 例采用角膜缘切口，其他采用穹隆部方法。1986 年 Maltzman 等报道了外斜视合并白内障囊外摘除手术（4 例）或二期人工晶状体植入手术（6 例）的结果。所有患者均采用先单侧切除后吸除的方法。没有详细说明手术量。平均随访了 15 个月，他们报道过的所有患者都保持了良好的术后眼位：1 例残留了 16 棱镜度（PD）的外隐斜，其他患儿约 12PD 或更少的斜视。Zwaan 和 al-Sadhan 在 1998 年报道了 10 例白内障与斜视联合手术病例，另外 4 例斜视联合青光眼，以及角膜移植术、瞳孔成形术或 YAG 后囊切开术。11 例患者单眼实施斜视手术联合内眼手术，2 例患者实施了双眼斜视手术。术后 2 个月内，11 例患者的眼位都到达了正位，2 例眼位为内斜视和 1 例超过 10PD 的过矫的外斜视。这些病例中只有 1 例用了调节缝线（对侧眼行白内障手术）。我们尽量避免在内眼手术的联合手术中使用可调节缝线，因为担心在调整过程中牵拉肌肉，这可能会影响白内障手术切口或人工晶状体位置。如果联合手术中的术眼需要施行白内障手术，我们应该先施行眼肌手术，以避免白内障手术切口或人工晶状体受到牵拉。

五、有晶状体眼的人工晶状体植入手术和透明晶状体摘除手术

角膜屈光手术是比内眼手术侵入得的更少的手术，然而，它不适于矫正高度的屈光不正。对于这类患儿来说，有晶状体眼的人工晶状体植入术和透明晶状体摘除手术是最常用的方法。尽管对于这类患儿来说眼内手术是不错的选择，但需要仔细记录下最佳矫正视力及和患儿或患儿家属讨论过的交换意见。很难明确透明晶状体摘除的适应证，因为有可能发生罕见且严重的并发症（如眼内炎）。对于这些患者来说，记录下做出决定的过程是非常重要的。对于个体而言，晶状体置换的另一个问题就是保持视轴的透明性。后发性白内障是这类晶状体手术患者面对的诸多问题中的一个。我们曾经报道过 1 例对 22 岁的 Angelman 综合征患者施行透明晶状体摘除手术和人工晶状体植入手术的案例。

六、瞳孔残膜

瞳孔残膜是先天性的、不完整的、内卷的晶状体血管膜（图 8-4A）。这层膜通常很坚韧，一端由细小的纤维粘连在虹膜领上，另一端则自由地漂浮或粘连在晶状体或对侧的虹膜上。这种情况被认为是由于眼前节原始胚胎系统血管退化异常所引起的虹膜组织异位。我们发现有 5% 的 Aicardi 综合征儿童有瞳孔残膜。

无视觉影响的瞳孔残膜可采用保守治疗方法。采取保守方法治疗的患儿的弱视治疗非常重要。厚而致密的膜，特别是在瞳孔区，可能会导致剥夺性弱视。影响视觉的瞳孔残膜可以采用激光或手术方法进行治疗。已经有报道涉及保留晶状体的先天性增生性瞳孔残膜切除方法（图 8-4B）。经过这种方法治疗后的儿童可能会继发白内障。瞳孔残膜很少与白内障有关。这一类病例可以采用单纯手术治疗或者连续的氩-YAG 激光切除术联合白内障摘除手术治疗。

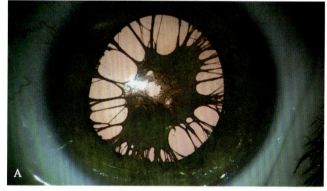

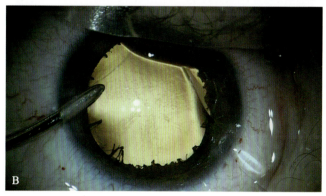

图 8-4 2 岁儿童的瞳孔残膜，双眼均为瞳孔残膜
A. 术前；B. 切除瞳孔残膜后

（陈开建 译）

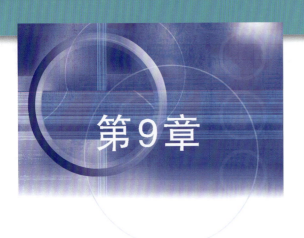

第9章　即时连续双眼儿童白内障手术

进一次手术室行双眼的手术已经在眼肌、眼睑和准分子激光手术中施行。然而,关于双眼内眼病变的治疗(如白内障、青光眼),常常会根据手术医师需要、患者/家长的意愿及第一次手术的结果,在中间休息时经过讨论后再实施。用来描述同一天内行双眼白内障手术的医学术语比较混乱,如同日连续的、立即连续的、同时双侧或立即连续双侧手术等。"即时连续双眼白内障手术"(ISBCS)是当前比较普及的说法,与"推迟连续双侧白内障手术"(DSBCS)相比:两个手术需分别在不同日独立施行。

任何一个名称的双侧眼内手术是否在同日完整地独立施行仍然存在争议。一次性麻醉下进行手术有很多好处,但也存在双眼感染或者眼前节毒性综合征的风险(TASS)。双侧眼内手术缩短了患者的就诊时间并降低了由于第一次手术与第二次手术时间延迟导致弱视的风险。如果考虑经济因素可能会倾向于即时连续手术,但 Kushner 在他 2010 年的社论中警告说"如果允许医疗保险经费干扰医疗模式的运作可能会引发严重的潜在性风险"。随着医疗风险的争论,处理风险和资源的最佳方式是提供手术计划和患者的健康评估。

早期的即时连续双眼手术的报道至少可以追溯到 1950 年。国际双眼白内障手术协会已经成立(www.isbcs.org)。然而,立即连续双眼手术依然是激烈争论的话题,几乎每次讨论开始或结束时都会引发相关不同意见的大讨论。关于即时连续双眼手术的评论性出版物常会通过社论或给编辑写信来反映这个话题的争议性。

即时连续双眼手术不能开展的主要原因是当双眼发生严重的并发症时,会引起潜在的破坏性后果,并且这种罕见的在双眼同时暴露的风险下同时引发双眼并发症的频率也很难被量化。ISBCS 的优势就被极小概率发生的双眼失明风险所否定吗? 关键点不是"它能不能做",而是"需不需要做"。尽管 ISBCS 仍旧存在争论,但是为了儿童的健康,可以用常规麻醉的风险来权衡 ISBCS 的风险。许多手术医师也认为,在行 ISBCS 方法的患者中,常规麻醉引发的风险要比平均风险高。某些学者提出:ISBCS 方法在治疗儿童白内障上应该是可行并值得推荐的方法。只有大约 5% 的婴儿选择使用这种方式手术治疗双眼白内障,主要是因为其麻醉的风险太高,另外,当我们知道患儿不会回来进行第二眼手术时,也会采用这种方式。

一、优点

(一)医疗

为年龄小的患者施行即时连续的双眼白内障手术时,从逻辑上讲,他们只会经历 1 次较久的麻醉过程,这比经历 2 次独立的麻醉过程所承担的风险要低得多。尽管还没有人发表过关于常规麻醉与延长麻醉时间风险的比较性研究结果,但是人们普遍认为诱导、气管插管和复苏是麻醉的高危险阶段。然而,长时间的手术同样会增加婴儿麻醉死亡率,因此应当衡量 1 次长时间手术与 2 次短时间手术的风险高低。麻醉药物可能会对新生儿及儿童的神经系统、认知能力和社交能力发展产生不利的影响。一系列关于 4 岁以下儿童的研究发现,如果孩子的阅读、语言、书写和数学学习能力有障碍的话,就和 2 次或以上的麻醉及长时间的麻醉中产生的副作用累积有关。后来,Rappaport 等发现,没有足够的资料得出任何明确的结论证明麻醉与后继的学习能力障碍有关。Nallasamy 等推荐美国麻醉医师协会制定的标准:如果体质状况>2 或是一般具有高风险麻醉并发症的双眼先天性白内障婴儿应采用 ISBCS。Zwaan 小结了不宜于麻醉的先天性/幼儿性白内障相关的系统性疾病:风疹综合征(先天性心脏缺陷)、Lowe 综合征(低钙血症、酸中毒、肾衰竭)、高胱氨酸尿症(血栓栓塞发作)、早产(呼吸困难)、马方综合征(心血管和呼吸系统的问题)和颅缝早闭(插管困难、颅内压增高、相关的心脏畸形及呼吸困难)等。尽管马方综合征和高胱氨酸尿症已经列出来了,但是晶状体半脱位的手术操作还是很复杂,大多数手术医师会避免采用 ISBCS 进行治疗。所以,对于每个儿童而言,最好是咨询经验丰富的小儿麻醉医师及每周为儿童检查的内科医师的意见后再评估麻醉风险。

(二)社会

ISBCS 的社会利益包括减少父母的担心,因为他们的婴儿只需接受 1 次常规麻醉。这给那些长途跋涉才能来到医院或还需要照顾其他儿童的监护人节约了时间。ISBCS 的适应人群之一就是针对复查或到医院都很困难的儿童。Sarikkola 等报道说 ISBCS 被成人患者积极地接受并采用。这也提高了患者的满意度,91% 接受 ISBCS 治疗法的患者愿意推荐给他的亲戚或朋友。Chung 等在其前瞻性对比研究中也发现,此方法具有很高的患者满意度。这些关于成人患者的研究是在告诉我们用 ISBCS 方法治疗白内障儿童会使其父母保持很高的满意度。

(三)视觉

一次性摘除双眼白内障有利于降低单眼形觉剥夺性弱视的风险。然而,如果能够及时进行第二只眼的手术,这个影响因素就会更小。对于幼小的儿童来说,第二只眼手术常常安排在第一只眼术后 1 周以内。但是,儿童常常会发生上呼吸道感染或其他疾病,因此第二次麻醉可能需要被推迟,那么双眼间手术计划的间隔期将被延长,这就增加了弱视的风险。

(四)经济

O'Brien 等报道说采用 ISBCS 的成人的平均住院费呈显著下降趋势(减少 32%)。Dave 等认为 22% 的先天性白内障手术医疗费用的减少与 ISBCS 方法的使用有关。他们把给医院的医疗费用作为总的医疗保健费用的一部分来分析。如下讨论,医师的有偿医疗服务模式可能会成为这种医疗费用减少的不利因素。

(五)发展中国家

在常规麻醉资源有限的发展中国家中,ISBCS 可能是治疗儿童白内障的一种相对合理的选择模式。对于每个患有多年弱视的双眼盲童,交通和住宿问题可能会给将 2 次手术分开安排的家庭造成很多困难。在这种情况下,ISBCS 更有利于治疗这些积压的白内障致盲者。世界上的很多地方,来自偏远农村的患者接受单眼手术视力恢复以后,随后失去联系的情况很常见。ISBCS 可以阻止这种情况的发生。早在 1956

年,印度新德里、达尔班加(巴特拉)的眼科中心大约 30% 的患者采用了 ISBCS 方法。Nagpal(艾哈迈达巴德,印度)表示,对于双眼过熟期白内障的患者将考虑在眼科中心采用 ISBCS。为了避免第二次麻醉的风险和费用,并且能够最大限度地利用平衡盐液瓶和玻切头,许多发展中国家的儿童手术中心采用或正在考虑采用 ISBCS 方法。

二、缺点

(一)并发症

关注接受 ISBCS 患者的主要原因是其严重的并发症导致双眼视觉损伤的可能性。担心双眼发生眼内炎而致盲是制约眼科医师采取 ISBCS 的最重要的因素。双眼术后单眼和双眼的眼内感染情况也被大量报道出来。Arshinoff 提到了 33 000 例接受 ISBCS 的患者中有 10 例发生了双眼眼内炎。已经报道有 4 例 ISBCS 术后发生双眼眼内炎的案例,但只有 1 例发生在非高危患者身上且已经采取了充分的预防措施。过少的案例和发生率并不能让我们做出任何有意义的结论性论断。

成人案例中进行前节玻璃体切割术会增加眼内炎的风险已经被公认。然而数据来自于因后囊意外破裂引起的手术时间延长,且有其他并发症的成人手术。儿童后囊切开和前部玻璃体切割术是否能够增加眼内炎风险目前还不确定。

尽管双眼眼内炎风险只是个潜在问题,但在文献中引人注目,而其他的并发症却几乎没有相关报道(双眼驱逐性出血、双眼角膜失代偿引起的视觉障碍等)。Olson 认为双眼毒性眼前节综合征(TASS)比双眼眼内炎的发生率更高。

(二)法律意义

并发症发生时,双眼都发生并发症就是灾难性的,即使只有一只眼发生严重的并发症也不容易治疗。如在 ISBCS 术中发生并发症并导致完全失明,这可能比独眼丧失视力的治疗方案更困难。这将会增加白内障手术医师的医疗事故费用。

(三)经济因素

在许多国家,包括美国,ISBCS 降低了医疗费用(与 DSBCS 比较)。Arshinoff 和 Chen 表示 ISBCS 减少了第二只眼白内障手术费用,可以减轻财政支出。尽管对于眼科医师和手术中心来说,增加效率是一个微弱的动机,但麻醉医师却感受到了经济的限制。英国是唯一一个通过增加 ISBCS 的有效率来补偿减少第二只眼白内障支出,并且事实上可能也鼓励 ISBCS 的国家。

三、ISBCS 的准备和注意事项

ISBCS 的患者选择：高感染风险的眼球，如鼻泪管阻塞、碘过敏等。当联合手术出现可能使眼部手术复杂化的情况时，这就是 ISBCS 的相对禁忌证，如晶状体半脱位、葡萄膜炎等。在进行 ISBCS 前，还需要考虑表 9-1 中列出的问题。一些有关成人的文献报道验证了二期人工晶状体植入手术患者比一期人工晶状体植入手术患者的眼内炎发生率高。因此，我们不建议对二期人工晶状体植入手术采用即时连续手术模式。我们曾经治疗了一位 DSBCS 双眼二期人工晶状体植入的年长儿童，他在第二只眼（第一只眼术后 1 个月后）术后的第二天在沟渠游泳后发生了单眼眼内炎。如果这个患者接受了 ISBCS，他的这种冒险的行为可能会导致双眼失明。

知情同意书和文档：如果考虑选择 ISBCS，家长/监护人应当被充分告知其潜在的益处和风险。家长应当自由选择接受 ISBCS 或 DSBCS。眼科医师考虑 ISBCS 时必须获得患者提出的全部问题的知情同意书。眼科医师应该做好充分准备并做出是否适合进行双眼白内障手术的决定。书面文书很重要。术前准备：一旦做出进一步的选择，技术的选择应该是以尽量降低相关的风险为标准，尤其是感染风险（表 9-2）。

表 9-1　进行连续双眼白内障手术前需要回答的问题

双眼是否都有明显影响视力的白内障？

发生眼内炎风险？

进行双眼连续白内障手术想要达到的效果？

麻醉风险是什么，特别是在短时间或数周内，两眼单独诱发 GA，与延长单次麻醉时间的比较，哪个更加危险？

患者不能按时随访的发生率？

是否详细接受检查并证实结膜炎、鼻泪管阻塞或者是上呼吸道感染等疾病？

是否有免疫抑制剂使用史？

是否家长或监护人了解相应的信息并且被告知同意？

表 9-2　双眼白内障同时手术的注意事项

在第一只眼手术中接触的所有物品均不能用于第二只眼手术。第二只眼手术应视作单独的手术。但是这些并不一定会降低双眼眼内炎的发生率

双眼单独的器械盘均采用完全独立的指示条进行消毒

尽量减少左右眼的错误

如有充分的理由，左右眼可以使用不同的眼科设备和不同的工具耗材。Arshinoff 发现眼科手术用的黏弹剂含有高度的生物负载（感染风险），因此建议 ISBCS 手术时双眼采用不同的眼科手术黏弹剂

如果第一只眼发生并发症，在进行第二只眼手术前需仔细研究。尽管相同的并发症不太可能发生在另一只眼上，如果发生严重的双眼并发症则很难向患者及家属解释

需要说明术后不同眼使用独立滴眼液并且滴眼药前必须洗手（双眼分别洗手）

切口应该密闭良好，并且需要缝合，随时给予适当的保护，避免发生眼外伤

采用防护眼罩遮盖眼睛使儿童具有部分视力，以减少儿童苏醒后因绷带遮盖而使双眼失明所产生的方向迷失。如果的确需要绷带遮盖双眼，应该让父母陪伴在复苏室以便及时安抚苏醒后的儿童。如果是植入了 IOL 的白内障手术患儿，使用较贵的眼罩，最快是术后 4 小时就可以看见自己的父母。取掉眼罩后开始药物滴眼。对于没有植入 IOL 的白内障手术，我们在手术台上配戴角膜接触镜，而不给任何眼罩

推荐前房注射抗生素

四、临床指南

(一)美国眼科学会

2011 年美国眼科学会（AAO）临床指南中（http://one.aao.org/CE/PracticeGuidelines）提出不主张将 ISBCS 作为常规手术模式，如果患者考虑接受 ISBCS 时，一定要告知其手术的潜在风险。美国眼科学会的临床指南不包括 ISBCS 的相对适应证，尽管他们在文章中也列出了适应证：患有明显影响视力的白内障的患者需要全身麻醉；少数对于手术和复查存在交通都非常困难的家长；以及根据健康情况只能接受 1 次手术的患者。

(二)皇家医学院眼科

2010 英国皇家医学院眼科白内障手术指南（www.rcophth.ac.uk/core/core_picker/download.id=544）也说明了 ISBCS 的适应证。指南中没有列出反对 ISBCS 的观点，他们只是呼吁在选择 ISBCS 时要严格进行无菌操作。

小结

为儿童实施 ISBCS 的决定应该由麻醉医师、手术医师和家长一起讨论。ISBCS 观点还存在许多争议。尽管有报道说采用 ISBCS 进行手术的医师数量在不断增加,但是除了一些特殊病例外,还是有很多人持反对意见。这项技术应当留给那些有信心、经验丰富及对并发症的发生率进行过研究并肯定这些并发症在其手术中不一定会出现的手术医师。我们认为 IS-BCS 适合有超常麻醉相关并发症风险的儿童。ISBCS 本身也常常被讨论,在第二只眼手术时可能会更困难些。然而,做出采用 ISBCS 的决定并不轻松。眼科医师需要对采用 ISBCS 的决定有充分的理由进行解释。关键是要仔细权衡 ISBCS 对患者的风险和益处。这些决定都是基于一个个病例的经验,需要衡量每一个病例的风险和益处。操作需谨慎,要用无菌技术和严格进行左右眼独立手术。换句话说,第二只眼的手术应当被当作是为另一例患者的眼睛做手术。尽管很多患儿的研究报告中没有提到并发症的发生,但是现在关于白内障术后眼内炎和反复麻醉风险的文献资料,都不能充分地说明要怎样降低双眼眼内炎的风险及 1 次麻醉比 2 次麻醉风险小的原因。直到同时进行幼儿的双眼白内障手术,应该针对那些麻醉风险高于普通水平,但眼内炎发生的危险却不高的特殊患者的报道出现。

(陈开建 译)

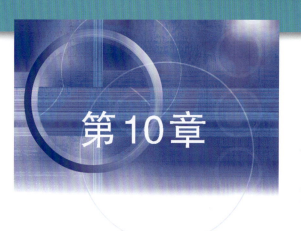

第10章

单眼儿童白内障治疗的成本分析

医疗决策和政策的制定受成本-效益的影响越来越大。理想状态下,医疗资源的分配由社会各方面因素综合决定,包括所有的成本和收益,无论是谁产生成本或是谁获得收益。然而,社会各方面的核算成本效益构成很复杂,包含很多不明确的因素。从第三方支付的角度来说是典型且更有公正力和约束力的核算方式,其结果对具体程序的评估或可治疗方式的选择都很有用。为了建立起儿童白内障的医疗成本-效益评估体系,我们采用第三方支付成本的方式来评估单眼先天性白内障的治疗和护理。

一、实例

电子表格(microsoft excel)被用来计算基本方案及选择并发症的相关成本。基本方案(图10-1)抽取的案例是几个月大的婴儿接受单眼先天性白内障手术及前部玻璃体切割术,随后采用角膜接触镜进行光学矫正直到患儿6岁时进行二期人工晶状体植入术,之后采用框架眼镜进行矫正。该方案也包括白内障

术后对侧眼采取隔日戴眼罩的方式直到8岁,以及随访护理到12岁;还包括每年2次全面的和2次普通的检查及每年多1次额外的角膜接触镜跟踪随访。前4年中麻醉状态下的检查每年1次或人工晶状体植入后的同年进行1次。治疗过程和检查(包括麻醉和设施费用;表10-1)、药物的数量和成本、光学镜片和眼罩的相应直接费用都是基于当前的程序术语(CPT)编码和医保支付信息计算的,以第三方支付角度。

除了基本方案以外,婴儿白内障术后发生的后遗症和并发症也根据其发病率被纳入(见表10-1)评估。20%的病例发生晶状体纤维增殖或继发性增殖膜。治疗方式即在手术室中进行囊膜切除并在医院做1次随访复查(基本方案中包括的随访除外)。70%的病例发生有临床意义的斜视。大约80%的病例,需要进行单眼眼外肌手术,然而在其他20%的斜视中,需要进行第二条肌肉手术调整。同样,也包括每次手术后要多进行1次随访检查。15%的病例发生青光眼,一般会采用药物滴眼液进行治疗(预计每月1瓶5ml的

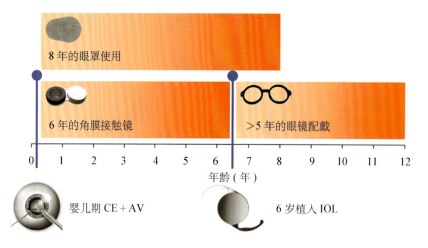

图 10-1 基本原理示意图
包括在1岁进行晶状体摘除术(CE+AV),6岁时进行二期人工晶状体并且随访直到12岁。条形表示光学矫正的时间范围

表 10-1　基本情况和典型并发症的成本费用

成本因素	CPT 编码	报销/例(美元)	麻醉(美元)	设施费用(美元)	发生次数
基本因素					
CE+AV	66982,67010	1589	253	837	1
二期人工晶状体植入	66985	759	211	962	1
初次门诊检查	92004	146	—	—	1
随访复查(中期)	92012	83	—	—	14
随访复查(综合性)	92014	121	—	—	16
麻醉状态下检查	92018	140	84	1031	5
角膜接触镜随访	92310	95	—	—	6
眼罩	—	0.17	—	—	4384
角膜接触镜	—	116	—	—	18
镜架		384	—	—	6
IOL	—	150	—	—	1
滴眼液/术后药物	—	50	—	—	2
晶状体再增殖或继发性膜					
膜摘除	66830	687	211	736	0.2
随访复查	92012	83	—	—	0.2
滴眼液/术后用药	—	50	—	—	0.2
斜视					
第一次手术	67312	721	190	736	0.7
第二次手术	67311,67332	933	190	736	0.14
随访复查	93012	83	—	—	0.84
滴眼液/术后用药	—	50	—	—	0.84
青光眼					
引流阀	66180	1150	211	837	0.075
青光眼药物		17	—	—	6.3
随访复查	92012	83	—	—	3.6
滴眼液/术后用药	—	50	—	—	0.075
视网膜脱离					
巩膜扣带术	67112	1312	211	1163	0.01
随访复查	92012	83	—	—	0.01
滴眼液/术后用药	—	50	—	—	0.01
眼内炎					
玻璃体切割术	67036	949	211	730	0.001
随访复查	92012	83	—	—	0.001
滴眼液/术后用药	—	164	—	—	0.001

噻吗心胺,17 美元/瓶),其他病例接受青光眼阀植入手术治疗。我们假设青光眼在儿童 6 岁左右时发生。所有青光眼患者都要有复查计划:发病的当年进行 6 次检查,之后每年 3 次。1% 的病例发生视网膜脱离,要采用巩膜扣带术治疗。儿童白内障术后发生眼内炎的情况很罕见,发病率是 0.1%,需要采用玻璃体切割术和抗生素常规治疗。视网膜脱离和眼内炎的治疗同样包括手术后多加的 1 次随访复查。

这个案例产生了如下的估算成本。基本方案的相关成本(20 091 美元/例)和典型并发症的成本(2485 美元/例)已在表 10-2 中列出。这个实例的总估计成本为每人 12 824 美元的手术费(包括手术和麻醉下的检查、设施费用、麻醉),4202 美元的检查费(包

括综合检查和门诊检查、角膜接触镜复查)、5287 美元的光学镜片费用(包括框架眼镜、角膜接触镜和眼罩)及 263 美元的药物费用(青光眼药物)。这些数字加在一起就是一个单眼先天性白内障患儿采用这种治疗方案的相关成本的总数,为 22 576 美元。

表 10-2　以美元结算的成本模型数据

成本分类	基本情况	典型并发症	总计
手术	10 890	1934	12 824
门诊检查	3814	388	4202
光学辅助与眼罩	5287	0	5287
药物	100	163	263
总计	20 091	2485	22 576

鉴别这些因素在计算中的相关影响,以便获得合理的真实成本范围,将会对基本评估的相关因素进行单因素敏感性分析。如果并发症发病率减少到 0,实例就会被包括在基本方案内(20 091 美元/例)。另外,如果并发症的发生率被设定"高值":晶状体再增殖和青光眼的发生率会成倍增加,100%的发生斜视和罕见并发症的概率也会增加 10 倍。在这些假设条件下,总的估算成本将增加

到 24 432 美元/例。同样,光学镜片和眼罩±50%的变化会在19 933~25 220美元/例的成本之间变化。所有的手术费和门诊检查费±50%的变化分别为 16 163~28 988 美元/例,20 475~24 677美元/例的变化。如果将二期人工晶状体植入的时间改为 4 岁和 10 岁,将分别产生 23 854美元和 21 435 美元的成本(图 10-2)。

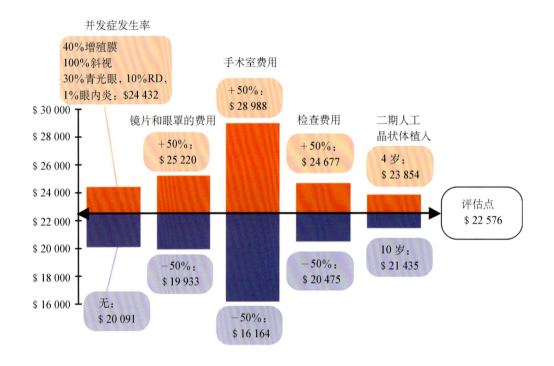

图 10-2 经过单因素敏感性分析后,每个患者总计花费大约为 24 650 美元。条形显示的是每个因素引起的成本估计的范围

二、评论

在过去的半个世纪中,人们对单眼先天性白内障的手术治疗观念发生了明显的变化。1957 年,Costenbader 和 Albert 提出了"明确反对单眼先天性白内障手术治疗",而在 20 世纪 80 年代早期就出现了转折。现在在美国,采用手术治疗单眼先天性白内障是标准的临床治疗方式,并且在疾病的早期进行治疗可以提高视力的结论也被广泛认可。国家眼科研究所关于单眼无晶状体的婴儿采用人工晶状体植入的研究,与传统角膜接触镜治疗后在儿童期进行二期人工晶状体植入安全性和有效性的随机临床试验结果已经发表(婴儿无晶状体眼治疗研究,IATS)。

这里所介绍的成本分析是在 IATS 试验中被以无晶状体角膜接触镜的"标准"治疗为主进行了建模,12 年的点估计总成本约为 22 576 美元/例。切记这是基于第三方支付的医疗报销数据,而实际成本可能会更

高。这个模型可以适用于不同的方案(白内障类型和治疗方法),也用于成本效益分析(CEAs)。例如,假设治疗眼的平均视力结果为 20/70,相关的生活质量(有用的)增益是 0.1,和生活预期值与实际的标准值相同,以上方案的治疗引起 2.9 质量调整生命年(QALY)。这些结果也相当于大约 7800 美元/QALY 的成本效益率,相当于激光光凝治疗中心凹下脉络膜新生血管的成本,被认为是较高的成本效益。经过比较,发展中国家的常规白内障手术的估算成本效益为 2600~9400 美元/QALY。

成本效益分析被应用于很多疾病及其相应治疗中,并将大量的数据进行了列表整理。但是要切记成本效益分析根据方法的不同对结果有很大的影响,包括在成本方面及 QALY 方面。目前,将常引用的 50 000美元/QALY 作为截分值还没有达成统一的意见,但是低于这个值的治疗被认为是具有成本效益。典型的案例就是肝移植手术是一个"昂贵"的治疗。

根据治疗方法,肝移植的成本效益估计在36 000～100 000美元/QALY,也许有也许没有成本效益。实际上,如果从经济的观点公正地比较不同的治疗方案,还需要比较健康的支付观念及能否引导患者的正确倾向。在内部的比较研究中可能更倾向于交叉性的比较研究。IATS上刚刚发表了单眼先天性白内障治疗方法成本效益分析的比较性研究成果。

(陈开建 译)

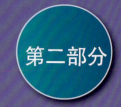
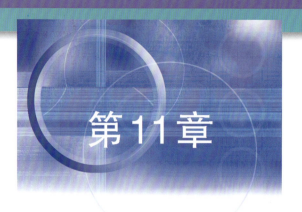

第11章

历史概况

本章着重从几个方面介绍儿童白内障的治疗历史。我们也借这个机会向那些做出努力、使我们在儿童白内障治疗中取得如今成功的革新者们表示感谢。过去,儿童白内障手术治疗效果较差,使得许多治疗此病的外科医师使用保守疗法(在第8章描述)。从那以后,产生很多外科手术治疗策略,又被否决。然而,正是这些手术治疗策略把我们领向了如今的位置。某一天,我们当今的"先进"技术也会包含在历史方法目录中。我们需要学习历史,以免这样失败的经验重演。同样,我们不会忘记自己是站在那些思想巨人的肩膀上,是他们指引我们有了当今的理念和技术。

一、对于视觉显著性双眼先天性白内障的治疗,手术方法是否可选? 如果可选,在什么年龄最合适

继发性白内障、青光眼、角膜内皮失代偿,这些症状在儿童白内障手术后频繁出现,对很多外科医师来说,再多的雄心壮志都显得不那么有意义了。

1805年,James Ware 是这样叙述的:"对于年龄大一些的孩子来说,手术并不是一种确定有效的治疗方法。"之后,他又写道:"那些有先天性白内障的孩子非常难治,手术也很难实行。由于这些原因,建议将治疗时间延后,直到他们到了能够理性分析、反思并且感受的年龄,这一过程中的经历,会使他们认识到有必要接受这一疾病带来的不便。"关于什么年龄是先天性白内障患儿手术的最佳时机这一问题,有着很大的分歧。

到1830年,Mackenzie 提出疑问:"在先天性白内障的病例中,是应该将手术治疗延后,等到患者长大懂事到能够同意手术的时候,还是在婴儿时期就进行呢?"接着,他又回答道:"答案很肯定应该是在婴儿时期就手术,年龄大概从18个月到2岁。"

1830年,Gurhrie 说:"一些外科医生建议手术时间为患儿6个月的时候,且20个月到3岁的孩子也可以。如果孩子在3~4个月及6个月的时候身体健康,也可以进行手术。"

1882年,Critchett 说:"对于在哪一年龄段采取手术既合理又方便有效,和哪一种手术方式可以适用于任何病例,这些问题的见解仍然存在着很大程度的不同。"

1908年,Collins 老师建议:"要等到孩子满10个月再手术。在这之前,孩子的房水量太少,不足以溶解释放出的晶状体皮质。"

1936年,Kirby 叙述到:"如果决定采取手术方式治疗,就要早些做,好的手术效果是要通过精心的针拨术获得的。"

1948年,Cordes 建议:"对于双侧致密性儿童白内障,第一只眼睛手术的时间应该为孩子6个月的时候,而第二只眼睛的手术要等到孩子2~3岁。"

以前的文献曾报道过,不管白内障手术在哪个年龄段做,做了先天性白内障手术的眼睛很容易会发展成视网膜脱离(RD)。对双眼先天性白内障的患儿进行单眼手术在过去是十分提倡的,那是由于有文献报

道,术后的视网膜脱离及双眼对称性的并发症发生率很高,而视网膜脱离成功修复的前景也不好。当术后 25 年的时候,视网膜脱离就会不可避免地发生,这时再将另一只眼睛的白内障摘除,希望其能够恢复有效的视力,为患者下一个 25 年的生活发挥作用,直到这只眼睛也发展成永久性的视网膜脱离。

目前推荐的白内障手术时间见第 6 章所叙。

二、单眼先天性白内障是否应该手术? 术后能否有很好的视觉效果

从历史上来说,致密性单眼白内障的治疗是很有争议的,因为弱视总是会出现,有时候还很严重、持久。致密性单眼先天性白内障一度被认为视觉的预后不好。甚至在今天,单眼先天性白内障患儿的治疗也仍然充满挑战,他们治疗后的视觉效果有时仍然令人失望。

1957 年,Costenbader 和 Albert 叙述道,他们从来没见过对一个患单眼先天性白内障的孩子做了将混浊的晶状体摘除的手术,患儿会从中获益。他们还指出,由于发病率和视觉治疗效果不好,最好不要对患单眼先天性白内障的患儿实施眼部手术治疗。他们又进一步指出:"由于视敏度没有改善,斜视的情况没有很好的改变,畏光的症状也没有减少,除非是白内障过度成熟,否则我们明确不建议对单眼先天性白内障进行手术。眼睛的外观没有得到改善,对其功能的恢复帮助也不大,如果手术进行的话眼睛还受到了伤害……"

1973 年,Frey 和他的同事报道:"一些患单眼白内障的孩子可以获得有用的中央视觉。"同时,他们是第一个提倡"应该对孩子单眼白内障的治疗极尽保守的格言进行重新评估"。

甚至直到 1979 年,Francois 还在文中写道:"对于单眼先天性白内障的手术治疗是没有用的,它的功能结果总是不好的。"

随后,一篇划时代的文章出现了,1981 年,Bellar 和 Hoyt 及他们的同事指出一些患单眼先天性白内障的儿童可以获得良好的视觉治疗结果。他们报道了早期的治疗、软性角膜接触镜及眼罩的配戴。他们还强调了对患儿在视觉发展的敏感时期进行监察和治疗的重要性。他们进一步指出:"……我们相信在任何对单眼先天性白内障手术治疗成功的病例中,新生儿时期的手术治疗不仅是合理的,而且是至关重要的……"

回顾从 1980~1993 年的文献报道,我们可以看出 37% 的婴儿可以在早期实施致密性单眼先天性白

内障手术后,获得视敏度为 20/80,甚至更好。Birch 和 Stager 报道从出生开始的 6 周时间存在着一个"时间窗",在这段时间里,对单眼致密性先天性白内障的治疗有着最大程度的有效性。如果治疗开始于这个时期,而且儿童也愿意配戴接触镜片和进行遮盖疗法,就会获得很好的视敏度治疗结果。如果患者很好地配合,且行早期治疗,其疗效与较低的斜视的发病率和较高的融合性立体视发生率有关。

1998 年,在 Taylor 发表的多恩纪念讲座中指出单眼先天性白内障在社会上不是一种重要的疾病,因为它一定是一种罕见的巧合,即一名患有这种白内障的患者被成功救治(就似乎产生了一只多余的眼睛),却使其有晶状体的眼睛致盲。他还指出如果考虑患儿家属每天请假不工作,陪着患儿长途跋涉,反复地去医院看病、花钱,以及其他一些对生活的干扰的话,对于患儿及其父母每天生活的花销和干扰是巨大的。他指出,即使在重要的转诊中心,不超过 50% 的患单眼先天性白内障的患者能获得良好治疗的功能结果(如主动视觉)。然而,Taylor 承认越来越多的报道指出治疗后产生的某种程度的双眼视觉,且有着自身的功能改善,同时减少了正常情况下发病率很高的斜视。

2001 年,Wright 叙述道:"并不是所有积极治疗的儿童都会达到骄人目标,即好的视敏度及好的双眼视觉,但是可以肯定的是,事实上如果不对先天性白内障儿童进行积极的治疗,其最终会致盲或斜视……"在实践中,我们同意 Wright 的观点,继续对白内障患儿进行积极的手术治疗,尽可能在出生 30 天后就开始治疗。在最近几年,致密性单眼先天性白内障已经从"没有希望"的疾病转变为虽然艰难,有时还会遭受挫折但可治疗的疾病。如果治疗开始于理想的 4~6 周(让新生儿接受喂养而生长 30 天,但是仍然要到 6 周"时间窗"的时间段内摘除单眼白内障),并且患儿配合视力矫正及遮盖疗法,就会获得术后好的视敏度结果。在过去的几年里,手术技术及无晶状体矫正技术都取得了进展,但弱视仍是儿童白内障手术是否能够获得良好结果的决定因素。渐渐地,白内障手术技术的演化会与早期的监测及手术结合,同时,提供早期、有效、持久的视觉恢复的能力会获得更好的治疗结果。

三、手术技术

1951 年,Cordes 描述了理想先天性白内障的手术应该满足以下几点:

(1)它将是一个单独的操作步骤,摘除晶状体的

主要部分,这样剩余的部分就会被吸收。

(2)要对瞳孔没有干扰,伤口处嵌顿或虹膜粘连的危险要降到最低。

(3)要对晶状体后囊及玻璃体没有干扰。

(4)发生青光眼的危险要降到最低。

不幸的是,这种理想的手术并没有出现,而且到今天也没有出现。儿童白内障手术的术中及术后并发症的发生率很高,而且我们已经知道了安全地处理好对晶状体后囊和玻璃体的干扰,对年龄小的患儿来说是十分必要的。在手术技术上的创新已经使我们可以通过儿童白内障手术,患儿获得更好的眼部解剖及功能方面的改善。

(一)光学性虹膜切除术

对于先天性白内障,一些外科医生会经常采取光学性虹膜切除术,这样可以避免晶状体植入时的炎症反应和膜性病变(图11-1)。对于双眼白内障,光学性虹膜切除术是不起作用的。然而,对于胎儿晶状体核混浊的病例,以及可以通过瞳孔扩大而使其视力改善的带状或点状白内障的病例则建议采用光学性虹膜切除术。光学性虹膜切除术经常用来帮助恢复近距视力,右眼近距视力范围在鼻下方4点和5点方向,左眼近距视力范围在鼻下方7点和8点方向。一些外科医生在一些病例中会选择12点钟方向,基于白内障疾病的发展,在这个位置更加积极的手术干预是必要的。然而,上眼睑覆盖了角膜的上半部分,在一定程度上,减弱了进行手术干预的效果。这种光学性虹膜切除术保留了眼睛的适应性,也避免了后发性白内障的发生。对于有着先天性双眼中枢性核性白内障的多重残疾儿童,这种手术方法依然是被提倡的,它可以避免产生配戴接触型镜片和眼镜的问题。然而,术后的视觉效果并不尽如人意。尽管是进行双眼手术,近侧的眼球震颤还是会发生,而且视力几乎没有好于20/200的,只是这时在胎儿晶状体核混浊的外周会出

现一个清晰的区域。

(二)分裂术/针刺术

虽然在希腊时期已有用针刺法治疗白内障,但其在患病儿童身上的治疗效果并不理想:由于孩子眼部的解剖结构及当时麻药的缺少,当时复杂的手术变得十分艰难。分裂术/针刺术也许是摘除先天性白内障手术中最古老的方法。Aurelius Cornelius,一名生活在2000年前的罗马医生,第一个描述了皮质性白内障的分裂术。直到1775年,Potts将祖先留下的这一手术技术发挥到最好。由于这一技术较简单,分裂术直到20世纪中叶一直都是先天性白内障手术的必选术式。

随着外科医生在白内障手术摘除术中经验的增加,分裂术也得到了发展。人们发现儿童晶状体是由可溶性蛋白组成的,它经常会在晶状体囊前部切开几周或几个月后被吸收。分裂术包括将晶状体前囊撕开(晶状体有各种形状和大小),使晶状体可以被房水吸收。大多数从业者会采用切开晶状体前囊的方法,但是Saunders则主张切开其后部,他认为将晶状体吸收入玻璃体会更有效。

1968年,Chandler报道了33例眼睛实行分裂术而不实行虹膜切除术的治疗结果。大约1/5的眼睛最终失明,大多数都有术后的慢性炎症、瘢痕形成及瞳孔阻滞等并发症。进行这一术式的几乎所有的眼睛,都有晶状体囊膜增厚,之后的青光眼发病也很频繁。这一术式的一个缺点是在获得一个好的视力效果之前,要反复进行这一术式很多次,一般是17~18次。

Derby强调了瞳孔放大的重要性。他觉得在确定采取哪种术式之前应该测试瞳孔放大的程度。如果瞳孔不能放大,他建议在做分裂术之前的3~4周要实行准备性的虹膜切除术。1960年,Scheie记录到这一规律对于治疗先天性白内障的各种手术方式都适用。甚至到了2013年,我们对瞳孔大小的重要性强调得还不够。瞳孔不能扩大会导致术后虹膜发育不良,总的来说效果不是很理想。

(三)Through-and-Through 分裂术

Ziegler描述了这种分裂术操作步骤各有不同。他从前部和后部将晶状体囊切开,这样可以将组成晶状体的可溶性蛋白分别在房水和玻璃体液中溶解,希望这样能够使其充分吸收。这种手术操作步骤并没有得到广泛的认同。

(四)线状摘除术

对很多患儿来说,只有针刺术是不够的。残留晶状体并没有被充分地吸收,还经常引起炎症反应。灌

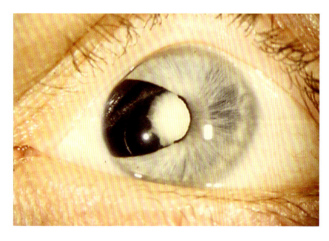

图 11-1 光学性虹膜切除术用于先天性白内障中

注冲洗法晶状体摘除术有的时候可以与针刺术(一步法)同时进行,或者是在摘除术后 1 周或更晚的时候进行针刺术(两步法)。对于小于 6 岁的患儿,针刺术和晶状体摘除术可以以"一步法"来实施手术。然而,对于大一些的孩子,要选择预先进行针刺术,以使晶状体皮质与房水充分融合。这样可以使晶状体皮质散开,变成絮状,这样冲洗术使其可以更容易地通过眼后房,从眼角膜缘的一个裂口处流出来。

在 20 世纪的前半世纪,这种针刺法加冲洗法是普遍应用于治疗先天性白内障的手术方法。Gibson 在 1811 年的一篇报道使这种手术方法增光不少。之后这种手术方法以线性摘除术而流行。Gibson 最初是采用一支摘除针刺破晶状体后囊,然后使眼睛休息 2 或 3 周,之后用一只"最大号的角膜刀"做一个切口,这个切口用来摘除晶状体。这时,房水和一些晶状体组织就会自然排空,有时这一过程也可以借助刮匙来完成。很多 Gibson 技术的变异技术也在应用。囊膜钳有时会被用在眼前房以挤压出致密性的混浊晶状体皮质。钩或者刮匙有时也会被用来按摩角膜,来挤压晶状体皮质,这样就不需要其他器械进入眼前房了。灌洗针经常被插入眼前房,使盐水灌洗液从眼前房通过角膜处的伤口,冲洗晶状体的剩余部分。1965 年,Ryan 等报道线状摘除术比反复进行分裂术效果要好。Chandler 报道如果婴儿时期做手术,线状摘除术和虹膜切除术的效果就不好。瞳孔移位和致密性继发性白内障就会形成。多数治疗后的眼睛会失明。

(五)白内障吸出术

在 20 世纪 60 年代早期,Scheie 使抽吸技术流行起来。随着手术显微镜的广泛应用,Scheie 的抽吸技术在婴儿和儿童的白内障摘除手术中成为广为认可的技术。1977 年,Scheie 和 Ewing 描述了这一技术的发展历史。公元 4 世纪,Rhazes,一名波斯的医生和哲学家,提到了抽吸术,同时提到这一技术的还有 Antillus(Galen 同时代的人)。抽吸术在 15 世纪的日本和 1829 年的意大利及 1847 年被 Laugier 应用。虽然早在公元 4 世纪就有人报道了,Scheie 在 1960 年的报道还是重新唤起了眼科医师应用吸出术的兴趣,使其重新流行起来。

Scheie 报道抽吸技术可以作为一步法应用于完全白内障的眼睛,也可以作为二步法应用于部分白内障的眼睛。第一步是打开晶状体前囊,第二步是用大孔的、19gauge(Ga)的针及 2ml 的皮下注射器通过刚才的针刺位置抽取出晶状体组织。在这之后,很多眼科医生报道二步法没有必要,而且有时候还很危险,因为它会导致青光眼的较高发生率。

Parks 报道了对这种抽吸术的改良技术。他的技术不同于经典的技术,因为他吸出了晶状体的皮质,而使得晶状体前囊除了在瞳孔缘周围有一个 2mm 的开口外其余部分都完整。破碎的晶状体前后部的接合,为新的晶状体纤维的再生提供了一个框架,大多数都需要在白内障手术后的几个月后再进行第二次手术。晶状体皮质吸出术完成后,如果在晶状体前后囊接合处的中央做一个 5mm 的开口,那么第二次手术就不用做了。

Scheie 的抽吸技术既简单又安全。然而,由于晶状体皮质的摘除经常是不完全的,而且多数外科医生都会使晶状体后囊保持完整,而视轴的二度混浊症状又发生频繁,外科医生经常需要多种额外的手术步骤。

(六)冲洗-抽吸技术

在 20 世纪 60 年代中期,一种双筒的套管引进手术中,一个管道是用来抽吸的,另一个管道是用来冲洗的。这种双重的冲洗-抽吸技术可以使眼科医生在进行白内障抽吸手术的时候,保持眼前房的深度不变。

(七)囊内摘出术

大多数的眼科医生不赞成儿童采取经典的囊内手术,因为术中要断开悬韧带需要很大的力量,这样就使得玻璃体被损坏的风险大大提高。这种手术需要一个较大的切口,这就会导致与这个切口相关的并发症的发生。在先天性白内障手术中不鼓励使用胰蛋白酶。

(八)超声乳化法

在 20 世纪 70 年代,晶状体超声乳化法被第一次应用于儿童白内障手术。大多数情况,对患儿的眼睛进行手术时,超声只有很短的作用时间。然而,甚至没用超声,晶状体乳化手柄也是一种有效的冲洗-抽吸设备。遇到坚硬的物质,可以利用超声来移除它。Hiles 和他的同事及 Callahan 都建议将晶状体乳化法作为儿童白内障抽吸技术的延伸,因为晶状体的软硬程度在每个病例中的差异可能会很大。

(九)自动玻璃体切割术

在 20 世纪前 2/3 的时间里,儿童白内障手术是完全不自动化的。在 20 世纪 70 年代中期,玻璃体抽吸切割仪器的出现对儿童白内障手术来说是一次革新。

1975 年,Calhoun 和 Harley 描述了他们最初使用的称为旋转摘除器的自动切割仪器的经历。这种白内障术式是在手术显微镜下操作的,通过一个角膜缘后 1mm 的位置做一个 2.4mm 的切口来完成。从 1974 年的春天开始,他们为 57 名患者的 66 只眼睛做了手术,当时他们购进了这台仪器,仪器是由 Douvas 设计的,并且在 1972 年末举行的美国眼科学术会议上推荐。不同于早期 Machemer 设计并引进的玻璃体抽吸切割器(VISC),旋转抽出器是一种侧向切割仪器。这种仪器有自动式的冲洗、抽吸及切割功能。其中的液体是通过重力来补充的,抽吸术所需液体则用注射器。切割用的刀片是旋转的或者是通过含在这种手持机中的发动机来振荡的,而发动机是外科医生通过脚踏板来控制的。他们又进行了一系列操作,即调试刀的位置、吸出的应用及刀片的激活,直到瞳孔放大清晰可见。作者说他们在几乎所有的病例中,都移除了玻璃体前部的一部分及晶状体部分后囊。通常,晶状体前囊和晶状体皮质是最先被移除的。移除晶状体后囊一般都是在手术操作步骤的末尾,此时能够获得这一部分更好的视野。这一部分视野是通过同轴照明来呈现的。频繁出现的并发症是因在瞳孔边缘有不可预知的瑕疵(虹膜切除术和括约肌切除术后可见的伤口)及持续的炎症(疼痛、畏光、睫状充血、前房及玻璃体的炎症会持续超过 1 周)。在 66 只眼睛中有 9 只发生这些并发症。经过短暂的随访,66 只眼睛中,除了 3 只以外,其他的视轴都很清晰。

1977 年,Peyman 描述了用切割器经睫状冠来摘除先天性白内障的例子。1978 年,Peyman 和 Goldberg 及他们的同事发表了儿童晶状体切除术及睫状冠途径玻璃体切割术的术后结果。他们指出经睫状冠路径的手术避免了直接对角膜内皮进行操作,并且消除了无计划进行虹膜括约肌切除术的情况。1978 年,Kanski 报道了在先天性白内障手术中运用玻璃体切割技术。Kanski 指出这一技术有着冲洗-抽吸技术所有的特点。同时又有着对前部玻璃体、晶状体后囊及任何钙化的晶状体斑的切割功能,这些都很难通过简单的吸出技术移除。利用这一新技术,Taylor 和 Parks 开始为所有需要进行白内障手术的孩子们谨慎地摘除晶状体后囊的中心和前部玻璃体的一部分。他们建议玻璃体切割机切除以上部分的全部,只留下晶状体后囊 2mm 大小的无关紧要的部分,另外,还要进行前部玻璃体切割术。1981 年,Taylor 报道对 23 例婴幼儿眼睛,用玻璃体切割仪器进行晶状体切割术,摘除整个晶状体,包括晶状体前囊和后囊,术后则无需再次进行手术。相反,在 28 个年龄相仿的眼睛中(在进行新的手术操作之前收集好的),这些眼睛的晶状体后囊被完整保留,其中的 19 只眼睛需要进行 32 次再手术以保持视轴清晰可见(29 次针刺术,3 次用玻璃体切割仪器行晶状体囊膜切开术)。Taylor 指出玻璃体切割术有两个主要的优点:第一,是处理先天性白内障而导致的眼部异常的一种很好的技术。第二,在术后的前 18 个月,要保证有一个清晰的瞳孔轴,在这段时间,孩子正在发育的视力对下降的视觉所产生的效应最为敏感。另一方面,眼睛预先的不利条件会使视网膜脱离(RD)和黄斑囊样水肿的发生风险提高。

除了切割仪器的使用,各种各样的玻璃体抽吸切割仪器也用来做晶状体核及皮质的自动冲洗-抽吸手术。通常儿童眼睛里的晶状体都较厚而且黏稠,用这种仪器会很轻松而且能有效将晶状体抽吸出来,相比之下,人工的冲洗-抽吸则慢且抽吸又不完全。同样,最初不能够被抽吸的晶状体组织也可以用切割仪器抽吸出来。这种仪器被引进后,制造商很快对其进行改进,使之变得更小,而且更有效率了。在 20 世纪 80 年代早中期,这种 O'Malley Ocutome 仪器成为了儿外科医生最喜欢的仪器,这种仪器被引进时,已经被改装成为了更安全、有效的类环状刀切割仪器,而不是最初的旋转、丁字形刀片。它有一个真空抽气机来为抽吸提供动力,操作的时候很容易开启或停止。双手操作的仪器逐渐成为标准仪器,制造商将仪器改良成冲洗-抽吸功能和切割功能分离的仪器。当抽吸晶状体皮质的时候,这一分离功能并不是重要到每次做玻璃体切割术的时候都建议使用。不久,这些玻璃体切割机器被特殊地改装成了可以进行白内障晶状体摘除术的冲洗和抽吸功能分离的机器。

(十)人工晶状体的移植

1949 年,在 Harold Ridley 成功将人工晶状体移植入一名成年人眼内之后,Epstein 在 1951 年,就将人工晶状体植入了一名 10 岁儿童眼内。Binkhorst 和他的同事们在 1959 年为一名儿童植入了虹膜固定型人工晶状体。Hiles 提倡对患病儿童进行人工晶状体的植入,他发表了很多篇文献是关于他在这方面的经验。Sinskey 和 Patel、BenEzra 和 Paez 及 Dahan 和 Salmenson 都提倡早期向儿童眼内植入人工晶状体。

然而,早期对儿童植入人工晶状体的治疗结果,由于人工晶状体的设计缺陷,会产生一系列的并发症,以及在眼内手术后,这些植入人工晶状体后的眼睛中会发生更强烈的炎症反应。结果使白内障患儿植入人工晶状体并未普遍应用,一直到 20 世纪 90 年代,也就是采用自动抽吸和切割仪器为白内障患儿实行晶状体囊膜切除术和玻璃体切割术的 20 年后,才普遍起来。

小结

自动化仪器的使用和人工晶状体的植入将儿童

白内障手术带入到现代化时期,治疗效果大为改观。这一手术的演化一直在进行,通过对成人白内障手术技术做很小的改动,而将其应用于儿童白内障手术的治疗。另外,特别为儿童设计的新技术已经出现。对于年纪小的孩子来说,自动的晶状体后囊切除术和玻璃体前部切割术仍然需要有更好的长期效果,以及再次手术的次数减少,相对本章前面提到的老式技术有更少的并发症。对于儿童白内障手术来说,不仅要求单一的手术,同时也要求与自动化的冲洗-抽吸切割仪器相结合。这一技术最初是视网膜手术的一个途径,即除去糖尿病玻璃体积血,在该技术被引进不久即被有创新精神的儿童眼外科医生进行改进了。这些开拓者们在现状并不尽如人意的情况下,对先天性白内障手术进行了改进。

(孙　敏　译)

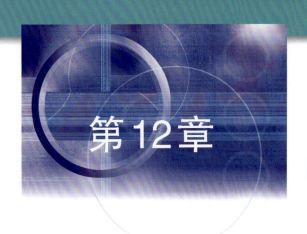

第12章

眼内炎的预防

白内障手术后的眼内炎是一种罕见,但却破坏性极强的白内障术后并发症。在对251份研究报告,3 140 650名成年患者的系统回顾中,眼内炎的发生率为0.128%。从1998~2009年,瑞典白内障登记处的100万例手术中,眼内炎的发生率已经从0.1%降到了0.04%以下。对医疗保险数据库的分析结果显示美国成年人白内障手术在2003年是0.133%,在2004年是0.111%。Good等在1990年报道了儿童白内障的发病率为0.45%。Wheeler等人调查了500名儿科眼科专家,报道了在为白内障和先天性青光眼的患儿手术后,眼内炎的发生率为0.071%。虽然眼内炎的发生很罕见,但即使采用了很恰当的治疗方法,发病率也是很高的。因此,眼科手术医生已经采用了一些不同的预防技术。眼内炎在儿童中的预防,可以典型地反映出其在成人眼内炎中的预防。

一、污染的起源

感染可能是由受污染的术中产物或者受污染的手术环境所引起,已经可以证实的是患者眼周的菌群是大多数术后感染微生物的来源。在82%的眼内炎中,从玻璃体分离出的微生物与从眼睑、结膜或鼻腔中分离的微生物不能区分。分离出的最普遍的微生物是革兰氏阳性菌、凝固酶阴性菌cocci,包括表皮葡萄球菌和金黄色葡萄球菌。这些微生物是从眼睑中复活的最普遍的微生物。在眼内炎玻璃体切割术的研究中,可以这样分析,术后培养的眼睑隔离群与眼内隔离群有67.7%是不能区别的。

二、病原微生物

已经发现有很多细菌和真菌微生物可以引起术后眼内炎,但是在白内障手术后,革兰氏阳性菌是引起眼内炎最普遍的微生物。在玻璃体切割术引起眼内炎的研究中,70%的病例是由革兰氏阳性菌及凝固

酶阴性菌引起的。这个研究也发现眼内炎培养病例中9.9%是由金黄色葡萄球菌引起的,9.0%是由链球菌引起的,2.2%是由肠道球菌引起的。在分离物中5.9%是由各类革兰氏阴性菌引起。Wejde等也进行了一项研究,他们从瑞典1991~2001年的188 000名患者中也发现了革兰氏阳性菌的超高比例,在他们的培养中,证明有84.6%的病例是革兰氏阳性菌。有趣的是,他们还报道,对于肠道球菌所引起眼内炎的病例有相对数量的增高,与1998年的一篇报道有相似的数量。甲氧西林耐药金黄色葡萄球菌(MRSA)感染的发病率正在大幅度提高。

三、引起眼内炎的危险因素

(一)伤口的构造

由于外科手术切口很可能成为微生物进入人体的路径,所以伤口的构造就在眼内炎的发生率中起到了一定的作用。眼内微生物的浓度在手术时是最高的,术后则降低。如果在白内障手术后,有一个可以使液体从眼睛表面流进眼内的通道,细菌就会在那个时候进入,增加了眼内炎发展的可能性。在过去的10年中,已经有关于白内障手术后感染概率增加的报道。有人已经提出增加的感染率与白内障手术中更多透明角膜切口有关,因为不恰当构造的透明角膜切口比角巩膜缘切口更容易造成术后的不稳定、渗漏及微生物流入。几乎所有的试验都发现角膜切口感染的可能性大于其他类型的切口。然而,无论手术的形式如何,认真密封切口和切口闭合(有或没有缝合)都是势在必行的,因为感染的发生率会在切口出现渗漏的时候增加。儿童白内障手术比成人白内障手术更加倾向于将伤口缝合。

(二)手术并发症和手术技术

手术并发症延长了手术的时间,也就是暴露于潜在感染物的时间。在操作过程中的虹膜脱出、不慎造

成的晶状体后囊破裂及切口渗漏都是导致术后眼内炎发生概率增加的可能风险。一些手术技术需要操作设备多次进出眼睛,这就会使更多的细菌在术中进入。后囊膜破裂可能会导致眼内炎的发生率增加。在儿外科手术中,一个必要的步骤是为年龄小的患者施行晶状体后囊切除术以避免再混浊,这样就在理论上使细菌更容易进入玻璃体腔。

(三)其他因素

免疫缺陷、活动期睑缘炎、泪道阻塞可能会增加感染的概率。Good 等描述了上呼吸道感染与儿童术后眼内炎共存这一现象的重要性。作者叙述上呼吸道感染在儿童中非常普遍和容易反复,其存在通常是被忽视的。Good 等报道的全部 3 个病例都从儿科医生那里得到了可行麻醉的许可。眼内炎通常是手术期间细菌进入眼睛所引起的结果。然而,Good 等表明在他们的一则病例中,不能排除配戴接触镜片是细菌进入的原因,特别是在术后 5 天发生的感染和配戴接触镜片 2 天后的感染。有外伤性白内障和经过二次人工晶状体植入的眼睛,感染发展的危险会更大。虽然,对于每一次白内障手术来说,眼内炎的预防很重要,但是外伤性白内障、再次手术(如二次人工晶状体植入)、直接进行双眼白内障手术,这些情况也应该考虑在内。直接接受双眼白内障手术的眼睛需要外科医生分别独立地完成两只眼睛的手术操作。其细节已在第 9 章进行了讨论。

四、预防

通过减少眼表面细菌的数量和在术中或术后减少细菌到达眼内环境的机会或者是消除微生物到达眼睛的途径,患眼内炎的风险也许会降低。如果表面菌群有在手术时进入眼睛的能力,那么许多降低眼内炎风险的预防性技术就旨在抑制细菌进入眼睛的数量,限制这些在眼内炎发展之前进入眼睛的微生物的生长。虽然一些近期研发的喹诺酮类药物已经在眼内达到了一定的水平,很多系统给药的抗葡萄球菌类抗生素还没有表现出很好的眼内穿透性。结果,演变出各种给药途径,包括术前局部给药、术中注射给药、术后结膜下给药。很多因素会影响外科医生的选择,考虑抗生素给药的类型和途径,包括细菌覆盖谱、潜在的不良反应、作用效力、作用的减轻、成本、局部的护理标准、个人的经验。2013 年实际操作程序记录在表 12-1 中。

(一)术前预防

除了手部消毒,术前手术区域的无菌准备和恰当的隔离方法,详见如下报道。

1. **术前局部滴剂** 理性地讲,抗生素的局部应用会降低结膜囊中微生物的数量。在常规的内眼手术中,术前病人自己所用局部抗生素被评为临床等级 C,因为它可能相关但却并不绝对与临床结果相关。术前抗生素滴剂的使用仍然存在着争议。有些文献将一些研究的术中局部应用抗生素以减少眼前房污染率或者减少眼内炎发生率效力缺乏作为证据来引用。

表 12-1 当代(2013 年)风暴眼科研究所儿童白内障手术抗感染规范

- 患者到达手术室时,打开一瓶新鲜的莫西沙星
- 将抗生素滴入手术无菌区的一个无菌托盘中,在这里,洗手护士会拟定一个眼前房的剂量(0.1ml,50% 稀释,250μg)。注意,每毫升 Vigamox 溶解液要包含 5mg(5000μg)的莫西沙星基础液
- 在配制前,给予莫西沙星和 5% 的聚维酮碘
- 在手术结束前,进行眼前房内莫西沙星注射
- 手术结束前,还要给 5% 聚维酮碘和莫西沙星滴剂
- 同样的瓶装莫西沙星要让患者带回去,每日 4 次,用 1 周

然而,术前给予抗生素的做法被普遍应用。第四代喹诺酮一出现,因为其广谱活性和较好的穿透性,而成为最为普遍的局部预防性治疗药物。

局部抗生素预防的最佳作用时间和用药频率已经成为一个很有争议的课题。Inoue 等在一个预期随机多中心研究中,评估了 0.5% 左氧氟沙星眼液术前应用的最佳持续时间。272 名年龄较大的白内障患者在日本 12 家医院,接受了白内障超声乳化加人工晶状体植入术,随机地被分成 3 组:分别在术前 3 天、1 天、1 小时应用 0.5% 左氧氟沙星。术前 3 天应用 0.5% 左氧氟沙星的那一组较其他两组有较高的未感染率($P < 0.05$)。基于这些药物的药代动力学,在术前 1~3 天开始预防性用药是有益的。然而,有证据表明术前直接且频繁地局部滴入喹诺酮类药物也许会使眼前房药物浓度增加,减少细菌生长。对于儿童来说,最为普遍的做法是在手术当天应用抗生素滴剂,或者是在患者登记手术之后,或当患者到达手术室就马上用药。

2. **聚维酮碘** 有一个关于临床应用的建议,即聚维酮碘的配制被评为临床 B 等级(最高级别),因为其配制对临床结果较为重要。支持这一建议的数据强度相对比其他预防性技术支持的强度高,因为在文献报道中,几乎很少有研究会对它的有用性产生争议。有一些令人信服的数据指出,聚维酮碘可以减少结膜的菌群。一些研究已经评估了应用聚维酮碘的预期结果。一个研究小组进行了一个前瞻性研究,将 4110

名患者随机分成两组，一组将 2.5% 的聚维酮碘应用于皮肤和结膜，另一组只将其应用于皮肤。这个研究的术后眼内炎感染率没有不同，但是未对感染病例进行细菌培养。第二个调查小组进行了一个大规模的、标签公开的非随机性平行试验，即在 11 个月的时间里，他们在一个有 5 个手术室的套间术前使用 5% 聚维酮碘消毒，另一个含 5 个手术室的套间术前使用蛋白银溶液消毒。所有的病例中，外科医生都另外使用其习惯用的预防性抗生素。使用聚维酮碘的那一组（P<0.03）比使用蛋白银溶液的一组眼内炎细菌培养阳性率显著降低，聚维酮碘一组的阳性率为（2/3489；0.06%），而蛋白银溶液一组的阳性率为（11/4594；0.24%）。聚维酮碘的使用没有造成不良反应。Inoue 等在一项前瞻性随机多中心研究中，分别在术前用聚维酮碘和聚乙烯醇碘液洗眼，并对两者的消毒效果进行比较。聚维酮碘的未感染率是 78.0%，聚乙烯醇碘液的未感染率是 79.4%；作为术前消毒剂，聚乙烯醇碘液并不逊于聚维酮碘。对于皮肤的消毒，广泛采用 10% 的聚维酮碘溶液。眼眶周围有很多皮脂腺，消毒剂应该在术前 10 分钟使用，才能够保证作用充分。对于结膜的消毒，聚维酮碘也在应用，1% 浓度的溶液就可以减少结膜的污染。

3. 生理盐水冲洗 生理盐水冲洗也普遍应用于眼内手术前。然而，这一介入性操作，并没有减少眼睛表面的菌群数量、减轻房水的污染。生理盐水冲洗被评为临床级别 C，因为它的应用目前还不能够确定是否与临床结果相关。

（二）术中预防

1. 灌洗液 根据在不同国家的调查，通过眼科医生回馈的信息，在白内障超声乳化手术期间所使用的灌洗液中抗生素的比例各不相同。在一些出版物和给编辑的信中提出，在灌洗液中加入抗生素可以起到预防的效果，但是这一结论还没有被任何前瞻性研究确认，也不确定其是否会降低眼内炎的发生率。另外，这些想法是基于回顾性的数据，或者是没有对照组的抗生素应用的研究。现有的证据表明在灌洗液中加入抗生素并不会阻止眼内炎的发生。

2. 眼前房注射 局部应用各种抗菌药的眼内穿透能力各有不同。术中将抗生素直接注射于眼前房，这在理论上应该是在手术结束前抗生素发挥眼内治疗浓度和减少手术期间产生易感菌的最佳办法。人们已经对抗生素毒性产生担忧，特别是当手术数量多，需要眼内注射预防性抗生素的患眼多的时候，会出现抗生素稀释的错误。氨基糖苷类抗生素表现出了很大的视网膜毒性，包括稀释错误所造成的破坏性

斑点梗塞，这样的错误应该避免。

欧洲白内障屈光外科医师协会做了一项对眼前房注射头孢呋辛的多中心随机前瞻性研究，得出结论：在白内障超声乳化手术期间，应用左氧氟沙星滴剂会使术后眼内炎的感染在早期就得到遏制，这是由于眼前房应用头孢呋辛的良好作用的结果。根据 13 698 名患者完整的随访记录，调查者发现对于没有接受眼前房头孢呋辛注射的那一组来说，发展成眼内炎的优势比为 4.59（95% CI：1.74～12.08；P=0.002）。早些时候在瑞典的一次回顾性研究中报道了眼前房注射头孢呋辛及注射二代头孢菌素在减少白内障术后眼内炎中的疗效。在西班牙的两个回顾性研究中，报道了眼前房注射头孢唑啉，即一种一代头孢菌素，会减少白内障术后眼内炎的发生。2012 年，法国的一次前瞻性研究对 5115 例连续的白内障手术进行了报道。在 2289 例手术中眼前房给予头孢呋辛；2826 例手术中不给药。术前术后对两组患者的处置完全相同。没有使用头孢呋辛的 2826 名患者中，眼内炎的发生人数是 35 人（占 1.238%），使用头孢呋辛的 2289 名患者中，眼内炎的发生人数是 1 人（占 0.044%），P<0.0001。而单变量分析发现缺乏头孢呋辛（P<0.0001）、男性（P<0.05）及外科医生培训水平（P=0.0676）等因素都与眼内炎的发生率增高有关，发现只有头孢呋辛的缺乏在多变量分析中比较显著。重要的是，在法国的研究中，没有药品中毒的报道，且未监测到稀释的错误。眼前房注射药品的推荐配制方法还是值得一提的。手术室护士在白内障手术结束前将头孢呋辛准备好放在手术桌上。将包含 1500mg 头孢呋辛的 15ml 溶液转移至手术桌上的无菌杯中。然后，外科医生会将 0.1ml 的溶液（包含 10mg 头孢呋辛）吸入 1ml 的注射器中。再用平衡盐液将其进一步从 10 稀释到 1，然后在手术结束前，外科医生确认角膜伤口缝合后，将 0.1ml 或 1.0mg 的头孢呋辛注射入眼前房。

虽然向眼前房输送抗生素在遏制眼内炎方面是有效的，我们也需要选择决定最佳药物。目前，眼前房注射头孢呋辛和莫西沙星是最为普遍的做法。根据欧洲白内障屈光外科医师协会的一项研究结果，头孢呋辛在欧洲是注射入眼前房应用最普遍的抗生素。一项随机的前瞻性试验表明只有眼前房注射抗生素能降低眼内炎发生率。万古霉素也是较普遍应用于眼前房的抗生素。疾病控制预防中心已经限制了万古霉素的常规应用，因为它会增加人们对耐药菌的担忧。然而，其在眼科应用于眼前房时却有着较低的使细菌产生耐药性的风险。

在最新一代的局部用氟喹诺酮类药物中,莫西沙星是被人们研究最多的,一方面是因为其组成成分Vigamox 可以被买到,且允许被自由地保存,在注射入眼前房后似乎也没有什么明显的毒性。如果局部给药,1 天 4 滴,就可以达到莫西沙星的药物治疗水平,在眼前房会达到 $1.9\mu g/ml$。如果剂量增加到每10 分钟到 2 小时 1 滴的话,药物在眼前房的浓度水平就会达到 $2.3\mu g/ml$。然而,向眼前房注射 $250\mu g$ 的莫西沙星,其在房水中的浓度就会达到 $710\sim1250\mu g/ml$ $[250\mu g/(0.2\sim0.35)ml]$,这样系统疗效较小,且抗菌能力也会减弱。既然房水是以每分钟 $2\sim3\mu g$ 的速度形成的,那么药物的高房水浓度应该维持在术后 $1.5\sim2$ 小时。头孢呋辛单剂(Aprokam)是一种被预混合于眼前房的成分,是现在在欧洲可以买到的含有 50mg 头孢呋辛的溶液。它可以混合在 5ml 无菌的氯化钠注射液中,得到的理想浓度是 0.1ml 含有 1mg 该成分。

有人担心新一代喹诺酮类药物对 MRSA 引起的眼内炎的预防效力会减弱。然而,眼前房注射头孢呋辛已经证明对预防术后眼内炎是有效的。而它对肠道球菌的活性很弱,这就解释了为什么有大量眼前房注射头孢呋辛后发生眼内炎的病例。肠道球菌引起的眼内炎会伴有不良的视觉效果,所以需要特别注意要限制在眼前房注射头孢呋辛。头孢呋辛浓度高于 2.75mg/ml 及万古霉素浓度高于 5.0mg/ml 的时候,会导致细胞活性的降低,这一研究报道了头孢呋辛和万古霉素对体外培养的很窄的安全范围内的人体内皮细胞剂量依赖的毒性作用,得出结论:虽然临床上应用的药物浓度看上去很安全,但稍微高一点的浓度就可能造成不可逆的细胞死亡,因此应该避免。通常在进行白内障手术的成人眼前房使用的药物剂量见表 12-2。

表 12-2 成人眼前房注射剂量

- 头孢呋辛:1mg 在 0.1ml 盐水中(0.9%)
- 万古霉素:1mg 万古霉素融入 0.1ml 的平衡盐液
- 莫西沙星:$250\mu g$ 莫西沙星(Vigamox 牌,无防腐剂)以0.05ml 未稀释的制剂给药,或者是与平衡盐液 1:1 稀释给药。用结核菌素注射器从刚开的瓶中取药配制

(三)术后预防

眼内注射抗生素的最高浓度会在术后 $1.5\sim2$ 小时降低。因此,如果手术完成后存在细菌进入的通道(也许是手术后所产生的伤口渗漏),那么单在眼前房用抗生素是不会起到预防效果的。

1. 结膜下注射 表明在手术结束前结膜下注射

抗生素有益处的证据,是不确定的,而且还与一些风险相关联,包括当使用氨基糖苷类药物时所产生的眼内毒性,这种毒性可能引起黄斑梗阻。现有的文献表明这也许与临床结果(C 水平)有关联,但是关联不确定。作者指出支持结膜下用抗生素的数据要强于支持其他预防性干预的数据,这些预防性干预也可以获得临床结果 C(包括术前睫毛修整、手术前盐水冲洗、手术前局部应用抗生素和含抗生素的冲洗液及肝素的应用)。

2. 局部用药 一方面,术后使用 1.25% 的聚维酮碘,会使结膜的污染大大降低;另一方面,没有研究证实在术后,尤其是 24 小时后应用抗生素的益处,虽然大多数外科医生会在手术操作结束前或术后使用抗生素眼膏或眼液。局部抗生素的普遍应用是为了预防白内障手术后眼内炎,虽然证明临床应用有效的证据很有限。在美国白内障和屈光手术协会的调查中,91% 的受访者叙述他们在白内障手术期间,局部应用抗生素,98% 的人在术后局部应用抗生素。抗生素的眼内穿透力有很大的差异。有证据表明最新一代的喹诺酮类药物有着很好的穿透角膜的能力,而且在眼前房房水中可以测到其浓度。

3. 药物传递系统 抗生素溶液预浸渍的胶原防护层的制作已经被开发成为一种传向眼睛的药物传递方法。这一方法的效力与局部滴入法的效力比较存在争议,特别是当局部药物本身的作用有了争议的时候。聚合物装置有潜在的作用,即能够维持白内障手术后抗生素的持续释放,这也许会产生很多的益处,包括更好的顺应性。

4. 预防上的地域区别 虽然在术后眼内炎的预防中,人们可以遵循多种策略,但有很多重要的实用变量,这些变量也许与地域和文化有关。对美国白内障和屈光手术协会成员的一项调查显示只有 30% 的成员使用眼前房注射抗生素。在那些用眼前房注射抗生素的人中,有 61% 使用万古霉素,23% 的人使用头孢呋辛。大部分的受访者都报道了局部第四代喹诺酮类药物可以选择作为一种抗生素常规使用。然而,欧洲白内障屈光外科医师协会所发表的一项关于眼内注射头孢呋辛的研究把人们引向了实践中的一次变革。英国最近的一项调查表明 63% 的受访者使用眼前房注射抗生素。调查中的大部分外科医生都报道了在眼前房使用头孢呋辛,这些人中的 48% 在这次调查文章发表后又做了调整。虽然,这些实际的变量在预防策略中所发挥作用的机理还不十分清楚,影响地域差别的因素也许包括历史的实际经验、应用起来的难易程度、商业因素、医疗法律问题、安全途径记

录、实验原理、工业市场、成本和其作用的临床证据。

小结

·文献报道中,眼内炎的发生率接近 1:1000。

·白内障手术前应用聚维酮碘仍然是普遍的做法,且有取得较好结果的证据支持。

·如果没有证据证明有其他的防御措施,那么就由眼科医生来决定除了在手术期间使用聚维酮碘外,还要使用哪种特别的策略。

·外科医生在手术操作结束前确定所有的伤口都已经缝合好,密不透水。

·一些研究已经报道了眼前房使用抗生素的优点。

（孙　敏　译）

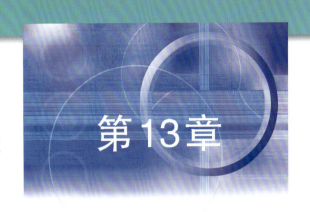

第 13 章

先天性白内障手术的麻醉管理

小儿眼科手术的麻醉还存在着很多特殊的挑战,包括眼内压的控制、眼心反射的察觉、对药物相互作用的完全了解、流畅麻醉的维持和出现,以及术后恶心呕吐的控制和预防。

一、手术常规和麻醉药品的选择

由于严格的禁食原则和与父母的分离,对儿童来说,手术的这段时间是十分焦虑的。虽然标准规定的禁固体食物和非纯净水的时间是 8 个小时,患儿会在术前 2～3 个小时有喝纯净水的时间,这样不会增高抽吸术的风险。适当的术前纯净水水合作用,会减少手术期间的低血糖、血容量过低及术后恶心呕吐。与亲人的分离、对疼痛的害怕和术后看不见东西,这些情况可以直接在术前谈话中提出,并且给予适当的抗焦虑剂。很多机构都会在进行眼部手术操作之前,给年纪小的孩子(年龄在 10 个月到 12 岁之间)进行常规用药。咪达唑仑 0.5mg/kg(不管患者的体重是多少,其使用上限为 10mg)可以作为术前 10～20 分钟的口服药,以减轻与父母分离的焦虑,使全身麻醉更容易进行。咪达唑仑可以与苹果汁、柠檬苏打水或葡萄糖浆一起服用,或者是与醋氨酚酏剂或布洛芬酏剂混合服用。

婴儿和儿童可以通过静脉注射和吸入等技术来进行诱导麻醉,但是对要做白内障手术的年纪小的孩子进行全身麻醉,大部分是在孩子麻醉后再给予吸入性药物。一个重要的例外是儿童患者有个人的或家族性的恶性体温过高病史,这时吸入药物就是禁忌的。

七氟醚是儿童麻醉诱导药物选择之一,因为它味道很小,同时对气道的刺激也很小。全身麻醉也许会用吸入空气和氧气中掺杂的七氟醚、异氟烷、地氟烷来维持。当用来麻醉诱导的时候,地氟烷会与气道反应性增加相关联,主要用于全身麻醉的维持。一氧化二氮传统上被用作挥发性麻醉剂,也许会增加术后恶心呕吐症状。恶心呕吐和一氧化二氮之间的因果关系仍然存在争议。既然眼科手术的操作过程会增加术后恶心呕吐的风险,空气和氧气的混合物或者 100％氧气可以被用来代替一氧化二氮。一氧化二氮会被用来与七氟醚结合,加快全身麻醉的诱导,一旦儿童过了药物诱导的兴奋期,就可以停用。

异丙酚是一种儿童白内障手术静脉给药的诱导药物,适合于那些手术前就有静脉给药途径的患儿。异丙酚是一种异丙基酚,起效快,效力结束得也快。静脉注射治疗剂量的异丙酚会产生快速的催眠,并伴有最小的兴奋性和术后最小的残余量,相信它也有止吐药的效果。很少的异丙酚的静脉推注剂量经常用于年纪大一些的孩子,因为在给孩子放置导气装置之前,或气管内插管放置喉罩之前,它会使孩子进入深度麻醉。

盐酸氯胺酮是一种分离麻醉剂,可以被用于麻醉的诱导和维持,有时可被用于手术操作时间较短的患儿,如麻醉下的检查。5～7mg/kg 剂量的肌内注射能够提供大约 30 分钟的麻醉。另外,添加前述剂量的 1/2,则可以静脉给药。重复这个剂量,则药力延长。该药物主要的副作用包括心动过速、高血压、喉痉挛、强直性痉挛、唾液分泌过多、恶心呕吐、复视、眼球震颤、眼内压升高(对于那些患有青光眼的儿童,更应该记得)。它是一种呼吸道刺激物,当给予过量剂量时还会产生呼吸抑制。

在麻醉期间,对眼内压一向正常的患者,压力的增大会产生永久的视觉丧失。当眼内压相当高的时候,如果眼球已被穿通,便会使血管破裂,然后出血。当眼内被穿通时,眼内压就变成了大气压,任何压力的增高就会导致虹膜和晶状体的脱出,造成玻璃体的缺失。在儿童白内障手术如此精细的眼内操作中适当的控制眼压是关键,此时氯胺酮就不是可选的药物。然而,在一些发展中国家,没有吸入性的药物,氯胺酮就被用于儿童白内障手术。在氯胺酮诱导后,进行眼睛的手术之前,眼周注射利多卡因后按摩眼球。

在麻醉期间,患者麻醉深度改变的时候,就会出现贝尔现象,表现为眼睛的向上(或有时向下)运动。通常是患者未醒,却处于较浅麻醉的信号。当角膜测量、A超或者B超扫描难完成或不可能完成时可在这种麻醉下进行操作。麻醉者应该严密观察患者的反应变化,随时准备深入麻醉以保证操作顺利进行。

去氧肾上腺素常用来扩大瞳孔以保证手术的顺利进行。作为一种α激动剂散瞳剂,一些戏剧性副作用有可能发生,包括短暂性高血压反射性心动过缓、室性心律失常,甚至肺水肿。如果发生这种情况,推荐使用2.5%的肾上腺素而不是10%的肾上腺素。此外,通过鼻黏膜吸收可以减少由鼻泪小点闭塞经对内眦的压力,防止药物经由非常规的鼻泪管途径的吸收。β-受体阻滞剂治疗医源性高血压是禁忌,因为它会产生类似α-肾上腺素的刺激。在滴注时应告知麻醉者,以便其监测血压反应。

二、眼心反射

当眼球压力发生变化或者牵拉眼外肌、结膜或眼眶组织时能诱导出眼心反射。传入支是三叉神经,传出支是迷走神经。虽然眼心反射通常与心动过缓相关,事实上,任何节律异常,包括室性心动过速、心搏骤停均能观察到。儿童迷走神经反应性较高,因此更容易出现这个问题。如果出现心律失常,首先应该告知手术医生停止手术。同时,麻醉者应确定麻醉的深度及通道的状态是否合适。通常,心脏的频率及节律在20秒内恢复至基线水平。通常,反复操作后反应会下调。如果再次发生,那就不是偶然性的了。如果这种反应有问题,那么就要静脉给予阿托品和甘罗溴铵。

三、术中和术后疼痛的预防和处理

手术期间止痛给药最普遍的是对乙酰氨基酚、痛力克、麻醉药(吗啡和芬太尼)和右旋美托咪啶。对乙酰氨基酚栓剂(20~40mg/kg)在麻醉诱导后使用。一旦建立起静脉给药途径,还会使用痛力克(0.5mg/kg)。如果必要的话,麻醉药(吗啡0.1mg/kg,或芬太尼1~2μg/kg)可以按分份给药。如果能够抑制迟发性急症和手术后呼吸抑制,那么就不应该给很小的婴儿使用麻醉药。同时,在这类人群中应该应用右美托咪定以抑制迟发性急症。

对于年龄稍大的患者,液体的对乙酰氨基酚(10~20mg/kg)或者布洛芬(10mg/kg)也许会与咪达唑仑术前用药混合使用。静脉注射痛力克可以代替布洛芬。痛力克是一种非类固醇类消炎药,它可以通过阻断环氧合酶通路干扰前列腺素的产生。静脉给药时,45分钟之内就可以起效,其止痛作用的半衰期是6个小时。如果手术需要,吗啡和芬太尼也可以加进去。除了前面提到的那些止痛药,也可以使用右美托咪定。作为一种α₂-肾上腺素受体激动剂,它在没有呼吸抑制的情况下,可以作为一种止痛药和抗焦虑剂使用,而且它可以预防和治疗突发的谵妄症状。在我们机构里,我们经常给年长一些的儿童和十几岁的孩子在术中以0.25μg/kg的剂量使用,如果需要的话,为了压制谵妄,在麻醉后的监护单元,给予额外的分份剂量应达到1μg/kg。

过度的术后疼痛会导致术后恶心、情绪痛苦、耽误麻醉后监护单元的进行。虽然,麻醉药在传统上已经被用来防止和治疗疼痛,但它还是会引起过度的镇静、呼吸抑制和恶心呕吐。将麻醉药和非麻醉药类的镇静剂(对乙酰氨基酚、痛力克、右旋美托咪啶)联合使用也许会预防和治疗疼痛,这样就可以使患者从麻醉后监护单元迅速转出。

四、手术室周转的效率问题

有多方面因素会影响手术室周转的效率,很多人和部门均包含在其中。理想的状态是,在患者到达医院做手术之前,其病史、体格检查、知情同意书就应该做完。如果有一个术前诊室,麻醉前检查和任何额外的检查、调查都要在手术之前完成。术前文件的不完整也会降低这一过程的效率。

如果外科医生在手术完成后做一个10分钟的术后告知,那么麻醉人员就会使患者恢复到自主呼吸,停止空气加热单元,计数静脉内液,给予止吐药。这也是给下一位患者前驱用药的一个恰当的时间表。如果没有其他麻醉技术人员,麻醉给予者将会拟定药方,准备气管内插管或者是放置喉面罩导气管,建立起静脉给药途径为下一位患者做准备。另一个影响周转时间的主要因素是后勤管理部。通过足够的后勤管理人员进行房间的迅速清洁,手术室工作人员就会迅速为下一台手术做准备。同样,有第二间手术室交替使用对于缩短周转时间是比较理想的。手术操作在第一间手术室将要结束的时,指定到第二间手术室的麻醉师将要开始下一位患者的麻醉诱导。当外科医生与第一名患者的家属谈话时,第二名患者就可以就位,准备接受手术。

在我们的机构里,如果手术过程包含其中的话,我们会给超过 1 岁或者体重在 9～10kg 的婴儿使用喉罩。这就允许我们可以比气管插管早一些移走呼吸设备，这样也可以减少手术周转时间。在体重 9kg 以下的婴儿中，我们使用气管插管，以创造一个安全的气道。当使用喉罩时，一些眼科医师也许会选择柔软的类型，因为在其设备上有一个较长的可伸展的管子。这就允许显微镜在不影响气道的情况下，较近距离观察视野。

虽然要考虑手术室快速周转时间，但应该在不危害患者安全的前提下，患者安全是首要问题。有时，在术后的麻醉监护单元里，患者会需要麻醉人员额外的关注。所有的患者都应该有稳定的生命体征。为了监控其全身麻醉作用而产生的突发状况，需是留下一个有能力的注册护士。

五、术后恶心呕吐的预防和治疗

在所有患者中，术后恶心呕吐的发生率为 10％～20％，而且会受到很多因素的影响，包括患者的年龄、性别、手术步骤、麻醉技术及患者潜在的疾病。很多因素提高了术后恶心呕吐在眼科患者中的发生率，包括视力改变、麻醉的技术、眼心反射。用来预防术后恶心呕吐最普遍的止吐药是奥坦西隆。奥坦西隆是一种作用于 5-羟色胺受体的中央活性的 5-羟色胺拮抗剂。有效的静脉注射剂量是 0.1～0.15mg/kg，但是不能够超过 4mg。它可以使副作用降到最低，并减少了其他止吐药(如达哌啶醇、甲氧氯普胺)的镇静和锥体外束的副作用。地塞米松(0.25mg/kg)是一种人工合成的糖皮质类固醇，也可以用来止吐。氟哌利多是一种有止吐作用的丁酰苯，其之所以有这种功能，是因其在多巴胺受体的化学感受触发区域的中心性拮抗作用。有效的达哌啶醇静脉输注量是 50～75μg/kg。使用达哌啶醇的潜在副作用包括镇静、麻醉的延后效果、锥体外系副作用、烦乱和焦虑。甲氧氯普胺是一种苯甲酰胺，作为一种中枢多巴胺能拮抗剂使用，作用于周围神经，以增强食管下端括约肌的紧张性，增强胃的活力，一般用于止吐的剂量为 0.1～0.2mg/kg，其会引起镇静和锥体外系的副作用。

（孙　敏　译）

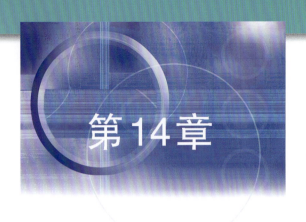

第14章

儿童白内障手术中切口构造、定位和关闭的指导原则

在儿童白内障手术中,切口构造通常都是遵循成人白内障手术的技术和创新的原则。与成人相比,儿科白内障的切口更小。人工晶状体的植入设备正在不断地被重新设计,以使人工晶状体能够通过更小的切口植入进去。相比以前来讲,现在双手操作的手术工具尺寸规格较小,为外科医生提供了更多的选择。不像成年人,儿童很可能去揉眼睛,或者是抗拒滴眼液,很容易术后自己再次弄伤伤口。

制订切口策略的最直接的目的是更好地协助完成术中操作。必须考虑眼球内的手术操作。为了更容易完成手术,需要在哪里做切口,需要做多少切口?虹膜粘连是否需要切开?小的瞳孔需要放大吗?晶状体的赤道线是否需要从一个特殊的角度来评价?在1/4圆周里,晶状体悬韧带是否不见或者丢失了?用什么样的人工晶状体,植入人工晶状体需要多大的切口?切口需要缝合吗?缝合线需要拆除吗,或者是它可以被吸收?考虑这些因素对切口定位至关重要。眼周360°的任何一个部位都可以进行切口定位。在所有可选的部位中做出适当的考虑和选择,这样即使最难的眼内手术也可以变得更加安全和高效。

儿童的眼部手术和成人一样,隧道式切口已经取代了采用角巩膜剪刀进行的角膜缘切开式手术。由于切口构造得更好,手术切口的创伤也变小了,因此对术后散光问题的担心也就减少了。然而,手术切口仍然会造成不受欢迎的散光问题,但是也可以用来(在有限的程度上)减少术前存在的散光,因为散光会使弱视的治疗变得复杂。这些需要考虑的因素将在之后的章节中进行详细讨论。

牢记儿童眼睛解剖学,了解儿童的眼部切口与成人眼部切口的不同之处,这点至关重要。早产儿和足月婴儿的角膜都比较厚,会在出生后2～4年内发育到成人的水平。巩膜的硬度不高,而且不像成人那么厚。与成人相比,婴儿眼睛的眼前房较浅。目前普遍认为,婴儿期间逆规散光发病率较高,随着年龄的增长,逆规散光的发病率会降低,而顺规散光的发病率会增加。

一、隧道切口框架

(一)位置

1. **上位的/颞侧的/最陡峭轴上** 大多数治疗成人白内障的外科医生,都把颞侧作为白内障手术切口"最佳位置"。颞侧切口对于儿童和成人来说具有相似的优点。然而,在外伤多发的儿童时期,上方的切口可以使伤口被额头及贝尔现象所保护。由于儿童很少有深陷的眼窝或悬垂的额头,因此在巩膜和角膜的上方进行隧道切口容易一些。

很少有人重视减小、缓解和改变手术引起的散光问题。一个陡峭轴上的切口也许会帮助减少手术引起的散光。然而,对于患有白内障的儿童,其角膜曲率很难准确测量。因为患了白内障以后,采用视网膜检查法检测屈光十分困难。手提式自动角膜曲率计对角膜曲率的测量很可靠,但是对散光轴的测量人们却持怀疑态度。角膜地形图的检查需要配合和全神贯注地进行。患儿的眼睛随着年龄的增长,其散光症状会有所改变。因为儿童可能会在白内障手术后配戴眼镜来治疗残余的屈光不正或至少为了阅读,所以很少有人重视研究治疗术前存在散光的手术。

2. **巩膜/角膜切口** 角膜隧道切口的优缺点见表14-1。在婴儿时期,做白内障手术会增加患青光眼的风险。巩膜切口会增加结膜成纤维细胞和炎症细胞的数量,这也许会增加小梁切除术失败的风险。当今,在无晶状体或有晶状体植入的眼科小梁切除术中会采用房角手术或挂线术的方法,这样,结膜状态的好坏就不是很重要了。2001年我们对人们偏好的外科手术方式进行了调查,结果显示只有38%来自美国白内障与屈光手术协会的受访者和27%来自美国儿童眼科及斜视协会的受访者会选择角膜隧道切口。现在，角膜隧道切口在儿童中的使用率相对较高。在过去的 10 年中，有很多成人眼科的文献报道指出，相比巩膜隧道切口，自闭式不缝合的透明角膜切口更容易造成白内障术后急性眼内炎。大多数成人角膜隧道切口并不缝合，但是儿童的角膜隧道切口却几乎总是缝合的。角膜切口缝合后，会降低或消除患有眼内炎的风险。

表 14-1 角膜隧道切口

优点：
可以避免球结膜环状切开术，免去之后的烧灼术
可以避免通过巩膜隧道切口时偶然的眼前房出血和结膜膨胀
术中操作方便
更容易整形
未来的小梁切除术——不需要接触结膜，而且能取得更好的效果
实行凝固剂治疗的眼睛和血小板计数不足的患者可以实行角膜隧道切口
也许会减少早期的术后血液-房水屏障崩溃
降低由于不认真而使结膜植时植入了肿瘤细胞的风险，可以直接观察切口部位肿瘤复发的情况
缺点：
手术引起的散光发生率增高
稳定性差，特别是需要更大切口的时候
如果不缝合会增加眼内炎的发生率
内皮细胞损失的发生率增加
由于角膜是无血管结构，相对于有血管的巩膜隧道切口，愈合就会延误

当植入可折叠的人工晶状体时，对于儿童，我们大致会选择角膜隧道切口，然而，巩膜隧道切口在婴儿的治疗中仍然会被选用。婴儿的角膜组织在切口处很容易变混浊，而且在治愈后会很难看。对于很小的婴儿，巩膜隧道切口会不知不觉愈合。当不能植入可折叠人工晶状体，而只能使用比较坚硬的人工晶状体时，我们也会使用巩膜隧道切口，并增加了的切口宽度（大致为 5～7mm），很适合巩膜切口的定位。另外，当我们还不确定要植入哪个人工晶状体时（折叠的还是聚甲基丙烯酸甲酯的），我们会选择巩膜隧道切口，当需要切口增大的时候，便很容易增大，这很容易在外伤性白内障或者二次植入人工晶状体的没有囊膜支持的眼睛中观察到。一些作者同样建议在没有可吸收缝线或不能选择可吸收缝线时，要用巩膜隧道切口。因为尼龙线缝可以被结膜覆盖，并在角膜组织处拆除。暴露出的尼龙缝合通常要被拆除，但是，

如果巩膜隧道切口缝合，就避免了拆除缝合的操作。

（二）切口的形状：直的、弯的或是圆形的

直的或圆形的切口在儿童中应用的最为普遍。上面所列的所有形状都可以，而且都有各自的支持者。

二、穿刺术的建构

穿刺术切口的准备在儿科白内障手术中是非常重要的。如果术前没有计划植入人工晶状体，那么儿童白内障就可以通过两个穿刺的切口吸出。穿刺切口用于：①进行双手操作（冲洗、切割、抽吸）；②在前房稳定的情况下，向眼内注射溶液，便于眼科手术操作器械的使用；③稳定眼球；④控制操作器械的活动；⑤便于人工晶状体的植入；⑥如果需要的话，也有利于虹膜牵引器的使用。

三、技术

（一）钻石或钢刀

钢刀片被认为是构造切口的标准用具。相对于钢刀，钻石刀有很多优点。然而，钻石刀有很多缺点，使得很多医生选择再次使用已废弃的钢刀（表 14-2）。很明显，在软性的玻璃体切割术中，为了扩大切口（将人工晶状体植入），人们需要使用器械做出完美的切口边缘。

表 14-2 钻石刀相较于金属刀片的优缺点

优点：
更高的切割精度
切割组织的时候会产生很少的摩擦力，所需的压力就较小
反复用过几次之后，切割边缘变得很锋利
缺点：
价格昂贵
手术助手在给其清理和复位时要更加小心
对于外科医生的错误更加不可原谅

（二）手术技术

1. **结膜切开** 为了做巩膜隧道切口，做一个大概 3 个点钟弧度大小的结膜缘切口，需使用 Westcott 剪刀、0.3mm 的有齿镊。如果需要的话，可以在结膜和 Tenon 囊尾端做一个垂直放松的切口，用剪刀直接将 Tenon 囊切开。

2. **烧灼术** 为了做巩膜隧道切口，在球结膜环状切开术后，可以用烧灼术来止血。温和的双极电灼术（用擦除器的尖端），通常用于结膜缘的周围。然后，在做比较大的巩膜隧道切口时，就要使用更强烈的烧灼术。如果必要的话，可对眼直肌发射出的大血管，以及在肌肉与刚做的通道之间穿孔的巩膜进行直接

烧灼,这样巩膜隧道切口的区域就是干燥的。

3. 凹槽 制造巩膜隧道切口甚至是角膜隧道切口时,如果能够做一个凹槽,是很理想的。用测径器来标注(在尖端用记号笔标记)理想的切口宽度(大部分依赖于人工晶状体的形状——坚硬的或可弯曲的,以及光学部的大小);对于巩膜隧道切口,从结膜的插入点开始1.5mm,对于角膜隧道切口——透明角膜、角膜缘、角巩膜,要靠外科医生来选择。眼球用镊子固定,沿巩膜或角膜垂直切下,形成凹槽。

4. 分割 从前面提到的凹槽的底部开始,用斜面向上的刀(月牙形的刀)保留同角膜/巩膜一样的厚度,这样就形成了一个通道。然后继续,从右向左方向进行切割。浅表的切口是很脆弱的,在手术中,会被撕开。如果切割的太深,眼前房会被过早填充。由于角膜缘是交叉的,切割的平面应该轻度向前,这样适当的角膜平面就可以保留。如果巩膜的分割平面涉及整个角膜缘,眼前房也会被填充,或者造成内部角膜唇过薄。

5. 进入眼前房 要进入眼前房,就要用微凹部下降的操作方法,以45°的角度来做。在进入眼前房后,刀的方向要改变,到达虹膜平面,避免伤害虹膜或晶状体前囊。要记住婴儿眼睛的眼前房较成人的要浅。要将OVD(眼科手术黏弹剂)注射入眼前房。

6. 穿刺术 大概在角膜缘血管弓前起初的切口左侧70°(左手手术的医生方向相反)的部位进行穿刺术。两个穿刺切口有时会在2点方向和10点方向的位置,这样有助于双手操作。在方便外科医生操作的一侧,利用穿刺术扩大切口,以利于人工晶状体的植入。当角膜组织被侵入时,用钳子在相反方向稍微施加一些对抗压力会有用。穿刺口的大小大约为1mm,与虹膜平面平行,以利于在手术结束前封口。例如,20Ga(0.9mm)开口的微玻璃体视网膜刀,可以为0.9mm的插管提供很准确的切口,对于要进入眼前房的20Ga玻璃体抽吸器是比较理想的。一套20Ga尖端钝圆的冲洗套管也可以通过分离的MVR刀来稳定切口。如果仪器的位置需要反转,那么切口的紧张度还是需要被维护的。我们通常会使用与正在使用的仪器相匹配的MVR刀片。这就给冲洗、抽吸、切割机提供了一个较紧的切口。正像前面所描述的,特别是当用两个分离的手持机器抽吸晶状体皮质时,第二个辅助切口就可以使用。虽然这些切口被称为"刺入"的切口,它们还是通道的形状。如果不形成通道,即使在年纪大一些的孩子中,仪器被移动的时候也会立即产生渗露。松软的虹膜、较低的巩膜硬度和增大的玻璃体内压,都可以导致虹膜脱出(图14-1)。然而,

如果通道太长,设备就会由于"桨锁现象"而不能够在眼前房很好地操作。

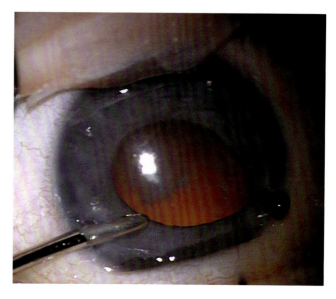

图 14-1 4周大婴儿右眼的虹膜脱出

7. 扩大切口(内部通道),便于植入人工晶状体 为了顺利植入人工晶状体,内部通道需要扩大。所选内部通道的大小取决于人工晶状体的类型。通常使用的角膜刀为2.2~2.75mm。

睫状体平坦部切口:当计划在睫状体平坦部或皱襞后进行后囊切开术和玻璃体切割术时,我们目前使用的方法是在眼前房进行双手冲洗和抽吸术,移出OVD(眼科手术黏弹剂)。当抽吸管移出的时候,为了使其闭合,角膜隧道切口要有一个缝合。当抽吸管移出时,冲洗插管仍然留在眼前房,以保证眼前房充满。使用MVR刀创造睫状体平坦部或皱襞的刺入切口,其方向相对于眼中心靠前一些。利用这一操作方法可以顺利完成眼前房抽吸。可以在事先做好的标记上形成睫状体平坦部或皱襞进入通路,1岁以下的患儿在其角膜缘后方2mm处,1~4岁的患儿在其后方2.5mm处,4岁以上的在其后方3mm处。利用MVR刀完成巩膜切开术后,MVR刀会通过睫状体平坦部的切口插入玻璃体,进行后囊切开术。很重要的一点是,眼前房的冲洗要始终贯穿这一步。从OVD移除到后囊切开术和玻璃体切割术的完成,贯穿穿刺术的始终,冲吸管一直保留。当OVD吸除后移出抽吸管时,液体流动泵就会从I/A模式转换为玻璃体切割术模式,这时MVR正在实行巩膜切除术。一定要注意,当机器由I/A模式转换为玻璃体切割术模式时,要迅速重新开启灌注液。

(三)缝合

与成人不同,儿童的隧道切口并不会自己闭合。

我们的调查显示只有 20％来自美国白内障和屈光手术协会受访者未缝合两种切口(隧道和穿刺术),3％来自美国斜视与小儿眼科协会的受访者没有缝合上述两种切口。在创伤易发的童年时期(图 14-2),缝合切口是很重要的。儿童眼球壁的弹性很容易造成角膜和巩膜切口的渗露,而成人一般不会。

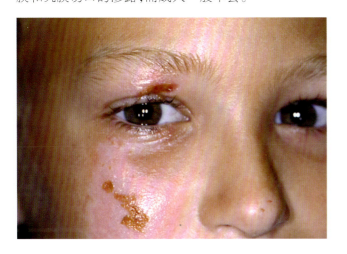

图 14-2 术后 1 周的眼外伤

(1)小于 11 岁的儿童,无法保持自行闭合的伤口防水,特别是前部玻璃体切割术与白内障摘除术相结合的伤口,玻璃体切割术使巩膜崩溃,使得儿童已经相对有弹性的巩膜更加没有硬度。较低的巩膜硬度会导致一些鱼嘴形状的小伤口,进而导致内部角膜瓣与覆在其上的间质匹配度较低。

(2)术后通常都要对缝合处实行闭合,因为相对于成人来讲,儿童更容易揉搓眼睛和使眼睛受伤。

(3)白内障手术中,儿童要比成人的类固醇滴剂剂量更高,这也许是缝合切口的另一个原因,因为类固醇滴剂可以延缓伤口的愈合。

(4)术后马上进行详细的检查有些困难,所以就很难发现小的渗露、稍微浅一些的眼前房或者是低于正常的眼内压,这也是为儿童缝合伤口的另一些原因。双眼白内障的患儿通常会在第一只眼睛手术后1～7 天,对第二只眼睛进行白内障手术。在儿童进行第二只眼手术的麻醉期间,应该对先前手术的那只眼睛进行检查(图 14-3)。

表 14-3 概括了缝合切口的基本手术原则。我们选择人工可吸收的 10-0 缝线,而不是不可吸收的缝线,因为这些缝线还需要在过后被拆除。由于角膜血管化的原因需要拆除缝线,这种情况的发生率在使用聚酯材料的组为 18％,而使用 Vicryl 材料(一种可吸收的缝合材料)的组却没有 1 例。这些作者同样报道了 1 例缝线拆除后出现眼内炎的病例。在麻醉状态

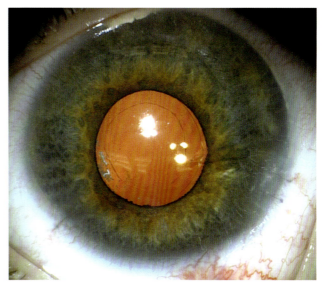

图 14-3 一名三岁男孩接受右眼术后 2 天的复查
此图拍摄于他的左眼接受白内障手术的当天

下,利用不吸收缝线进行检查,拆除缝线,这样存在麻醉固有的风险。我们使用 10-0 Vicryl 可吸收缝线(合成编织物),60～90 天后可完全吸收。在活体内,羟乙酸乳酸聚酯的牵引强度半衰期为 2 周。Ethicon 也在制造 Vicryl 加抗菌剂的缝线,这样设计以减少缝线上的细菌群。然而,根据 Ethicon 的网页,这并没有应用于眼科操作中(http://www.ethicon360.com/products/coated-vicryl-polyglactin-910-suture)。Vanderveen 博士选择应用 10-0 的聚乙醇酸缝线来代替。它操作起来比较像尼龙线,似乎不像 Vicryl 那样容易产生感染。抗拉程度在 3～4 周会大大降低,可以进行暗影试验和处方性眼镜的配戴(用于个人交流)。

表 14-3 手术时需要记住的基本手术原则

降低显微镜的放大率
等针距从伤口边缘进入
同样的闭合张力
放置在同一深度
缝线结应该嵌入或至少在巩膜边缘卷起

如果我们制造了睫状体平坦部通路,我们就会采用 8-0 的 Vicryl 缝线使巩膜切开术的伤口闭合。9-0 或者 10-0 Vicryl 缝线可以用来闭合更小的巩膜切开术伤口。我们会用相同材质的用于闭合巩膜切开术伤口的缝线闭合覆盖在巩膜切开术上的结膜。然而,也可以采用烧灼的方法来闭合结膜。对于一些典型的病例,还需要结膜下注射抗生素和类固醇激素。

小结

成人的白内障手术已经产生并发展了一些切口构造技术,这些技术不需要或很少需要缝合,术后几乎不会引起散光。虽然这些技术很吸引人,但是当它用于儿童手术时,依然存在风险,因为儿童的眼睛比成人更有弹性。也许还需要再进手术室监测和治疗渗漏的伤口。那些希望在术后不对伤口进行复杂处理的外科医生也许会选择对儿童的伤口进行缝合。

（孙　敏　译）

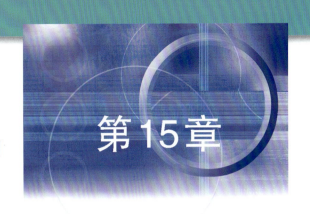
儿童白内障手术中肝素的抗炎效果

儿科白内障手术管理已经有了长远的进步。儿科白内障的术后风险主要来自于炎症。这一反应与患者的年龄有关,同时也与手术技术有关,手术中对相邻组织的破坏,如虹膜,以及眼睛本身存在的感染都会引发炎症(如风疹)。尽管儿童白内障手术技术已经有了很大进步,但术后炎症依然是影响手术效果的始作俑者。眼内炎症的可见症状包括细胞及闪光的增多、人工晶状体表面炎症物质的沉积、形成虹膜粘连及睫状体炎性假膜。一些学者认为,手术炎症会导致后囊膜混油(PCO)。因此,防止或者减少术后炎症就显得尤为重要。

肝素及其抗炎效果具体如下。

糖蛋白肝素为长链多糖,由氨基己糖和艾杜糖醛酸或者葡萄糖醛酸构成。它是肥大细胞中的内部组成成分。

肝素作为抗凝结药物,可间接作用于内部和外部血凝系统,增加了多种激活凝血因子中抗凝血酶2型的含量,如9型、11型和12型的凝固作用。通过这些机制,肝素可防止纤维蛋白的形成。肥大细胞中肝素的抗炎效果和机制表明,内生的肝素有抗炎效果。实验已经证明肝素具有抗炎和抗增生效果。它可通过使凝血途径失活和阻止纤维蛋白的形成而降低术后眼内炎症。肝素的其他抗炎机制还包括阻止纤维细胞的增生、干预淋巴细胞的再循环、降低人体血液白细胞中的死亡细胞,并且防止互补作用发生。

眼部手术中使用肝素,这一想法最早是由约翰逊及其同事提出的,他们发现在对兔子进行玻璃体切割和睫状体冷冻治疗后,无论是通过输液还是一次性静脉注射,肝素都会降低术后眼内纤维蛋白的形成。因此,实验表明,肝素注射或者是低分子量肝素注射都会在晶状体切除和玻璃体切割手术中降低纤维蛋白的形成。肝素的抗炎特性已经应用于以下几个方面:

1. 肝素表面改良型 IOL　由于存在聚甲基 IOL,在炎症方面有很大隐患,尤其是对于儿童。肝素表面改良型(HSM)IOL 旨在提高 IOL 的生物适应能力。实验表明 HSM IOL 可以降低表面炎症的发生。使用 HSM IOL 对后囊和前房肝素进行连接,可以降低儿童白内障手术的 PCO,并且没有明显副作用。但是,肝素涂层的 IOL 成本高且切口较大,所以还没有得到广泛普及。因此,PMMA 被新 IOL 材料所替代。现在,折叠式丙烯酸人工晶状体上的沉淀物很少,主要是因为人工晶状体的疏水性及手术创伤较小。

2. 肝素滴剂　在白内障手术中也应用了肝素滴剂,但几乎没有报告表明这样可以减少 PMMA IOL 上面的沉淀物,因此这种改良方式也没有获得广泛应用。

3. 肝素输液　对动物眼睛的实验表明,肝素输液对血液-房水屏障的破坏性较小。接下来,成人眼的研究结果表明,输注肝素可以减低小切口白内障联合人工晶状体植入术后的炎症反应。儿童白内障手术过程中肝素的使用也有记录,下面将进行更加详细的说明。

(一)眼内使用肝素存在的潜在问题

尽管肝素的使用会有眼内出血的危险,但是在标准白内障手术中,包括巩膜和透明角膜隧道切口的手术中,并没有虹膜或者眼内出血的相关记录。

(二)低分子量肝素

过去几年,低分子量的肝素衍生物已经得到越来越广泛的使用。依诺肝素,一种低分子量的肝素(分子质量为 4500 道尔顿),广泛用作注射剂,以防止大手术后内部血栓形成。依诺肝素具有与肝素相同的抗炎症功能,但是发生并发症的危险较低,如大出血。学者表示,手术过程中灌注依诺肝素对于儿童白内障手术降低术后炎症具有很好的效果。因此,对白内障手术植入 IOL 的儿童,进行眼内灌注依诺肝素的随机临床实验,具体如下。

(三)儿童白内障手术后低分子量肝素抗炎效果临床实验结果

在研究中心,我们进行了一个随机、对照临床实验,对进行双眼白内障手术联合 IOL 植入手术的儿童进行眼内依诺肝素灌注,来验证其抗炎效果。实验样本为 20 名从刚出生到 15 岁的儿童。

1. 临床评估和过程　首先进行术前诊断,如有需要,可以进行麻醉。患者随机分成两组,一组接受 40mg/500ml 的依诺肝素,另一组不接受。所有的手术过程都由 1 名外科医生按标准程序进行。对 6 岁以下的儿童进行后囊连续环形撕囊手术,2 岁以下的儿童进行前部玻璃体切割手术。所有儿童的眼囊袋中都植入疏水性丙烯酸非球面 IOL(SN60WF-Alcon 实验室,美国)1 片。两组儿童接受相同的术后处理。观察时间为第 1 周,接下来是 1 个月、3 个月。术后评估包括前房炎症(细胞和闪辉)、IOL 上细胞沉淀(大还是小)、是否出现虹膜粘连。

2. 结论　白内障手术患者在手术时的平均年龄为(40.8±24.8)个月。两组所有的患者都没有出现术中和术后眼前房出血、结膜下出血,或者眼内出血等症状,也没有出现二级以上的前房细胞或闪辉问题。手术后 1 周内,前房细胞达到二级的患者大多未接受过依诺肝素注射(80% vs 40%,$P=0.009$)。但是手术后 3 个月,患者的眼部均未发现有细胞或闪辉现象,纤维素渗出及炎性膜在所有眼中也都没有出现。

第 1 周,接受依诺肝素灌注的患者,其眼睛 IOL 表面出现小细胞的比例高出未接受灌注的患者。但是在接下来的观察中,两组患者没有明显区别。同样,IOL 表面的细胞沉淀数量也是两组患者的对比方面。手术后 1 个月,发现接受灌注的患者发生虹膜后粘连(10%),而未接受灌注的患者没有出现此类症状($P=0.14$)。

该随机实验研究不能够证明儿童双眼白内障手术中,低分子量肝素灌注有更好的抗炎效果,但是我们没有发现任何的纤维素性渗出物或者炎性膜,即使未接受肝素灌注的患者也未出现此类症状。这些患者之所以术后炎症反应比较轻,是因为以下几个方面的因素:密闭前房技术的使用、合适的高度和灌注的流速、高分子量黏弹性眼科植入装置、最小的组织损伤、皮质的完全清除、疏水性丙烯酸 IOL 植入及外科医生的经验,这些都会最大限度地减少炎症发生的可能性。

肝素及其衍生物的作用需要进一步验证,如葡萄膜炎和幼儿早期的白内障手术。虽然试验中患者年龄是从出生到 15 岁,但其中并不包括 1 岁以下的幼儿患者。

小结

也许,在没有任何药物辅助的情况下,新技术、尖端技术的产生,以及优质的 IOL 材料,仍然可以减少术后炎症的发生。虽然不是每一个手术都需要,但是在一些能够预测到术后有明显炎症的病例中可以使用肝素。在一些特定的环境下,眼内肝素的使用还需要进一步验证。

(孙　敏　译)

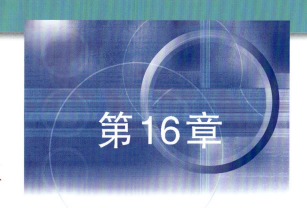

第16章

黏弹性眼科植入装置

手术中使用黏弹剂是为了保护眼内组织免于受到伤害,从而扩大可利用空间,有利于手术的顺利进行。黏弹剂的使用已经成为眼科手术中不可缺少的一部分,尤其是眼前段手术。尽管黏弹剂已经成为眼科手术中的词汇,但是并不是所有的黏弹剂都是有弹性的。黏弹性眼科植入装置(OVD)于2000年提出。OVD更清楚地表明了这些黏弹剂在手术中起到的作用。在临床用语中,黏弹性和OVD是两个可以互相代替的词语。对于一些已经发表的医学文献,更多的学者更偏向使用OVD。OVD被归为装置,是因为从患者眼睛中移出时,该物质不发生变化。现在,许多OVD在临床上使用。每一类都有特殊的化学和物理特性,并且在手术过程中发挥着不同的作用。更好地了解这一技术的优势能够帮助医生更好地完成儿科白内障手术,对提高手术效果有着很大的帮助。

一、OVD 相关名词解释及其属性

黏性的定义是由于分子间吸引力的存在,材料内部产生的一种阻碍液体流动的力量。黏性体现的是材料本身防护和润滑的属性。增加液体的浓度或者分子量都会增加黏性,因此使液体更难流动。黏性取决于液体内部分子运动的程度(也叫剪切速率),并且随着温度的变化而变化。这就是为什么在测量黏性时一定要提及测量时的温度。当某种流体的黏性无论是在高剪切速率还是在低剪切速率都保持不变时,我们就称这种流体为牛顿流体。硫酸软骨素就是这样的流体。当在高剪切速率情况下,流体黏性降低时,我们就称这种流体为非牛顿液体。Na-Ha就是这样的流体。流体的黏性越高,所需要的注射力量就越大,与黏性低的流体相比,当通过相同尺寸的套管注射时所需要的力量就越大。所需要的力量越大,对于外科医生来说就越难判断所需注射力量。

极低剪切速率描述的是在眼睛的静止状态,OVD则是简单地在手术过程中扩大手术空间。零剪切力黏性则与OVD的分子量有关,并且可用于区分这些物质。高黏性物质在低剪切速率时能够保持空间距离,因此可以保护眼内组织。

中等剪切速率与医生移动眼睛中物体的速度有关,如眼内晶状体(IOL)植入。中等剪切速率情况下的中黏性可以配合手术器械的移动,因此可以辅助IOL植入。

高等剪切速率可以在OVD通过套管注射时进行操作。高等剪切速率时的低黏性物质可以通过小套管注射到眼睛里。弹性是指材料变形后(拉伸或者压缩)恢复原形的趋势。长链分子如Na-Ha比短链分子具有更好的弹性。

可塑性是指最初的流动阻力。一旦流体发生移动,阻力就会随着减小。物质的可塑性越强,最初动力所需要的力量就越小。

假塑性是指溶液在压力下由胶状变成流体状态时变形的能力。我们所有的OVD都属于假塑性流体,这些流体随着外部压力的增回,其黏弹性降低,但是与塑料不同,当压力减小时,假塑流体依然具有某种黏弹性,并且还保持流体状态。

聚合力是指材料自身的聚合能力,它指的是分子量和弹性功能。高分子量的长线OVD当与其他物质混合时依然保持自身的独立性。至今,所有具有聚合力的OVD都是高等零剪切力黏性物质,而且所有的分散OVD都是低等零剪切力黏性物质。超黏性聚合OVD具有零剪切力黏性,可以超过100 000mPs(毫帕斯卡秒),而黏性物质的零剪切黏性在100 000mPs和1000 000mPs之间。聚合力远比这个复杂得多,所有的OVD处于静止状态时都具有聚合力,但是低分子量的OVD在白内障手术中在低真空压力下会呈现离散状态。通常情况下,属于同一族的两个化学聚合弹性物质,平均分子量越大(如聚合链长度越长,分子量越大),其聚合性和零剪切力黏弹性就越大。

离散性是材料注射到前房时自身发生离散趋势的属性。离散性材料通常具有低分子量和更短的分子链。对于低零剪切力黏性物质,其分子链连接就不那么重要,并且由于聚合性非常弱,当被注射到前房时就会导致物质的离散。中黏性离散 OVD 的零剪切力黏性为 10 000~100 000mPs。低黏性离散药剂包括所有的羟丙甲纤维素(HPMC)药剂。

涂布性能是指 OVD 对组织表面、仪器和植入晶状体的依附能力,低表面张力和低接触角度意味着更好的涂布能力,而且黏弹剂的分子电荷也会影响其涂布性能。

Arshinoff 对于理想 OVD 的描述:①手术注射中具有低黏性,并在小孔套管中可以快速流动,为外科医生提供足够的敏感性反馈;②静态时保持高黏性;③中等剪切速率下保持中黏度,在手术过程中允许手术工具或者 IOL 的通过。

二、现有材料

平衡盐溶液(BSS)和空气,虽然不属于黏性手术材料,但都是用作保护药剂的首要物质。当角膜缩进或者进行前房高难度手术操作时,两种材料都将很容易失去。

HPMC 由甲基纤维素合成。1% 浓度的甲基纤维素在植入前用于 IOL 涂层,而 2% 的甲基纤维素用于保护前房。HMPC 由长链葡萄糖分子构成,其中羟基由甲氧基丙基和羟丙基替代。聚合物为纤维素、碳水化合物,该碳水化合物不是动物或者人的成分,因此在眼睛里的效果未得到证实。HPMC 的物理特性要求注射时进行大口径套管加压注射。HPMC 要想完全从眼睛中移除是非常困难的。HPMC 的主要优势包括其涂布能力、可用性、准备方便、常温储存、可以进行高压灭菌,以及与其他 OVD 一起使用时成本低。其眼内手术的安全性和高效性已经得到证实。Cellugel、OcuCoat、Visilon 和 I-Cel 都是现在市场流行的 HPMC OVD。

Na-Ha 作为黏性物质早在 1977 年就用于动物植入实验,并且从 1979 年开始在人体进行植入实验。它是自然界中几乎所有脊椎动物身体中天然的润滑剂和减震剂。研究发现 Na-Ha 在玻璃体和连接组织中的含量很高,而在水状液中的含量较低,覆盖在角膜内皮上。重要的是,使用本产品时不需要其他材料的介入。所有的 Na-Ha 产品都需要冷藏,并且在使用前保持适当室内温度。Na-Ha 产品的最大优势是其在前房空间的维持性,并且在手术过程中方便插入和移除,并且它是眼睛的自然产物。缺点是其相对较差的涂布能力,在高湍流情况下作为聚合物移除较困难,并且其需要冷藏的条件。生产商非常强调产品纯度的重要性,利用多种方法可将该产品从多种材料中提取出来,包括公鸡毛皮、脐带及链球菌培养。虽然不同方式提取的 Na-Ha 具有相同的结构,但是分子量不尽相同。Na-Ha 产品包括 Healon、Healon GV、Healon 5、Amvisc、Amvisc Plus、和 Biolon 等类型。

硫酸软骨素在低浓度时用于涂布组织,但是在保持空间方面的能力很差,因为低浓度时黏度低。黏弹剂是 4% 硫酸软骨素与 3% Na-Ha 按照 1:3 的比例配比而成。黏度剂中的 Na-Ha 由细菌发酵通过基因工程技术而形成,硫酸软骨素可以从鲨鱼皮中提取出来。两种生物聚合物的结合创造出了一种高黏度、因具有负电荷而可能具有高涂布性和细胞保护性的化学物质。黏弹剂需要冷藏,并且在使用前适用室温。Ocugel 为硫酸软骨素和 HPMC 的结合产物。

聚丙烯酰胺和胶原蛋白也作为 OVD 在文献中有所说明。

三、高黏度聚合黏弹剂

聚合性黏弹剂与分散 OVD 相比具有更好的创造空间性,这在幼儿眼科前房手术中具有重要意义。当需要前房和后房的眼压达到同一级别时,高黏度黏弹剂就可发挥作用了。平衡眼压在白内障手术过程中对撕囊有重要意义,因为它会平整晶状体。黏性 OVD 可用于扩大瞳孔,分离黏连,以辅助 IOL 植入手术。黏度材料的高黏性使之可以在手术过程中被轻松地移除。但是,由于同样的黏度,这些药剂也会在手术过程中快速离开前房。

最初一些外科医生很难利用高黏度的材料进行手术。在利用这些药剂时,外科医生需要操作更加精细,因为一旦移动位置错误就会黏在那。但是,通过练习,这些材料的优势很快就显示出来,并在儿科白内障手术中超越其他材料,除非手术规定需要离散材料。

高黏度药剂包括 I-Visc Plus(I-MED Pharma)、Healon GV(AMO)及 Eyefill C(Croma Pharma)、黏性黏弹剂 I-Visc(I-MEDPharma)、Healon(AMO)、Provisc(Alcon)、Amvisc Plus(B&L)、Amvisc(B&L)。

四、低黏度离散黏弹剂

离散 OVD 最重要的性能就是其抗挥发性和其区

分空间的能力。离散性质、负电荷及透明质酸可以与角膜内皮固定,通过手术可以增强前房药剂的停滞能力。因此这些药剂可以将前房与 OVD 区域分离,这样便可在手术区域进行注射或者送气。在医学中这个性质称作划分性,因此在眼睛手术中具有独特的优势。离散 OVD 可以选择性移动或者在前房内固定某一独立眼内结构(例如,悬韧带离断时阻止玻璃体溢出或覆盖后囊小的破洞)。

白内障手术中后囊混浊依然是一个需要克服的目标,尤其对于儿科白内障手术。后囊混浊主要是由晶状体上皮细胞增生引起的。Budo 等研究了黏弹剂在晶状体上皮细胞上的形态学效果。他们得出结论:人眼晶状体囊的光学显微镜和透射电子显微镜功能表明,黏弹剂在白内障手术过程中引发晶状体上皮细胞发生形变。这种形变即这些细胞成像的基础。对兔子进行实验表明,黏弹剂的高渗透压是晶状体上皮细胞变化的主要原因。

低黏度分散 OVD 的主要缺点是相对较低的黏度和弹性,这种性质就决定了它们不会像高黏度 OVD 一样保持空间。它们在注入或者吸入时为碎片形式,这会导致黏弹剂与房水界面的不规则,这样会在手术过程中妨碍医生的视线。手术过程中产生的微小气泡也会留在这些不规则界面中,这样就会妨碍视线,增加手术难度。由于具有低聚合性,低黏分散 OVD 更难在手术结束后去除。

正如前面所提及的,聚合性药剂适用于创造和保持空间,而低黏分散药剂能够更好地维持前房和分隔空间。高等零剪切力黏弹药剂在手术清理时能够快速流出前房。尽管零剪切力低黏弹性 OVD 在手术中仍然在前房中,但是在等压手术中并不实用,因为他们更难去除。所谓的软壳技术在文献中已经提及,它将聚合性和离散性 OVD 结合在一起,扬长避短。Healon 5 就是结合得最好的一种独立药剂。

当前可用的黏性离散药剂是 DisCoVisc。它的黏性与黏性聚合性物质一样。低黏度离散物质为 Viscoat 和 Cellugel,极低黏度离散物质为 Ocucoat (B&L)Visilon(Shah & Shah)和 I-Cel(I-MED Pharma)Duovisc 是由 Viscoat 和 Provisc 构成。

五、软壳技术

低黏度离散药剂最先注射到前房,然后高黏度聚合药剂注射到离散药剂的后面中心处。这种药剂的组合可以在晶状体移除过程中保护角膜内皮细胞,即使有强度较高的湍流,离散药剂始终保持与角膜的连接状态。

晶状体物质移除后,将两种 OVD 以相反的方式注入。高黏度聚合药剂首先注入,然后低黏度离散药剂再注射到聚合药剂的中心。这样就使注入的 IOL 在离散药剂中进行自由移动,并且由于高黏度聚合药剂的存在,周围虹膜和囊袋具有更好的稳定性。术后 OVD 的清除能够轻松完成,因为低黏度离散 OVD 能够从前房中先被清除,然后容易清除的高黏度聚合药剂就容易被吸出了。

六、黏性适配药剂

Healon 5 是第一个被视为黏性适配的 OVD,黏性适配意味着其对于手术环境的适应程度。通过修正 Na-Ha 分子至比其他黏性产品更高的黏性达到对手术环境的适配。理论上讲,此类聚合物质由于涡流能量被打成碎片,但是依然可以保护角膜内皮。在不同的操作环境下变化黏度的能力是黏性适配性药剂的重要性质。Healon 5 的分子质量为 400 万道尔顿,这与 Healon 类似。但是 Healon 5 中 Na-Ha 的浓度为 23mg/ml,而 Healon GV 的浓度为 14mg/ml,Healon 中则为 12mg/ml。Healon 5 在零剪切速率时比任何一个 OVD 都具有更高的黏度。在中等剪切力范围(如使用食品操作),它与 Healon GV 具有类似的效果。在高等剪切速率时(如在注入时),它可以轻易通过 25-27 计量套管,因此允许外科医生使用指尖感觉眼压,而不用去感觉套管中的阻力。

Healon 5 的流体特点为聚合性和离散性的综合。低剪切速率情况下,其体现出聚合黏弹性,而在高剪切速率时,由于会出现断裂现象,其体现出离散特性。因此,此药剂可以适应不同的手术需要和手术环境。Healon 5 的适应特性是由其分子结构决定的。低湍流时,长分子链互相缠绕并且有空间距离(如聚合性 OVD)。因此,Healon 5 在撕囊过程中留在前房(无湍流情况下)。在晶状体皮质去除手术时,随着湍流的增强,药剂不断变成碎片并且体现出离散 OVD 特点。晶状体去除过程中,Healon 5 一部分留在前房,而聚合 OVD 会立刻与眼睛分离。Healon 5 的聚合性质可以扩大操作空间从而保护眼内组织,其离散性质允许外科医生轻松去除物质。在 IOL 植入过程中,Healon 5 可以将正向眼压产生的问题最小化,可以像聚合药剂一样轻松注射,并且在手术过程中像离散药剂一样留在前房。它可以平整晶状体前囊控制前囊撕裂,并可以降低前囊撕裂周边扩张的危险。但是跟其他一些辅助材料一样,它也有其自身的学习曲线。其他可用的黏性适配 OVD 有 IVisc Phaco 和 BD MultiVisc。

高级软壳技术:使用该技术,先通过主切口向前房注满(70%)黏性适配药剂。确保将注入 OVD 的套管切口封住。然后通过同一切口注入 BSS,套管的尖端从切口移出时,轻轻压缩前晶状体囊,直到眼睛变得坚固。撕囊在水压环境下实施,但是如果只使用黏性适配药剂,前房所受压力就会增加。撕囊完成后,再次使用 BSS 套管,但是这次进入眼睛时不断摆动,慢慢注射 BSS,这样会破坏 OVD,使 BSS 在黏性适配药剂保护顶下面自由循环流动。当使用前囊染料时,在 BSS 注入前,要将染料涂在前囊的表面上。需要少量锥虫蓝,BSS 的注射物质会起到清洁的作用,使撕囊更容易实施。IOL 植入前,黏性适配 OVD 注入到眼睛里,跨过撕囊口。当前房开始填充时,OVD 开始进入到囊袋。这时,注射停止,重新使用 BSS 套管。将套管头放到撕囊边缘,BSS 便注入囊袋,这种方法与水分离相同。随着 BSS 注满囊袋,囊袋开始膨胀,OVD 向上部切口移动。当眼睛坚固时,停止注射。使用注射器时,当其进入注满 BSS 的囊袋时,IOL 前端触觉器会自动打开。后面的触觉器依然保持关闭状态。当使用 I/A 仪器移动 OVD 时,后部触觉器就会掉进囊袋中,一旦打开便开始注入,因此增加眼压。因为所有的黏性适配药剂在 IOL 前表面使用,并且可以利用所谓的摇滚技术去除。

七、应用解剖学——儿童手术中 OVD 的使用

为了了解 OVD 的物理化学性质,下面是关于儿童与成人眼睛的不同和特定 OVD 在儿科白内障手术不同阶段的使用情况。

(一)幼儿

新生儿在出生后 1 年内都是缩瞳的。幼儿的眼睛很少扩张。出生时,扩张肌肉发育不成熟,这就是为什么使用类交感神经药剂很难使瞳孔扩大。小于 6 个月的儿童很难获得足够扩张的瞳孔。超黏聚合 OVD 可以帮助扩大瞳孔。Jhanji 等表示,Healon 5 可以在儿科白内障手术过程中处理眼内瞳孔缩小。

(二)角膜内皮

内皮细胞随着成长不断失去,并且在白内障手术后的几年里内皮细胞以更快的速度损失(每年 2.5%)。由于幼儿在术后还需要更持久的眼部功能,所以对幼儿角膜内皮细胞的保护应该更加重要。OVD 在某种程度上有着更重要的作用。

(三)浅层前房

前房的深度在出生时最小。在幼儿时期,前房深度不断增长,在 8~12 岁时达到成人的深度。但是,白内障会减小前房的深度。OVD 可以使幼儿的前房深度增加,使前房内保持更多的空间,提高手术安全性。

(四)晶状体前囊

幼儿的晶状体前囊较成人更具有弹性。幼儿的晶状体前囊很薄,这样也增加了撕囊的难度。通过运用 OVD 填充晶状体前囊,平整晶状体前表面,使撕囊更容易进行。巩膜硬度低使玻璃体拱起,形成拉紧的晶状体前表面。这一拉紧平面可以产生径向撕裂和所谓的破裂。OVD 可以平整晶状体前囊表面,松弛表面,提高撕囊的可操作性。

高黏度的黏弹剂在儿科白内障手术中最为实用(图 16-1)。通常情况下,我们不需要任何 OVD。但是如果前房发生塌陷,我们就会用高黏度的 OVD 保护前房深度。Jeng 等表示,Healon 5 可以提高幼儿连续环形撕囊术(CCC)的成功率。用 Healon 或者 Viscoat 的成功率为 7/15(46.7%),而使用 Healon 5 的成功率为 9/10(90%)。使用 Healon 或者 Viscoat 的患者的平均年龄为 7.6 岁,而使用 Healon 5 的患者平均年龄为 6.4 岁(P=0.23)。Gibbons 和 Quinn 表示,手动 CCC 在没有径向撕裂的情况下成功率较高,或者使用交替囊切开术的成功率达到 21/22(95%)。

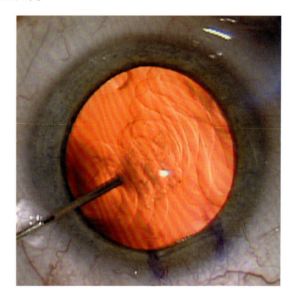

图 16-1 撕囊术前高黏度黏弹剂注入

(五)低巩膜硬度

低巩膜硬度会增加前房的震动。仪器进入眼睛或者使用 OVD 时,保持拉紧状态会增加前房的稳定性,防止手术过程中发生塌陷。

(六)后囊

幼儿后囊的处理非常重要。后囊的完整性对于 IOL 的长时间稳定有重要意义。OVD 可以固定后房,在后囊撕开时推住玻璃体。Kholakia 等已经有关

于后部连续环形撕囊术(PCCC)和儿科白内障手术的成功报道。PCCC 在高黏度 Healon GV 条件下进行。PCCC 首先用 26 标准的晶状体囊膜剪,然后利用 Kraff-Utrata 钳完成手术。OVD 注入到切口周围,确保后囊平整。作者认为,OVD 不应该通过切口进行注入。通过中心切口的过量注入会导致后囊凸出,既而直接使周围发生撕裂。Arshinoff 建议,后囊撕开应在 OVD 条件下,用软壳技术完成。首先用低黏度离散 OVD 覆盖,然后在无压的情况下用高黏度聚合 OVD 填充前房(压力会扩张撕裂)。

(七)增加玻璃体内压力

终生变化是玻璃体的一大特点。尽管出生时玻璃体有很小一部分液体成分,到 3 岁时液体就能够测量出来了,并且不断增加,最后达到玻璃体一半的体积。随着液体的增加,胶体中的胶原蛋白明显聚合。固态玻璃体和低巩膜坚固度增加了玻璃体压力,并且增加了前囊撕囊术、后囊撕开术和 IOL 植入等手术的难度。OVD 可以使外科医生在儿科白内障手术过程中中和后玻璃体压力。

八、特殊考虑

(一)角膜可见度差

与成人手术相比,儿科白内障手术中角膜可见度差发生得更多。对于儿童来说,经常在手术前麻醉状态下进行全面检查、角膜散光检查和超声波扫描。这些检查过程中会发生角膜干裂等情况。全身麻醉会加重暴露性角膜病。随着手术的进行,角膜的可见度会越来越差。用离散润滑 OVD 覆盖住角膜会有所帮助。OVD 的润滑效果会使角膜在手术过程中保持湿润,从而提高可见度。

(二)水分离术

对于年龄稍大一点的儿童来说,水分离术优于晶状体吸引术。水分离术所要注意的是不要注入太多的高黏度 OVD。水分离术过程中,OVD 可能不会从前房排出。注入的液体,再加上已经饱满的前房,会急剧增加眼内压力,从而使水分离术过程中的后囊破裂风险大大提高。

(三)玻璃体突出引起的后囊破裂

为防止后囊开口扩张,一旦发现后囊破裂,可以向前房和囊袋中注射 OVD。利用低流速吸出术,残留的皮质能够安全移出。玻璃体切割术可以在 OVD 的干燥环境下完成,因此可以避免后囊撕裂的发生。

(四)先天性后囊缺陷

先天性后囊缺陷在幼儿身上的表现是白色、完全白内障(见第 11 章)。通常后球形晶状体或者创伤可

见。在晶状体吸出术后,就避免后囊缺陷的不可控扩张。前房很可能在吸出管抽出时发生塌陷,使玻璃体向前面凸起,使后囊缺陷扩张。为了防止此类情况发生,高黏度 OVD 可以通过穿刺口进行注射。当前房内大部分充满黏弹剂时,抽出注射器。这样就会使玻璃体保持在后面,能够防止缺陷进一步扩张。外科医生可能需要再次进行皮质清理或者进行玻璃体切割手术。但是,每次交换端口,就需要重复上述操作,保护前房。在 OVD 的帮助下,后囊支撑可以保持下去,因此可以为 IOL 的袋内植入提供帮助。

(五)后囊斑块

后囊斑块很常见,如果在晶状体吸出术中无法完全去除时,则需要采取后囊撕开术。对于大一些的儿童,OVD 可以辅助人工后囊撕开术,在不干扰玻璃体的情况下去除斑块。用晶状体囊膜剪刺破斑块周围的后囊肿,然后通过刺破点缓慢植入 OVD,推压完整的玻璃体。使用撕囊镊完成后囊撕开术,将斑块完全移除。即使在植入人工晶状体后要移除在眼前部与囊袋中的 OVD,玻璃体腔中的 OVD 仍可以留下,但是在更高黏度的弹性眼科植入装置植入时会发生术后眼压下降,使用低黏度装置会降低这种风险。使用这种装置的好处在于避免大一些的孩子进行玻璃体切割术,不过后囊撕开术还是需要的。

(六)人工晶状体植入

在人工晶状体植入前使用 OVD 要记住固定的位置,将 IOL 植入囊袋则需要将 OVD 注入到囊袋的穹隆处(在后囊与前囊之间,如图 16-2 所示)。为了将前后囊分开,要直接将 OVD 注入到囊袋赤道部的多个区域。对于儿童患者,这项操作需要更高的精度。如果 OVD 仅置于前囊腔,囊袋赤道部仍为闭合状态。由于儿童的后囊在后囊斑块或球形晶状体是异常的,所以使用 OVD 填充囊袋有利于确保人工晶状体可以植入囊袋并在一定条件下转动而不触碰后囊袋。在植入人工晶状体时最安全的做法是在晶状体前后安放 OVD 安全垫。有一些一片式丙烯酸人工晶状体表面发黏,这种情况下当人工晶状体转动并接触到后囊袋时,后囊袋就会被牵动。在人工晶状体后侧植入 OVD 会避免后囊袋被牵动,但是在移除 OVD 时会遇到障碍。当移除 OVD 时,吸入器应该放置在镜片下方,以确保人工晶状体与后囊袋之间没有残留物。

(七)先天性晶状体半脱位晶状体

低黏度的 OVD 可以放在脆弱或缺失的弱悬韧带处,用来填塞玻璃体。高黏度的 OVD 可以放在晶状

体表面,协助进行撕囊。在外露的玻璃体上方保留OVD可以协助完成晶状体内容物低流速吸除。

(八)葡萄膜炎

患葡萄膜炎时,手术医生常需处理瞳孔缩小与虹膜粘连。使用OVD有利于虹膜粘连分离术,并可以扩张瞳孔(图16-3)。

(九)二次IOL植入

OVD可以辅助进行更多无创的虹膜后粘连的分离。利用黏合切除剂和其他切除仪器可以清理睫状沟,为IOL植入做准备,这样可以防止由于粘连分离不完全造成的晶状体植入偏离。当进行二次IOL植入时,需要将OVD注入到囊袋连接处(见图16-2B)。

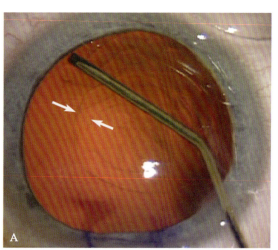 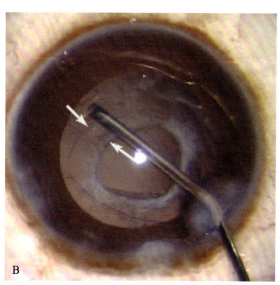

图 16-2 将OVD注射到穹隆处(前后囊之间)
A. 首次IOL植入;B. 第二次IOL植入

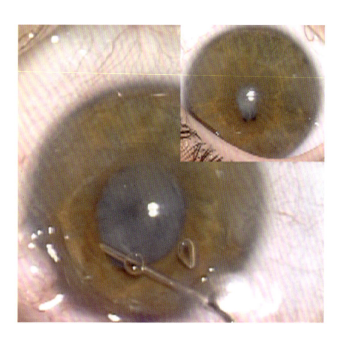

图 16-3 七岁,患有少年风湿性关节炎的葡萄膜炎的眼睛(术前照片)

九、OVD移除

同成年人手术一样,OVD残留会导致儿童术后

眼内压增高。Englert和Wilson建议去除残留的OVD。我们建议无晶状体青光眼患者在接受二次IOL植入后要清除OVD,并且在术后密切监测后期康复情况。相对来说,用于保持眼内压力的聚合OVD比离散OVD更容易清除。正如我们前面所提到的,大多数高黏性聚合OVD由Na-Ha构成,并且在眼睛里不会被吸收掉。它以分子的形式穿过小梁网,所以前房的清理主要取决于注射OVD的黏性和数量了。相反,HPMC常见于离散OVD中,可以在离开眼睛前被部分代谢。

Na-Ha在水中存在的时间比在玻璃体中存在的时间长,而且在玻璃体中存在的时间长短取决于其浓度、黏度、体积、是否有晶状体、玻璃体的炎症情况、厚度、密度和角膜内皮的结构完整性。玻璃体可能无法像吸收Na-Ha一样吸收HPMC。但是对于HPMC,对兔子的实验发现,白色沉淀物、玻璃体聚合物和炎症已经出现。

OVD可以通过半手动仪器或者玻切机吸出。尽管后囊条纹已经成为成人眼睛手术后OVD清除的标志,但对于幼儿的眼睛则不会出现后囊条纹,即使幼儿的后囊是完整的。相对来说,不完整的囊更容易去除OVD(图16-4)。但从OVD清理的角度来看,当打

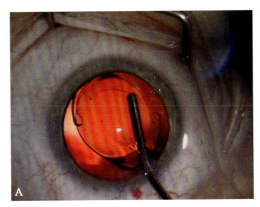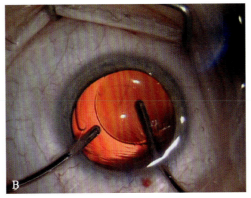

图 16-4 OVD 移除

有时候需要伸入到 IOL 后部清除 OVD

算进行后囊撕开术或者前房玻璃体切割术时,通过睫状体平坦部的方法更好。通过角膜缘的方法,有时候很难全部清除 OVD(见第 20 章)Dholakia 等表示可以用双手玻璃体切割去除 Healon GV。

小结

OVD 的发展使微小手术、幼儿不稳定前房内手术成为可能。对于儿科白内障手术,高黏度聚合 OVD 的使用已经成为了一种必然。低黏度离散 OVD 用于分离,保护手术区域,而高黏度聚合 OVD 用于创造和维护手术空间,增加压力。聚合物会被快速吸出,而离散物质大部分会留在所在区域。我们建议在儿科白内障手术中使用黏性适配药剂或者超黏性 OVD,进行眼内手术操作。这些聚合 OVD 可以提供空间,提高前房稳定性,抵消低巩膜硬度和增加的玻璃体凸起。尽管超黏性和黏性聚合 OVD 成本较高,这一点影响了其在发展中国家的使用情况,但是我们还是建议如果有条件还是尽量使用此类产品。在一些特殊情况(如角膜内皮细胞受损)时可以将低黏度离散药剂和聚合 OVD 一起使用,使用方法的细节可以参考"软壳技术",并且,对于半脱位晶状体移除术,建议使用离散 OVD 置于薄弱的悬韧带处堵塞玻璃体。

(孙 敏 译)

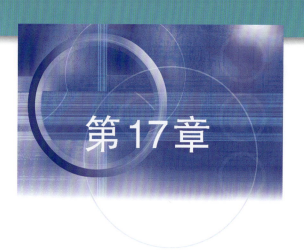

第 17 章

晶状体前囊膜的处理

众所周知,由于婴幼儿晶状体前囊膜弹性强,玻璃体的压力高且瞳孔难以散大,在手术中要做到连续环形撕囊术(CCC)是非常困难的。虽然良好的手术显微镜和显微外科手术器械及高黏性的黏弹剂对完整的撕囊有一定的帮助,但是针对婴幼儿晶状体前囊膜进行环形撕囊还是极具有挑战性的。儿童前囊膜撕开的手术技巧与成人不一样。外科医师如把成人前囊膜撕囊技术应用在儿童白内障手术中,会倍感失望与惊讶。儿童的眼球结构与成人相比存在特殊性,其不可预知性导致外科医师们必须应用其他方法撕开儿童晶状体前囊膜。手术者最渴望得到的结果是撕出一个连续的、居中于视轴的、想得到的尺寸及大小的前囊口。另外,前囊口应该是连续光滑、无成角、具有抗张力性。20 世纪 80 年代末之前,人们对儿童白内障前囊口的强度及其大小并不在意,实际上,当儿童白内障手术中引入玻璃体切割技术后,为了减少后囊混浊和后囊切开情况的发生,完整的晶状体囊袋常常也被切除。现在儿童白内障手术中植入人工晶状体已被广泛接受,这就对前囊口尺寸及边缘的抗压力性能提出一些要求。完整前囊口可以使晶状体的吸出和人工晶状体的植入更加安全。儿童白内障撕囊技术取得了进步,成人白内障撕囊技术也得到改进,此外,一些儿童特有的撕囊技术也得以发展。

对于成人白内障手术医师而言,儿童白内障撕囊这一步骤与成人白内障手术过程相比最需要改进。在递交给美国眼科协会的论文中,Wilson 详细地描述了儿童白内障前囊膜撕开术的进展,并对不同的前囊膜撕开术进行了比较(包括临床的、尸体的、猪的眼球数据与电子显微镜扫描)。

一、儿童晶状体前囊膜的特性

晶状体前囊膜在出生时最薄,随着年龄的增长变厚,直到 75 岁左右时停止增长。Seland 描述初生婴儿晶状体前囊膜厚约 $4\mu m$,到老年时晶状体中央前囊膜厚 $20\sim25\mu m$,赤道部囊膜厚约 $30\mu m$。Kraget 等分析了出生后 7 个月至 98 岁人的晶状体前囊膜(67 只眼),发现前囊膜厚度从 $11\mu m$ 增厚至 $33\mu m$。从出生至 75 岁晶状体前囊膜厚度均成直线上升趋势,随后略有下降。随着这些解剖结构的变化,前囊膜的生物力学也随着年龄的增长而发生改变。

年轻人的晶状体前囊膜具有很好的韧性和弹性,而老年人的前囊膜脆、缺乏弹性。Krag 等发现晶状体前囊膜伸展性最大的时期是婴儿期,以后随年龄增加,年平均下降 0.5%(测量范围为 $40\%\sim108\%$)。人类晶状体前囊膜的老化导致机械强度的逐步丧失。在整个生命期间晶状体前囊膜抗拉强度降低到出生时的 5 倍,同时,伸展性降低至少 2 倍。年轻人晶状体前囊膜因弹性强很难被刺破,撕开前囊膜时需要更多的力量。与此相反,老年人的晶状体囊膜伸展性小,容易撕开。当准备行儿童白内障手术时,对于儿童和成人存在的这种区别,手术医生必须理解并做好应对准备。

二、撕囊技术

19 世纪 50 年代,Ridley 首次开展了前囊膜撕开联合人工晶状体植入手术,当时他在没有显微镜的条件下使用镊子进行了不规则前囊膜撕开,这仅仅是晶状体取出的一种方式,完美的撕囊才是我们所渴望的。在晶状体核去除后,残留的囊膜可能会被撕裂,有时甚至将后囊膜连带取出,导致不能完成囊内人工晶状体的植入手术。

(一)开罐式截囊

为了减少对晶状体悬韧带的压力及获得较大的圆形前囊口,多点截囊和开罐式截囊得以普遍应用,通过 27 号弯针制成穿孔器,以撕邮票或开罐方式在晶状体前囊膜上重复开孔,在把这些孔连接撕开就形成一圆形的口。虽然可以做一个锯齿状圆形前囊口,但是在取出晶状体核和植入人工晶状体时,囊膜边缘容易出现放射状裂开。这些放射状的撕裂不利于囊袋的稳定和植入人工晶状体位置的维持。开罐式截囊技术对悬韧带产生较大的压力,同时,在行晶状体皮质抽吸时锯齿状囊口边缘的囊膜会对手术有所干扰。

尽管儿童白内障手术医师很少采用开罐式截囊,但是此方法在儿童中的安全性要高于成人,因为儿童前囊膜弹性强,每个开罐截囊孔可以转化成类似迷你环形撕囊口的小弧形裂孔。

(二)手动环形撕囊

今天人们熟悉的环形撕囊技术是由北美的 Gimbel 和欧洲的 Neuhann 同时发明的。显然,环形撕囊技术是囊膜切开的"黄金标准"。环形撕囊技术适合成人白内障手术,在儿童白内障手术中成功应用具有一定难度。但是,晶状体前囊膜环形撕开仍然是儿童晶状体前囊膜撕开技术的金标准,一旦成功就会很好地防止出现囊膜撕裂。由于儿童晶状体前囊膜弹性强,在行囊膜起瓣时需要更大的力量。完成晶状体前囊膜撕开和防止囊膜撕裂到赤道部则需要产生与囊膜弹力相反的撕拉力。在儿童前囊膜撕开时,稍不注意就容易撕到晶状体赤道部,称为"失控"破裂。此外,在手术中,由于儿童眼球巩膜薄导致器械进入眼内时对后部玻璃体产生压力。儿童玻璃体成形,少有液化,加上薄弱的巩膜壁产生了使晶状体向前的一种"浮力",同时使晶状体前囊膜变得凸起、紧绷。因此,在行前囊膜撕开时有螺旋向外的趋势。

完成儿童晶状体前囊膜撕开应注意以下事项。

(1)使用分子量高、高弹力的黏弹剂可以压平晶状体前囊膜及加深前房角,并且可以使前囊膜松弛及加固巩膜硬度。

(2)略小于目标大小的前囊膜撕开术。由于前囊膜具有伸展性,通常情况下,已完成的前囊口要大于撕囊过程中显现出来的前囊口。

(3)在行环形撕囊时,时不时需要放松囊膜瓣夹持部位,并观察撕囊口的大小、形状及撕开的方向。如果要撕开一个完整的前囊口,必须重新抓住附近连续的囊膜,重新调整牵拉方向。牵拉囊瓣走行方向称为"剪切",这种方法在成人前囊膜撕开中是最主要的应用方法。在儿童前囊膜撕开术中,牵拉力朝向瞳孔中心区可以避免环形撕囊向晶状体赤道部偏移,这种偏移称为"撕裂"。

当撕裂时,足量的高弹力黏弹剂可以避免囊膜进一步裂开。前囊膜染色有助提高手术安全性(图 17-1)。当撕囊向周边裂开时应重新抓住邻近囊膜边缘,更改囊膜撕开方向,向回牵拉,称为"回拉技术"。玻璃体切割撕囊、射频透热很少被用于挽救撕裂到边缘的囊膜。

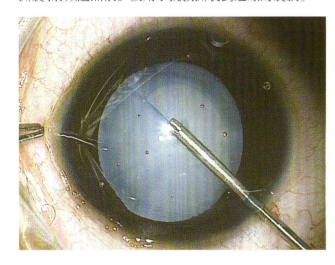

图 17-1 在 2 岁儿童白内障手术过程中使用锥虫蓝染色完成环形撕囊

为了使儿童弹性囊膜的环形撕开更加容易完成,许多手术医师已经对成人的撕囊技术做了相应改变。Auffarth 等在幼年白兔眼实验中发明了一种改良环形撕囊技术并提出这种技术同样可以应用在婴幼儿中。这种技术是采用 27 号针头在上方撕囊口边缘做一穿刺点,撕囊镊抓住前囊膜中央,向 6 点钟位撕开前囊膜直到一半囊膜被撕开完成。再反转向 12 点钟位用同样对等的力量牵拉囊膜边缘。该研究者报道在 32 只兔眼中仅仅 2 只眼前囊膜出现放射状撕裂。

Nischal 改良了 Auffarth 的撕囊技术,在前囊膜上做 2 个穿刺口,穿刺口之间距离为前囊口的直径。用撕囊镊抓住前囊膜的一个穿刺口的边缘近段,不断地推进到离对面穿刺口一半的距离。同样,抓住另一穿刺口的边缘近段向对面穿刺口慢慢撕开。当两边重合相连时就完成了连续环形撕囊术。撕开的力量总是向瞳孔中央用力。

(三)玻璃体切割撕囊术

在 19 世纪 70 年代晚期和 80 年代早期,机械抽吸与切割技术开始在儿童白内障手术中运用。Parks 和 Taylor 等首先提倡在儿童白内障手术中一期行后囊膜撕开和前部玻璃体切割术。Taylor 也提出机械化前囊膜去除。90 年代中期 Wilson 等首次提出并提倡在儿童白内障手术应用玻璃体切割技术行前囊膜撕开与人工晶状体植入术。在婴幼儿白内障手术中,这项技术迅速取代了开罐式截囊术甚至手工连续环形撕囊术。

"玻璃体切割撕囊"是指通用玻璃体切割仪完成前囊膜的切开。实际上,"切开"不是"撕裂"而是"切割"的意思。这个词最初被称为"机械化前囊膜切开术",主要强调机械化的手柄切割,但事实上它是去掉一部分囊袋而不只是打开囊袋。以下是完成玻璃体切割前囊膜(图17-2)的条件。

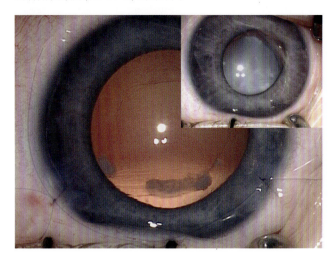

图 17-2 4 个月患儿采用玻璃体切割撕囊术(插图为患儿术前眼部情况)

(1)使用文氏泵进行切割。蠕动泵不容易切割前囊膜。

(2)使用独立的灌注管道和与之匹配的玻璃体切割头,这样手术器械与切口充分密闭。如果手术器械与切口出现渗漏,软眼球容易发生前房角塌陷。

(3)灌注与玻璃体切割口分开,两者间至少间隔4个钟点。这样就很容易前房角到达晶状体囊膜和晶状体皮质。如果灌注管道和玻璃体切割头切口大小一致,就可以更换两者位置,以便于抽吸下方切口的晶状体皮质。

(4)不要使用弯针截囊。由于婴儿眼内晶状体内部压力和玻璃体向上的浮力,弯针截囊可能会导致晶状体皮质自囊口溢出从而出现放射状囊膜撕裂。取而代之,使用玻璃体切割头紧贴晶状体前囊膜,通过脚踏开始切割及增大抽吸直到前囊膜被打开。切割前囊膜时建议使用每分钟150转的慢切割速率及高灌注(将灌注瓶提至最高水平或采用50mmHg的压力进行主动灌注)。这与切割玻璃体时采用高切割速率和低灌注正好相反。玻璃体切割头切孔向下,面向囊膜,根据预想的大小和形状以螺旋状的方式扩大前囊口使之成为圆形。

(5)在前囊膜切开时溢出于前房角的晶状体皮质都很容易被吸净,不会干扰到整个前囊膜切开过程。

(6)应该注意避免直角边缘的形成,这样容易造成放射状撕裂的发生。经验是形成一个较圆、很少方边的前囊口。如果在完成前囊膜切开术之前发现有一个直角边缘时,应该使用玻璃体切割头让它形成一个圆形。如果在植入人工晶状体之后晶状体前囊口

需要扩大,使用玻璃体切割头可以完成并且可以同时吸出高黏性的黏弹剂。

(7)对于8岁以上儿童,玻璃体切割撕囊技术不推荐应用,除非晶状体前囊膜纤维化或者手术前前囊膜已经出现破裂。手工环形撕囊在较大年龄儿童手术中容易控制及完成,而年龄偏小患儿不建议使用。2岁以上的患儿建议保留后囊膜,不行前部玻璃体切割。对于6~8岁患儿,多数医师应该从使用玻璃体切割前囊撕开、晶状体切割抽吸、人工晶状体植入、玻璃体切割后囊膜撕开和前部玻璃体切割逐渐过渡到进行手工环形撕囊、晶状体抽吸、人工晶状体植入和保留完整的后囊膜,但对于少部分医师而言,患儿年龄还可以更提早些。

对于小眼球患儿,术中使用玻璃体切割撕囊技术处理前囊膜与晶状体抽吸有明显的优势和良好的操控性,因为玻璃体切割头小,切口密闭性好。对于婴儿,行手工环形撕囊时推荐使用微切口专用撕囊镊,撕囊开始向外周撕裂时,玻璃体切割撕囊术容易转变撕囊轨迹。

(四)射频透热撕囊术

Kloti 等在儿童白内障手术中应用射频透热撕囊术代替连续环形撕囊术(图17-3)。Kloti 设备包括一个弯曲管道和包裹在它外面的探查电极头。在500kHz高频电流的作用下,它的锯齿状铂合金探头可以对晶状体前囊膜进行撕开。探头被加热到160°左右时在前囊膜上做圆形的运动就可以通过热量的作用撕开前囊膜。Kloti 射频透热手柄可以重复使用,但是用完后要立即放置在液流中以避免残留在手柄上的囊膜影响下次使用。Kloti 射频透热手柄要与前囊膜保持适度接触。如果手柄头与前囊膜接触太轻或者运动时过快,可能就会有一部分囊膜没有被撕开。如果手柄头与前囊膜接触太重或者移动过慢,前囊膜就会被烧坏甚至进入到晶状体皮质里。探头是在前囊膜上面滑动而不是切割,如果切割就会造成囊膜放射状的撕裂。

当手柄开始工作时可以看到一些小气泡。即便操作非常完美,射频透热撕囊的囊袋边缘仍可见凝固的残留囊膜碎屑。另外,有实验证明囊袋边缘的弹性比连续环形撕囊差。因为射频透热撕囊是热透的切割,囊膜的伸展性比连续环形撕囊差,在白内障摘除和植入人工晶状体手术中囊膜边缘容易出现放射状裂开。与其他撕囊技术相比射频透热也有优点,包括精确的、可控的撕囊口尺寸和容易分辨的、浅灰色的撕囊边缘(植入人工晶状体更容易)。Kloti 认为射频透热撕囊技术时为了维持前房和保护角膜内皮细胞

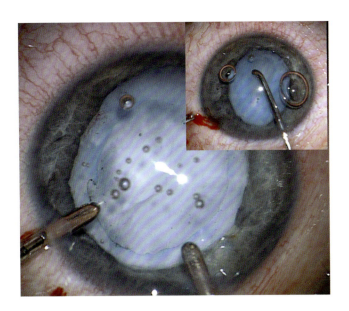

图 17-3 6 岁外伤性白内障患儿使用射频透热行前囊膜切开术
最开始用囊膜镊撕开囊膜后转变成射频热透撕囊

免受热能损伤,术中应该使用 Visco 黏弹剂而不是进行持续液流灌注。

(五)Fugo

Fugo 刀是可重复充电的便携式电子系统。它可以在红光反射消失的囊膜上进行可视化的撕囊。Fugo 刀最近被美国 FDA 批准可以在晶状体囊膜上使用。Fugo 刀使用等离子技术在前囊膜上进行无阻力切割。前囊膜可被轻松地展平并且形成一个连续环形的前囊口。另外,还可采用在前囊膜上形成几个弧形撕开口,这样连起来也可再组成一个圆形的前囊口。Fugo 刀切割撕囊需要在高黏度黏弹剂的支持下进行,切割过程中会产生空化气泡。

三、实验室研究

Wilson 等进行了玻璃体切割撕囊术和手工环形撕囊术的对比研究。每位患者一只眼行机械切割晶状体前囊膜,另一只眼行环形撕囊术。在行前囊膜撕开、晶状体摘除和人工晶状体植入手术后对前囊口进行完整性评估及对囊口放射状撕裂进行描述记录。玻璃体切割撕囊组中 18 例婴儿眼中仅有 1 只眼发生前囊膜放射状撕裂。这 1 只眼为年龄最大的 16 岁儿童,在植入人工晶状体时,在一个成角的囊袋边缘发生放射状裂开。在手动环形撕囊组中前囊膜没有一例发生放射状裂开。但是,有 6 只眼在手动环形撕囊时囊口向赤道部偏移而没有形成一个圆形的囊口。这 6 只眼均发生在年龄小于 5 岁的患儿中。

另一实验是在成年猪眼中针对手动环形撕囊与玻璃体切割撕囊进行的对比研究。这项研究的结果

与在婴幼儿眼中的实验同样具有一致性。在年龄为 1～8 个月患儿中,环形撕囊组囊膜发生破裂点的伸展度平均百分比为 157%,玻璃体切割撕囊组为 135%。环形撕囊组大于玻璃体切割撕囊组,两组间差异有统计学意义($P<0.001$),但两组囊膜均具有足够的伸展性能够承受人工晶状体植入。猪的晶状体囊膜早已被证实为研究婴幼儿囊膜的有效模型,如同婴幼儿人眼,猪的晶状体囊膜很有弹性,难以刺破。

Luck 等通过扫描电镜分析热透疗法可以导致囊膜板层结构的破损,胶原纤维和晶状体纤维黏附在囊膜边缘,而手动环形撕囊的囊膜边缘完整光滑。Morgan 等研究使用手工环形撕囊组在发生破损之前囊膜边缘的长度均值为 53%,热透疗法组是 18%。Krag 等发现在猪眼组中射频透热撕囊术伸展性均数为 62%,远远高于 38% 的人眼组。并且,在人眼中手动环形撕囊术组和射频透热撕囊术组的伸展性均数分别为 68% 和 38%,两组间有统计学意义($P<0.001$)。这就意味着当在婴幼儿眼中进行晶状体囊膜撕开时,射频透热撕囊术不像手工环形撕囊术可以有很大的伸展性。Krag 等发现在成人眼和猪眼中射频透热撕囊术达到最大伸展性(破裂点)远远小于手工环形撕囊术,这就提示透热疗法加热可使胶原变性导致囊膜失去刚性。Wood 等使用猪眼模型进行开罐式截囊和手动环形撕囊进行了对比研究。在开罐式截囊组 27 例中有 1 例(2.1%)发生放射状撕裂,而手工环形撕囊组发生率为 22.5%。与开罐式截囊比较,手工环形撕囊不可控放射状裂开的相对危险值是 10.58。然而令人惊讶的是,在猪眼模型中开罐式截囊术的最大应变均值(46.7%)与手工环形撕囊术最大应变均值(47.7%)之间差异无统计学意义。

通过电镜扫描在猪眼模型中比较了 5 种前囊膜撕开术及囊口伸展性:玻璃体切割撕囊术、手工环形撕囊术、开罐式截囊术、射频透热撕囊术、等离子刀。结果表明囊膜出现破裂时光滑的囊膜边缘能承受的牵拉力最大,光滑的前囊口在晶状体摘除联合人工晶状体植入术中操作风险值最小。为了测量囊口边缘伸展性,对每一种方法撕开的前囊膜进行牵拉致囊膜破裂,计算其均拉伸破裂周长与其基线周长的百分比(均使用 20 只眼)。各种方法的伸展性(玻璃体切割撕囊术 161%,环形撕囊术 185%,开罐式截囊术 149%,射频热透撕囊术 145%,等离子刀 170%),单因素方差分析显示组间差异有统计学意义($P<0.001$)。

电镜扫描(图 17-4)发现玻璃体切割撕囊术光滑的表面朝向囊口边缘翻转;手工环形撕囊术的囊口边缘最为光滑、规则;开罐式截囊术囊口边缘不规则,每

一破孔有一个小的弧形并且偶尔会出现囊膜边缘翻转；射频透热撕囊术囊口边缘凹凸不平且粗糙不规则；等离子刀撕囊术比手工环形撕囊术囊口边缘粗糙，但比射频透热撕囊术囊口规则。因此，得出这样的结论：猪眼模型中手动环形撕囊术可以产生最大囊膜伸展性，然后依次是等离子刀撕囊术、玻璃体切割撕囊术、开罐式截囊术和射频透热撕囊术。同时，根据电子扫描检查评估手工环形撕囊术产生最光滑的

前囊口边缘。发现开罐式截囊术囊口平均伸展性为149％，这与 Wood 等的研究结果一致。现代研究中，伸展性是指被拉伸的囊膜周长与相对静止状态囊膜周长的百分比。Wood 等报道的囊膜伸展性是指被拉伸的囊膜周长超过静止状态囊膜周长的百分比，因此，149％ 与 46.7％ 代表着相同的伸展性。在猪眼中，手动环形撕囊的伸展性为 185％，这与 Wood 等报道的 47.7％ 稍有差异。

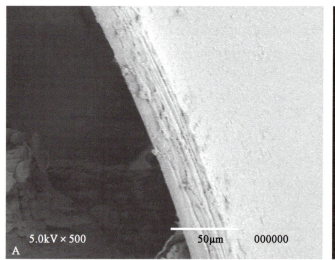
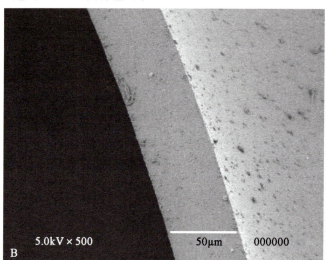
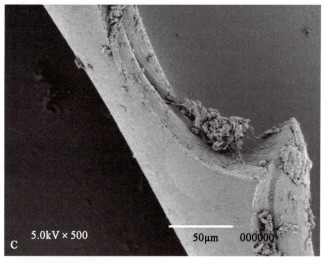
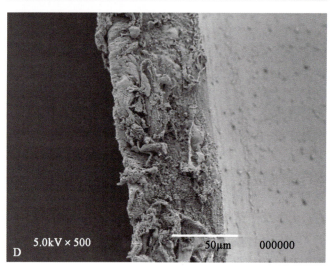
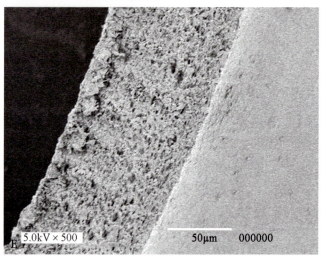

图 17-4　通过电镜扫描检查 5 种前囊膜切开技术切割的前囊膜边缘

A. 玻璃体切割撕囊术；B. 手工环形撕囊术；C. 开罐式截囊术；D. 射频热透撕囊术；E. Fugo 等离子刀

以下描述的技术在儿童病例中无相关报道。Palanker 等研究了利用电子脉冲雪崩刀(PEAK)进行晶状体前囊膜撕开的技术。该研究包含了 50 只牛眼和 10 只兔眼。作者通过组织学和电子扫描显示了 PEAK 进行前囊膜撕开后囊口光滑并且没有放射状裂口。这是没有热损伤、能够精确切割眼内组织的电子外科手术技术,它可以产生清晰、干净并且无放射状裂口和凹陷的前囊膜切开,但是,它仍然是一个手动的过程。同时存在前囊膜撕开的居中性及大小问题。有报道飞秒激光辅助前囊膜撕开术可克服这个问题。飞秒激光可以产生连续的前囊膜切口并且与手动环形撕囊术比较,坚固度大于 2 倍,对尺寸和大小的精确度比手动环形撕囊术高 5 倍。

(一)临床结果

有研究者连续观察了从 1994 年 1 月 1 日至 2003 年 11 月 31 日共 358 例儿童白内障手术,患儿平均年龄为(53.5 ± 50.4)个月(出生至 234 个月),其中 74 只眼为无晶状体眼,284 只眼为人工晶状体眼。此研究显示手动撕囊成功率为 92%(329/358 例)。在 284 例儿童白内障和人工晶状体植入手术中有 29 例发生前囊膜撕裂,其发生情况如下:4 例((13.8%)发生在前囊膜撕开术中;7 例(24.1%)发生在晶状体去除中;13 例(44.8%)发生在人工晶状体植入中;4 例(13.8%)发生在水分离过程中,1 例(3.4%)发生在黏弹剂吸出过程中。

(二)开罐式截囊术

关于儿童白内障术中采用开罐式截囊术的 meta 分析已发表,内容是研究了 1983~1995 年共 509 例患儿,随访观察 4~18 年。该研究中 7 只眼(1.4%)再次行手术治疗,没有再次手术归于在囊膜撕开术中的囊膜缺损和撕裂。Basti 等报道了 169 例患儿几乎均采用开罐式截囊术,有 4 只眼发生囊膜放射状裂开,但是每例患儿均能轻松地将人工晶状体植入囊袋内。与成人相比,在儿童白内障手术中应用开罐式截囊术具有良好优势。可是目前开罐式截囊术仍很少出现在儿童白内障手术中。

(三)手工环形撕囊术与玻璃体切割撕囊术

在儿童白内障合并人工晶状体植入手术中,研究者对比手工环形撕囊与玻璃体切割撕囊在前囊膜撕开术中囊膜裂开的发生率。339 只眼中有 19 只眼发生前囊膜裂开[采用玻璃体切割撕囊的 226 只眼中,12 例(5.3%)发生前囊膜裂开,手工环形撕囊的 113 只眼中,7 例(6.2%)发生前囊膜裂开]。囊膜裂开分别发生在:前囊膜撕开时(7 只眼),水分离过程中(1 只眼),晶状体去除中(3 只眼),人工晶状体植入时(8

只眼)。对年龄小于 72 个月的患儿而言,其在手工环形撕囊过程中发生囊膜裂开的危险性比大于 72 个月的患儿大(相对危险度为 3.09),在玻璃体切割撕囊过程中发生囊膜裂开的危险性更大(相对危险度 3.14)。

(四)Kloti 射频透热

有报道其囊膜放射状裂开发生率为 0~21%。

(五)Fugo 等离子刀

研究者报道了在 8 例患儿中使用 Fugo 等离子刀进行前囊膜撕开术,有 5 例(62.5%)发生了囊膜裂开,其中 2 例发生在水分离过程中,1 例发生在人工晶状体植入中,2 例发生在晶状体去除过程中。

四、全球儿科医师关于晶状体前囊膜切开术纵览

关于全球儿科医生选用晶状体前囊膜切开术的调查

作者对美国白内障和屈光外科学会(ASCRS)与美国儿童眼科和斜视学会(AAPOS)在 1993 年、2001 年和 2003 年关于儿童前囊膜撕开术的相关调查报道进行了比较。玻璃体切割撕囊术和手工环形撕囊术是最主要和最常用的选择,主要根据患儿年龄选择方式,特别是在出生后 6 年内,可以在两种技术之间选择。在 1993 年和 2001 年的调查中,ASCRS 中超过 50%的调查者偏爱手工前囊膜撕囊技术。在 2001 年和 2002 年的调查中,AAPOS 中被调查者偏爱手工和玻璃体切割技术。当被调查者进一步细分后(国际和国内成员),ASCRS 中结论没有变化,但 AAPOS 中国内学者还是与美国白内障和屈光外科学会意见一致,但是,在 AAPOS 中超过 50%的国际成员从 2001 年的单独的手工撕囊技术转变为 2003 年的手工和玻璃体切割结合技术相结合。2003 年,AAPOS 中超过 50%的国际成员偏爱这种结合技术:较小患儿选用玻璃体切割技术撕开前囊膜,稍大患儿采用手工前囊膜撕开术。在 1994 年的调查中,仅仅只有 15%的手术医师在儿童白内障术中采用开罐式截囊技术。在 2003 年的调查中,采用开罐式截囊的比例降至 1.9%~5.2%。对于美国手术医师,在患儿年龄小于 1 岁时,开罐式截囊技术使用率为 4.5%,在患儿年龄增长至 6~8 岁时,使用率下降到 1.9%。当允许多重选择时,此技术作为其中一项首选使用的指定年龄为 1~18 岁。AAPOS 会员中调查显示在 2 岁和更大年龄儿童白内障手术中手工环形撕囊术最为常用。

五、特殊内容

(一)囊膜染色

Saini 和同事们比较了在儿童白内障手术中使用

0.1%锥虫蓝染色进行前囊膜环形撕开术的临床疗效。前瞻性随机研究显示,在前囊膜撕开术中使用锥虫蓝成功完成环形撕囊术为 21/23(91.3%)眼,不使用锥虫蓝成功完成环形撕囊术为 14/19(73.5%)眼。

(二)全白白内障

在去除晶状体核和确保人工晶状体囊袋内植入的过程中手工环形撕囊技术对防止前囊膜裂开具有抵抗力。红光反射对于环形撕囊过程中前囊膜可视性非常重要。全白或过熟期白内障合并眼底色素相关性疾病或者玻璃体疾病的患儿眼由于缺乏红光反射,手术医师很难区分晶状体前囊膜和囊膜下皮质。囊膜可视度差可引起环形撕囊不充分,囊膜朝向或超越赤道部放射状裂开的风险较高,可发生并发症,如晶状体悬韧带断离、后囊膜破裂、玻璃体脱失、人工晶状体移位等。在行全白白内障手工环形撕囊术时,为了提高前囊膜的可视度,可以采用前囊膜染色和侧方照明的方法。染色方法为在前房内注入空气泡,用患儿自体血清进行囊膜染色。另外一个方法是两步环形撕囊术,方法为:第一步先做一个较小的环形撕囊,第二步在原有的基础上再扩大囊膜口。手术医师能够更好行环形撕囊的其他方法包括:降低房间光线亮度、增加手术显微镜放大倍数、使用高频热透探针、使用高黏度的黏弹剂、使用玻璃体切割撕囊及对液化皮质吸出后再行撕囊。

(三)外伤性白内障

在儿童外伤性白内障时,由于晶状体囊袋的破裂、絮状皮质溢入前房内,前囊膜可视性差,一定程度上对前囊膜进行完整撕开是非常不容易的。当前囊膜发生纤维化时,利用玻璃体切割撕囊代替手工撕囊是一个不错的选择。通常在撕裂的前囊膜或者全白的白内障中使用前囊膜染色技术可以帮助提高囊膜的可视性。

(四)前囊斑块

前囊斑块可以通过玻璃体切割头和眼内剪去除。通过双手操作技术让眼内镊与剪刀配合使用,可提高眼内剪的使用效率。

(五)无晶状体眼

随着年龄增加,无晶状体眼患儿逐渐需要行二期植入人工晶状体。玻璃体切割撕囊术保留了一个圆的、完整光滑的前囊口边缘,为二期植入人工晶状体提供了支撑。糟糕的是,一些儿科医师为了减少囊膜与虹膜之间的炎症和粘连,提倡尽可能机械化地去除近赤道部的囊膜,这样可以消除虹膜后粘连和减少晶状体皮质再增殖,但二期植入人工晶状体时,则无囊膜支撑。在 20 世纪 80 年代末至 90 年代初,几乎所有儿科医师一致认为需要一个囊袋边缘支持后期植入人工晶状体。机械化打开前囊膜演变成尽量小的前囊环状开口,从而为二期植入人工晶状体提供支持,同时又要尽量大以防止后期机化膜的形成,在二期植入人工晶状体时,前囊开口应该是圆而光滑,且与后囊膜融化一体。

小结

为保持晶状体残留囊袋的结构和稳定性而发展的多种前囊膜撕开技术为各年龄段儿童白内障和人工晶状体植入手术的安全性提供了保护。针对儿童眼中薄而有弹性的前囊膜,需要一种特殊的前囊膜撕开术。手工环形撕囊术可以产生最稳定的囊袋边缘,只要可能,需要尽量采用此法。但是,在极其年幼患儿中采用手工环形撕囊术存在囊膜向周边裂开的风险。对于 1～2 岁的患儿,更多的儿科医师选择使用玻璃体切割撕囊术,在幼儿眼中玻璃体切割撕囊术完美地适用于高弹性的前囊膜,针对此类患儿,即使大量使用高分子量、高黏度的黏弹剂也难以完成手工环形撕囊,因此,1 岁以内患儿推荐使用玻璃体切割撕囊术。对于 1～2 岁患儿,推荐采用手工环形撕囊术,Nischal 等认为 TIPP 技术是玻璃体切割撕囊向手工环形撕囊过渡阶段的一种不错的选择。对于具有成人白内障手术手工环形撕囊经验的医师来讲,在 0～8 岁儿童白内障手术中使用此技术的挑战在于学习处理囊膜裂开、回拉囊膜的技术。当患儿囊膜出现纤维膜时,推荐使用 Kloti 射频透热和等离子刀技术。总之,针对不同病例选用不同撕囊方式的目的都是为了减少囊膜放射状的裂开。

(吴 敏 译)

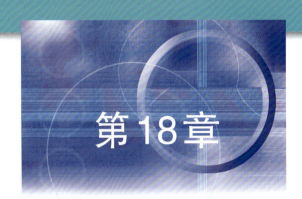

水分离术

皮质水分离术在成人白内障手术中是一个重要步骤。1984年Faust提出通过一种注水方法可将晶状体核与皮质分开并形成"水分离"这个术语，1992年Fine对"皮质水分离术"的技术进行了经典描述。水分离技术是使晶状体囊膜与皮质分离非常有效的技术，在成人白内障手术中水分离作为一项常规手术步骤已经在临床中得到广泛运用。

可是，在儿童白内障手术中水分离技术没有像成人白内障手术那么受重视，很少在儿童白内障手术处理中被提及。水分离最主要的功能是使晶状体核松动，方便超声乳化，但是在儿童白内障手术中手术医师常常忽略这个步骤，同时这个步骤的价值也受到质疑。婴儿白内障中可能存在晶状体后囊膜的不完整、缺失，一些儿童白内障手术医师担心后囊膜破裂、不完整，所以在手术中根本不愿意使用这项技术。

文献报道在成人白内障手术中皮质水分离术对超声乳化晶状体核具有良好的安全性与有效性。Apple等报道水分离术最主要的优点是延缓水流波的剪切影响。在前囊膜下直接注水对去除赤道部晶状体上皮细胞也有一定的作用，可以降低后囊膜混浊的发生率。当手术医师术中残留类似条状纤维的晶状体皮质，事实上留下了大量的来自赤道部分裂活跃的细胞，特别是那些形状似珍珠样的细胞，其可以跨过视轴生长。减少这些并发症的最好的方法是在早期尽可能去除这些细胞。在儿童白内障手术中发生率最高、最严重的并发症就是后发性白内障。文献报道水分离术可以减少后发性白内障的发生，这提示在儿童白内障手术中可应用这种简单而又实用的手术操作。

一、手术技巧

很多文献已经详细描述了皮质分开水分离的技术方法。针对后囊膜可疑破裂的患儿白内障水分离是绝对禁忌证，所以病例选择很关键(图18-1，表18-1)。

描述了多个方位的水分离技术，在切口下方使用Binkhorst"J"形管道进行水分离。表18-2罗列了一些水分离成功的标志。如同其他技术一样，水分离也有着自身的学习曲线，在学习阶段时不可能一直都能完成彻底的水分离。

表 18-1　儿童白内障手术中的多方位水分离技术

- 器械：27G弯曲改良针头连接在5ml平衡盐液的针管，这种Binkhorst"J"形的针头可以在切口下方注水
- 技术：
1. 完成前囊膜撕开术后，使用针头的尖端沿着囊膜边缘插入1~2mm深度
2. 仔细辨认前囊膜边缘后缓慢地注水，再行晶状体核减压
3. 多方位水分离，至少进行3个象限注水

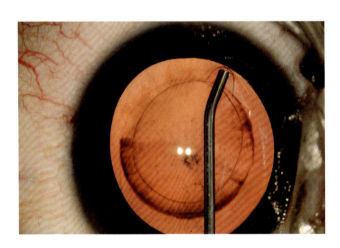

图 18-1　使用改良弯曲27G管道进行水分离术

表 18-2　水分离成功的标志

- 晶状体核的快速膨胀
- 可视化水波出现：这被认为是成功水分离确定性的标志，当然，在儿童眼中也可能不能被观察到
- 囊袋边缘的凸起
- 晶状体减压时可以看到囊口边缘有液体溢出

撕囊口的大小对于成功的水分离也很关键。前囊口较小时,存在更多的前囊膜,方便水分离,但这不便于晶状体吸除核。与之相反,大的前囊口则水分离相对困难。

二、并发症

1. 前囊膜撕裂　水分离术不像前囊膜撕开术一样可以通过多种方式完成(玻璃体切割撕囊术、Fugo刀撕囊术、射频热透撕囊术、开罐式截囊术)。当前囊口边缘不够稳固时,完成水分离术时可能会出现囊膜撕裂。

Wilson观察到29只眼中有4只眼(14%)在行水分离时发生前囊膜撕裂(4只眼发生在前囊膜撕开术中、7只眼发生在晶状体摘除术中、13只眼发生在人工晶状体植入术中、1只眼发生在黏弹剂吸出时)。在发生前囊膜撕裂的4只眼中,1只眼发生在玻璃体切割撕囊组,1只眼发生在Kloti组,2只眼发生在等离子刀撕囊组,无1只眼发生在手工环形撕囊组。本观察中并非所有眼均施行了水分离术,但是,这些数据建议除了手工环形撕囊术可以行水分离术外,其他撕囊技术不建议采用。

2. 黏弹剂溢出　在行水分离过程中如果用力过猛,黏弹剂易呈团状溢出。当使用黏弹剂时,水分离动作要轻柔。不管是何种黏弹剂,手术医师在行水分离时都应该轻压切口后唇,在注水过程时可允许过多液体溢出,同时可平衡前后房之间的压力。

3. 虹膜脱垂　从开放的穿刺口进行过度水分离术可导致虹膜后水压增大,从而导致虹膜从切口脱出。

4. 晶状体核脱出前房　连续用力的水分离会导致晶状体核脱入前房。在儿童白内障手术中,皮质与囊袋粘连紧密,要将两者分离需要较大力量,这就更易导致核脱出。在水分离之后立即对晶状体核减压可以防止核脱出发生。

5. 后囊膜破裂　如果没有先天性后囊膜缺损,在水分离操作时几乎不会出现后囊膜破裂的并发症。如果存在先天性后囊膜缺损,水分离手术步骤是绝对禁忌。在可视程度差的白内障手术中,水分离应当特别小心,因为不透光的晶状体可能掩盖了先天性囊膜的缺损。

三、儿童白内障手术中的水分离

有研究者已经发表了一项评估水分离对儿童白内障手术影响的前瞻性、随机多中心临床研究。在儿童白内障手术中,多象限的水分离可以减少吸出晶状体的时间及水流量的使用,同时更加快速吸出晶状体。在晶状体吸出后,采用水分离步骤组残留的皮质纤维为12.5%,未采用水分离步骤组残留的皮质纤维为22.5%。虽然两组数据之间差异无统计学差异,但从临床角度看,认为水分离对于减少术后后囊膜混浊(PCO)的发生还是很重要。

对成人眼进行的前瞻性、随机对照实验,评估了多象限水分离对PCO发展的影响。观察到多象限水分离操作的患者术后中央后囊膜混浊比例低于未进行水分离操作者。

研究发现在儿童白内障手术中进行水分离操作与未进行水分离操作术后PCO的发病率比较,差异无统计学意义(尽管在统计学数据上没有差异,但从临床角度看,仍认为水分离对于减少术后PCO的发生有重要意义)。此外,在水分离组需要进行二次手术(囊膜切开等)的时间常较对照组延迟。相对低的PCO发生率和相对延迟的二次手术时间提示水分离可以延缓而不是消除PCO的发展。

小结

在儿童白内障手术中,水分离是简单的、成本低廉的手术步骤,它能使晶状体快速、轻松地被吸出。多象限的水分离是去除赤道部晶状体上皮细胞重要而有效的手段。为了更好的眼内操作及减少与推迟PCO的发生,除非患儿存在先天性后囊膜缺损,建议在儿童白内障手术中进行多象限的水分离操作。

(吴　敏　译)

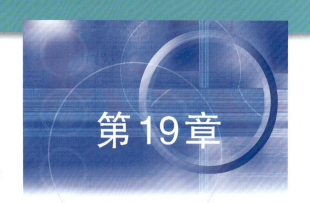

第19章

晶状体吸出

在儿童白内障处理中我们很少讨论晶状体吸出。儿童白内障质软容易被吸出，但是儿童白内障的目标不仅仅是吸出晶状体，而是尽可能地吸尽晶状体。如果残留一些晶状体条状皮质或者纤维，它将增生出非常活跃的分裂细胞。这些细胞生长到视轴区进一步增生导致视轴混浊。儿童白内障术后视轴混浊是发生频率高、最严重的并发症之一，因而尽可能地吸尽晶状体非常重要。为了减少并发症的发生，应尽可能去除干净晶状体细胞。由于儿童晶状体质地较软，一般不需要使用超声能量，Amaya等建议大多数儿童白内障术中使用"超声乳化吸出术"这个术语来进行描述，然而，由于晶状体皮质非常有黏性，有时候吸出也较为困难。

一、单通道与双手方法比较

晶状体吸出可以使用单通道或者双手方法。单通道灌注/抽吸对于切口下皮质吸出很困难。为了更容易去除晶状体皮质，双手灌注/抽吸技术得以发展。这种技术是让两个独立的管道进入侧切口。双手灌注/抽吸中，前房稳定性的维持要求流阻低于吸出，这可以通过大直径、短管腔的灌注管道来实现。一种"J"形的管腔可以较容易吸出切口下的晶状体皮质。双手灌注/抽吸在儿童白内障手术中非常适合，其原因为如下。

(1)独立的灌注和抽吸管道可以维持前房，减少前房波动。对于巩膜硬度低的儿童眼球，这格外具有优势。

(2)双通道灌注/抽吸管道有助于成功吸尽晶状体，尤其是清除切口下晶状体皮质，这对于完成儿童白内障手术至关重要。

二、手动管道与自动管道的比较

儿童白内障手术中可以通过自动和手动装置吸除晶状体。当采用自动装置时，需要根据是选用超声乳化仪还是玻璃体切割仪而选择相应模式。

1970年Machemer等发明了玻璃体切割器，这是最早进行玻璃体及玻璃体膜去除的仪器。使用该仪器中的切割模式可完成儿童白内障晶状体吸出。其优点是通过一个仪器同时完成玻璃体切割、前囊膜撕开、灌注/抽吸、后囊膜切开和前部玻璃体切割(机械设置需要改变)，这就避免了器械反复进出眼内(图19-1)。Accurus或者Constellation(爱尔康公司)的玻璃体切割仪均能到达这个目的。建议通过厂家提供的参考说明书来进一步熟悉设备。

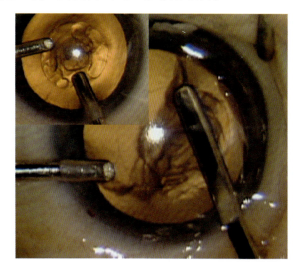

图 19-1 1只眼内进行玻璃体前囊膜撕开、20G管道行灌注/抽吸及使用玻璃体切割头切开晶状体后囊膜

在儿童白内障手术中如不需要植入人工晶状体时，I/A管道可以通过1～2个微小切口进入。切口宽度不仅要让管道容易进出，而且要避免液体从切口流出以防止前房的波动，所以切口宽度非常重要。

晶状体吸出过程中维持前房至关重要。前房中液体的抽吸与液体流入需保持平衡。术中完成抽吸操作可以选择玻璃体切割头或者使用抽吸手柄(如爱尔康公司的 Grieshaber 170-02 的抽吸手柄;图 19-2)。常规使用双通道灌注/抽吸设置的灌注手柄,这些手柄可以重复使用,也可一次性用完丢弃。尽管在玻璃体切割时经常使用小的管道设备(23G、25G、27G),但在行灌注/抽吸时仍然偏好于 20G 管道,其比小管道效率高,特别是遇到黏性很强的皮质时更具有优势。灌注装置通常使用测量液体流量的正压灌注系统的抽吸泵。婴幼儿眼球柔软,手术时采用依靠重力灌注原理的蠕动泵白内障超声乳化仪,即使在非工作状态时也能维持前房稳定,这就是为什么推荐选择使用蠕动泵机器的原因。

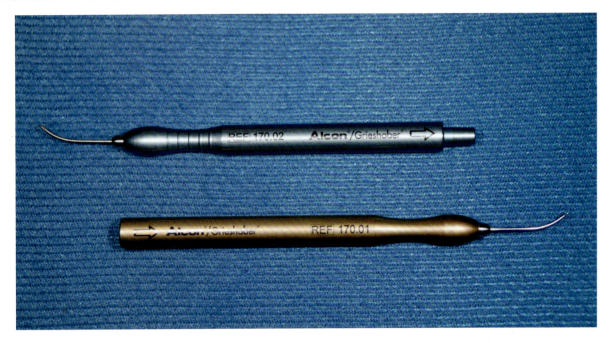

图 19-2　灌注/抽吸手柄(爱尔康/Grieshaber)

将 0.5ml 肾上腺素(1∶1000)加入液瓶中来维持术中瞳孔散大。双眼白内障手术时,在 1 只眼灌注液中加入肾上腺素,另 1 只眼不加入肾上腺素。未加入肾上腺素的那只眼在手术开始时能保持较大瞳孔,但手术过程中出现明显的虹膜松弛并发症(如虹膜塌陷、切口虹膜脱出、进行性瞳孔缩小)。本书第 49 章详细描述了儿童白内障手术中虹膜松弛综合征(PI-FIS)。如果在手术开始时瞳孔不够大,在灌注液中加入肾上腺素可扩大瞳孔,使晶状体的皮质轻松地被吸出。如果手术中瞳孔不大,为了能够彻底地抽吸净晶状体皮质也可以使用瞳孔扩张器(虹膜拉钩或者虹膜环)。在本书第 15 章中描述了灌注液中加入肝素可能有扩大瞳孔的作用。

在管道进入前房之前要检查灌注是否开放、灌注流量是否充足,并形成习惯。建议设置时采用持续灌注模式,流速最初设定为 50。这个数值可以上下调整,主要依靠前房内液体的流入量和吸出晶状体皮质及核时液体的流出量,其目的是达到一个非常稳定的、没有波动的前房。稳定的前房可以减少虹膜"弹跳",使炎性介质释放减低到最小。儿童白内障术后出现的炎性反应大部分与虹膜的运动和创伤有关。

关于晶状体皮质吸出,将抽吸手柄放置在前囊膜撕开边缘,同时增加抽吸直到皮质进入抽吸孔。这种方法的优势就是可以毫无阻塞地吸出皮质。当使用蠕动泵机器时,手术医师将脚踏踩在 2 档上,抽吸孔与皮质接触,当吸孔阻塞后负压逐渐增加直至达到最大设定负压。最大设定负压是指当吸孔全部被阻塞时机器所达到的最大负压。

将抽吸手柄放置在囊袋的穹隆部,同时将吸孔朝前并靠近后囊膜。一旦接触并吸住皮质,手柄缓慢地向瞳孔中央移动,将周边晶状体皮质与囊膜分离。婴幼儿眼晶状体皮质不容易从周边剥离。在这种情况下,将手柄的吸孔旋转 90°,让吸孔面向晶状体赤道部,加大抽吸负压值直到晶状体皮质被吸净。手柄的吸孔应该总是在视线范围内操作,避免损伤到其他组织(前囊膜、虹膜、后囊膜)。首先吸出漂浮游离物,其次吸出周边带状样皮质,最后吸出黏附在后囊膜上的皮质。一般情况下,在整个过程中颞侧、鼻侧、下方的晶状体皮质容易被吸出,切口下皮质吸出最为困难。将抽吸手柄通过侧切口对上方皮质进行抽吸则较为容易。如果抽吸和灌注的切口外径一致,那么只需要交换一下手柄就可以完成,而且不会造成前房液体的外流。通过交换灌注手柄来水分离黏附在赤道部晶状体皮质,使之到达瞳孔区后通过抽吸手柄清除干净。许多儿童白内障手术医师往往不习惯手动抽吸管道,更喜欢使用前房稳定器,如 Lewicky(Bausch & Lomb E4981 20 管道和 E4984 23 管道),采用非优势手握持有齿镊固定眼球或者双手操作抽吸管道。许多临床病例描述了需要双手或者双管道才能辅助完成赤道部或者黏附性强的晶状体皮质的抽吸与切除,很多外科医师偏爱这种方法。

小结

针对婴幼儿眼晶状体吸出不用过分强调双眼灌注/抽吸技术的重要性。在整个晶状体抽吸过程中保持密闭前房至关重要。确保进入眼内的手术器械与切口相配、前房密闭,才会保证损伤小且晶状体抽吸彻底。避免前房波动和浅前房的发生,以免造成虹膜"弹跳"和术后炎症的增加。

(吴　敏　译)

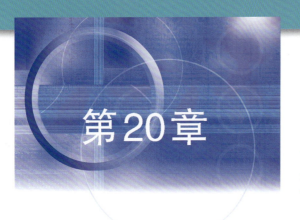

第20章

儿童白内障后囊膜切开和前部玻璃体切割术

后囊膜的处理对于儿童白内障手术十分重要（图20-1～图20-9）。如果儿童白内障手术与成人手术一样保留晶状体后囊膜，那么视轴混浊不可避免，且将发展非常迅速。患儿越小，视轴混浊和弱视影响就越棘手。

婴儿及儿童的玻璃体前界膜与晶状体后囊膜紧密相连，同时具有强的"反应性"（见图20-2）。玻璃体前界膜表面不仅为晶状体上皮细胞增殖提供支架，而且对色素上皮细胞、渗出物及血-房水屏障中溢出细胞也具有支持作用。在儿童白内障手术中，炎症反应重、术中炎症细胞形成纤维膜可以与玻璃体前界膜紧密相连导致视轴混浊。文献报道在儿童白内障术中后囊膜

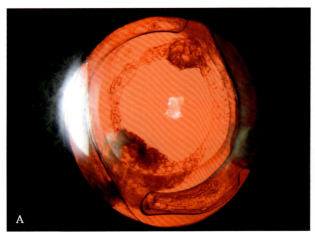
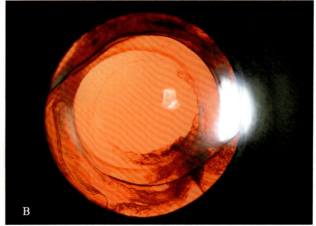

图 20-1　患儿行白内障摘除、后囊膜切开、玻璃体切割和 SA60AT IOL 植入术后 8 年

A. 右眼；B. 左眼

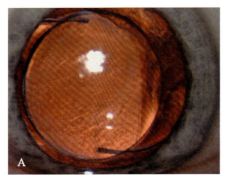
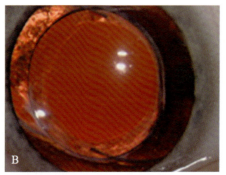

图 20-2　5 岁半患儿双眼行白内障摘除和人工晶状体植入术

患儿右眼行后囊膜撕开术（未行玻璃体切割术），左眼行后囊膜撕开合并前部玻璃体切割术。术后 18 个月，患儿右眼视轴区混浊，左眼视轴区透明

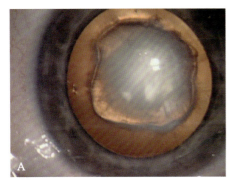

图 20-3 患儿右眼 YAG 激光术后视力恢复至 1.0

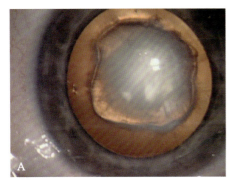
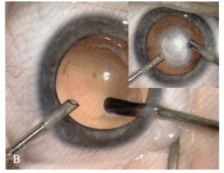

图 20-4 3 个月婴儿行儿童白内障手术

A. 术前;B. 术中,可见晶状体后囊膜稠密的筛孔,由于术前未计划植入 IOL,所以术中采用角膜缘切口。利用撕开直径大的后囊膜撕开口包绕筛孔。如果术前计划植入 IOL,作者将采用平坦部切口

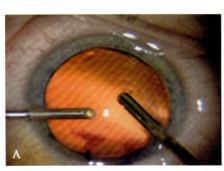
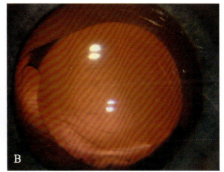

图 20-5 角膜缘切口进入行后囊膜切开和前部玻璃体切割术

A. 标记较小的后囊膜开口(与前囊膜比较);B. 良好居中的 IOL

撕开和前部玻璃体切割是有效的。20 世纪 70 年代后期,随着玻璃体切割技术的进步,许多儿童白内障手术开始常规开展后囊膜撕开和前部玻璃体切割手术。现今,后囊膜撕开和前部玻璃体切割术已经成为婴幼儿白内障手术的常规手术步骤。

早期儿童白内障术中当一期不拟植入人工晶状体时,医师建议后囊膜去除至周边约 2mm 囊膜以减少术后炎症和视轴混浊,当时根本没有二期囊袋内植入人工晶状体的考虑。但是,很多无晶状体眼儿童需要二期植入人工晶状体。因此,现在的挑战是保留足够的囊膜以便二期能植入人工晶状体,而不是仅仅降低视轴混浊的发生率。儿童白内障手术中保留较多的囊膜可以为以后更稳定的睫状沟植入人工晶状体提供条件,同时也增加了二期囊袋内植入人工晶状体的成功率。但是,在婴儿白内障手术中残留大量囊膜会增加虹膜后粘连的风险,而在以往残留囊膜少时,就发生虹膜粘连。同时,较少的前后囊膜对彻底清除赤道部的晶状体皮质具有较多的优势。如果皮质没

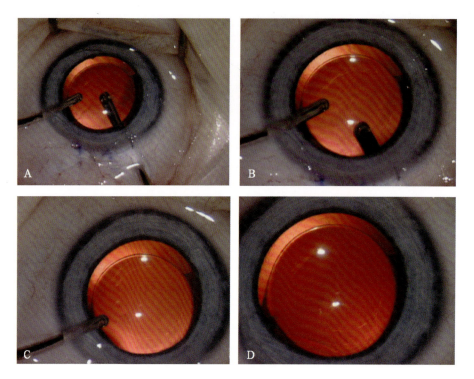

图 20-6 平坦部切口进行后囊膜切开和前部玻璃体切割术（IOL 植入之后）
A. 玻璃体切割头从角膜缘后 2.5mm 切口进入；B. 用玻璃体切割头切割面朝向囊膜行圆形的后囊膜切开；C. 从前房进行灌注；D. 术毕可见良好居中的后囊膜切开及囊袋内植入 IOL

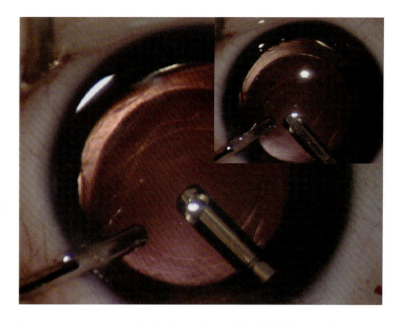

图 20-7 在植入 IOL 之后，通过平坦部切口进行后囊膜切开和前部玻璃体切割术
显示前部玻璃体切割应该在完成后囊膜切开之后进行（插图显示通过玻璃体切割头环形运动以扩大后囊膜切开口）

有被彻底清除干净，视轴混浊发生率会增加。对于婴幼儿，一般建议环形撕囊前后囊口直径为 4.5～5.5mm，这有助于彻底清除皮质和进行玻璃体切割。

前后囊膜大小与形状结合形成一个密闭的囊袋为二期人工晶状体植入提供机会。

随着现代高质量玻璃体切割机和手术显微镜的

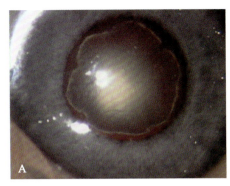
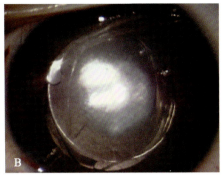

图 20-8 后囊膜出现密集的筛孔(A)时,在植入 IOL 之后行 PCV 显得更容易(B)

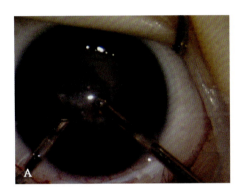
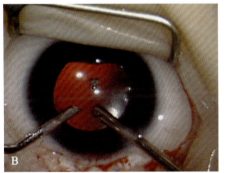

图 20-9 持续性胚胎血管症中后囊膜筛孔血管化(A)。病例因为大部分后囊膜已去除,
IOL 植入睫状沟,前囊切口夹持晶状体光学部。术后 1 周玻璃体腔内胚胎血管
的出血自然吸收

进步,医师可以更容易完成后囊膜撕开和前部玻璃体切割手术。尽管如此,外科医生还是面临各种各样的问题。后囊膜何时切开及何时保留?何时后囊膜切开联合前部玻璃体切割术及何时不用处理玻璃体?后囊膜切开术联合前部玻璃体切割是在植入人工晶状体前做好还是植入人工晶状体后做好?

一、何时完整保留后囊膜?

这可能是一个最普遍的问题。答案主要取决于患儿年龄,同时还要考虑到处理后囊膜的条件和 YAG 激光手术的时机。支持后囊膜切开联合前部玻璃体切割的医师们认为所有儿童在弱视高发年龄段都应该行此步骤,以防止视轴混浊和弱视加重。可是,有人认为这是不安全的选择。他们认为后囊膜不应该被撕开,因为它是眼球前后段的生理屏障,后囊膜可以防止玻璃体溢入前房,理论上维持眼球的正常解剖关系和白内障术后的血-房水屏障。尽管这个问题存在争论,但儿童白内障手术医师观察大量病例认为后囊膜切开联合前部玻璃体切割术仍然是儿童白内障手术中必要的步骤。5 岁以上患儿植入人工晶状体并且保留后囊膜后,发生后发性白内障的时间一般

是在术后 18 个月到 2 年。因此,如果患儿术前能配合裂隙灯检查,这就提示其术后 18 个月到 2 年时能配合 YAG 激光后囊膜切开术,那么术中可以保留完整的后囊膜。对于年龄小的患儿(大约小于 6 岁),其中有 1/3 或者更多将行 YAG 激光后囊膜切开术。也有采用术中保留完全后囊膜,术后 6 周患儿返回手术室再行 YAG 后囊膜切开术的策略,但由于视轴混浊会再次复发,此方案目前还没有得到广泛认可,此外,由于针对手术室用的垂直安装 YAG 激光不常使用,目前也很难获得。

一般来讲,大于 8 岁患儿白内障手术时可以保留完整的后囊膜。但在一些特殊情况下,如患儿后囊膜异常(筛板样后囊膜、后囊膜缺失等),发育迟钝、不能配合 YAG 激光后囊膜切开等,即使患儿年龄较大,也应行后囊膜切开联合前部玻璃体切割术。

二、完成后囊膜切开术时是否都需要进行前部玻璃体切割术?

对于小于 5 岁的患儿,这是一个必不可少的步骤,如果未行前部玻璃体切割,术后玻璃体前界膜很可能发生混浊。对于 5～8 岁的儿童,这是一个可行

可不行的步骤,单纯后囊膜撕开术后也可以长期保持视轴透明。不管怎样,当玻璃体前界膜发生混浊时,仍然需要二次手术或者 YAG 激光治疗。

三、如何处理后囊膜?方案众多,该选择哪种呢?

在儿童白内障手术中,后囊膜切开合并前部玻璃体切割术可以采用多种方法完成。在众多可替换的技术中,采用哪种方法主要取决于手术医师的偏好,这种偏好是根据患儿情况、可利用的设备、个人环境和经验所决定的。

(一)首次后囊膜切开术与二次后囊膜切开术的比较

后囊膜切除可以在白内障摘除时一起进行,也可以二期处理。正如前述,大多数儿童白内障手术医师偏向于一期处理后囊膜。Parks 最早提倡白内障手术中一并进行后囊膜切除联合前部玻璃体切割。他认为这样可以为患儿提供更清晰的视敏度,不处理后囊膜如果出现难以治疗的弱视则比术后发生黄斑囊样水肿带来的结果更坏。他进一步提出二期后囊膜切开联合玻璃体切割并不比一期手术发生黄斑水肿的概率小,事实上,后囊膜切开联合前部玻璃体切割术后黄斑水肿的发生概率远比我们所担心的小。

随着高品质的玻璃体切割机器和高频速的切割手柄的问世,此操作比当时 Parks 及其他人提倡的更加安全。除非有其他方法可以在保留完整后囊膜的情况下,预测性地消灭残留的晶状体上皮细胞,减少术后视觉混浊,否则建议在婴幼儿中一期进行后囊膜切除术。

(二)后囊膜切开手术与后囊膜 YAG 激光切开术的对比

应用 Nd:YAG 激光可以进行一期和二期后囊膜切开(见图 20-3)。尽管 Nd:YAG 激光多用于二期后囊膜切开,但是随着垂直安装、患儿可保持仰卧位的 YAG 激光的出现,其用于一期后囊膜切开也成为可能。到目前为止这种设备应用得很少,生产量也很少。表 20-1 对比了两种技术的优缺点。

1985 年 Maltzman 等报道了在儿童人群中使用标准室内 YAG 激光系统进行二次后囊膜切开术,可是对于年幼、不能配合的患儿是不能被使用的。Kaufman 研究设计了侧卧位靠头 YAG 激光设备,患儿在麻醉状态侧卧位头靠下完成囊膜切开术,但是也没有得到广泛的应用。Microruptor 三代激光系统可以控制激光产生。患儿在麻醉状态采用仰卧位非常方便,许多外科医师熟悉这个优点。

表 20-1　后囊膜切开手术与后囊膜 Nd:YAG 激光切开术比较

后囊膜切开手术	后囊膜 Nd:YAG 激光切开术
由于手术处理玻璃体前界膜,降低了再次发生视轴混浊的概率	由于激光不能处理玻璃体前界膜的支架作用,再次混浊发生率增加
后囊膜切开术作为大多数手术医师的常规使用方式	在非常年幼的儿童眼中装配手术显微镜的 YAG 激光设备的利用率、费用及后发障碍发生率等因素阻碍了它的常规使用
如果仅仅作为 PCO 的治疗,应该考虑麻醉风险	如果仅仅作为 PCO 的治疗,避免了麻醉风险

1994 年 Atkinson 与 Hiles 报道了对于保留完整后囊膜的患儿在手术后早期使用全身麻醉进行二期 Nd:YAG 后囊膜切开术。Hutcheson 等观察了白内障摘除联合人工晶状体植入术患儿中行 YAG 后囊膜切开术后视轴透明程度。其中行前部玻璃体切割联合后囊膜切开术的患儿中有 1 只眼(3%)术后发生视轴混浊。在行 Nd:YAG 囊膜切开术的 23 只眼中有 13 只眼(57%)视轴发生混浊,需要再次治疗,有 4 只眼(17%)患儿需要第三次行 Nd:YAG 后囊膜切开术。Stager 等报道了植入折叠丙烯酸人工晶状体术后发生后发性白内障的比率。发现小于 4 岁的婴幼儿有 60% 眼发生混浊,给予了 Nd:YAG 激光治疗。这就提示:在婴幼儿中要保持视轴透明需要选择前部

玻璃体切割合并后囊膜切开手术而不是单纯行 YAG 激光后囊膜切开术。

白内障患儿中使用 Nd:YAG 激光术后可能会出现短暂性眼压升高。在儿童医院或者儿童眼科诊所里由于设备成本高和利用率低,Nd:YAG 激光技术可能会增加额外的负担,因此,许多外科医师喜欢并希望通过手术完成后囊膜切开,避免术后激光治疗。

(三)手术类型:后囊膜撕开术或者后囊膜切开术?

在讨论后囊膜打开技术之前,我们应该复习有关晶状体后囊膜解剖学与生理学内容。人类晶状体后囊膜的机械性能与前囊膜在诸多方面存在区别。Krag 等观察到后囊膜厚度范围在 $4\sim9\mu m$,不随年龄变化而改变,比前囊膜薄 $3\sim5$ 倍。后囊膜的机械强

度(极限张力、极限负荷、极限弹力强度、极限应力和极限弹性模量)随着年龄的增加会明显下降。后囊膜年龄相关机械强度的下降比前囊膜发生要早,一生中晶状体后囊膜的伸展性(极限张力)约下降一半,而使其破裂的力量下降至 1/5。

手动技术(囊膜撕开术)或者使用玻璃体切割头均可以完成后囊膜打开。撕开术可以成功地完成 1 个能够防止囊膜裂开并且坚固的边缘口,这样可以安全地进行前部玻璃体切割并且防止囊口不受控制地扩大,同时通过人工晶状体支撑囊袋,打开的后囊口也可以夹持晶状体的光学部。如果预计要行玻璃体切割术,许多手术医师喜欢利用玻璃体切割头打开后囊膜代替手动后囊膜撕开术。文献中已有报道可以利用射频透热行后囊膜打开。射频双极仪器在人工晶状体眼中不便操作,通常在植入人工晶状体之前通过角膜缘切口进行后囊膜打开。此外,儿童白内障中通过飞秒激光打开后囊膜也是一种不错的选择。

(四)角膜缘与平坦部入路对比

选择角膜缘或平坦部入路主要取决于后囊膜一些条件因素(有无斑块、缺损、血管化)及是否计划植入人工晶状体。表 20-2 中罗列了这 2 种技术的优点与缺点。文献报道偏小的后囊膜切开(小于 3mm)中,角膜缘入路是平坦部入路的 3 倍多,纤维素性渗出在 2 种入路方式中没有明显差异(26% vs 21%;$P>0.05$)。

目前进行后囊膜打开的策略是在人工晶状体植入后通过睫状冠(角膜缘穿刺口灌注;平坦部行玻璃体切割)进行后囊膜切开联合前部玻璃体切割术。通过平坦部入口行前部玻璃体切割可以使玻璃体对视网膜的牵拉最小化,减轻对虹膜的影响及对角膜内皮细胞的损伤。

表 20-2　角膜缘入路与平坦部入路的后囊膜切开合并前部玻璃体切割术对比

	角膜缘	平坦部
止血烧灼	能避免	必需
尺寸大小	由于要植入 IOL,不能获得足够大的后囊开口	由于 IOL 已经植入可以获得足够大的后囊开口
植入人工晶体	相对困难。由于在儿童眼中,行玻璃体切割术后的眼睛非常软,有时植入 IOL 很困难	相对容易,由于植入 IOL 时,后囊膜仍然完整、玻璃体没有被切割
手术医师熟练程度	大部分眼科前段手术医师习惯行角膜缘入路	大部分眼科前段手术医师不常规行平坦部入路
去除黏弹剂	完成后囊膜撕开后去除黏弹剂是非常困难的	在植入 IOL 后,后囊膜切开之前去除黏弹剂非常容易
后囊膜斑	容易去除后囊膜斑并且囊口很大,增加植入 IOL 难度	后囊膜斑存在时植入 IOL,通过平坦部入路再行足够大的后囊膜切开,非常安全
牵拉基底部玻璃体	如果玻璃体条索黏附在切口,增加对视网膜的牵拉	很少发生玻璃体条索黏附在切口处

如果手术设计为仅打开后囊膜而不做前部玻璃体切割术,建议选择在人工晶状体植入之前通过角膜缘入口进行手动后囊膜环形撕开。如果术前预测晶状体后囊膜有缺损,通常采用角膜缘入口,特别是针对无晶状体眼患儿(见图 20-4)。在对眼内容物可视化程度低的情况下,常常采用角膜缘入口,主要在手术操作位置远或者手术显微镜灯光不理想或者角膜发生混浊等方面使用。这些病例在植入人工晶状体后通过平坦部入口是非常困难的,因为在这种情况下更加需要理想光源和透明的角膜。一些发展中国家,在使用显微镜灯光很差时,手术医师采用角膜缘入口植入直径大的硬的人工晶状体。在一些玻璃体切割术后眼球很软的患儿中使用角膜缘入口很难将人工晶状体植入囊袋内,只有植入在睫状沟内,手术结束时使用乙酰胆碱避免瞳孔夹持。

(五)人工晶状体植入与后囊膜切开联合前部玻璃体切割的先后比较

人工晶状体可以在 PCV 之前或之后植入。最近的观点认为在行玻璃体切割与后囊膜打开之前植入 IOL 更安全,因为玻璃体切割之后,眼球较软,在植入 IOL 时安全性降低(表 20-3)。对于婴儿眼球,巩膜硬度低,植入人工晶状体非常困难。与成人相比,婴儿的巩膜厚度为成人的 0.4 倍,抗拉系数为成人的 0.6 倍。玻璃体切割术后眼球变得更软。建议的做法是:如果采用角膜缘入口,通常在后囊膜切开术后植入人工晶状体(见图 20-5)。如果采用的是平坦部入口,PCV 通常在植入人工晶状体之后进行(见图 20-6~图 20-8)。但在人工晶状体眼中通过角膜缘切口进行玻璃体切割术也已经被报道。在没有相关报道之前,通常采用的是首先植入人工晶状体,再选择完整地保留囊袋或者选择行 PCV。在年龄偏大的儿童中,通常在植入人工晶状体之前进行手动后囊膜环形撕开而不做前部玻璃体切割术。后囊膜环形撕开口直径一般为 3.5～4mm,通过标准的平坦部入口进行后囊膜切开术的囊口直径口常比手工环形撕囊口大,这样在植入人工晶状体时也非常安全。如果存在后囊膜斑,那

么后囊膜开口要大于斑块直径,并且需在 PCV 之后再植入人工晶状体,这样,人工晶状体囊袋内植入的安全性就会增加。一些外科医师已把行 PCV 后植入人工晶状体作为一种常规,即便这样,当预计有一个较大的后囊膜切口时,采用植入人工晶状体后再行后囊切开的这种方法也是可取的(见图 20-8)。

表 20-3 后囊膜切开术是在植入 IOL 之前还是在植入 IOL 之后进行呢?

植入 IOL 之前	植入 IOL 之后
如果在行后囊膜撕开时囊口扩大,可能会妨碍顺利将人工晶状体植入囊袋内	如果前囊口完整,可稳定地植入人工晶状体
人工晶体植入困难、眼球软	人工晶体植入相对容易
行前部玻璃体切割术可视化程度高、更容易	可视化程度低
通常开口较小以使 IOL 容易植入囊袋内	可以做一个大的后囊膜开口

(六)后囊膜开口的结构:大小、居中性、形状

20 世纪 90 年代早期,许多儿科医师推荐儿童白内障术中尽量去除后囊膜,只保留周边约 1mm 或者 2mm 的后囊膜。Caputo 等研究在儿童白内障手术中将后囊膜中央撕开一个非常小的囊口可在防止视轴混浊的同时为二期人工晶状体囊袋内植入提供机会,但是小的后囊膜开口增加了囊袋关闭的风险。最理想的后囊膜开口大小为光学中央直径 1～1.5mm 的圆形口。手动环形撕囊口的大小对于人工晶状体囊袋内植入非常重要,既不能太小,太小则难以夹持晶状体光学部,也不能太大,太大就不能夹持晶状体。

(七)无缝线玻璃体切割技术有作用吗?

目前已有文献报道通过巩膜自闭切口行无缝线平坦部玻璃体切割术。Kwok 等通过超声生物显微镜研究了无缝线平坦部玻璃体切割术,结果显示常规缝合切口与无缝合对于切口的玻璃体嵌顿情况没有差异。但是,对于这项技术目前已经报道了许多并发症,包括:切口渗漏、扩大、裂开及出血;玻璃体和视网膜的嵌顿;视网膜撕裂和视网膜脱离及手术器械很难通过切口隧道。另外,巩膜隧道技术仍然需要打开结膜,打开的结膜仍然需要缝线缝合。Fujii 等研究报道通过 25Ga 玻璃体切割系统可以完成无缝线的玻璃体切割手术,此手术无需缝合巩膜和结膜。

Lam 等评估了针对人工晶状体眼后囊膜混浊的患儿通过平坦部进行无缝线自闭巩膜切开后进行前部玻璃体切割术(二次囊膜切开及玻璃体切割手术)的安全性。他们认为尽管儿童眼巩膜硬度低,但是此技术切口的封闭性好,能够维持眼球的完整性,某些情况下可以选择此项技术。但专家还是倾向于对儿童巩膜切开后的伤口进行缝合,关于儿童玻璃体切割术的一些建议,详见第 21 章。

(八)为了提高后囊膜可视化是否需要特殊的技术?

已有文献报道在行后囊膜撕开时可以使用染色剂,Pandey 等实验证实了吲哚青绿和锥虫蓝均可以成功地对后囊膜进行染色,为完成后囊膜撕开术提供更好的可视性。晶状体皮质吸出后,在囊袋内注入 1 滴染色剂就可以对后囊膜染色。60～90 秒或之后,冲洗掉染色剂就可以行后囊膜撕开。

前房内注入曲安奈德的方法使前段手术医师能够清晰地定位和分辨玻璃体凝胶(见第 22 章)。显影的玻璃体可以提醒外科医师去除不容易发现的残留丝状玻璃体条,这样就容易观察到玻璃体,避免造成玻璃体视网膜牵拉或者发生玻璃体的脱出。

(九)玻璃体切割的终点是如何定义的? 有多少玻璃体应该被去除?

这些问题目前没有被科学地回答。为了避免晶状体上皮细胞以玻璃体前界膜为支架进行增殖,从而造成视轴混浊,中央区玻璃体应足量被去除。超出后囊膜平面的玻璃体也需要被切除。PCV 术后形成的视轴混浊常常归因于后囊膜开口不够大或者玻璃体切割不够充分,但是目前这些观点还没有得到科学证实。对于婴儿,目标是切除大约 1/3 容积的玻璃体,对于年龄偏大儿童,少量的玻璃体切割就足够了。大部分手术医师建议进行足量的前部玻璃体切割,需要放置手术显微镜观察后段玻璃体的黏附。如前所述,曲安奈德前房内注射有助于辨识玻璃体及完全去除玻璃体。

四、技术

(一)后囊膜撕开术

通过双通道自动抽吸装置完成晶状体的抽吸后,在囊袋和前房内注满高黏度玻璃酸钠(Healon GV 或

者 Healon 5)后开始行后囊膜撕开。中央区后囊膜最薄,在开始阶段,抓住后囊膜非常困难,因此,开始时最好利用垂直的晶状体囊膜刀进行刺孔和起瓣,26Ga囊膜刀的尖端朝后囊膜中央区缓慢斜向下刺入形成小刺孔。从小刺孔边缘拉出小瓣,通过小孔在囊膜与玻璃体前界膜之间缓慢地注入高黏度玻璃酸钠。如果注入过猛,容易导致裂口外围边缘扩大。再在后囊膜中央区注入足量的黏弹剂可以使囊膜变得平坦,降低向周边扩张的潜在风险。用撕囊镊抓住游离的囊膜瓣后就可以完成后囊膜撕开。频繁地抓握囊膜瓣和注入黏弹剂对完成此操作是有帮助的。正如前述,后囊膜撕开术可以在植入人工晶状体之前完成,也可以在植入人工晶状体之后完成,植入人工晶状体后完成撕囊可以确保人工晶状体放置在理想的平面,但是,如果前囊膜环形撕囊口偏小,那么在人工晶状体下进行后囊膜环形撕囊在技术上是具有挑战性的。

(二)后囊膜撕开术和玻璃体切割术

19 世纪 70 年代早期,Machemer 等发明了玻璃体切割仪器。玻璃体切割仪的出现减少了儿童白内障术后晚期视网膜脱离并发症的发生率。与蠕动泵机器相比,作者更愿意推荐对切割玻璃体和保护后囊膜更有效、更安全的文氏泵。建议使用者遵循制造商的指导手册对机器进行设置。

婴儿眼独特的解剖学结构需要改进玻璃体外科技术标准。与成人相比,婴儿眼除了体积小以外,眼部各种空间关系也不一样。最为明显的就是睫状体相对大小,新生儿眼睫状体没有完全发育以致前部视网膜紧贴于睫状冠。为了避免医源性视网膜损伤,玻璃体视网膜手术的切口应选在睫状冠前部区域。对于 1 岁以内的婴儿眼,建议在角膜缘后 2mm 做巩膜切口,不建议对 30 天以内的婴儿进行手术,对早产儿进行手术也应稍晚些,并且切口也应选在睫状冠前部区域。术中透照法可以帮助明确睫状体位置。

Aiello 等观察到儿童睫状体和成人一样,颞侧长于鼻侧。对于不同年龄段儿童,其鼻侧和颞侧睫状体长度分别为:2.2mm 比 2.5mm(＜6 个月)、2.7mm比 3.0mm(6～12 个月)、3.0mm 比 3.1mm(1～2岁)、3.2mm 比 3.8mm(2～6岁)。

已有报道在婴儿中通过虹膜根部角膜缘后0.5mm 进行双通道有晶状体眼玻璃体切割术的成功案例。睫状体生长最快的阶段是妊娠期 26～35 周。足月时平坦部平均宽度为 1.87mm(波动在 0.8～2.8mm 范围),直到妊娠后 62 周平坦部宽度才大于3mm。因此,从解剖上讲,要通过平坦部安全地进行玻璃体切割术至少要到妊娠后 62 周。

Ferrone 等报道了 2 例婴幼儿眼行玻璃体切割术时发生锯齿缘断离,导致玻璃体积血。推断导致锯齿缘断离的可能原因是角膜缘后 2mm 的巩膜切开术。对于发育中的婴幼儿眼球,切口位置可能太靠后。极幼患儿眼中平坦部宽度不足导致从平坦部行玻璃体切割很不安全。发生锯齿缘断离的患儿胎龄分别为44 周和 47 周。Hairston 研究显示平坦部大小与眼轴长度和胎龄密切相关。当眼轴长度达到 12mm 时,平坦部宽度与眼轴长度存在线性相关性。在白内障患儿眼中,眼轴长度可能较短,那么平坦部宽度可能也会很窄。

由于上述原因,对于年龄小于 1 岁的患儿,根据眼轴长度情况采用角膜缘后 2mm 的巩膜切口;1～4岁患儿采用角膜缘后 2.5mm 巩膜切口;大于 4 岁患儿采用角膜缘后 3mm 的巩膜切口。在 3mm 处进入巩膜切口时,进入角度应该朝向玻璃体腔中心,但是,如果切口位置更靠前,为了避免损伤赤道部囊袋,进入切口方向应该调整为面向视盘。Meier 等推荐角膜缘后切口位置距离分别为 1.5mm、2.0mm 和2.5mm,其所对应的患儿年龄为小于 3 个月,3～6 个月和大于 6 个月。如上所述,对于发育成熟的新生儿,睫状冠已基本发育完全,然而,平坦部几乎没有建立。在平坦部不完整的情况下,理论上婴幼儿眼应该从睫状冠进行 PCV 而不是文献所谓的平坦部入口。

在儿童白内障手术中,进行玻璃体切割术的目的是去除前部中央玻璃体,而不是去除周边和后部玻璃体。通过两个通道进行局限性玻璃体切割、灌注和切割分离,可以减少玻璃体的水化。现代玻璃体切割仪切割效率高,推荐在高速切割率模式下进行玻璃体切割。在 Accurus 机器里,常规使用灌注速度30～50ml/分,切割率≥800 次/分。随着新的机器如 Constellation 的出现,可以获得更高的切割率(7500 次/分),这可以减少对视网膜的牵拉。在儿童眼中,在很小的巩膜切口处仍用 8-0 或 9-0 的微乔缝线关闭切口。Buckley 等提到在巩膜切口位置预留 8-0 微乔缝线可以在去除玻璃体后方便巩膜切口的关闭。

(三)后囊膜斑

后囊膜斑并不常见,其可以在高黏性黏弹剂下通过囊膜刀轻松切开,也可以做一个足够大并且包围斑块的后囊膜环形撕开或者行充分的前部玻璃体切割术来完全去除。后囊膜的一些其他异常,如后囊膜缺陷和持续性胎儿血管(见图 20-9),将在其他章节讨论。

(四)二次后囊膜撕开术

去除中央后囊膜也不能保证不发生后发障,尤其是对年幼患儿。当出现后发障时,可通过角膜缘切口在前房内放置灌注管道。如果人工晶状体已经植入并且居于囊袋内,可通过平坦部进行前部玻璃体切割。有时通过角膜缘入口玻切头也很容易到达前囊膜边缘及人工晶状体光学区。偶尔也需采用前后结合的方法去除人工晶状体两侧增殖的晶状体皮质。如果人工晶状体放置在睫状沟后发生视轴混浊,通常通过角膜缘入口来进行处理,此种情况下玻切头到达晶状体光学区后面远比囊袋内人工晶状体植入后视轴混浊容易。与之相反,当人工晶状体居于囊袋内时为了避免因"囊袋皱缩"发生移位的风险,针对复发的视轴混浊通常选用平坦部入口。

小结

晶状体后囊膜撕开和前部玻璃体切割术是儿童白内障手术管理中的基本步骤。后囊膜的处理常常是影响儿童白内障手术效果的最终因素。为了成功地处理后囊膜,文献中已经提出了多种备选方案,医师需要根据每个患儿的不同情况来选择本章节中提及的不同的后囊膜处理方案。

（吴　敏　译）

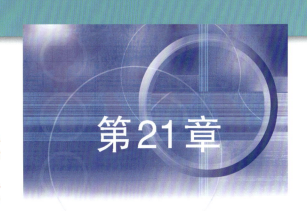

关于儿童眼前段手术的现代玻璃体切割术的概念与技术

第21章

儿童白内障术后弱视与无晶状体眼矫正一直都是关注重点。幸运的是，儿童白内障术后玻璃体视网膜并发症并不常见。但是，一旦出现这些并发症，对患儿视觉的影响就会非常严重。儿童白内障手术中关注现代玻璃体视网膜手术原则可以降低视网膜损伤的风险。

眼内炎一旦发生，将是灾难性的，但其发生率并不高，当前估计为不到 0.02%。当怀疑儿童眼内炎时，治疗措施参照成人的方案，与成人相比，儿童眼内炎病原学上并无明显差异。

儿童白内障术后出现黄斑囊样水肿的概率不清楚，这部分源于诊断困难，通过间接检眼镜或者 Ret-Cam 检查常难以发现黄斑囊样水肿，做荧光血管造影检查时需要给予患儿镇静剂。另外，患儿做 OCT 检查时也很难配合。有研究认为儿童白内障术后黄斑囊样水肿并不常见。当明确观察到黄斑囊样水肿的发生时，治疗方案与成人一致，包括局部的皮质内固醇应用和非甾体药物治疗。

有些白内障术后数十年都可发生视网膜脱离，文献报道，儿童白内障术后发生视网膜脱离的概率为 0.5%～5%，但这是缺乏前瞻性的研究数据，尽管如此，术中对玻璃体的处理选择可能改变后期视网膜脱离发生的可能性。本章旨在指导医师使用恰当的技术以降低视网膜损害的风险，同时帮助医师及时、适当地对于儿童白内障术后眼后节异常做出诊断。

一、术中玻璃体视网膜牵拉的重要性

许多医师认为只要手术完成后切口没有玻璃体，玻璃体视网膜的牵拉就不是问题；相反，严重的术中牵拉才是导致视网膜裂伤和视网膜脱离的主要原因。前部玻璃体切割术是在接近玻璃体基底部完成的，在此区域，玻璃体视网膜具有最强的黏附性（此区域视网膜的抗拉力强度为中央视网膜的 1/100，无婴幼儿

数据）。

通过减少脉冲流速和提高切割速率可以减少玻璃体视网膜牵拉。常规使用均衡的线性负压来获得最大切割速度，而不建议使用 3-D 或者双线性负压模式。使用低负压或者低流速可减少急性玻璃体视网膜牵拉的发生。对于前部玻璃体切割手术使用文氏泵优于蠕动泵，因为它不产生波动性的负压。在抽吸时不能撤出玻切头，撤出力和抽吸力叠加，就会产生急性的视网膜牵拉，同时前房变浅。在较软的眼球内增加抽吸时，灌注和切割端口液体进出应该保持一致，伤口密闭，以免前房不稳定和塌陷。

双通道灌注切割优于"干性玻璃体切割"，它能够比较完整地去除玻璃体，同时可以避免因软眼球引起的角膜变形。前房维持器对于维持前房非常有效，但要避免接触角膜内皮。有一定角度的 23Ga 管道的维持器会更好，因为可以更换且方便其他器械的进入。

手术医师不要尝试利用 I/A 头或者其他抽吸工具抽吸液态玻璃体，这样会造成过度的玻璃体视网膜牵拉。同理，手术医师不能在玻璃体中使用 I/A。尽管白内障超声乳化很少在儿童白内障手术中使用，但是应该注意到，过度抽吸玻璃体与在玻璃体切割手术中使用超声能量乳化一样错误，抽吸并不能剪切玻璃体胶原。在灌注/抽吸时最好与玻璃体切割一起使用。一旦在抽吸过程中遇到玻璃体，通过切割玻璃体可以最大程度上减少对玻璃体视网膜的牵引。

不要通过纤维素海绵来去除玻璃体或检测有无玻璃体残留，它与剪刀剪断玻璃体一样，具有虹吸作用，这也会造成玻璃体视网膜牵拉。使用无防腐剂的曲安西龙（Triesence，Alcon，Ft Worth，TX）可标记玻璃体，它能使我们更加完整地切割玻璃体。术后残留玻璃体应该立即清除干净，以避免眼内炎、视网膜脱离和黄斑囊样水肿的发生。切口位置玻璃体应该清除干净，否则会导致急性玻璃体视网膜牵引。

独立切割和灌注的双手技术优于同轴灌注,因为涡流会延长玻璃体切割时间,如果增加流速又会损伤角膜内皮细胞。

角膜缘切口直径大于 1mm 时,不能使用玻璃体切割头,这将增加虹膜和玻璃体的脱出。可以通过侧切口进入灌注及通过第二个侧切口或者平坦部进行玻璃体切割。双手玻璃体切割术与双手 I/A 具有一样的优势,独立的灌注和抽吸可以减少不必要的麻烦,同时也可以通过切口方便交换器械,方便对晶状体和玻璃体的处理。

通过平坦部切口进行前部玻璃体切割可以避免玻璃体视网膜牵拉,即便是在使用纤维素海绵或者没有彻底清除切口处玻璃体的情况下也是安全的。它还可以在不对玻璃体视网膜发生牵拉的情况下去除残留的晶状体皮质,减少对虹膜和角膜内皮细胞的损伤。

术后发生黄斑囊样水肿是前段炎症反应过程,主要是由于虹膜损伤引起,而不是玻璃体切割造成。眼后端玻璃体切割术术后很少发生黄斑囊样水肿。虽然有人提出儿童人工晶状体眼不像成人那样常发生黄斑囊样水肿,但至今仍然没有确切证据。当纤维素海绵吸收水样玻璃体时发生膨胀,损伤虹膜。在前房角反复塌陷的过程中玻璃体前后运动和残留晶状体可能增加液体的流入,同时,一些高黏性黏弹剂可能有助于炎症的发生,因此增加了黄斑囊样水肿发生的风险。

由于手术医师经常在术中使用同轴 I/A,术中应尽量避免推拉式灌注/抽吸(分段式灌注/抽吸),因为前房塌陷将导致急性玻璃体视网膜牵拉,I/A 操作过程中前房稳定至关重要。儿童眼中很少发生玻璃体后脱离,晶状体-虹膜隔的向前运动导致玻璃体向前运动产生急性玻璃体视网膜牵拉。由于儿童眼巩膜壁很薄,当发生浅前房或者植入人工晶状体时容易导致前房塌陷。当然,高黏性黏弹剂可以帮助维持前房角并减少玻璃体向前运动。

二、术后出现玻璃体视网膜的牵引

术后残留晶状体皮质将会导致晶状体上皮细胞的纤维增殖、Soemmering 环形成和虹膜后粘连的发生。这些纤维样复合物可以黏附周边玻璃体,与玻璃体基底部紧紧相贴,而玻璃体基底部视网膜的抗拉伸强度仅为中央区视网膜的 1%,一些看似毫不相关的术中操作,如囊膜切开和人工晶状体植入,都有可能导致术后出现迟发性视网膜脱离,因此,应该尽可能去除晶状体皮质,这样可以减少术后的炎症反应与纤维增殖。

三、视网膜检查

在行儿童白内障手术之前,手术医师应该使用 20D 镜头的间接眼底镜检查视网膜。对许多婴幼儿进行检查不需要使用镇静剂。如果在术中发现红光反射不正常或者发生并发症及术前不能进行眼底检查时,在手术台上都可以使用间接眼底镜检查眼底。

如果术前患儿眼底不能被看清,B 超检查最好由手术医师完成。手术医师应该仔细检查并观察眼球动态的影像,而不是由技术员给出一张静态的图片。如果患儿眼球晶状体足够透明并且患儿能够配合,术前最好进行 OCT 检查。

每年 1 次全麻下检查,不仅需要测量角膜曲率、眼轴长度、眼内压,还需在间接眼底镜和巩膜压陷器下仔细检查视网膜情况。如果明确发现视网膜裂孔,手术医师就可以在激光间接眼底镜下直接封闭裂孔。

四、视网膜脱离修复-玻璃体切割技术

作者认为使用巩膜扣带术来修复儿童视网膜脱离是不可取的,因为这种手术会损伤眼外肌和导致轴性近视。我们应该重视及考虑采用重要的、全面的方法来处理患儿,在以后出现因眼轴长度演变的青光眼和行滤过手术时,需要组织及弱视治疗提供良好的条件。针对术后结膜的保护和提高患儿的舒适度采用经结膜入路 27Ga 和 25Ga 技术比 20Ga 或 23Ga 更有优势。许多白内障患儿后来发生了青光眼,一些甚至需要行滤过手术,因此尽可能保护更多结膜非常有必要。缝线固定人工晶状体会导致结膜损伤,所以尽量不要使用。尽管硅油可以使儿童术后网膜复位良好,但硅油具有强大的浮力,不适用于下方视网膜脱离的患儿。在成人眼中如果人工晶状体植于囊袋内,可以防止硅油进入前房,但是,如果硅油发生乳化,硅油小滴还可能进入小梁网,长期的侵犯可以发生硅油乳化性青光眼,这种青光眼很难处理。下方视网膜脱离采用 SF6 气体注入,术后患儿必须在父母的教导下完成俯卧位姿势,当然儿童睡觉时脸朝下的姿势可能比成人做得要容易些。

五、晶状体-玻璃体切割术

晶状体-玻璃体切割术适应证包括外伤性白内障、平坦部解剖异常、持续性胎儿血管、睫状体区巩膜撕裂和严重的睫状体平坦部炎。从角膜缘切口进入的优点是防止水进入脉络膜上腔、视网膜下腔及器械进入视网膜下间隙。它的缺点是会发生角膜条纹状改

变、虹膜回弹引起的可视化降低及易接触虹膜导致瞳孔缩小,从而影响观察周边视网膜。

外伤性白内障中使用玻璃体切割头进行 I/A 非常重要,因为晶状体囊袋可能破损,这会导致玻璃体的溢出。在外伤眼中避免玻璃体视网膜的牵拉非常重要,由于白内障的缘故,外伤后视网膜损伤及视网膜脱离不容易被发现。

六、儿童视网膜疾病中晶状体的处理

(一)早产儿视网膜病变

目前尽管许多手术医师提倡在 4A 级早产儿视网膜病变(仅有周边视网膜脱离)手术中进行保留晶状体的玻璃体切割手术,但是作者不同意此观点并且强调其并无任何随机对照证据可以支持。一些 4B 级(黄斑区视网膜脱离、次全视网膜脱离)早产儿视网膜疾病患儿术中也能够保留晶状体。对于 5 级宽漏斗状病变,如不需行视网膜外表面增殖膜剥除,手术也能成功进行,但是晶状体可能不能保留。在行晶状体切除时,应该从平坦部进入器械取出所用囊膜以防止虹膜后表面、睫状体及平坦部纤维瘢痕的形成。

(二)持续性胎儿血管

持续性胎儿血管(PFV)病诊断的基本要点为长睫状突、小角膜和永存的玻璃体动脉系统,既往曾被称作 PHPV(永存性原始玻璃体增生症)。常单眼发病,无睫状突拉伸的 PFV 表现类似先天性白内障。大多数 PFV 需要通过平坦部行晶状体切割术,这样可以去除整个晶状体囊膜并剪掉被拉伸的每一个睫状突。这种方法可以加速眼球发育和防止眼球萎缩的发生。如果存在视乳头周边牵拉引起视网膜脱离时,应该切除脉管系统的根茎直至视网膜表面,而不是简单地剪断脉管系统的茎。

(吴 敏 译)

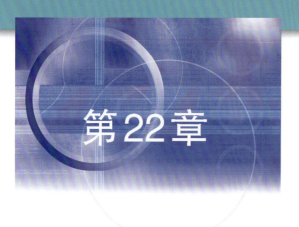

第22章 眼内激素在儿童白内障手术中的运用

后囊膜切开联合玻璃体切割或单纯后囊膜切开是儿童白内障手术的重要步骤。与成人白内障手术医师相比，儿童白内障手术医师可能会更多地面临玻璃体问题。如果手术医师计划仅仅只是做一个后囊膜环形撕囊而不做玻璃体切割，必须仔细检查玻璃体前膜是否完整。如果玻璃体前膜不完整，那么前部玻璃体切割是必需的手术步骤。如果计划要行后囊膜切开合并前部玻璃体切割，那么让玻璃体可视化，并行彻底的前部玻璃体切割，避免玻璃体纤维残存至关重要。任何残存的丝状玻璃体都需要被清除，因为其可对视网膜产生牵拉，造成瞳孔不规则、人工晶状体移位和视轴混浊，这些可能导致如青光眼、视网膜脱离等并发症。因此，辨识玻璃体非常重要，它是确保儿童白内障手术成功的重要因素。

虽然儿童白内障手术中局部切除后囊膜和前部玻璃体是一个常规步骤，但是对手术医师而言，辨识玻璃体和判定玻璃体切割可以结束的时间节点非常困难。实际上，在显微镜下透明玻璃体不容易看见，但玻璃体视网膜医师可以通过眼内注射曲安奈德（TA）来识别玻璃体。TA 是一种合成的、不溶解的皮质类固醇。在眼内手术中，它可以像染料一样使玻璃体着色，主要是通过其结晶样沉淀于玻璃体。在儿童白内障手术中，眼内注射 TA 可用来辨别有无玻璃体脱出（如晶状体脱位情况下）、检查是否存在玻璃体（如晶状体移位、陈旧性外伤、玻璃体前膜有无扰动）、明确前房内玻璃体是否已清理干净（如玻璃体切割术后）及降低眼内炎症反应。已有文献报道 TA 辅助下的儿童白内障手术，认为术中应用 TA 有助于玻璃体的识别和减少术后炎症反应。此外，也有报道显示在成人和儿童白内障手术中前房内应用 TA 可以减少术后炎症反应。

一、手术技术

市场上 TA 有不同的商品名称，如 Triesence（Al-con 公司，Fort Worth，TX，40mg/ml）、Kenalog（Bristol-Myers-Squibb，Peapack，NJ，40mg/ml）、Trivaris（艾尔健，Irvine，CA，80mg/ml）、Aurocort（Aurolab，India，40mg/ml）等，Triesence 已被美国 FDA 批准可以用于眼内注射，它适用于局部皮质内固醇治疗葡萄膜炎和无菌性炎症。Triesence 混悬液还适用于玻璃体切割术中对玻璃体进行染色，它不含防腐剂（不含苯甲醇）。染色时推荐剂量为 1～4mg（40mg/ml，25～100μl）玻璃体腔注射。市场上提供包装为 1ml 独立瓶装的 TA 混悬液（40mg/ml）。

作者推荐使用无防腐剂的 TA 混悬液。如果无防腐剂的 TA 混悬液难以得到，文献报道有一种方法可以去除防腐剂，但是这个技术非常的繁冗。也有一些手术医师通过另一种方法，用平衡盐液按照 1:10 的比例稀释 40mg/ml 的 TA。但是，此稀释液终浓度里含 0.01% 的苯甲醇防腐剂。还有医师采用一种沉淀再悬浮稀释技术，此技术就是让 40mg/ml 的 Kenalog 静置一段时间，当需要使用 TA 时，把 Kenalog 瓶内上层的透亮液体去除，用同样容量的平衡盐液代替，再次按 1:10 的比例稀释 TA 液，假定 90% 或者更多的上层透亮液体被去除，那 TA 稀释液中将只含 0.001% 的苯甲醇，甚至更少。

在美国，由于 Triesence 已被批注眼内使用并且不含防腐剂，大多数手术室偏爱 Triesence。本章作者（ARV，SKS，MRP）主要使用 Aurocort（Aurolab），其类似于 Triesence，也不含无防腐剂，且在印度容易获得。以下内容为他们描写的儿童白内障手术中 TA 的应用方法。

从摇匀的 40mg/ml 无防腐剂 TA 中单独取出 0.5ml，放入有 4.5ml BSS 液的 5ml 注射器内，获得浓度为 4mg/ml，再用 1ml 注射器抽取 1ml，术中分 2 次注射，每次 0.2ml。在将药物抽吸至注射器之前，彻底摇匀并确保混悬液均匀，同时避免药物凝聚。将混悬液快速注入前房,避免 TA 颗粒在注射器内凝结。注意前房内的黏弹剂也可被染色,但是黏弹剂染色和玻璃体染色情况不一样。一般来讲,眼内黏弹剂具有弥散性,染色均匀并且容易抽吸,而玻璃体染色却局限于玻璃体纤维。

　　第一次 TA 注入在后囊膜环形撕囊后进行,目的是染色玻璃体前界膜。当其破损时,TA 颗粒渗入胶冻状的玻璃体里使得玻璃体清晰可见(图 22-1)。当玻璃体前界膜完整时,可以呈现出凸起、膨出的膜状结构(图 22-2);当 TA 注入在玻璃体前界膜破裂边缘时,可见 TA 颗粒呈漩涡状运动。如果术前设计需进行前部玻璃体切割或玻璃体前界膜已破损时,TA 染色后就可以进行双通道玻璃体切割,此步骤中 TA 辅助下的玻璃体染色非常有用。

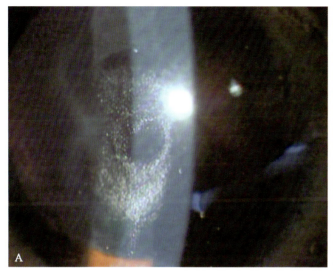
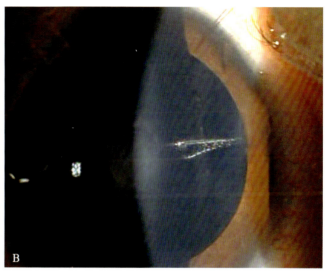

图 22-1　A. 通过 TA 染色可以清晰地看到破损的玻璃体前界膜;B. 丝状玻璃体嵌顿在切口位置

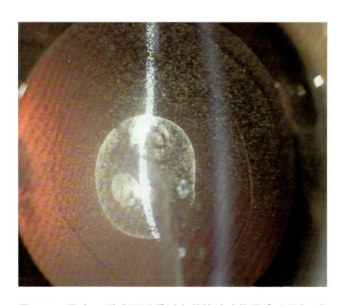

图 22-2　通过 TA 染色可以看到完整的玻璃体前膜为凸起、膨出样结构

　　第二次 TA 注入是在完成双通道前部玻璃体切割后,目的是观察是否存在玻璃体残留。如果明确前房内存在玻璃体条丝,需再次行前部玻璃体切割。

　　第三次 TA 注入是在吸出眼内残留的黏弹剂之后,目的是观察前房内是否存在残留玻璃体丝条。如果明确前房内存在玻璃体丝条,需再次行前部玻璃体切割手术。

二、应用 TA 的优点

(一)玻璃体可视化

　　有文献报道成人前房内注射 TA 可以帮助观察到后囊膜破裂后前房内有无溢出的玻璃体。儿童白内障手术中 TA 也可以帮助明确玻璃体的存在。通过应用 TA,医师可以观察到玻璃体前界膜破损并顺利完成前部玻璃体切割。有些医师认为一些临床征兆足以辨识有无玻璃体残留,然而,某些情况下,由于玻璃体的透明本质和显微镜后部反光照明的原因,辨识玻璃体还是非常困难的。对于 2 岁以下的婴儿,白内障手术时发生玻璃体前膜破损比较容易处理,因为要行前部玻璃体切割术。但是,对于 2～6 岁的儿童,由于术前设计可能只有后囊膜环形撕囊,而不需要进行前部玻璃体切割,使用 TA 使玻璃体可视化非常重要。玻璃体可视化可以让术者更精确地操作,同时可以彻底去除前房内残留的玻璃体。

(二)抗炎作用

　　皮质类固醇通常局部或结膜下注射以控制术后炎症。尽管局部使用类固醇药物对于控制白内障术后炎症有效,但是也存在一些缺点。患儿的药物依从性是严重的缺点之一。药物剂量的不确定与依从性差导致局部抗炎的不完善。前房内注射 TA 最重要的优点是可以减少术后药物的应用,因为 TA 颗粒可以在前房内持续数天从而维持较长的抗炎作用。在一项回顾性、年龄配对的病例对照研究中,TA 组术后控制前房炎症更容易。TA 组中无 1 例患儿术后发生视轴混浊,而对照组中 9 只眼(10.8%)出现视轴混浊($P<0.029$)。对照组中 6 只眼(7.2%)需再次用玻璃体切割头进行囊膜切开术。在虹膜后粘连和细胞沉着上比较,两组之间差异有显著统计学意义。TA 组和对照组中发生虹膜后粘连分别为 4 只眼(9.8%)和24 只眼(25.3%)。

玻璃体腔注射 TA 后,最晚术后 40 天仍可以观察到 TA 颗粒。仅行 TA 玻璃体腔注射而不做玻璃体切割,TA 平均半衰期为 18.6 天,当行玻璃体切割后,TA 平均半衰期为 3.2 天。TA 前房内注射后,这样的药物代谢数据难以获得。尽管如此,作者的研究中即便将大量 TA 去除,都只能观察到很少炎症,提示皮质类固醇在复杂的前段眼内手术中可以稳定血-房水屏障和降低术后炎症反应。作者建议在前房或者玻璃体腔内直接注射低浓度 TA 以减少白内障术后炎症反应,也可尝试在晶状体囊袋内 IOL 后面注入 TA 来治疗角膜内皮水肿。有研究报道玻璃体腔注射 TA 对儿童黄斑囊样水肿的治疗有效,在儿童葡萄膜并发的白内障中,使用 TA 更有利。

三、应用 TA 的风险

尽管 TA 有助于观察前房内玻璃体有无残留和减少手术后的炎症反应,但它的使用也存在一些潜在风险。体外实验中,临床常用剂量的含防腐剂的 TA 悬浮液对人类和兔子的视网膜色素上皮细胞、兔子角膜内皮细胞均有损伤,还可刺激视网膜源性细胞增殖。无赋形剂的 TA 对视网膜色素上皮细胞不产生损伤。苯甲醇(一种商品化 TA 的赋形剂)和浓度为40mg/ml 的 TA(不论有无赋形剂),均对角膜内皮细胞具有毒性。将 TA 稀释为 4mg/ml 并且去除赋形剂后,仍可用于前部玻璃体染色,但可能减少对角膜内皮细胞的损伤风险。

在成人使用 TA 的研究报道中,主要风险在于青光眼和无菌性眼内炎的发生,有文献报道 6 只眼中有1 只眼发生眼压升高。因为这例患者并不属于皮质类固醇高敏感性,作者认为其不太可能是激素性青光眼,而可能是 TA 颗粒堵塞小梁网影响了房水外流。通过前房冲洗,眼压很快恢复至正常水平。应用 TA后发生激素性青光眼的风险极低,因为 TA 用量很少,并且所用的 TA 大部分随玻璃体被清除。在上述病例对照研究中,作者观察到 TA 应用前后眼压差异无统计学意义($P=0.29;P=0.50$)。术前 TA 组平均眼压值为(12.64±2.15)mmHg,对照组为(14.29±3.24)mmHg;术后 1 个月 TA 组与对照组平均眼压值分别为(13.60±3.24)mmHg 和(12.40±2.04)mmHg,术后 1 年两组分别为(14.02±2.69)mmHg 和(14.75±5.16)mmHg。两组间手术前后眼压差异无统计学意义($P=0.29;P=0.50$)。术后无 1 例患者发生青光眼。尽管术后眼内炎是 TA 眼内注射后严重的并发症之一,但在作者的研究中没有眼内感染的发生。

对于是选择玻璃体腔还是前房内注射 TA 非常重要。目前已有报道在未行玻璃体切割的患儿眼玻璃体腔内注射 TA 导致眼压持续升高,但尚无植入人工晶状体时前房内注射 TA 导致眼压升高的报道。本章作者之一 MEW 在儿童白内障摘除和 IOL 植入术中前房内保留 Triesence 2mg,对此他已有数年经验,尽管后续观察还在进行,但目前结果显示应用 TA 安全有效。Cleary 报道了他们在儿童白内障摘除和人工晶状体植入术毕注入 TA 的经验,抗炎效果好且无明显眼压升高。

小结

无防腐剂 TA 有助于玻璃体可视化和减轻术后炎症。

(吴 敏 译)

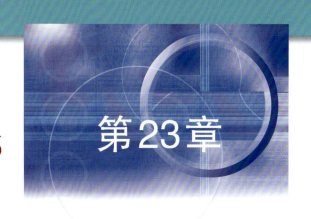

单纯晶状体切除联合前部玻璃体切割术

大龄儿童白内障手术常规一期植入人工晶状体，婴幼儿白内障摘除后一般不一期植入人工晶状体。在婴儿眼球快速增长时期，无晶状体眼的矫正通过配戴接触镜或框架眼镜，儿童时再行二期人工晶状体植入。对于婴儿，单纯行晶状体切除联合前部玻璃体切割术较联合人工晶状体植入的手术方式具有一些显著的优点。

（1）晶状体切除及玻璃体切割术可通过2个小于20Ga的角膜穿刺口完成，这样减少了患儿眼部的手术创伤，术后可不必使用眼罩和敷料，便于术后立即给予眼药，而不必等到术后第一天去除眼部敷料后。婴儿术后不使用敷料遮眼也极大地提高了父母的信心，因为孩子立刻就可以"开始看了"。

（2）一期不植入人工晶状体能够降低发生视轴混浊的危险。未行人工晶状体植入者，前后囊膜开口相互封闭更加安全。如果Soemmering环形成，它更倾向于发生在视轴周边部。相反，如果婴幼儿一期植入人工晶状体会增加发生视轴混浊的风险，因为残留上皮细胞可能越过Soemmering环到达视轴。

（3）为了便于精确矫正视力，婴幼儿白内障术后无晶状体眼配戴的接触镜可随眼球增长更换。即使婴儿白内障摘除联合一期人工晶状体植入时，仍需要配戴眼镜矫正残留的远视。随着年龄增长及眼轴的增加，常常需要配戴近视眼镜。一些父母发现婴儿对于配戴接触镜（尤其是专为婴儿设计的硅胶接触镜）比戴框架眼镜接受度高。随着年龄的增长，配戴接触镜越来越困难时，眼球逐步发育完全，框架眼镜（矫正人工晶状体眼）厚度降低，在防治弱视中的作用逐步降低。

婴儿无晶状体眼采用接触镜矫正视力的缺点包括：接触镜丢失可能加重弱视的程度，白天黑夜长期配戴接触镜增加发生角膜溃疡的风险。这些内容在本书的其他章节中也有阐述。

晶状体切除联合前部玻璃体切割术的手术入路

儿童晶状体切除联合前部玻璃体切割术两个主要的手术入路：睫状体平坦部入路和角膜缘入路。

（一）晶状体切除联合前部玻璃体切割术的睫状体平坦部入路

如今，如果玻璃体视网膜不存在病变，单纯的先天性白内障摘除手术通常不采用睫状体平坦部入路。当视网膜医生对婴儿实施晶状体切除合并后部玻璃体切割和视网膜修复时，手术通常采用睫状体平坦部入路。儿科前节医生更愿意采用角膜缘入路进行手术。先经角膜缘入路行晶状体吸除和人工晶状体植入，后经睫状体平坦部入路行后囊膜切除的手术在本书其他章节会有阐述。

1. 手术技术　经睫状体平坦部进行晶状体切除需要一个玻切头。平衡盐溶液中（BBS；Alcon Laboratories，Fort Worth，TX）加入浓度1∶500000肾上腺素用于避免术中瞳孔缩小和儿童白内障摘除术的虹膜松软综合征。在2点和10点位剪开结膜暴露睫状体扁平部巩膜。玻璃体视网膜穿刺刀（MVR）做2个巩膜穿刺孔，大小与相应器械匹配（20Ga、23Ga、25Ga、27Ga），或用一个锥形刀（DORC，荷兰）于睫状体平坦部行巩膜穿刺孔。一个穿刺孔用于进玻璃体切割头，另一个用于进灌注套管。穿刺孔位置推荐：婴儿位于角膜缘后2mm，幼儿位于角膜缘后2.5mm，学龄儿童位于角膜缘后3mm。完成晶状体切除和前部玻璃体切割后，残留周边少量的前、后囊膜及赤道部囊膜形成一个环形边，以后可用于支撑植入后房型人工晶状体。很重要的是：在玻切头取出眼球之前关闭灌注可避免玻璃体嵌顿于伤口，这样可降低发生视网膜牵拉和视网膜脱离的概率。关闭睫状体平坦部巩膜切口通常用8-0、9-0、10-0可吸收缝线。最近，也有报道无需缝线可自行闭合的巩膜切口的睫状体平坦部前部玻璃体切割术应用于儿童白内障手术。

2. 平坦部入路的优缺点 平坦部入路因为减少了前房操作,所以可减少虹膜和角膜内皮的手术损伤,但是也增加了残留囊膜不足导致二期睫状沟固定人工晶状体困难的可能性。

(二)角膜缘入路的晶状体切除联合前段玻璃体切割术

婴儿手术时,常采用角膜缘或角膜入路。多数采用双手技术,但是部分手术可用带灌注袖套的玻璃体切割头经一个切口完成。

1. 手术技术(图 23-1) 全麻下,用 20Ga MVR 刀(更小的手术器械可采用相应更小的 23Ga、25Ga、27Ga MVR 刀),推荐在 10 点和 2 点位做 2 个角膜穿刺口,一个放置灌注套管(连接 BBS),另一个放置抽吸或切割手柄。穿刺口位于角膜缘血管末端到达透明角膜的位置。如果切口太靠近结膜,晶状体切除时液体回流至结膜下可引起结膜水肿。应小心制作切口以保证器械进入前房时切口闭合水密。MVR 刀最初对准角膜,随后头端进入前房后平行于虹膜平面进刀,这种手法可形成一个长约 1mm、宽约 1mm 的隧道切口。婴儿眼球较软(组织硬度较低),从进入点至虹膜平面的切口可形成一个超出预期的长隧道,进入前房将比预期靠近视轴。经过这种长的隧道,由于隧道的限制,会使器械操作比较困难。MVR 刀也要精确地从原切口入路退出。初学者在刀退出切口时会与入刀路径轻微不同,因为婴儿眼球软,导致角膜切口瓣宽度大于刀片的宽度,手术中器械周围会产生渗漏,从而导致前房的不稳定。最后要说的是,需要先做辅助切口(右手操作的手术医生用左手制作辅助切口)。通常,制作切口不会导致前房变浅,这种情况下做第二个切口不需用眼科黏弹剂。如果先完成辅助切口后前房变浅,可将灌注管经第一个切口放入眼内,第二个切口可在前房液体灌注下完成。如果不植入人工晶状体,就不需用黏弹剂。

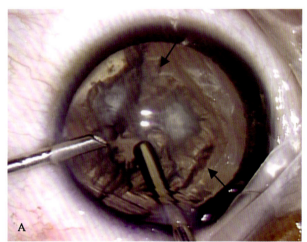

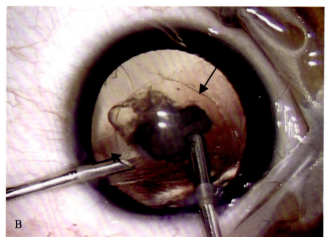

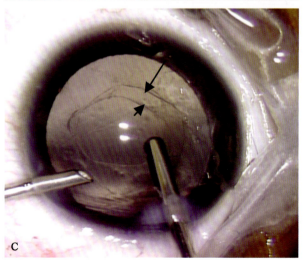

图 23-1 儿童白内障手术角膜缘或角膜入路的晶状体切除和玻璃体切割技术

A、B. 照片显示自动文氏泵玻切机前囊膜切开技术(玻切切除囊膜)和晶状体抽吸术,长箭头指示前囊膜切开的边缘;C. 玻切头进行后囊切开和前段玻璃体切割,长箭头指示玻切囊膜的边缘,短箭头指示后囊膜切开的边缘

我们倾向于使用 20Ga 尖端圆钝、有一定角度斜面的灌注器 (Grieshaber 170.01，Alcon 或 Nichamin sideport，Bausch & Lomb Storz)，或是一个 25Ga 的前房维持器 (Lewicky，Bausch & Lomb Storz)。抽吸和切割由一个 20Ga (去除黏性的皮质时更有效) 或 25Ga 玻璃体切割头完成 (Accurus or Constellation，Alcon)。匹配灌注管的双手抽吸手柄 (Grieshaber 170.02，Alcon) 也可以准备以在手术台上供皮质需要吸除时使用。玻璃体切割手柄用于玻璃体切割和皮质吸除可减少进出前房的次数。

注意手术器械尺寸大小需匹配。清除切口下皮质需要右手和左手器械相互转换。如果切口和器械的大小吻合，切口在术中维持水密，能够保持前房深度的稳定。常规在 BSS 灌注液中加入 1:500 000 浓度的肾上腺素维持瞳孔散大状态。尽管乳酸林格液在成人白内障囊外摘除手术中使用效果好，但在儿童白内障手术中使用可引起暂时的角膜水肿。

灌注套管先进入前房 (医生非优势手在侧切口操作)。小心将灌注头斜面放入隧道切口，轻轻地旋转便于进入。玻璃体切割头因为没有斜面较难进入隧道切口，快速旋转可帮助进入。注意不要太朝上进入切口，因为婴儿眼球软，这样可能导致器械无法进入切口内口而是进入角膜基质层。如果发生这种情况，退出器械，重新向下方加压进入器械。有时需抬起切口外唇帮助器械进入。强行进入可能使切口扩大。婴儿的白内障手术需要稳定的前房，而切口渗漏不利于前房的稳定。

前房灌注及玻切头进入前房就可以进行囊膜切除。我们常规设置 Accurus 机器的瓶高 50，抽吸负压 200，切割速率 150。玻切头刚好放在前囊膜正中央前，切割孔向后。踩下抽吸脚踏直到前囊进入切割孔并且被切开。医生应在前囊前轻轻停留让前囊膜进入切割孔而不是用切割头追逐囊膜，导致不小心过早切割到后囊膜。从中央向外螺旋样移动可使晶状体前囊膜切开扩大到想要的大小。玻切头的切割孔需与囊膜保持在一个平面。注意避免前囊膜边缘切开成直角。理想的前膜口直径是 4.5~5mm。

玻切头不移出前房，关闭切割模式，改成单纯抽吸模式。玻切头 (现在功能是一个抽吸手柄) 直接从晶状体前囊口下伸到晶状体赤道部，切割孔方向对着晶状体赤道部并转向医生方位。先吸除周边皮质，不要将玻切头朝向中央后囊膜，玻切头在晶状体赤道部附近时，踩下抽吸脚踏达到最高负压 200。当晶状体皮质开始由抽吸孔吸除时，一些向中央的剥离是恰当的，但不要达到成人白内障手术的程度。通常晶状体的中央是最后抽吸的，这样可以保护后囊直到赤道部皮质被吸除 (注意：如果有必要，玻切头可换成双手操作的抽吸手柄，抽吸手柄的优点是有角度而且是锥形。它更容易接近赤道部皮质，这样比玻切头抽吸皮质更为有效。缺点是在晶状体吸除后，它必须移出前房再进入玻切头完成后囊膜切开及前部玻璃体切割。手术医生需衡量这些优缺点，对于婴儿，我们只有当玻璃体切割器不能有效和安全地去除所有晶状体皮质时才换成双手抽吸手柄)。

当囊袋所有晶状体物质被清除，再次打开玻切头切割功能，切割头放置在后囊中央前。然后医生吸起囊膜至切割孔。通常用此技术扩大后囊而不需要同时从事玻璃体平面切割。尽管如此，切割速率增加到 800 次/分以上，灌注压降低至 30，以防玻璃体溢出。同前囊一样，采用螺旋样移动扩大后囊切开。后囊切开完成后行中央的玻璃体切割 (大约去除 1/3 玻璃体)。前房灌注可以使液流远离玻切头。

玻切结束的同时从眼内移出玻切头。灌注管需在玻切头移出前 (而不是之后) 去除。如果怀疑玻璃体嵌顿于切口，可将缩瞳药注入前房收缩瞳孔。如果瞳孔不圆，可用玻切头再次进入前房清除残留玻璃体。也可以在黏弹剂的帮助下，用虹膜复位器将玻璃体从伤口拨出。令人惊奇的是，这种方式进行婴儿白内障手术很少发生玻璃体嵌顿伤口。玻璃体切割中部大量玻璃体使眼前节没有玻璃体残留。一项最近的研究证明无防腐剂的曲安奈德可提高玻璃体的可视度，从而可保证儿童白内障手术中彻底切除前段玻璃体。这项研究报道术后眼压没有受到影响，未观察到术后不良结果。

以 10-0 可吸收线间断缝合穿刺口。手术结束时给予 1 滴 5% 聚维酮碘及阿托品和类固醇抗生素眼液。角膜配戴 1 枚度数合适的硅胶接触镜 (初生婴儿通常为基础曲率半径 7.5，29~32D) (参阅第 45 章)。之后可对患儿进行麻醉复苏。

2. 角膜缘入路的优缺点 前节医师相对睫状体平坦部入路更熟悉角膜缘入路，手术不需要打开结膜，并且能够保留足够囊膜 (为日后二期人工晶状体植入)。然而，这种入路存在切割孔对虹膜摩擦和虹膜损伤的危险。为了避免不小心误伤虹膜，医生应避免玻切孔正对虹膜，否则，灌注液渗漏引起突然的浅前房可引起虹膜进入切割孔。

小结

单纯晶状体切除联合前段玻璃体切割术是一项可广泛用于 1 岁以内婴儿先天性白内障的外科技术。这项技术可一次性玻切头进入前房进行前囊切开、晶状体吸除、后囊切开和前段玻璃体切割，手术过程效率高，损伤极小，不需要切开结膜，2 针 10-0 可吸收缝线关闭切口。手术结束时配戴角膜接触镜，不用绷带和敷料遮盖。

（何春燕　陈　潇　译）

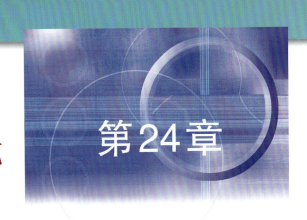

第24章

人工晶状体：实验研究和临床应用

儿童行白内障手术时眼内一期植入人工晶状体(IOL)已经成为光学矫正最常用的方法。美国白内障和屈光手术学会(ASCRS)及美国小儿眼科和斜视协会(AAPOS)进行了一系列病例研究观察儿童人工晶状体植入方式及度数选择以支持儿童人工晶状体植入的安全性和有效性。人工晶状体可提供除调节以外全部类似晶状体的光学矫正，然而人工晶状体植入儿童眼内后，让我们不得不担心在其一生中仍存在未知危险。另外，由于眼球发育情况个体差异很大，因此预测同等年龄儿童的屈光变化十分困难。

采用框架眼镜和接触镜矫正无晶状体眼儿童难以适应，而植入人工晶状体则可以持续矫正，这对防止弱视和促进正常视力发育很重要。尽管配戴眼镜可获得最好的矫正视力，但未矫正的人工晶状体眼比未矫正的无晶状体眼可能更少发生弱视。

一、儿童白内障手术的人工晶状体植入

各种硬性和折叠人工晶状体已经应用于儿童白内障手术数十年。硬性晶状体材料为聚甲基丙烯酸酯(PMMA)，从开始被植入人眼(成人和儿童)已经50余年了。人工晶状体在儿童眼内必须稳定长达数十年而不生物分解。PMMA材料是目前在成人和儿童中有最长安全记录的材料。

从20世纪90年代起，如果有充足的囊膜支撑，人工晶状体植入已成为婴儿期后矫正无晶状体眼的标准方法。越来越多的人工晶状体用于儿童的3个最重要的原因如下。

(1)适当大小的和顺应性好的植入物更容易被植入儿童的囊袋。尽管它们的弹性增加了，更新的晶状体设计可维持足够的"记忆"抵抗儿童人工晶状体植入后所见到的赤道囊膜严重纤维化。PMMA植入物证明有很好的生物相容性，而且，不同的丙烯酸酯和甲基丙烯酸酯的共聚作用形成的折叠晶状体具有许多和PMMA一样的生物相容性。例如，疏水型丙烯酸酯折叠晶状体，如 AcrySof (Alcon, Inc. , Fort Worth, TX)，可被植入任何年龄的儿童眼内。疏水型丙烯酸酯人工晶状体的生物相容性可能比PMMA人工晶状体更好。可折叠的丙烯酸酯人工晶状体较容易植入儿童眼内，现在市场上许多人工晶状体光学部的方边设计可延缓婴幼儿后发性白内障的发生。Pavlovic等报道短期的解剖结果显示儿童眼内植入折叠硅胶IOL也是安全的。

(2)精细的手术技术能够保证囊袋内固定人工晶状体。因为人工晶状体伴随儿童的一生，医生对人工晶状体囊袋内植入的安全性有更多的自信。囊袋内固定使植入物与血管组织隔离。尽管睫状沟固定人工晶状体也是安全的，但是常年与色素膜接触可能产生不良反应。而且，采用睫状沟固定人工晶状体发生如瞳孔夹持和人工晶状体偏中心之类的并发症更为常见。因为人工晶状体囊袋内固定的安全性被肯定，更多儿童在行白内障摘除手术的同时植入人工晶状体。

(3)最后一点，儿童白内障摘除后人工晶状体植入时特定的前后囊膜的处理改善了术后视觉效果并减少了并发症。这些改进有助人工晶状体植入后长时间居中和减少视轴混浊的发生。

二、儿童白内障手术人工晶状体度数估计

成人眼轴平均长23～24mm，新生儿平均眼轴长为17mm。小儿眼球，特别是在出生后最初3年，明显小于成人眼球。这使得儿童白内障摘除后是否植入成人大小人工晶状体引起关注。Bluestein等对50只新鲜未保存的患者尸体眼解剖检测，年龄从1天到16岁。使用各种测量方法：包括前后径、垂直和水平径、角膜直径、晶状体直径、小带游离区的直径。显示眼球、晶状体(图24-1)和囊袋发育最快时间为出生后至2岁。

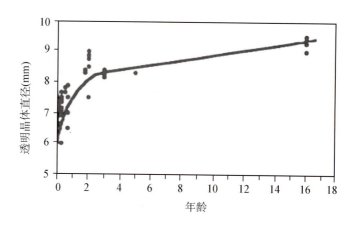

图 24-1 晶状体的发育

晶状体发育最快时间发生于出生后至 2 岁,晶状体发育 2 岁时基本完成(资料来源:Bluestein EC, Wilson ME, Wang XH, et al. Dimensions of the pediatric crystalline lens: implications for intraocular lenses in children. J Pediatr Ophthalmol Strabismus, 1996.33:18-20.)

现在可使用的适合成人的人工晶状体(IOL)轻微大于囊袋测量值,可能实际上适合 2 岁以上儿童,而不适合 2 岁以下儿童植入。植入成人尺寸的 IOL,婴儿的囊袋可能变形成椭圆形。椭圆度依据植入 IOL 的设计、类型和最大直径可从轻微到严重不等(图 24-2)。婴儿和儿童特别小的囊袋植入成人大小的 IOL 有几种可能的结果。第一,相比成人白内障手术,在婴幼儿旋转 IOL 袢进入囊袋有一定的困难,主要是因为眼球小、球壁软加上玻璃体膨隆,另外过大的 IOL 将增加 IOL 不对称(囊袋-睫状沟)固定的风险,可导致 IOL 不居中。第二,小儿囊袋内植入过大的 IOL 可引起严重的囊袋牵拉,导致后囊皱襞,晶状体上皮细胞可通过囊袋皱襞迁移至视轴,导致后囊混浊。第三,婴幼儿眼内植入过大的 IOL 可加大 IOL 袢平行方向悬韧带的张力。囊袋牵拉(还有悬韧带的张力)在眼轴发育过程中的远期后果需要进一步观察。

Pandey 等对植入 IOL 儿童尸检眼进行观察,比较不同硬性晶状体和折叠晶状体撕囊口椭圆形和囊袋牵拉情况。在这项研究中,儿童尸检眼 16 只眼分为两组:8 只眼小于 2 岁(A 组),8 只眼大于 2 岁(B 组)。所有眼按照 Miyake-Apple 后摄像技术检测。

6 种类型 IOL(排列如下),由硬性或折叠的生物材料制成,植入后判定儿童眼最合适的 IOL 设计。

(1)一片式疏水丙烯酸酯 IOL(AcrySof, SA30AL;光学部 5.5mm,总直径 12.5mm; Alcon Inc. ,Fort Worth,TX)。

(2)三片式疏水丙烯酸酯光学部,PMMA 袢

(AcrySof, MA60BM;光学部 6mm,总直径 13mm; Alcon Inc.)。

(3)三片式硅树脂光学部,PMMA 袢(SI40NB,光学部 6mm,总直径 13mm;AMO Inc. , Santa Ana, CA)。

(4)三片式硅树脂光学部,聚酰亚胺袢(弹性的; SI40NB,光学部 6mm,总直径 12.5mm;Staar Surgical Co. ,Monrovia,CA)。

(5)一片式硅树脂 IOL(AA-4203VF;光学部 6mm,总直径 10.5mm;Staar Surgical Co.)。

(6)一片式 PMMA 光学部和袢[809 P;光学部 5mm,总直径 12mm;Pfizer Ophthalmics(Formerly Pharmacia Inc.),New York]。

IOL 植入前及植入囊袋后(袢位于 3 点到 9 点子午线),分别测量撕囊口和囊袋直径。撕囊口的椭圆率通过 IOL 植入前后撕囊口水平直径的差异计算。囊袋牵拉的比率也是通过 IOL 植入前后囊袋水平直径的差值计算。

所有 IOL 植入后撕囊口呈椭圆形并产生囊袋牵拉,与 IOL 袢相平行。图 24-3 和图 24-4 表示的是 A 组和 B 组死后儿童眼植入硬性和折叠 IOL 后撕囊口椭圆形和囊袋牵拉。比较 6 种型号 IOL 在每组眼撕囊口椭圆形和囊袋牵拉改变上是否有明显差异($P < 0.001$,方差分析)。然而,最后比较明显的差异仅在一片式疏水丙烯酸酯(AcrySof)晶状体和其他晶状体之间。在 A 组和 B 组中一片式疏水丙烯酸酯晶状体撕囊口椭圆化和囊袋牵拉明显较少[分别为(12.06 ± 0.59)%和(7.6 ± 1.47)%]。

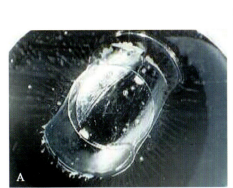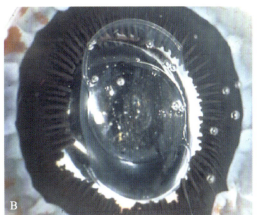

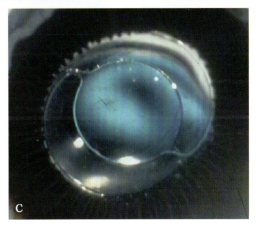

图 24-2 婴幼儿的囊袋植入成人尺寸 IOL 可能变成椭圆形

椭圆度依据植入 IOL 的形状、类型和最大直径可有从轻微到严重的不同表现。A. Miyake-Apple 技术显示囊袋植入一片式、折叠开放袢、PMMA IOL,总长 13.75mm,来源于 2 岁儿童尸检眼。注意严重的囊袋牵拉和 1 点到 7 点之间呈椭圆形,这些显示:过大的 IOL 与囊袋的大小有关。B. Miyake-Apple 技术显示囊袋植入一片式 PMMA、折叠开放袢、改良 C 袢囊袋 IOL,总长 12.5mm,来源于 5 岁儿童死后尸检眼。注意 12 点和 6 点之间标记的椭圆形和过大的囊袋,指示轻微过大的 IOL。C. Miyake-Apple 后照像技术显示一片式、PMMA、12mm 直径、改良 C 袢 IOL,囊袋内植入,来源于 2 岁儿童尸检眼,注意人工晶状体与囊袋大小非常"合适"(资料来源:Wilson ME,Bluestein EC,Wang XH. Current trends in the use of intraocular lenses in children. J Cataract Refract Surg,1994.20:579-583.)

对于儿童尸检眼的研究提示:为成人设计的 IOL 可以植入婴儿和儿童的晶状体囊袋内。然而,植入成人尺寸的 IOL,可观察到撕囊口不同程度的椭圆形和囊袋牵拉。Miyake-Apple 后摄像技术证明:因为袢的易弯曲性,两组患儿植入一片式疏水丙烯酸酯晶状体都可较好的维护囊袋结构(极小的椭圆形改变)。

这种极小的撕囊口变椭圆形和囊袋牵拉原因可能是独特的光学部/袢的设计。相比其他实验观察的人工晶状体,疏水丙烯酸酯生物材料的记忆性和易弯曲性使得一片式设计人工晶状体的袢入囊袋时随囊袋弯曲,然后最大程度地适应任何大小的囊袋。改良的"L"形袢被认为是最稳定的袢,并且由与光学部相同的疏水丙烯酸酯生物材料制成。以前的实验室研究对这种袢的弯曲性记忆没有涉及。然而,这些袢显得有很好的记忆(再膨胀)特性,尽管比 PMMA 或聚丙烯更柔软。一片式 AcrySof 植入时似乎有柔软性和弹性的理想组合,产生极小的囊膜椭圆形,良好的弹性防止儿童的囊袋赤道纤维化。我们的临床随访证实了这个结论,我们还没有看到一例软的一片式 AcrySof 人工晶状体的袢因为赤道部囊膜纤维化被挤压到晶状体光学部表面。除了人工晶状体袢的设计和记忆,疏水丙烯酸酯生物材料的黏附性在减少幼儿眼撕囊口和囊袋变形中也起了一定作用。

Wilson 等通过对 50 只儿童人工晶状体眼的研究来确定可能适合儿童植入的人工晶状体生物材料、设计和尺寸。根据这项研究,运用 Miyake-Apple 后摄像技术,如果是小于 2 岁的儿童,研究推荐使用直径大约 10mm 的 PMMA 材料人工晶状体。一片式弹性开放袢、改良 C 袢设计的 PMMA 材料人工晶状体被证实适合囊袋内植入。一片式丙烯酸酯折叠人工晶

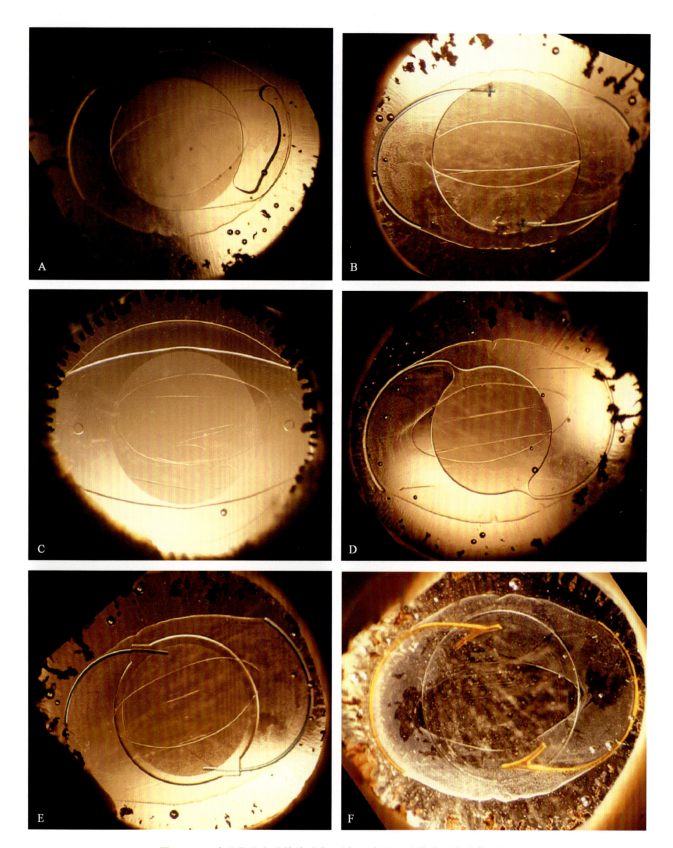

图 24-3 5个月婴儿左眼的外观像（后部反光照明法的前位像前节照相）

注意植入下列硬性和折叠晶状体产生不同程度撕囊口椭圆化和囊袋牵拉。植入一片式疏水丙烯酸酯晶状体记录到极小的撕囊口椭圆形和囊袋牵拉。A. 一片式疏水丙烯酸酯（AcrySof）IOL；B. 三片式疏水丙烯酸酯光学部-PMMA 袢 IOL；C. 一片式硅树脂盘状 IOL；D. 一片 PMMA 光学部-PMMA 袢 IOL；E. 三片式硅树脂光学部-PMMA 袢 IOL；F. 三片式硅树脂光学部-聚酰亚胺袢 IOL

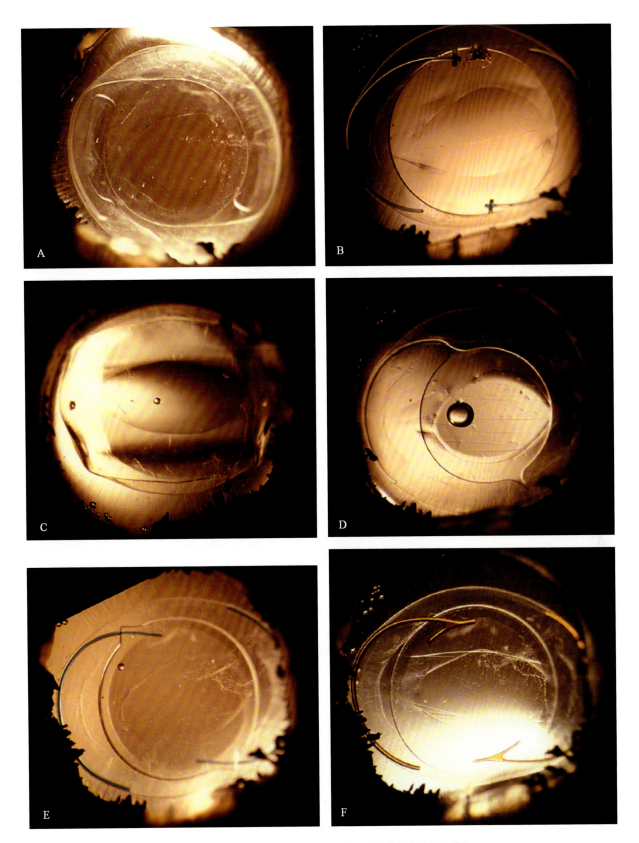

图 24-4 **4 岁儿童左眼外观像(后部反光照明法的前位像)**

注意植入下列硬性和折叠晶状体产生不同程度撕囊口椭圆形和囊袋牵拉。植入一片式疏水丙烯酸酯晶状体记录到极小的撕囊口椭圆形和囊袋牵拉。A. 一片式疏水丙烯酸酯(AcrySof)IOL;B. 三片式疏水丙烯酸酯光学部-PMMA袢 IOL;C. 一片式硅树脂盘状 IOL;D. 一片 PMMA 光学部-PMMA 袢 IOL;E. 三片式硅树脂光学部-PMMA 袢 IOL;F. 三片式硅树脂光学部-聚酰亚胺袢 IOL

状体的出现,使得小儿应用人工晶状体不再需要缩小人工晶状体尺寸。新型的人工晶状体更适合婴幼儿较小的囊袋,使得儿科医师使用成人尺寸的人工晶状体时更加安全。

AcrySof 人工晶状体仍是儿童白内障术中最常选择的人工晶状体。现在可经 2.2mm 切口植入 Acry-Sof 人工晶状体。引进新的晶状体,如 Tecnis 一片式人工晶状体(Abbott Medical Optics,Santa Ana,CA)和微切口人工晶状体(MIL)(Bausch& Lomb,Rochester,NY),可以分别通过 2.2mm 和 1.8mm 切口成功植入儿童和婴儿较小的晶状体囊袋内。AcrySof Toric 人工晶状体和 AcrySof 多焦点 Toric 人工晶状体(Alcon Lab.,Fort Worth,TX)可用于矫正 1.0D 或更高术前角膜散光。关于评估在儿童白内障手术中使用"bag-in-the-lens"(BIL)技术的有效性、安全性和可行性的临床研究已有报道。BIL 技术可能有助于婴幼儿白内障术后保持视轴的透明性。

三、目前上市的人工晶状体及其临床应用

由于近来可获得儿童植入物的经验非常有限,本章提供的不同设计/生物材料有意义的信息来于成人白内障手术。

(一)非球面人工晶状体

目前 FDA 批准的 3 种非球面和(或)无像差人工晶状体是:AcrySof(非球面 SN60WF,Alcon)、Tecnis(AMO)和 SofPort AO(Bausch & Lomb)。

1. AcrySof 人工晶状体的 SN60WF 除了后表面非球面设计,其他与一片式 AcrySof Natural 的设计和生物材料相似。AcrySof 人工晶状体的 SN60WF 通过矫正周边过度折射补偿球面像差(SA),不需增加晶状体边缘厚度。人工晶状体的非球面设计旨在抵消"正常"人角膜的球面相差。一片式 AcrySof 人工晶状体因为良好的视轴透明性、术后炎症反应轻和人工晶状体术后居中而成为儿童白内障手术中优先选择的人工晶状体。然而,一项最近研究报道,儿童白内障手术时,植入 AcrySof Natural(黄色)较植入无色(透明)人工晶状体的早期炎症反应重,但是长期观察发现炎症反应和后发障发生的概率是相同的。

2. Tecnis Z9000 多焦点人工晶状体 Tecnis Z9000(AMO Inc.,Santa Ana,CA)人工晶状体的设计是减少球面像差(SA)。研究者证实这项技术可改善中间视力和明适应下的对比敏感度。最近眼球总的像差和角膜像差的波前测量证实角膜的非球面性在一生中是不变的,而晶状体屈光度是变化的并且使球面像差增加。

Tecnis 人工晶状体的设计是恢复年轻晶状体负的球面像差和增加人工晶状体眼对比敏感度。成人的临床试验显示这种改良的扁长的人工晶状体在大多数情况下可改善功能视力,然而偏心大于 0.5mm 时功能视力较植入球面人工晶状体减退。

(二)无像差的非球面人工晶状体

最近最多介绍的非球面光学设计是由 Bausch & Lomb 引进的 Akreos 高端光学人工晶状体和 Sofport 高端光学人工晶状体。这些晶状体非球面的前后表面设计从中心到周边光学度数均匀并且没有球面像差。这里的非球面性与人工晶状体自身有关,与人工晶状体作为人眼屈光系统的一部分无关。

无像差的非球面人工晶状体预期有以下优点。

(1)由于无像差,它们相比传统的球面人工晶状体可减少总的球面像差,从而改善视觉质量和对比敏感度。

(2)通过保留人工晶状体眼角膜的先天性正球面像差,无像差的人工晶状体相比负球面像差的人工晶状体,有更好景深。

(3)不会对眼的像差分布产生任何有害作用,所以不管角膜形态如何,适用于所有患者。

(4)从中心到周边光学度数变化均匀,所以偏中心或偏离视轴对视觉质量不影响。

最后一点的最大优势在于考虑到天生的有晶状体眼存在视轴偏斜和光学轴不完全对齐,瞳孔不在光轴或视轴的中央。即使一枚人工晶状体完全位于囊袋中央,也可能是与视轴不重合的。比较 3 种光学类型(正球面像差、负球面像差、零球面像差)的优点和缺点需要把对于对比敏感度的作用、总的高阶像差(HOA)分布、视野深度和未重合视轴或偏心的产生的影响考虑在内。

大多数标准的人工晶状体为双凸球面产生正球面像差,这些晶状体增加中心相对边缘度数,所以周边光线较轴旁和中心的光线聚焦靠前。当瞳孔直径小时,标准的人工晶状体提供好的视力并且光学区与视轴对齐。然而,当瞳孔较大或散大时,球面像差致使图像模糊可使图像质量下降。另外,晶状体的偏中心或未与视轴对齐将产生不对称高阶像差,如慧差。研究显示同为 25 岁患者,植入普通人工晶状体眼较有晶状体眼像差增加,对比敏感度下降。

无像差的非球面人工晶状体不需要考虑角膜像差、瞳孔直径和 kappa 角的问题,适合所有的患者。植入这种人工晶状体后保留了角膜自身的正球差,增加了景深;而且零球面像差人工晶状体,相比传统的球面人工晶状体,通过减少总的球面像差可提高视觉

质量和对比敏感度。零球面像差及人工晶状体中心与边缘无度数差异，不会像正或负的球面像差人工晶状体增加人工晶状体眼的高阶像差，从而减少了当人工晶状体光学部与视轴不对齐发生的光学问题。

（三）Toric(环曲面)人工晶状体

白内障手术一个重要的挑战是同时解决术前存在的散光。小切口白内障手术已被接受用于辅助 Toric 人工晶状体（Staar Surgical, Monrovia, CA）的应用。新的折叠的 Toric 人工晶状体（例如，AcrySof Single-Piece Toric lens, Alcon Inc., Fort Worth, TX）可用一个推注器通过小的透明角膜切口植入眼球。不同型号(T3～T9) AcrySof Toric 人工晶状体可矫正显著的散光。这种晶状体也可获得质量较高的非球面视力。AcrySof Toric 人工晶状体源于 AcrySof Natural 一片式晶状体（Alcon Laboratories, Inc.）具有全功能、可折叠、6mm Toric 光学部和稳定力的袢（Alcon Laboratories, Inc.）。晶状体的丙烯酸酯材料有较高的生物相容性和黏着性，黏着性和袢的设计有助于阻止人工晶状体植入囊袋后旋转。晶状体后表面加有柱镜度数，轴的标记可帮助医生进行人工晶状体植入囊袋后定位。最近，AcrySof IQ ReSTOR Toric 人工晶状体也可在临床上使用。AcrySof IQ Re-STOR Toric 人工晶状体兼有 AcrySof IQ ReSTOR 附加 3.0D 多焦点人工晶状体和 AcrySof Toric 人工晶状体的技术。

AcrySof IQ ReSTOR 多焦点 Toric 人工晶状体可使很多成年人不依赖眼镜而获得极好的术后视觉结果，但是，撰写本书时还缺乏儿童方面的经验。白内障医生对 Toric 人工晶状体尤其感兴趣，因为不需要改变现有外科技术、不需要新仪器新技术就可取得更好的术后效果。

（四）多焦点人工晶状体

单焦点人工晶状体在临床较为常用。没有镜片矫正时，同一片单焦点人工晶状体不可能同时清楚地看清近和远的物体，患者需要依赖眼镜。过去的 10 多年间，许多种眼内多焦点人工晶状体面世并且被广泛用于临床。白内障手术后植入折射型和非折射型人工晶状体术后往往能够获得良好的裸眼远视力和近视力。使用这类多焦点人工晶状体需要注意的是对比敏感度的损失和夜间光源诱导眩光和色圈，这在折射型人工晶状体设计中经常发生。所有的多焦点人工晶状体需要注意人工晶状体度数计算以确保白内障术后最小的屈光误差。Jacobi 等对儿童白内障术后植入渐进的多焦点人工晶状体系列病例进行前瞻性、无对照、可干预的评价。这项研究包括在同一医院植入多焦点人工晶状体儿童患者 26 人 35 只眼，术后随访超过 1 年。标准的外科手术操作包含：前囊撕囊，通过 2 个侧切口晶状体抽吸，颞侧隧道切口，所有眼植入多焦点人工晶状体（SA40-N；Allergan, Irvine, CA）。随访观察，71％眼远视力明显提高，视力到达到 20/40 或更好。31％眼视力为 20/25 或更好。按照作者的观点：在研究对象这个年龄组多焦点人工晶状体植入较单焦点人工晶状体植入更有优势。

1. AcrySof ReSTOR 衍射人工晶状体　AcrySof ReSTOR 衍射人工晶状体设计（MA60D3 或 SA60D3）（FDA 临床研究时发现）可在不损失远视力情况下提供给患者极好的近视力。在早期临床研究中证明也有好的中间视力。视觉敏感度无明显减少，对比单焦点对照组，严重的视觉干扰没有增加。这种人工晶状体周边光学区为较早的传统的屈光表面，与较早的同心圆衍射光学片一样提供看远度数。这种衍射区的衍射控像特性结合周边的折射特性提供一个照明下全程的功能视力，也减少可能的色圈和眩光。AcrySof ReSTOR 衍射人工晶状体早在 2005 被美国 FDA 批准应用于临床。

2. Tecnis 多焦点人工晶状体（Abbot Medical Optics, Inc., Santa Ana, CA）　增加了眼科医师的选择。它不仅具有折叠、衍射、多焦点功能，还有附加的看近度数，它的光学面还结合"理想的非球面性"，可中和大多数角膜的球面像差。

Tecnis 多焦点人工晶状体源于 Tecnis 人工晶状体非球面光学设计（Abbott Medical Optics, Inc.），它可以减少平均的角膜球面像差。基于衍射原理，如 AcrySof Restor 人工晶状体（Alcon Laboratories, Inc., Fort Worth, TX），Tecnis 多焦点人工晶状体衍射环位于后表面。它提供给患者近和远聚焦，两者都很清晰。衍射环距光学中心很近，延至周边，通常环之间的距离也随之增加，所以多焦点效果不依赖瞳孔大小。即使是很小的瞳孔，这个晶状体也可提供极好的近视力。

Tecnis 多焦点人工晶状体的革新在于它将两种光学特点结合：多焦点和"智能"扁长的前光学表面。鉴于大家所知，多焦点人工晶状体减少患者的对比敏感度，这是一个多焦点光学原理固有的损失。Tecnis 多焦点人工晶状体相比单焦点人工晶状体，通过减少高阶像差使对比敏感度得到改善。可以期望这种人工晶状体的多焦点视力也将有益于对比敏感度。

可结合在折射人工晶状体或衍射人工晶状体的附加度数是有限的。折射型多焦点人工晶状体如 ReZoom（Advanced Medical Optics, Inc.）在晶状体平面 3.5D,角膜平面大约 2.8D,眼镜平面大约 2.4D。衍射型晶状体如 AcrySof ReSTOR 和 Tecnis Multifocal 晶状体平面是 4.00D,相当于眼镜平面 3.00D。相比折射型多焦点人工晶状体,这两种人工晶状体可提供较好的看近。即使植入人工晶状体后度数轻度偏远视(如+0.25D 或甚至+0.50D),这些衍射型多焦点人工晶状体仍然能够很好地发挥作用。

(五)可调节型人工晶状体

现代小切口白内障-人工晶状体手术的进步使白内障医生产生了恢复调节的想法。一些制造厂家、眼科医生和视力研究科学家正在设计和评价白内障手术囊袋内植入可调节人工晶状体功能性调节的恢复(不是多焦点人工晶状体提供的假性调节)。另一个可能的途径是白内障取出后通过小的前囊撕囊口给囊袋注入晶状体聚合物的动物实验研究。

根据设计理念,可调节晶状体大概分以下三类。

1. 单一固定的光学面,折叠襻支持的可调节人工晶状体 根据共振理论,调节晶状体(最简单的)的一个设计观念是度数固定的单一光学面,配有动态的、折叠的襻支持系统。成人白内障手术的临床实验中,一些可调节晶状体正处于利用单一固定光学面和可折叠襻支持系统。这些包括 CrystaLens 5.0(Bausch & Lomb),有一个改良的盘状襻和 5mm 大小光学部。Akkomodative 1CU(HumanOptics,Erlangen,Germany)是亲水性丙烯酸酯人工晶状体,光学部 5.5mm 大小。这些人工晶状体通过光学面的前移增进近视力。还有大量关于可调节人工晶状体的研究有小的光学面是否造成不良散光、客观物体与主观视觉的关系、随着年龄增长人工晶状体眼是否丢失调节幅度、低度数人工晶状体调节功能是否减弱,以及这种人工晶状体引起后发性白内障障的研究。儿童白内障摘除术后囊膜纤维化可能对这类设计的人工晶状体前移有影响。

2. 可移动光学部的可调节人工晶状体 另一种可调节人工晶状体设计概念是可移动的光学部增加度数,依靠调节保持它的位置,设计需要有弹性的光学部。如 SmartIOL(Medennium,Inc.,Irvine,CA),整体为 9.5mm 直径,3.5mm 光学部由热力学的疏水丙烯酸酯材料组成。这种晶状体装满整个囊袋,调节力由睫状体传递给囊袋,依次传给柔软的人工晶状体。借助调节力,晶状体增加前后的厚度,这样增加了光学面度数。Smart IOL 需要持续的囊袋弹性。疏水丙烯酸酯材料的人工晶状体的黏性表面降低了囊袋发生后囊混浊和囊膜纤维化的风险。这种晶状体的另一个特点是弹性和热力学性,可通过 3mm 切口

植入,尽管这种晶状体与正常人的晶状体大小相当。

第二种光学部可移动的晶状体是 Power Vision IOL(Power Vision,Santa Barbara,CA),在眼内调节时不会改变位置。基于微流体的应用,这种晶状体理论上有一个周边的液体储存。一旦受调节刺激,传动装置触发微泵将周边液体移至晶状体中央,从而增加晶状体前后的厚度,因此增加了光学部的度数。当调节松弛和近视力刺激减少时,液体从人工晶状体中央泵回周边,这样根据距离模式更改了光学部度数。

3. 双光学部设计的可调节人工晶状体 Visiogen 公司(Irvine,CA,现属 AMO)设计了一种双光学部、硅胶材料(折射指数 1.43)、一片式、折叠可调节人工晶状体命名为 Synchrony™。这种人工晶状体特征为 2 个光学部和襻,产生类弹簧样的作用。襻将附加的晶状体前光学部和晶状体后光学部的凹透镜分开,前光学部的度数是 30.0~35.0D。后光学部指定一个可变的度数使植入晶状体眼达到正视。按照传统的 Helmholtz's 调节理论,Synchrony™可调节晶状体系统设计在囊袋内起作用。晶状体光学部之间的距离在无调节时最小,在调节时最大。双透镜晶状体设计最小的移动可导致较大的屈光变化。这种晶状体在美国境外已经植入大约 120 只眼,距离离焦曲线测量可产生 2.5D 调节。早期的临床结果令人鼓舞,但是随着时间的发展囊袋收缩是否会减少调节幅度还需要时间证实。

(六)光可调节的人工晶状体

光可调节的人工晶状体(LAL,Calhoun Vision,Pasadena,CA)正处在活体兔眼研究和人眼的预备临床研究中。LAL 由含有光敏感分子的硅树脂制成。紫外线光照在人工晶状体光敏感分子聚合的中央区,可在光敏感硅树脂分子聚合的照射区和其他部位产生浓度梯度。经过 12 小时的周期,光敏感分子从未照射区迁移,浓度梯度降低,迁移至照射区直到浓度梯度消失。这种移动引起照射区膨胀从而增加晶状体度数。反之,我们照射人工晶状体边缘,光敏感分子将从中央未照射区向外移动,这将使晶状体中央变平从而屈光力下降。这种处置可被指定沿晶状体特殊的子午线或区域以达到矫正散光和高阶像差的目的。

照射在 LAL 的光能总额决定了人工晶状体度数变化的程度。这种剂量反应可以复制重复,活体研究证明人工晶状体度数调整可准确在 0.25D 内。人工晶状体度数调整后第二天,患者返回医院检查人工晶状体度数是否与期望值吻合,如果取得满意的结果,整个人工晶状体将被照射,使所有保留的光敏感硅树脂分子聚合并且固定人工晶状体。固定之后,LAL 基

本上是标准的硅树脂人工晶状体。固定之前，LAL 仍然可以被调整，患者术后可尝试单焦点或多焦点视力，如果此视力不是想要的，可用以上方式移走。最理想的情况也许是避免固定，当屈光精确性随时间推移发生变化时可调整人工晶状体，这在儿童病例中将是完美的。

小结

目前小切口白内障人工晶状体手术的成功和良好的术后效果为生产商、眼科医生、视觉研究科学家设计和评价晶状体提供了动力，像多焦点、可调节及其他新工艺的人工晶状体有可能恢复调节和提高视觉质量。在工业化社会，已普遍接受在儿童白内障摘除后通过植入人工晶状体恢复视力。现在精湛完美的显微外科技术推动了成人白内障摘除联合人工晶状体植入手术操作，这是历史上最成功的外科手术之一。这项技术应用于儿童将使儿童白内障的治疗得到进步。外科医生将最可靠和几乎完美的技术用于成人白内障多年，他们将进一步完善该技术以适合婴幼儿眼的特性。

（何春燕　陈　潇　译）

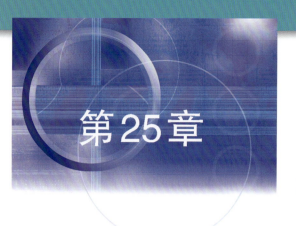

第25章

儿童一期眼内人工晶状体植入

眼内人工晶状体一期植入已成为儿童1岁后矫正无晶状体眼最常用的方法(图25-1～图25-4)。然而它仍被FDA认为是一个"超范围使用"(或医生指定)的用法。它提供至少部分的但是长期的光学矫正,这对预防弱视的发生有重要的作用。未完全矫正的人工晶状体眼视力较未矫正的无晶状体眼发生弱视的概率更低。人工晶状体植入至少可减少白内障术后患者对其他外部光学治疗(框架眼镜和接触镜)的依赖。儿童白内障摘除后人工晶状体植入被接受程度相对成人白内障低,这是因为许多早期儿童白内障手术后人工晶状体植入导致了严重并发症。一些因素,如不知道初期后囊膜切开和玻璃体切割的必要性、劣质的人工晶状体设计、儿童眼内手术后较强炎症反应的特点导致了术后并发症高发生率。自从1990年后,儿童白内障术后人工晶状体植入的稳定性开始增加。虽然1952年报道了第一例人工晶状体植入,一名12岁无晶状体眼儿童接受了二期人工晶状体植入。使用玻璃体切割仪行一期后囊切开和玻璃体切割,合并较好质量的人工晶状体植入可使并发症减少。这鼓励了越来越多的医生为儿童使用人工晶状体,并且渐渐降低了植入年龄的下限。Binkhorst和Hiles在20世纪70年代和80年代提倡儿童植入人工晶状体。外科医生最初犹豫对儿童年龄组植入成人尺寸的人工晶状体(即使是高质量的人工晶状体),直到一些研究显示它们的安全性和有效性才打消了他们的疑虑。儿童人工晶状体植入在20世纪90年代初以前大多数是研究性的,之后,儿科外科医生使用人工晶状体明显上升。1996年Wilson表示人工晶状体植入已成为年龄较大儿童单纯白内障手术的治疗标准。比较1993年和2001年临床数据时发现接受人工晶状体植入的儿童显著增加。美国白内障屈光手术协会(ASCRS)的调查显示增加将近5倍,美国儿童眼科和斜视协会(AAPOS)的调查显示植入人工晶状体小于2岁的儿童增加了13倍多。

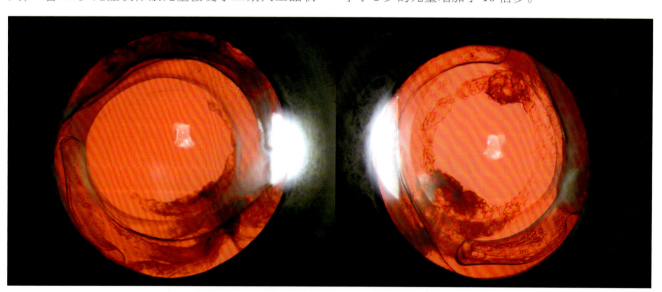

图 25-1　8年随访:一名4岁儿童白内障手术行双眼前囊膜、后囊膜切除、玻璃体切割及囊袋内植入 AcrySof SA60AT 人工晶状体

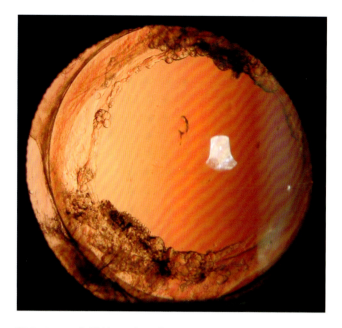

图 25-2　10 年随访：一名 5 岁儿童左眼后极性白内障。手术技术包括 Kloti 双极前囊膜和后囊膜切开、玻璃体切割和 AcrySof 人工晶状体囊袋内植入

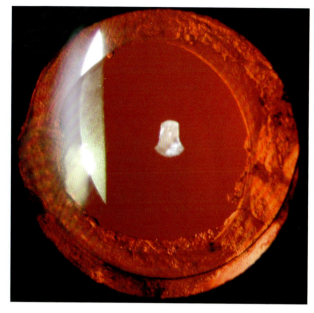

图 25-3　6 年随访：一名 2 岁半女孩左眼白内障手术。外科技术包括前囊膜切除、后囊膜切开、玻璃体切割和囊袋内人工晶状体植入

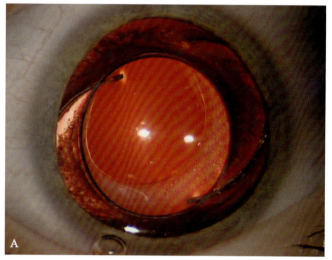

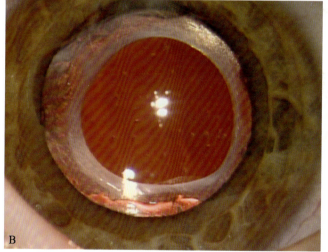

图 25-4　术后随访，显示清晰视轴
A. 注意祥的挤压和周边囊膜的变化；B. 注意人工晶状体较好的居中性和前囊膜混浊

一、婴儿期的人工晶状体植入

随着一期人工晶状体植入广泛开展，这一手术可接受的适应年龄在不断下降。婴儿期行白内障手术后植入人工晶状体是普遍的事（图 25-5）。婴儿期双眼白内障术后，无晶状体框架眼镜和（或）角膜接触镜是合理的选择。然而，对于单眼的白内障，我们需权衡是否在婴儿白内障手术同时行一期人工晶状体植入。婴儿无晶状体眼治疗研究（IATS）是一个多中心、随机对照临床试验，比较接触镜和人工晶状体对婴儿

单眼无晶状体眼的矫正结果。观察术后 1 年的结果发表于 2010 年，观察术后 5 年的结果发表于 2014 年。在 1 年的结果研究报告中，作者认为在长期随访数据可获得之前，给 6 个月或以下婴儿植入人工晶状体需谨慎，否则较使用接触镜，不良事件的发生率和短期视力无改善的情况概率会更高。

婴儿一期人工晶状体植入重点关注的是植入人工晶状体的技术困难、人工晶状体度数的选择，还有视轴混浊（VAO）的高发率。尽管进行了初期后囊切开和玻璃体切割，婴儿植入人工晶状体后视轴混浊

(VAO)发生率高于无晶状体眼。IATS(婴儿无晶状体眼治疗研究)观察 1 年报道,人工晶状体组比配戴接触镜患者更多接受一次或更多的眼内手术(63% vs 12%;$P<0.001$)。这些手术大部分是清除视轴区反复晶状体细胞增生和瞳孔膜。IATS 中大于 12 个月的患儿行白内障联合人工晶状体植入及术后眼镜矫正占 37.5%(费用约 \$4000),花费高于单纯白内障摘除手术后配戴接触镜。

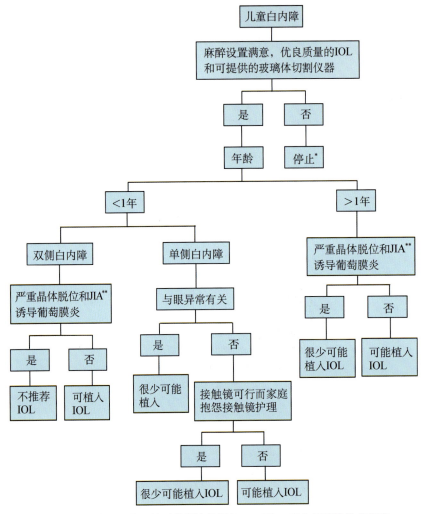

*参考某儿童适合中心,在那里可获得这些设备。 **JIA-青少年特发性关节炎

图 25-5 目前用于决定儿童白内障治疗时是否一期植入人工晶状体的流程图

接触镜的主要问题是依从性不好、眼镜丢失率高、花费高和角膜炎(图 25-6)。这些挑战性问题使接触镜对许多儿童不实用,尤其在发展中国家。婴儿单眼的白内障摘除后使用接触镜矫正视力可以恢复得很好,但是当接触镜频繁丢失时会影响视力恢复。单眼白内障摘除术后如果患儿依从性好、接触镜丢失率低,一期植入人工晶状体和单纯摘除白内障后配戴角膜接触镜患儿最终视力恢复无差别。但是,患儿配戴接触镜的依从性不好或因费用或供货问题使接触镜配戴/更换困难时,一期植入人工晶状体患儿最终的视力恢复更好(表 25-1)。

表 25-1 支持和反对婴儿白内障一期人工晶状体植入的争论

接触镜支持点	一期人工晶状体植入支持点
1. 出生后最初 2 年快速的近视漂移可以通过重新验配接触镜矫正	1. 术后配戴接触镜的依从性是主要关注点。依从性差会因渐渐稳定的屈光不正导致严重弱视
2. 婴儿小的囊袋内植入成人大小的人工晶状体有技术困难	2. 借助可折叠人工晶状体和推注器,晶状体成功植入囊袋率相当高

续表

接触镜支持点	一期人工晶状体植入支持点
3. 婴儿眼植入人工晶状体可因 VAO 导致较高的再手术率	3. 无晶状体眼常需要其他手术,如斜视或二期人工晶状体植入。如果我们考虑总的再手术次数,两组的再手术率是相似的
4. 如果孩子适应配戴接触镜和遮盖治疗,远期可能出现较好的治疗效果	4. 适应配戴接触镜是主要困难。未矫正的人工晶状体眼视力比未矫正的无晶状体眼视力可能更少形成弱视
5. 人工晶状体长期的安全性未知	5. 接触镜长期配戴可导致角膜血管化,增加角膜炎及瘢痕的风险

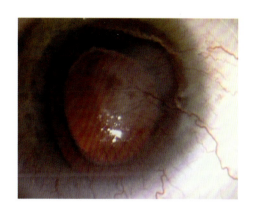

图 25-6 一例治愈的角膜溃疡眼

患儿白内障摘除无晶状体眼使用角膜
接触镜矫正后,注意角膜血管生成

在我们的临床中,接触镜矫正是婴儿白内障术后矫正无晶状体眼最常用的方法,尤其是双眼白内障患儿。单眼白内障患儿往往选择一期人工晶状体植入。如果术后配戴角膜接触镜存在各种困难,更应该选择一期人工晶状体植入。医疗补助不包括接触镜,即使我们写信说明接触镜是医疗必需的。我们主张使用硅水凝胶接触镜,然而这些接触镜每片要花费 150 多美元,并且常常可能丢失或需要经常更换,许多贫穷的家庭不能承担这笔费用。当这些贫穷家庭发生单眼白内障时,更多的是考虑选择人工晶状体植入联合眼镜矫正残留远视。Bausch & Lomb 硅水凝胶接触镜病人援助项目凭其信用(http://www.bausch.com/Search%20Results? searchtext = Silsoft + Contact + Lens + Patient + Assistance + Program +)为我们做了很好的工作。例如,当患者丢失了 1 枚接触镜,患者可在工作时间拨打我们中心的电话,然后我们的一位儿童眼科临床技师回电话及判定他们是否有能力购买 1 片更换接触镜,我们发送 1 个文本原稿并且通知他们在线订购网址,如 Walgreens.com。如果我们判定他们不能支付更换镜片,我们会填写在线表格为他们从 Bausch & Lomb 患者援助项目订购 1 片。我们会向这个家庭解释如果他们取得 Bausch & Lomb 资助项目的资格,他们会每 3 个月收到 1 片免费订购

的硅水凝胶镜片(每次最多订购 2 片),但是每次新的订购必须填写 1 个新表格。免费的镜片会送给我们,我们再邮寄给相应家庭或在下一次就诊时交给该家庭。

二、植入什么类型人工晶状体?

(一)人工晶状体类型

由于后囊混浊是儿童白内障手术最常见和严重的并发症,可降低后囊混浊发生率的人工晶状体更多地用于儿童白内障手术。为儿童选择的人工晶状体材料和型号是对成人人工晶状体的修改。一个生物相容性好的材料且可通过较小的切口植入、适合最小的囊袋而不引起牵拉应优先考虑。2001 年 ASCRS 和 AAPOS 收集的病例观察报告为儿童选择植入的晶状体时 66.8% ASCRS 回访者和 71.1% AAPOS 回访者偏向于植入疏水丙烯酸酯人工晶状体。2006 年 AAPOS 病例观察显示 93.3% 的回访者优先囊袋内植入疏水型丙烯酸酯人工晶状体,90.2% 为 AcrySof 疏水型丙烯酸酯人工晶状体。在 AcrySof 使用中,更多的医生首选一片式 AcrySof 晶状体囊袋内固定。所有的睫状沟固定人工晶状体中,疏水型丙烯酸酯人工晶状体占 65.3%。在睫状沟植入 AcrySof 晶状体中,大部分首选三片式 AcrySof 人工晶状体。这里有几个发表的临床研究考虑为儿童使用疏水型丙烯酸酯人工晶状体。Wilson 等报道 AcrySof 晶状体 YAG 后囊切开率是 45.4%,PMMA 晶状体是 50%。没有 1 例 AcrySof 晶状体植入需要 1 次以上 YAG 后囊膜切开。5 例 PMMA 晶状体需要多次的 YAG 激光治疗再发生的后囊混浊($P \leqslant 0.05$)。

Vasavada 等评估了 72 名儿童 103 只白内障眼。根据手术年龄分为 2 组:1 组小于 2 岁,2 组大于 2 岁。1 组所有眼($n = 37$)行后囊环形撕囊(PCCC)联合前段玻璃体切割;2 组($n = 66$),后囊处理随机分为无后囊环形撕囊组(2A 组;$n = 37$)或有后囊环形撕囊组(2B 组;$n = 29$)。后囊环形撕囊组又再随机分为 2 个亚组:无玻璃体切割的(2BN 组;$n = 14$)或有玻璃体切割的(2BV 组;$n = 15$)。初期的观察结果是视轴混浊

(VAO)发生和需要二次手术概率。病人平均年龄是(5.2 ± 5.0)岁(0.2～16.0 岁),平均随访时间为(2.3± 0.9)年(1.0～4.0 年)。全部的结果中,41 只眼(39.8%)发展为视轴混浊(VAO),14 只眼(13.6%)需要二期处理。1 组 4 只眼(10.8%)发展为视轴混浊(VAO),3 只眼(8.1%)进行二期平坦部玻璃体切割。2A 组 31 只眼(83.8%)发展为视轴混浊,10 只眼(27.7%)需要二期处理。后囊膜混浊(PCO)在术后 2～3 年发生率最高。2BN 组 5 只眼(37.5%)前玻璃体面出现混浊,术后 2.7 年,其中 1 例需要二期处理。2BV 组 15 只眼中 1 只眼(6.7%)有视轴混浊,人工晶状体前有纤维条带位于视轴,最后的随访中不需二期处理。

(二)人工晶状体度数的确定

由于白内障摘除后发育的眼球易出现屈光的近视漂移,外科医生面临确定术后屈光目标这一问题。将一固定度数的人工晶状体植入仍然发育的眼中使得选择人工晶状体度数变得很困难。人工晶状体按正视眼度数植入有利于避免儿童弱视发生,但是眼球发育完成后有发生明显近视的风险。理想的人工晶状体度数既有利于控制儿童弱视又可以在成人后发生最小的屈光误差。第 7 章详细介绍了人工晶状体度数计算,几个列线图已在书中列出。然而在计算晶状体度数时我们不推荐单独依赖任何发表的指导表格。这些表格只是帮助选择适当的人工晶状体度数的一个出发点,选择适当的人工晶状体是一个涉及多因素的决定,需考虑每个孩子的不同情况(特别是年龄、单眼还是双眼、弱视状态轻或重、眼镜的依从性和近视家族史)。当儿童双眼白内障没有弱视植入晶状体时,保留轻度、中度甚至明显的远视是合理的。然而,单侧白内障合并严重弱视,早期较少依赖眼镜可能有利于弱视治疗。后期即使显著的近视,通过弱视治疗可获得可接受的较好的视力。这些眼发育完成后可行屈光手术和人工晶状体置换。由于人工晶状体选择和屈光漂移处理的进展,我们预测分阶段的选择途径将变得更常见。今后的目标将是减少早期的屈光误差和保持后期较小的屈光误差。要在年轻的患者中获得这一目标,初期临时的 piggyback 人工晶状体、后期二次的 piggyback 晶状体,或计划的人工晶状体置换可能是必要的。

三、术前咨询

人工晶状体植入前,与父母/监护人讨论现有治疗方案的主要优缺点是很重要的。该讨论将主要涉及儿童白内障手术与人工晶状体有关的问题。外科医生应对以下普通问题有所准备:如果这是你的孩子,你会植入一枚人工晶状体吗? 当父母理解白内障手术植入晶状体原因、目的、优点和潜在的并发症时,可很好地协作。当术前适当告知后,父母和医生成为了为使孩子达到最好治疗效果的合作者,涉及年龄、成熟水平、家庭情况、到达医生诊所距离和许多其他特殊的考虑。花时间建立这种合作关系并非浪费,因为一个被很好告知的家庭更可能遵从术后必需的随访、用药、遮盖、戴镜等,这些对最终视觉结果是十分重要的。儿童白内障手术后(有或没有人工晶状体)最初 10 年需要按预定时间检查,之后每 1～2 年检查 1 次。在小婴儿手术中,父母应注意最初 6 个月的随访是很关键的。多数眼术后最初 6 个月出现视轴混浊(图 25-7)。较早检查(必要时治疗)有助于获得较好的视觉结果。对于后囊完整的手术眼,父母应注意孩子术后 1～2 年可能继发后囊膜混浊(PCO)。父母需要注意即使植入人工晶状体,仍有可能需要戴眼镜,而且术后眼镜度数可能因为屈光变化需要经常调整。

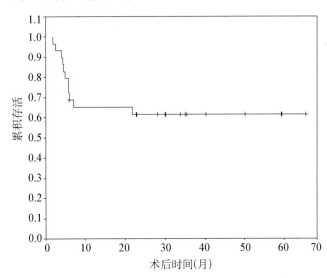

图 25-7 Kaplan-Meier 曲线

显示 1 岁内行一期白内障手术存活眼无视轴混浊,不需行第二次手术,并且术后 6 个月视轴维持了很好的清晰度(资料来源:Trivedi RH, Wilson ME Jr, Bartholomew LR, et al. Opacification of the visual axis after cataract surgery and single acrylic intraocular lens implantation in the first year-of-life. J AAPOS,2004,8:156-164.)

在美国,父母应该知道:尽管人工晶状体植入已成为矫正所有儿童无晶状体眼最常用的方法,这种方法仍被认为是 FDA"off label"。这意味着人工晶状体植入经过 FDA 市场认可程序部分的验证,但此部分程序只限成人。这并不意味 FDA 规定儿童禁用。这只是暗示这种方法正在用于"FDA 市场认可程序部分"的不同目的和人群。"医生指定"有时取代"标签外使用"可更好地解释这种方法在许多回顾性科学研究中以医生指定的方式使用受到市场赞同,但是还未经 FDA 评估和考察。

四、手术中的关注点

外科技术

本书所有儿童白内障手术的普通原则都将被用到。在以下部分,我们将关注人工晶状体植入的问题。

1. **切口** 当不植入人工晶状体时,儿童软的白内障可以通过不足 1mm 的切口吸出。然而,人工晶状体植入需要相当大的切口,如根据人工晶状体可设计 2.2～3.0mm 的切口。

2. **前囊膜** 儿童前囊膜弹性很高,对撕囊是个挑战。虽然 CCC 是任何年龄的合理选择,但是即使一位有经验的医生,也难以控制婴儿弹性囊膜的 CCC。玻璃体切割(玻切)切除囊膜是一个选择,但是要注意避免留下直角边,人工晶状体植入时直角边可能诱发放射状撕裂。当一期手术选择人工晶状体植入时,CCC 是较好的选择。然而,当不准备植入人工晶状体时,可选择玻切切除囊膜。前囊撕囊的大小应比植入的人工晶状体光学面小 1mm。如果不植入人工晶状体,可行稍微大点的前囊切开。我们应预期保留足够的囊膜支撑以备将来二期人工晶状体植入。

3. **后囊膜处理** 当预计不植入人工晶状体时,手术可简化为通过角膜缘切口用玻切手柄(关闭切割)灌注/抽吸,然后行后囊切开/前段玻切(开启切割),此过程不需将器械移出眼球。当植入人工晶状体时,我们常在人工晶状体植入囊袋后经睫状体冠部/平坦部切口行后囊膜切除。这一切口允许后囊完整时人工晶状体植入。吸除 OVD(黏弹剂),然后,睫状体冠部/平坦部切口可用来切开后囊膜并切除后囊膜混浊,或完成一个标准的后部玻切切除囊膜(图 25-8)。已存在后囊膜缺损可考虑改为经睫状体平坦部的玻切切除囊膜(图 25-9)。这项技术确保人工晶状体完全在囊袋内并允许后部玻切切除囊膜时植入的人工晶状体移位最小。

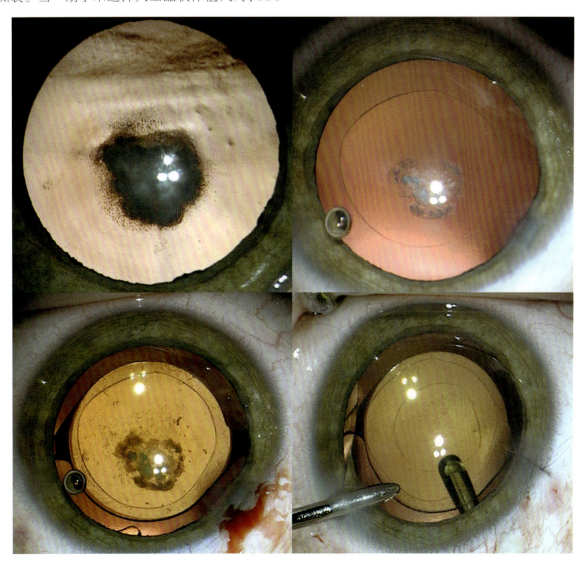

图 25-8 **3 岁儿童的左眼白内障摘除,注意后囊混浊**

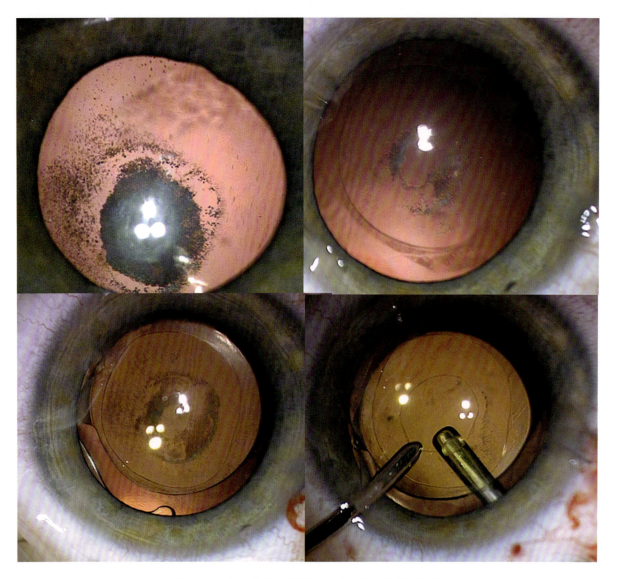

图 25-9　6 岁女孩白内障术后,注意已存在的后囊缺损

4. 人工晶状体植入　小眼球、巩膜硬度低使婴儿人工晶状体植入比年龄大的儿童更有挑战性。婴儿白内障常合并小眼球和前节异常。我们使用一片式丙烯酸酯人工晶状体。一片式人工晶状体植入器植入显著减少了儿童眼植入相关问题,即使是小眼球。软性人工晶状体可被准确推入囊袋,必要时也能容易在眼内复位(相比硬性人工晶状体或三片式人工晶状体)。儿童眼植入人工晶状体时,强烈推荐人工晶状体囊袋内植入。

当囊袋内固定不可能时,睫状沟放置人工晶状体也是可以接受的。然而,一些医生有不同观点。我们使用三片式 AcrySof 人工晶状体或 Rayner 的"C"形袢人工晶状体睫状沟固定。人工晶状体光学部夹持可维持更好的人工晶状体居中性,但是有报道其易诱发炎症反应加重。注意避免一袢位于囊袋,一袢位于睫状沟的不对称固定。

五、术中并发症

幼儿白内障手术中一期人工晶状体植入比单纯白内障摘除更加困难。术中并发症的细节将在第 49 章讨论。在此,我们简要地叙述有关人工晶状体植入的内容。在人工晶状体植入时完整的前囊撕囊可能撕裂,尤其是在撕囊口太小或玻切切除囊膜时。为避免此并发症,尽可能用手撕囊,撕囊口大小 5mm。如果是玻切切除囊膜,避免遗留任何直角边,人工晶状体植入和调位时减少加压和牵拉囊膜边缘。当采用玻切头切除囊膜时,如果手术结束时灌注在缝线安全打结之前退出使前房临时变浅,此时前囊撕裂会进一步加大。为避免这一问题,可用消毒空气泡将人工晶状体向后压以维持前房稳定,同时缝合手术切口。

人工晶状体植入有时会变得困难。人工晶状体可能脱位至玻璃体腔。如果人工晶状体在后囊膜切开和玻璃体切割之前植入,可减少这一并发症。因为人工晶状体植入时需要一个大的切口,有时可能会发生虹膜脱出切口,主要是因为隧道切口太短。切口内唇的位置是防止虹膜脱出的关键。而且,即使切口内唇位置是适当的,由于婴幼儿的虹膜松软也可能会脱出切口。灌注液中加入肾上腺素有助于减少虹膜脱出。

六、术后用药

我们主张婴儿白内障术后的无晶状体眼可不需要眼膏、纱布和眼罩,而一期植入人工晶状体的患儿需要敷料遮盖术眼。术后无晶状体眼局部给予眼液治疗不给予敷料遮盖,手术结束时使用硅水凝胶接触镜,然后患者立即开始点眼药。而一期植入人工晶状体的眼手术结束时给予抗生素-类固醇眼膏、敷料遮眼和眼罩遮盖。2 岁及以下儿童局部加用阿托品眼膏(较大的孩子通常不需要阿托品眼膏)。不管人工晶状体植入或不植入,前房内注射抗生素后用稀释的(5%)聚维酮碘点眼。

七、术后并发症

术后并发症将在本书其他章节讨论,在此简单叙述。

(一)视轴混浊

正如前面讨论,眼内植入人工晶状体术后发生视轴混浊的风险较高,发生的原因目前很明确。我们已经知道当在很小年龄实施手术时,尽管皮质被准确完全地吸除,晶状体赤道部仍存留有晶状体上皮细胞。这些细胞术后处于活跃生长期并且继续合成晶状体蛋白,不同患者的皮质增生表现不同,通常形成 Soemmering 环。术后人工晶状体与后囊膜没有完全贴合,使得一些新的晶状体皮质延伸到视轴的中央,还有一种可能是人工晶状体可能是纤维组织附着的支架。我们认为婴幼儿白内障术后视轴混浊并不是细胞和纤维膜附着在人工晶状体上。后囊膜完整时 AcrySof 植入的视轴混浊多数是纤维增殖而不是常见 PMMA 人工晶状体相关的纤维性反应。增殖的视轴混浊可能进展缓慢,表现不显著,常常不需要二期手术干预。大于 1 岁儿童一期行后囊切开和前段玻璃体切割,较少发生视轴混浊。视轴混浊常发生于 1 岁以内手术的婴儿,并且多发生于术后 6 个月内(如果发生混浊)。植入 AcrySof 人工晶状体后观察到,当儿童白内障手术后后囊切开但未行玻璃体切割时,AcrySof 晶状体与玻璃体前界膜接触可刺激"前玻璃体网状反应"。玻璃体前界膜的这一现象通常对视力影响不显著。

(二)青光眼

1 岁内行白内障手术是青光眼发展的最危险因素。早期研究报道人工晶状体眼中青光眼发病率低,这个推断暗示儿童白内障术后一期植入人工晶状体可以以某种方式阻止青光眼。然而,这也许存在选择偏倚。我们报道了无论合并或者不合并青光眼的婴幼儿早期行白内障手术都有很高的发展为青光眼的风险。IATS 也注意到 57 位行晶状体切除和前段玻璃体切割的患者中,5 人(9%)发展为青光眼,植入人工晶状体者 9 人(16%)发展为青光眼。

(三)眼轴增长

IATS 报道白内障手术后配戴接触镜治疗眼每月眼轴长度变化小于人工晶状体植入眼(0.17mm vs. 0.24mm,$P < 0.0001$)。这个问题在第 52 章有更充分的探讨。

(四)术后早期坚持遮盖治疗

IATS 报道矫正方式(人工晶状体或接触镜)与获得的遮盖量无关,然而家庭、社会、经济地位和母亲的重视程度起一定的作用。

(五)视力结果

之前章节提到,人工晶状体提供了部分不中断的视力矫正,这对弱视倾向眼的视力发育有极大益处。然而 IATS 1 年观察报道中的 logMAR 视力在两组治疗眼(接触镜组 0.80,人工晶状体组 0.97;$P = 0.19$)之间没有明显不同。我们还在继续观察当儿童能够配合做 Snellen 视力表检查时这项临床研究的远期视力结果。

八、特殊情况

(一)发展中国家的处理方法

白内障手术一期人工晶状体植入在发展中国家似乎是合理的选择,在大多数情况下接触镜是不适合的。使用疏水型丙烯酸酯折叠人工晶状体的费用是主要问题。另外,眼用黏弹剂的有限供应使得小眼球囊袋内植入丙烯酸酯人工晶状体较为困难。当使用硬性人工晶状体、低黏的眼用黏弹剂、不太精确的生物学测量、低质量的显微镜时,人工晶状体也可以考虑睫状沟植入。当术中可视度较差时,睫状沟放置人工晶状体更加容易。这将使囊袋开口封闭,限制增生的皮质(年幼的患者更容易皮质清除不完全)在 Soemmering 环内。所以发生视轴混浊需再次手术的可能性小。生物学测量不准确时,年龄增长后睫状沟固定人工晶状体比囊袋固定人工晶状体更容易更换。要注意避免人工晶状体瞳孔夹持。还有,只有适合睫状沟放置的人工晶状体才能选择睫状沟植入。

(二)缺乏囊膜支撑

缺乏足够囊膜支撑的病例,如晶状体异位或外伤悬韧带不完整,可选择前房角支撑的前房型人工晶状体、巩膜固定的人工晶状体或虹膜固定的人工晶状体(第32章)。

(三)囊袋镶嵌在人工晶状体中植入法

Tassignon等报道了儿童白内障采用一种"囊袋镶嵌在人工晶状体中"手术技术的结果。这项技术是(见第27章):将前后囊撕成同样大小,然后将前后囊放置在特殊设计的人工晶状体沟槽中。平均随访17个月后所有儿童患者视轴透明。

(四)多焦点和可调节人工晶状体植入

见第29章。尽管多焦点人工晶状体通常被用于成年人,它们大部分只用于儿童年龄组中大龄儿童(18、19岁青年)。由于儿童眼随时间的近视漂移、可能丢失对比敏感度及干扰弱视治疗这些原因,这些人工晶状体不常用于年幼儿童。我们预言当真正的可调节人工晶状体出现,即具有一个可预计的大幅度调节的人工晶状体,多焦点人工晶状体将从市场消失。多焦点人工晶状体将作为单焦点和那些产生平稳和更自然调节晶状体的中间阶段,最终成为历史的记忆。

(五)可调节人工晶状体

可调节人工晶状体技术的发展可能对将来儿童白内障手术治疗十分有用。晶状体适应眼球发育产生的近视漂移是令人激动的。这种晶状体的几种设计已有描述:①改变人工晶状体实际的屈光度数,如光线调节的Werblin晶状体系统。②根据聚焦点改变人工晶状体光学面位置,如螺旋装置的晶状体光学面或活塞装置移动的晶状体光学面。光学调节的晶状体(Calhoun Vision,Pasadena,CA)由于可提供人工晶状体度数变化,有可能适用于儿童眼。早在2007年,完全符合CE标准的光学调节晶状体被批准在欧洲使用。美国的临床研究正在进行。Jahn和Schopfer描述一种机械调节的PMMA人工晶状体,需通过2个穿刺口进行眼内操作,成人术后随访18个月显示令人鼓舞的结果。但是,作者注意到在这个研究组中,PCO发生率较高。一个理想的可调节人工晶状体应是生物相容的,具有在白内障术后任何时候都安全的可重复调节;可精确稳定地矫正近视、远视和散光屈光不正,并且有一个适当的屈光误差范围。如今,还没有理想的可调节人工晶状体,这种理想的人工晶状体一直在不断开发展。

小结

人工晶状体植入已成为幼儿视力恢复的标准化治疗,即使较小的婴儿植入人工晶状体也是可行的。经过多年发育的无晶状体眼,仍可优先选择二期人工晶状体植入。人工晶状体植入有益于提供全天候部分视力矫正和改善视功能。但是视轴混浊可能需再次手术及后期明显的近视漂移置换人工晶状体的高发生率也可能发生。我们必须记住植入儿童眼的人工晶状体要能在眼内足够稳定达70年或更多年不会被生物分解。迄今为止,发现在先天性、青少年性和外伤性白内障手术中植入现代的丙烯酸酯人工晶状体可有效提供好的短期和中期结果。术后长期的结果将是多年后的一个公共问题。婴幼儿白内障手术联合行后囊切开、玻璃体切割和人工晶状体植入后往往不需要二期手术干预。人工晶状体植入逐渐被用于更多复杂的儿童病例,包括缺乏后囊膜支撑、合并小眼球畸形、永存原始玻璃体动脉和葡萄膜炎病等。

(何春燕　陈　潇　译)

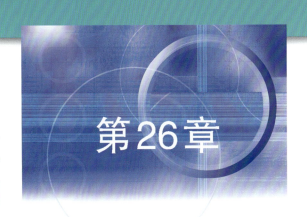

第26章

儿童白内障手术眼内人工晶状体光学部夹持的作用

外科技术的进步为儿童白内障手术提供了更好的结果。然而,视轴混浊(VAO)仍是儿童白内障术后视力成功康复的主要障碍。后囊切开和前段玻璃体切割作为婴儿和幼儿白内障手术中阻止视轴混浊的标准手术步骤。1994年Gimbel和DeBroff提及一种儿童白内障手术后囊的"光学部夹持"技术可以保持视轴透明而不需行玻璃体切割。

眼内人工晶状体光学部通过前囊膜夹持的观念最早建议是在1例后囊膜裂开的成人眼实施。人工晶状体袢放置在睫状沟,人工晶状体光学部通过前囊膜撕囊口放置而使光学部"夹持",从而保证光学部稳定固定。这一观念随后被描述为"光学部夹持""光学部捕获"或"光学部纽扣植入"。

光学部夹持使囊袋除光学部和袢接合部的前后囊几乎360°完全贴合。理论上,人工晶状体光学部前面囊膜的融合减少了中央区晶状体上皮细胞迁移或者沿晶状体光学部表面迁移形成的附着物。因此,囊膜融合有助于减少VAO。光学部夹持另一个优点是能获得好的人工晶状体的中央固定。

这里有几个可能的人工晶状体夹持位置(图26-1)。常规的光学部夹持技术是光学部向后夹持技术。光学部可通过前囊撕囊口夹持(袢在睫状沟,光学部在囊袋);也可通过后囊撕囊口夹持(袢在囊袋,光学部在玻璃体);或通过前后囊破裂处夹持(袢在睫状沟,光学部在玻璃体)。光学部夹持一期和二期人工晶状体植入都有帮助。

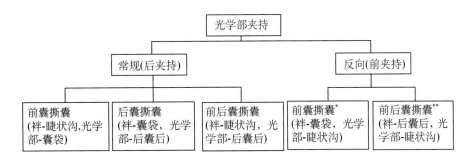

图 26-1 人工晶状体光学部夹持在不同位置的示意图

* 囊袋内植入人工晶状体后发现大的后囊破裂,没有考虑稳定性。 ** 后脱位病例(睫状体平坦部复位人工晶状体)

一、通过后囊撕囊口夹持(袢在囊袋,光学部位于后囊后)

植入晶状体前,值得注意的是人工晶状体度数需要比囊袋内植入度数增加0.5～1D。成功的光学部夹持技术可能依赖人工晶状体袢和光学部连接处的设计。例如,袢和光学部连接呈直角是光学部夹持首选的人工晶状体,因为这有利于囊膜与光学部完全贴合。

技术:手动前囊环形撕囊和晶状体灌注/抽吸干净后,完成一个手动的后囊连续环形撕囊术(PCCC)(图26-2)。眼内注入高黏的眼科黏弹剂,人工晶状体植入囊袋内。然后用调位钩轻轻向后压人工晶状体光学部使其通过后囊撕囊口夹持(图26-3)。袢放于囊袋穹隆部。如果圆形开口牵拉成椭圆形,表明夹持完成(图26-4)。

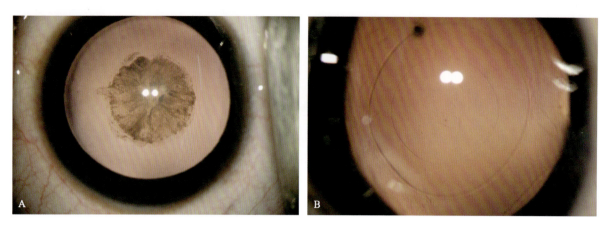

图 26-2 A. 绕核性白内障；B. 适宜大小的前囊连续环形撕囊和后囊连续环形撕囊

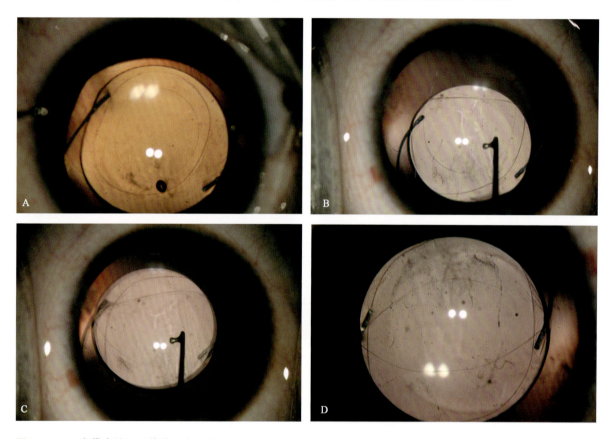

图 26-3 A. 囊袋内植入三片式疏水丙烯酸酯人工晶状体；B、C. 用调位钩下压人工晶状体通过 PCCC 夹持；D. 人工晶状体光学部通过 PCCC 夹持

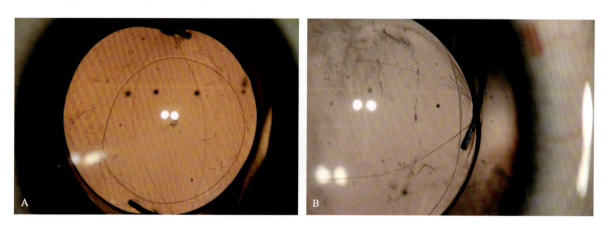

图 26-4 A. PCCC 椭圆形显示成功的人工晶状体光学部夹持；B. 祥和光学部连接处的条纹

光学部夹持是具有挑战性的操作技术,关键点是获得一个"可夹持的"PCCC。尽管有完成PCCC的选择,手动PCCC是人工晶状体光学部通过后囊夹持的必要条件。后囊的开口不仅要连续还要位于中心具有合适的大小。如果开口过小,光学部夹持较为困难,并且过重的压力作用于PCCC边缘有后囊撕裂的可能性。另一方面,如果开口过大,光学部不能保持夹持。因此制作一个合适大小的开口是成功光学部夹持的必要条件。PCCC开口直径比人工晶状体光学部小大约1mm。使用这项技术后原则上可避免玻璃体切割。然而,偶尔执行PCCC或夹持人工晶状体光学部时,玻璃体前界膜被扰动,可能需要进行玻璃体切割。去除黏弹剂有时可引起光学部拱形状前移,这样光学部夹持可能会解除。

二、人工晶状体(IOL)通过前后囊撕囊口夹持(袢在睫状沟,光学部在后囊膜后)

当前囊膜多处撕裂延伸到囊袋赤道部,医生可能认为选择将IOL袢放置在睫状沟比将IOL袢放于囊袋内更安全,此外还需要一个完整的PCCC存在。在这种情况下,医生将IOL袢放置于睫状沟并将光学部通过前后囊撕囊口向后夹持。这种方法可保持IOL居中及阻止Elschnig小珠在IOL后形成。IOL偏中心是二期IOL植入最常见的并发症。光学部通过前后囊撕囊口夹持(袢位于睫状沟)有助于避免术后IOL的偏中心。

三、光学部反向夹持(袢在囊袋,光学部在睫状沟)

将IOL光学部向前通过前囊撕囊口可有效获得反向的撕囊口固定。当后囊撕囊口出现放射状撕裂致使IOL在囊袋内不稳定时,这项技术是有用的。医师可以将IOL前移通过前囊连续环形撕囊口夹持,这样可保持IOL的稳定性和居中性。有报道这项技术可解决成人IOL眼负的干涉光,还可以用于piggyback IOL植入,这时,两个piggyback晶状体的袢留在囊袋内,前面的IOL的光学部拉出囊袋形成反向的光学部夹持(后面的IOL的袢保留在囊袋内)。这个方法可减少珍珠体在两个晶状体界面的堆积(晶状体间的混浊),而第二枚IOL保持囊袋内固定。

四、手术期间的IOL光学部夹持结果

(一)光学部夹持自动解除

有报道光学部通过后囊撕囊口夹持可自动解除,4.9%发生于年龄较大儿童,30.0%发生于年龄较小儿童。后囊撕囊口偏大时更多发生这种现象。

(二)视轴混浊

光学部夹持后玻璃体切割防止视轴混浊的作用是有争论的。几个临床系列研究证明初期后囊撕囊合并光学部纽扣样嵌顿于后囊是成功的。一个小于5岁儿童的研究报道,光学部夹持不行前段玻璃体切割不能保证视轴透明。另一个前瞻、随机、对照研究中,作者的结论是儿童先天性白内障行光学部夹持时必须行前段玻璃体切割。这项研究发现,大于5岁的儿童即使行人工晶状体光学部夹持,行玻璃体切割和未行玻璃体切割时视轴透明度存在明显的差异。视轴混浊(VAO)的眼术后2个月玻璃体前界膜有网状纤维增生,因此,玻璃体混浊是玻璃体前界面对IOL光学部的初次反应而不是由增生的晶状体上皮细胞、炎症细胞和沉积物引起的继发反应。人工晶状体光学部夹持行玻璃体切割和未行玻璃体切割的VAO发生率数据分别列于表26-1和表26-2。

表 26-1 后囊连续环形撕囊未行玻璃体切割光学部夹持后 VAO 发生情况

作者	发表年度	年龄(月)	总随访时间(月)	光学部夹持(n=眼数)	VAO	随访时间(月)	类型
Gimbel	1996	69.6[b]	19[b]	13	0		
Koch and Kohnen	1997	18~144[a]	24[b]	5	80%	6[b]	未给出
Vasavada and Trivedl	2000	26.08[b]	16.53[b]	14	0		1只眼晶状体前膜,需要二次手术
Argento et al	2001	24~96[a]	28.9±5.3[c]	8	0		
Vasavada et al	2001	83.57[b]	21.04[b]	20	70%		前玻璃体纤维化
Raina et al	2002	18~144[a]	17.5[b]	16	0		
Mullner-Eidenbock et al	2003	72~180[a]	20.73[b]	7	0		
Grieshaber et al	2009	49[b]	48.02[b]	47	0		

a.范围;b.平均值;c.平均值±标准差。VAO,视轴混浊。

表 26-2 后囊连续环形撕囊和玻璃体切割光学部夹持后的 VAO 情况

作者参考	发表年度	年龄（月）	总随访时间（月）	光学部夹持±玻璃体切割（眼）	VAO
回顾性研究					
Koch and Kohnen	1997	18～144[a]	24[b]	3	0
前瞻性研究					
Vasavada et al	2001	83.57[b]	21.04[b]	21	0
Mullner-Eidenbock et al	2003	24～69[a]	20.73[b]	8	0
Raina et al	2004	78[b]	13[b]	6	0

a.范围;b.平均值。VAO,视轴混浊。

(三)炎症

一项儿科研究报道光学部夹持组虹膜后粘连和人工晶状体细胞沉积的发生率比光学部无夹持组高。一项成人研究报道,白内障手术联合一期 PCCC 和光学部位于后囊纽扣孔样夹持术后,前房反应明显低于常规的囊袋内固定(也行一期 PCCC)。

(四)人工晶状体居中性

我们认为光学部夹持最大的优点是连续的囊膜边缘锁住光学部防止偏中心发生。

(五)眼压增高

一项术后随机成人研究报道可通过人工晶状体光学部后囊 PCCC 纽扣孔夹持有效防止白内障手术和 PCCC 术后眼压增高(第一个 24 小时内)。

小结

光学部夹持不联合玻璃体切割对防止视轴混浊的作用是有争论的,然而光学部夹持有助于人工晶状体保持很好的居中性。

(何春燕 陈 潇 译)

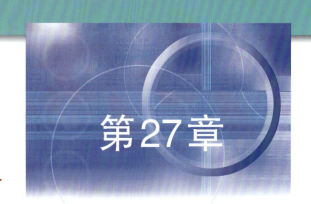

第27章

囊袋在晶状体中植入

现代白内障医生一直努力解决最常见的术后并发症——后囊膜混浊(PCO)。PCO 在后囊完整的病例中常见。然而,初期行后囊连续环形撕囊(PPCCC)(被认为是婴儿白内障的标准处理)的病例,视轴混浊(VAO)或视轴再生(VAR)是常见的。即使 PPCCC 后,文献报道 VAO 发生率从 8% 到 80% 不等。这种高发生率与眼部异常和手术年龄不足 6 个月有关。术后早期 6 个月 VAO 发生很快,然而术后 1 年 VAO 发生率并不增加很多。

传统的人工晶状体(IOL)放置在囊袋内,这种处理被认为晶状体在囊袋内(LIB)植入。2000 年初一个新的晶状体植入概念问世,称为囊袋在晶状体内(BIL)植入(图 27-1A;表 27-1)。作者自从 2004 年已将 BIL 技术常规用于成人。BIL 技术需要更精确的手术技术。相比传统的 LBI 技术,BIL 所有的手术步骤要求更精确,尤其是前后囊膜撕囊口的大小。它要求较高的精确度,理论上一些医师觉得难以操作。随着 BIL 结果被发表,这一顾虑也在减少。结果显示 BIL 阻止 VAO 发生优于其他技术,提供的晶状体以合适的方式植入成人眼 VAO 发生率低至 0。眼科专家很少抵制 BIL 技术,因为他们通常实施 PPCCC,这是一项全球少数成人白内障手术医生的常规手术操作。

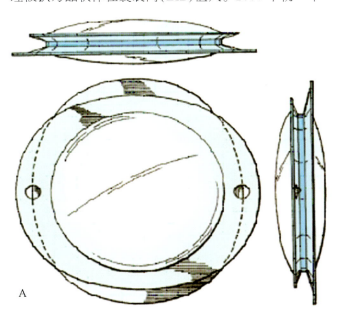

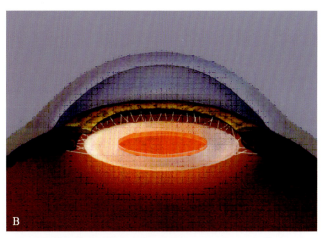

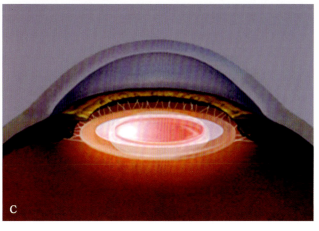

图 27-1　囊袋在人工晶状体内

A. BIL 侧面图;B. 已行中央一定大小前、后囊撕囊后囊袋位置示意图;C. BIL 在前房适当位置示意图

表 27-1 BIL 的技术特性

制造商	Morcher
设计	89A/D/F
材料	亲水丙烯酸 28
总长度	A：7.5mm；D：6.5mm；F：8.5mm
光学部	双凸面：A、F：5.0mm；D：4.5mm
度数范围	标准 10-30D/其他需要订购（最高 39D）
预计的 A 常数	118.2（笔者个人 A 常数是 118.0）

　　BIL 是涉及应用双撕囊口的人工晶状体设计（图 27-1B 和 C），需要前后囊撕囊口大小匹配。用"匹配"一词而不是"一致"是有意的，因为相似大小撕囊比撕囊形状更重要。BIL 技术的观念目前是，如果 2 个囊膜被牵拉环绕在中央直径 5mm 的光学面（如果需要，也有大点直径的光学面），晶状体上皮细胞（LEC）将被限制在囊袋周边残留的空间中，它们的增生将被限制在此空间，所以视轴将保持透明。

　　囊袋晶状体内植入的晶状体由德国人 Morcher 制造，参数为 89A/D/F（见表 27-1）。它由亲水的 Coacryl 生物材料制作，含水 28%。89A 规格是 BIL 标准型号，总长 7.5mm，双凸面，光学直径 5.0mm。公司提供 A 常数 118.2。根据我们的临床经验，我们推荐 A 常数为 118.0。89D 型 BIL 主要用于很小眼球。它的设计与 89A 一样，除了光学直径为 4.5mm。

89F 型 BIL 是应德国人 Claus Eckhart 要求的改造品，他希望得到一个总直径为 8.5mm 较大的前祥，用于气体或硅油填充的白内障玻璃体切割联合手术。这种大的前祥设计可减少术后虹膜夹持的发生率。

　　由于儿童前囊弹性较高，前囊连续环形撕囊（ACCC）有较大挑战性，特别是在婴儿。文献提出了不同办法增加该手术步骤的操作控制性。我们的办法是设计一个聚甲基丙烯酸甲酯的测径环，环的横断面 0.2mm 厚，可根据想要的前囊口大小调节内面直径。这个测径环呈现的灵活性和记忆性与预期目的是符合的（表 27-2，图 27-2）。这个测径环于 2006 年问世，可用一个测径环固定器（见表 27-2）通过 1.2mm 角巩膜切口插入前房，它被 1% 高黏的透明质酸钠稳定于前囊膜表面。这种眼科手术黏弹剂（OVD）可压平前囊膜，便于医师可重复和可控制地进行前囊连续环形撕囊。笔者个人用 Healon GV[Advanced Medical Optics（AMO），Santa Ana，CA]进行这个操作。我们的 0.1% 锥虫蓝前囊膜染色（Vision Blue，Dutch Ophthalmic Research Center）只用于完全混浊乳白色白内障和先天性的前囊膜异常。在后来的一些病例，染色能将胚胎遗留物的前部血管膜从下面的前囊小心分离（图 27-3）。

表 27-2 仪器清单

编号	描述	说明	型号	生产商
1	"囊袋在晶状体内"折叠人工晶状体	28% 亲水丙烯酸	89A-F	Morcher
2	测径环（4.5～5mm）	定位前囊撕囊大小	型号 4L/型号 5	Morcher
3	Tassignon 测径环定位器	安装测径环	Sh-7017	Eye Tech
4	Ikeda 30 度 23G 撕囊镊	完成前后囊撕囊	Fr 2268	Eye Tech
5	弯曲轴的直剪	必要时调整撕囊口	Fr 2295c	Eye Tech
6	Naviject 防损伤推注器/Naviglide			Medicel
	2.5-IP 推注器折叠舱	限+20D 以下	Lp604420	
	2.8-IP 推注器折叠舱	所有度数	Lp604410	
7	Rycroft/Helsinki 27G 水分离针	向后囊后注射弥散型黏弹剂	1273E	Steriseal
8	41G 针（两家生产商同一型号）	同 7，但用于婴儿和儿童	E7370 1270.0.100	Bausch & Lomb Dorc

　　儿童优先使用内径 4.5mm 的测径环（4L Tassignon ring caliper，Morcher，德国），而不是用于成人的内径 5mm 的测径环（5 Tassignon caliper ring，Morcher，德国）（见表 27-2）。在婴儿和儿童眼中使用稍微小的测径环，医生考虑了 0.5mm 的前囊安全范围来补偿囊膜高度弹性的特性。在穿刺前囊前，将测径环放置在前囊膜中央，运用显微镜（Zeiss Microscope S8，Germany）光线中第一和第四 Purkinje 反射（图 27-4）（Purkinje Ⅰ 反射与角膜前表面有关，Purkinje Ⅳ 反射来源于晶状体后表面）。当瞳孔很好的散大和形状规则时，瞳孔中心可作为中心点。虽然不总是这样的病例，特别是异常结构的眼不能采用这

个方法。较年幼的儿童,前囊穿刺最常使用 30G 针头。3 岁以上儿童前囊撕囊可用成角的撕囊镊。笔者倾向于用 Ikeda 撕囊镊,尖端 30° 成角(FR-2268,Eye-

Tech,UK)(见表 27-2),前囊镊反复抓持囊膜沿测径环内侧指导下完成撕囊(见图 27-2B)。这项操作可能要几分钟,因为这是 BIL 技术中最重要的一个步骤。

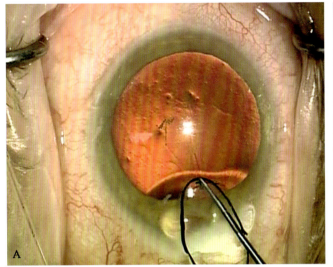
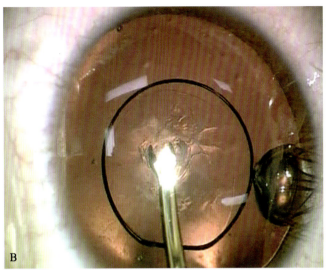

图 27-2 测径环
A. 测径环放入前房;B. 测径环放置在晶状体前囊表面完成前囊撕囊

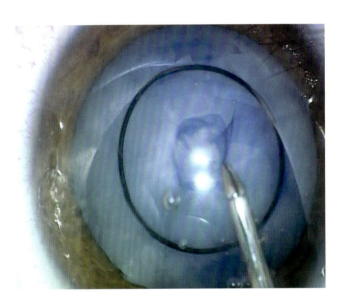

图 27-3 完全混浊白色白内障病例,需要用亮蓝完成精确的前囊撕囊

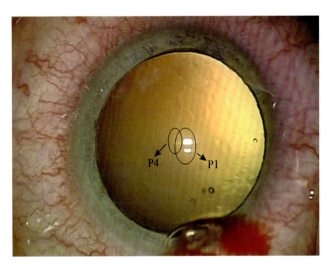

图 27-4 P1(Purkinje 1)和 P4(Purkinje 4)显微镜光源反射在角膜(P1)和在晶状体后表面(P4)手术图

下一个步骤就是从囊袋内清除混浊的晶状体。典型的儿童和婴儿的白内障晶状体非常软,因此在提供理想的灌注和抽吸平衡基础上,可被容易吸除。尽管水分离推荐用于成人,但在儿童中应用是不可靠的,儿童可尝试水分离,但是不要持续。

下一步骤是制作后囊连续环形撕囊(PPCCC),大小与前囊连续环形撕囊相似。

记住儿童后囊厚度只是前囊的 1/3,弹性也比前囊小。用于前囊的撕囊镊也用于后囊撕囊。使后囊

处于理想位置以利于采用可控制方式行后囊撕囊是非常重要的。因为前囊撕囊将指导后囊撕囊,前囊撕囊靠近后囊是很重要的。为了达到这一目的,大分子的 OVD 注射到前囊膜表面,随后它将被推至后囊膜直到前后囊膜复合体在前房变得接近(图 27-5)。后囊穿刺可用 30G 针头完成。

从前玻璃体分离后囊膜是下一个步骤。将 OVD 针头放入后囊穿刺口并注射 OVD 直到一个界限清晰的稍大于 ACCC 的 OVD 泡形成。OVD 泡的界限将由 Wiegert 韧带确定,它与前玻璃体膜到后囊膜的附

着相符合。泡的形状常不规则,可解释在后囊膜和前玻璃体之间存在桥样结构。在 Berger 空隙注射 OVD 可使桥样结构断裂。一种低黏的 1% 透明质酸钠被注射到后囊后。笔者偏好常规 Healon(AMO,USA)。为了保证合适的 BIL 定位和后袢精确位于 Berger 区,后囊后注射稍微多的常规 OVD 是很重要的,允许用一个弯针将前

玻璃体从后囊 360°精确地分离。省略这一步骤可能增加 VAO 的风险而影响最终手术效果,后囊从晶状体凹槽脱落后发生收缩,之后允许 LEC 沿前玻璃体向视轴增生。3 只行 BIL 治疗的眼发生这一并发症(图 27-6),接着行了第二次的手术操作。从那以后,便可系统地控制实行后囊和前玻璃体膜之间的精确分离。

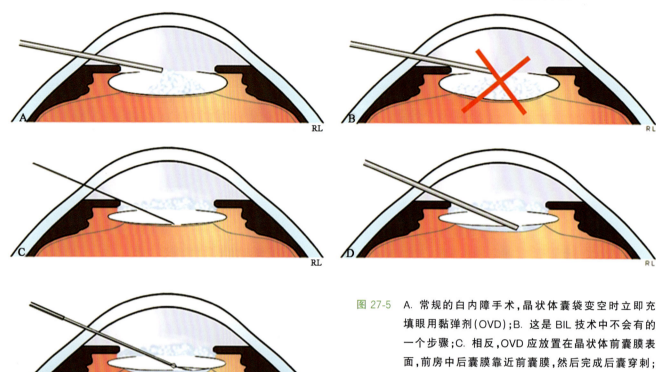

图 27-5　A. 常规的白内障手术,晶状体囊袋变空时立即充填眼用黏弹剂(OVD);B. 这是 BIL 技术中不会有的一个步骤;C. 相反,OVD 应放置在晶状体前囊膜表面,前房中后囊膜靠近前囊膜,然后完成后囊穿刺;D. 然后将 OVD 填充 Berger 空隙,形成一个 OVD 泡;E. 然后开始后囊撕囊

　　以上描述的 BIL 外科技术应用在婴儿白内障和存在先天眼部异常的眼时要做一些调整。婴儿采用玻璃体视网膜手术的 41G 针头 (Bausch & Lomb E7370, Dorc 1270.0.100)(见表 27-2)将前玻璃体膜从后囊膜分离。玻璃体前界膜分离后,黏弹剂泡可在更多控制下形成。可用常规 OVD 针头将残留的泡扩大。由于 41G 针头是安装在一个坚固的金属针上,这个阶段应扩大角巩膜切口,最好扩大到 2.8mm,用合适的推注器推注高度数 BIL(按需可获得 39D)需要这么大的切口。

　　这个阶段,使用一个适当的卡盒 (Medicel Lp 604420,Lp 604410)(见表 27-2 和图 27-7),BIL 被推注至前房植入。一个预装的推注系统现在正在开发,但还未在市场上销售。一旦晶状体在前房展开,它被推回至靠近前囊撕囊口前,这是光学部最终位置所在。注意将后袢部分最大直径定位在手术视野 3 点到 9 点位。晶状体前房定位使用普通的 OVD,然后 BIL 轻轻向侧面滑动,至手术视野 9 点位以便后袢能滑至 3 点位后囊后。轻柔地推动晶状体光学部,囊膜

渐渐地进入晶状体凹槽中。一旦大约 180°圆周囊膜准确地位于晶状体凹槽,将 OVD 针头放在 2 个后袢之间的 9 点位并将晶状体轻轻后推允许余下的囊膜边缘完全正确地滑入晶状体凹槽中。植入操作结束。BIL 也可以植入时使后袢最长轴位于手术视野 6 点和 12 点位。这时 BIL 植入先在 6 点位滑动后袢至后囊后,然后在 12 点位结束植入。

　　注入氯乙酰胆碱(BSS 稀释 5 倍)虹膜缩小,角膜缘伤口缝合,前房和角膜组织注入头孢呋辛液(表 27-3)。

表 27-3　头孢呋辛(西力欣)液配制步骤

- 10ml 注射器抽取 2.5ml NaCl 生理盐水
- 将 2.5ml NaCl 生理盐水注入 250mg 西力欣粉剂瓶中
- 充分摇晃直到西力欣粉剂较好溶解
- 10ml 注射器抽取 1ml 西力欣溶解液
- 继续抽取 NaCl 生理盐水 9ml 填充满注射器

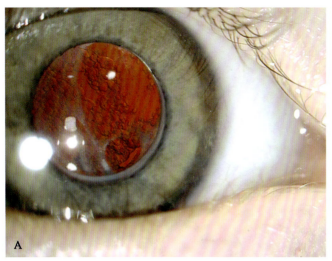

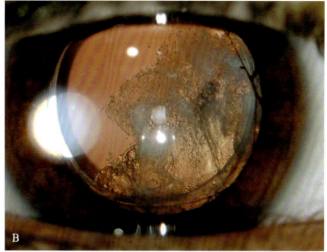

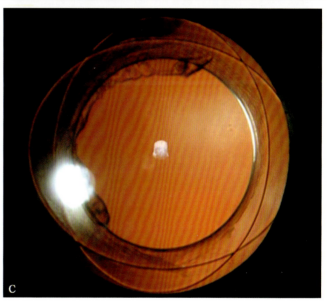

图 27-6　图示不同的病例

术后 6 个月视轴晶状体上皮细胞再生。所有的病例，前囊而不是后囊放置在晶状体周边凹槽，允许晶状体上皮细胞（LEC）增生并迁移至视轴。这是因为玻璃体前界膜未从后囊膜分离

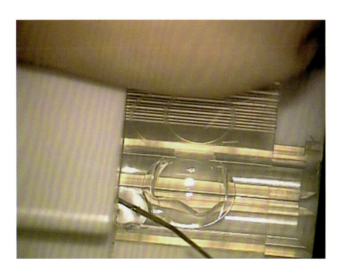

图 27-7　推注器卡盒

自从 2006 年笔者病房所有的婴儿和儿童白内障患者均行 BIL 手术治疗。22 名儿童 34 只眼植入 BIL（手术年龄：2 个月到 14 岁）。术后随访（17.45 ±

17.12）个月，4～68 个月。有 3 只眼，IOL 未能适当地植入。这些眼，只有前囊膜植入人工晶状体凹槽。治疗早期的 PCO 病例，二期干预是必需的。所有成功人工晶状体植入的眼，随访期间视轴均保持透明。这一结果激励我们修正 BIL 度数计算方法以适应视力恢复的策略。

随着分离前界面经验增加，我们对解剖结构异常进行分类和做组织结构上的分析。这是一个正在进行的研究，也是一个部门的博士课题项目。因为这个课题在本章节讨论范围之外，故此处不做过多介绍。

发育性白内障比单纯晶状体混浊存在更多争论。玻璃体前界膜在外科入路中有重要作用，BIL 技术也是这样。如先前所阐述，BIL 后裆将放置在这个空间。所以在手术时准确地限定这个空间是非常重要的。不考虑玻璃体晶状体空间解剖变异将明显增加 VAO 并发症发病率如图 27-6 所示。后囊解剖上极其靠近前玻璃体膜，这可解释为什么后囊没有从玻璃体分离时发生收缩而脱出人工晶状体凹槽。我们目前尚无

医疗器材可使我们在手术前看见玻璃体前空间。先天性白内障的术前临床表象不能显示术前在玻璃体前界膜可能遇到的全部异常。前玻璃体晶状体界面不是很好理解,除了存在各种不同的解剖,这个区域通常称为 Berger 区。为了减少前部玻璃体切割的必要,我们实际操作时手工分离了所有瞳孔区的胚胎残留物,否则它们会影响视轴的透明性(图 27-8)。

最近已经开发了环曲面的 BIL 并植入一些儿童眼内。这种眼内环曲面人工晶状体的技术特性细节已经发表,包括计算方法。我们采取的计算方法的特点是人工晶状体计算公式 SRKT 应用于每个子午线的 K1 和 K2,取代大多数环曲面人工晶状体计算时采用 K1 和 K2 平均值。我们认为这种方法能更准确地反映两条子午线入射光线的折射情况。

因为一些病例表现出囊膜支撑非常不稳定,如马方综合征或一期白内障术后囊膜收缩,如图 27-9 所示,我们与 Morcher(德国)合作发明新的辅助裒装置适合 BIL 凹槽并能放置在睫状沟(图 27-10)。因为形态特殊,这些装置被称作豆形环。

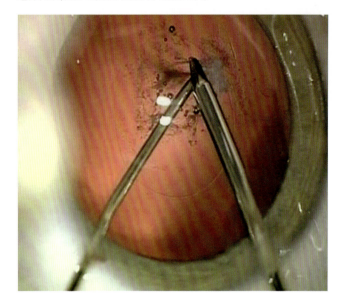

图 27-8 双手分离
后玻璃体膜和不完全退化胚胎血管膜

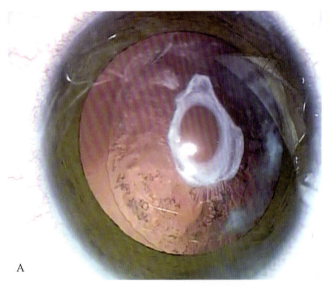

A

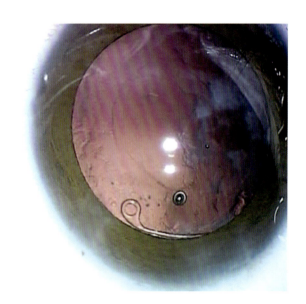

B

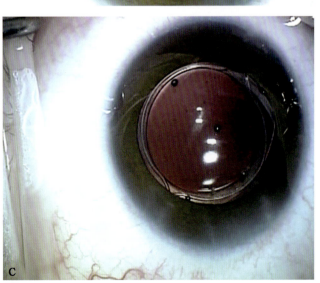

C

图 27-9 左眼先天性白内障未植入人工晶状体 4 年后
A. 鼻侧有一条过度悬韧带牵拉,继发于前后囊封口的环形增生组织收缩;注意囊袋内较少晶状体纤维增生;B. 去除前和后撕囊口增生组织后,囊袋被囊袋张力环撑开;C. 豆形环改善了 BIL 在悬韧带松弛病例的稳定性,豆形环在中央部位于晶状体凹槽中,在周边部放置在睫状沟

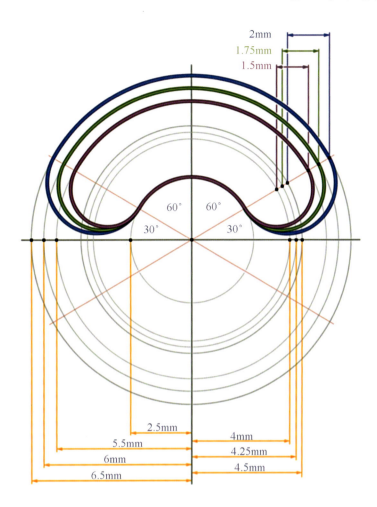

图 27-10 豆形环
内直径 5mm, 外直径依据眼白到白直径为 11～14mm

内直径适应晶状体光学部外直径, 典型的晶状体侧边弯度是 5mm。在睫状沟侧边, 直径将依 Lenstar (Haag-Streit, Switzerland) 或其他装置测量眼白到白直径不同而不同。附加的豆形环外直径为 11～14mm, 变化间隔为 1mm。

一个临床病例如图 27-9 所示。一位 3 岁男患儿 6 个月时接受先天性白内障治疗。其家属要求二期行人工晶状体植入。图 27-9A 显示这只眼手术修复的情况, 显示囊膜包裹及并发的鼻侧悬韧带过分牵拉。

分离前后囊撕囊口内面的纤维组织后, 囊袋通过囊袋张力环撑开 (见图 27-9B), 然后清除囊袋赤道部晶状体物质的增生物。BIL 人工晶状体放置配有 2 个豆形环。BIL 凹槽中可见豆形环 (见图 27-9C)。豆形环周边袢直径为 13mm 放置在睫状沟。所以, BIL 被 2 个豆形袢牢固地抓住, 当眼球转动时防止 BIL 摆动。

(何春燕 陈 潇 译)

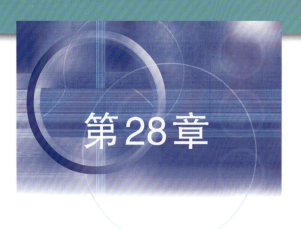

第28章

联合人工晶状体眼（背驮式人工晶状体植入）

植入多个人工晶状体(IOL,联合人工晶状体或背驮式人工晶状体)可以为小眼球和高度远视的成人患者提供合适的人工晶状体的度数。20世纪90年代中期,我们开始将这一方法应用于儿童(图28-1～图28-3)。小眼球的儿童需要极高度数的人工晶状体。最初,常规人工晶状体度数最大只能到＋30D,背驮式人工晶状体可以满足所需的更高度数。近几年,人工晶状体度数范围扩展到＋40D,减少了对背驮式人工晶状体植入的需要,但对于那些接近成年却仍然是小眼球且不能忍受戴接触镜的无晶状体眼患者,在二期植入人工晶状体时需要人工晶状体的度数很高,我们有时会选择植入背驮式人工晶状体。最后,存在残余屈光不正或屈光度数继续增加时,背驮式人工晶状体植入有时可以替代人工晶状体置换术。在这种情况下,背驮式人工晶状体有希望在眼内尽可能保存较长时间。

相比之下,我们介绍和发展(20世纪90年代中期)背驮式人工晶状体的概念和植入技术,并将暂时性背驮式人工晶状体植入技术应用到婴儿的眼球中。直到1999年,M.W.E将背驮式人工晶状体技术运用于13只患眼(其中10例是婴儿)。这些患者都被认为是不能顺从配戴接触镜的无晶状体眼或植入单一人工晶状体后需要用厚厚的远视镜片来矫正残余屈光度数的单眼白内障患者,在2000年的一篇文献中,我们同样报道了双侧背驮式人工晶状体。2001年,我们报道了出生后第一年植入联合人工晶状体的短期随访结果。这篇文章报道了出生后第一年内就接受了背驮式人工晶状体植入的11例婴儿患者包括15只眼(这些婴儿的年龄为出生后16天至8个月龄)随访22个月的结果。

对于暂时性的背驮式人工晶状体植入技术,后面的人工晶状体是植入囊袋内的(永久的),而前面的人工晶状体是植入睫状沟内(暂时的)。这种方法可以

通过消除儿童植入人工晶状体后残余远视来预防和治疗弱视。通过联合植入囊袋内的永久性人工晶状体和植入睫状沟内的临时人工晶状体(后期可以很容易的取出),这种临时性背驮式人工晶状体植入对于晶状体缺如,特别是配戴眼镜及接触镜的依从性较差的患儿是一个很好的选择。这种技术降低了患儿成长和发育过程中屈光不正的进展(减少弱视),然而伴随着患儿的成长,预期的高度近视发生了,眼球发育成熟后取出固定在睫状沟内的低度数的人工晶状体。在后面的章节将会更详细探讨,这种技术并不推荐于每一例需要行人工晶状体植入术的婴幼儿。对于能很好配戴眼镜和接触镜家庭的患儿,不需要通过眼内植入多枚人工晶状体来解决残留屈光不正。这种手术在技术具有挑战性,并且需要多年后再次手术取出位于睫状沟内的人工晶状体。背驮式的人工晶状体植入术是有创性手术,应在需要时才使用,当不需要时就应当避免。

此时此刻,更多地讨论背驮式人工晶状体植入的基本原理也许有一定的意义。虽然,婴儿期无晶状体眼可以通过植入单一人工晶状体来解决,但常常存在欠矫状态。因为眼轴在出生后前两年内每年平均增长4.5mm,婴儿植入人工晶状体后会产生20%或更多的矫正不足。这种方法往往产生残留＋6～＋18D的远视。如果患儿配戴眼镜或接触镜的依从性欠佳,尽管其已行人工晶状体植入,但残留弱视性远视屈光误差仍然存在。然而,如果联合人工晶状体植入能满足早期正常眼的要求,就能消除残留远视导致弱视的风险。如果早期的单一人工晶状体植入达到正视,后期患儿会毋庸置疑地发生高度近视。为了解决这个问题,我们研制出了背驮式人工晶状体植入技术。植入囊袋内的永久性人工晶状体将存在于婴儿一生之中,而附加晶状体以背驮的形式放置于睫状沟内。

伴随眼球的发育,近视逐渐发生和发展。众所周

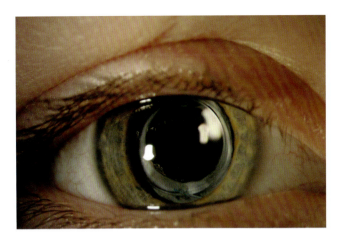

图 28-1 背驮式人工晶状体植入术后 9 年

患儿 6 个月行单眼白内障手术时在囊袋内植入 1 枚 Acry-Sof® SA60 27D 的人工晶状体,并在睫状沟内植入 1 枚 MA60 8D 的人工晶状体。即使在术后 9 年随访时,患儿眼内仍有 2 枚人工晶状体(−1.25DS−0.5DCx85°)

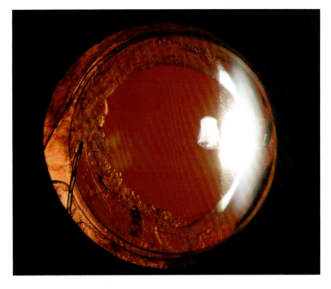

图 28-3 2 岁时植入背驮式人工晶状体,术后随访 5 年。其目前屈光状态是-4.5DS+0.75DCx150。建议取掉其中的 1 枚+6D 的 MA60 型人工晶状体

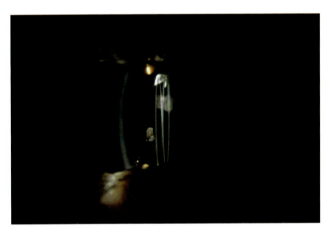

图 28-2 右眼背驮式人工晶状体植入术后 12 年

患者 5 岁时,2 枚人工晶状体分别间隔 1 周植入小眼球内,右眼 2 枚人工晶状体度数均为 22D

知近视导致的弱视远低于远视,我们最终希望视力能被很好地提高,弱视能更容易治疗。当近视度数大于 4D 时,应该配戴眼镜。然而若患儿配戴眼镜的依从性欠佳,当闭着正常眼时,仍能通过背驮式人工晶状体获得较好的聚焦。

然而值得注意的是,高度近视也可能引起弱视,这时就需要行取出睫状沟内人工晶状体的二次手术。最佳的取出时间是生物学测算后产生的屈光不正只用后面的人工晶状体来就可以矫正时。每年我们都进行连续的生物学测量,来帮助我们计划什么时候需要取出人工晶状体。生物学测量(在儿童麻醉状态下检查的一部分)需要在睫状肌麻痹的情况下复核,因为两种方法对于不断发展的人工晶状体眼的屈光误差

要控制在很小的测量误差值以内。如果我们的测量数据重复性较低,应核查误差的来源是不是视网膜检影验光或眼轴的测量。在麻醉下行视网膜检影来测量焦距和计算网膜检影数据时需仔细。通常,在手术室测量患者仰卧位的焦距小于在诊疗室坐位时。

Boisvert 等已发表他们关于背驮式人工晶状体度数选择的方法。他们建议患儿近视度数相当于前面晶状体度数的一半时可以取出前面人工晶状体。放入睫状沟的人工晶状体与周围组织没有产生粘连,即使被植入几年后仍能自如旋转、置换和取出。这是很多年来我们达成的共识。

预先选择最理想的人工晶状体度数的叠加有一定的难度。当我们给出生后几周的婴儿植入背驮式人工晶状体时预留+2~+3D,因为这种低度远视在 3~4 周后将会消失。对于 2 个月的婴儿,术后屈光状态我们选择正视,因为随着眼球的发育将相对较快的转变成低度近视。如果存在少量屈光不正情况,则可以不配戴眼镜。临时性人工晶状体的度数选择,需要遵循眼球发育过程中可预期的屈光状态的改变。从历年来的经验观察来看,我们一般选取 1/3 的全部屈光力值。Boisvert 等提出了背驮式人工晶状体中临时性人工晶状体度数的选择方法。他们发现手术后早期最理想的屈光状态应为中度远视,前部的人工晶状体度数选择应为所需要的晶状体度数的 20%。如选择的前部的人工晶状体度数高(30%),最终的平均屈光度更接近于正视,但考虑到近视漂移发生率的高度可变性,这种方法很可能会导致成年后出现远视。当我们仅选择所需人工晶状体度数的 10% 时,患者的平

均屈光状态处于高度近视。当前部人工晶状体度数选择为所需人工晶状体度数的20％时,这个曲线趋于平衡。这个最佳的方案被在患儿眼内植入背驮式人工晶状体的手术医生所使用。这个理论可能是个起点,但我们将逐渐完善使其适合每位患者。

背驮式人工晶状体植入技术相当于我们仅植入1枚人工晶状体,除了在睫状沟内植入1枚人工晶状体外,立即在后面囊袋内植入第二枚晶状体。一片式AcrySof® 人工晶状体大部分是植入囊袋内,植入睫状沟的人工晶状体我们一般选择三片式的 AcrySof® 人工晶状体,或者一片式 Rayer C-flex 人工晶状体。对于人工晶状体间的混浊(ILO,Interlenticular opacification),在成人的背驮式人工晶状体植入术后可以避免出现,因为其中1枚晶状体被置于睫状沟内。ILO的发生可能与2个人工晶状体均通过小的撕囊口植入囊袋内,并且前面晶状体的光学边缘与撕囊口360°的重叠密切有关。对发生人工晶状体之间混浊的病例进行分析,可以得出结论:人工晶状体之间混浊来源于两晶状体之间的残留皮质及晶状体上皮的增殖。对于起次要屈光作用的第二片背驮式人工晶状体,我们应使用上文提到的植入睫状沟内的晶状体。

术后瞳孔夹持需要引起注意,在我们研究中有1例患者在植入背驮式人工晶状体术后1天发生人工晶状体夹持,需要再次手术。目前我们在手术结束时会在前房内注入缩瞳剂来收缩瞳孔。Gayton 等同样注意到在植入背驮式人工晶状体的第二枚晶状体时,可能会发生瞳孔夹持。

值得注意的是,我们已将联合人工晶状体植入的概念运用于人工晶状体植入后屈光不正状态,从而避免人工晶状体置换的风险。人工晶状体取出时要进行较多其他的操作,如分离、旋转等,特别是之前晶状体粘连牢固,更增加了手术并发症的风险。第二枚人工晶状体度数的计算比进行晶状体置换的晶状体更好预计。我们选取上述提到的睫状沟内植入型晶状体作为背驮式人工晶状体的第二个晶状体。在欧洲,Rayner Sulcoflex 人工晶状体是为背驮式人工晶状体植入而设计的。在撰写这篇文章时,这种 Rayner Sulcoflex 人工晶状体在美国是不能使用的。

小结

婴幼儿配戴接触镜的依从性欠佳,背驮式人工晶状体的植入可以为弱视治疗提供一个选择。但是要知道,并不是所有的婴儿眼睛都适合植入背驮式人工晶状体,这种晶状体仅适用于植入后益处大于潜在风险的患儿。对于真性小眼球患儿,因其没有足够的空间,我们不推荐在眼内植入第二枚人工晶状体。虽然我们还在验证此方法长期的安全性及对近视快速进展、远期视力结果产生的影响,但对于一些植入单片人工晶状体有问题的婴幼儿说是个不错的选择。

（安晓巨　郑奇君　陈　琛　译）

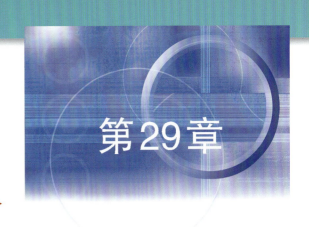

第29章

儿童多焦点人工晶状体
和可调节人工晶状体植入

恢复人工晶状体眼的调节能力是当今白内障外科手术中极富挑战性的难题。虽然单焦点人工晶状体可以提供良好的视力,但它不能恢复由于儿童时期取出晶状体而丢失的晶状体调节能力。即便如此,小瞳孔、近视散光、角膜像差、角膜形态不规则和良好的视觉均可以增加单焦点晶状体的"伪调节力"的范围。单眼视(一眼矫正看近,一眼矫正看远)可以满足患者部分调节需求,但其建立在双眼视物的基础上。通常,如果一个单焦点人工晶状体的度数选择是为了满足视远的需要,那么就需要告知这个家庭,患儿以后近距离或中距离视物时需要配戴眼镜。值得注意的是,父母们曾多次描述植入多焦点人工晶状眼的孩子在配戴双光镜或者什么也不戴的时候均能获得较好的近视力。但这不是针对所有孩子,我们不能简单地将之解释为在尝试调节时引起瞳孔缩小从而导致的景深增加。最重要的是,任何植入多焦点人工晶状体儿童的假性调节的研究,需要有年龄匹配、残留屈光不正、度数相同的植入单焦点人工晶状体的儿童作为对照。

对于成人新型人工晶状体的设计要求包括矫正角膜散光和重建视近视远而不需眼镜。成人多焦点人工晶状体在临床的成功使用,使人们对在儿童眼内植入多焦点人工晶状体产生浓厚兴趣。和成人植入人工晶状体不同,儿童具有良好的调节力,因此多焦点人工晶状体通常被认为是补偿儿童丢失的视近视远能力的一种有效途径。一些有行为问题相关性综合征、精神疾病或者内科疾病的儿童不能配戴眼镜或接触镜。对于这些具有特殊需求的儿童(年轻人)在白内障发展到需要行手术时,建议选择多焦点人工晶状体。关于儿童多焦点人工晶状体植入术后长期临床疗效观察的研究鲜有报道。本章主要介绍美国和欧洲多焦点和可调节人工晶状体的设计理念及术后随访情况。

一、多焦点人工晶状体

多焦点晶状体的设计是基于视力同步化的概念。多焦点人工晶状体的远焦点、近焦点,有时是中间焦点,可以为患者提供视远、视近的能力。多个区域的光线聚焦可能会产生视力干扰。多焦点人工晶状体的视觉质量主要是受瞳孔大小、人工晶状体形状、人工晶状体衍射及折射特性几个因素的影响。眩光、光晕、对比敏感度的下降是多焦点人工晶状体面临的潜在问题。例如,看远距离物体时,而视网膜仍接受近焦点的光线,这些离焦光线引起眩光或对比敏感度下降。目前很多多焦点人工晶状体采取非球面设计以提高对比敏感度。优点是许多设计类似于常规白内障手术中单焦点可折叠人工晶状体;很少需要修改手术技术。多焦点人工晶状体提供近视力的可预测性明显优于可调节人工晶状体。

二、人工晶状体的设计参数

人工晶状体的不同区域呈现不同的焦平面,从而形成近视力和远视力。任何情况下,一个图案聚焦于视网膜上,第二个图案高度离焦。远处物体被人工晶状体的远距屈光力所聚焦,被近距屈光力所离焦。视近处物体则相反,近处物体被人工晶状体的近距屈光力所聚焦,被远距屈光力所离焦。

多焦点人工晶状体从广义上可分为衍射型和折射型两种类型。

(一)折射型人工晶状体

折射型人工晶状体直接将光线通过光学区不同屈光力的同心圆,聚焦于不同焦点平面。基本原理和双光镜相似,也被称为折射型多焦点人工晶状体。随着瞳孔大小的改变,使用的折射区域也在不断地改变,最终,分配给远、近焦点的相对比例也在不断变化。因此,图像质量主要取决于瞳孔的大小,如

ReZoom IOL（Abbott Medical Optics, Santa Ana, CA）就是一种折射型多焦点人工晶状体。

（二）衍射型人工晶状体

衍射型晶状体表面有紧密排列的多个同心圆,将入射光线分成多个光束。它们叠加在近焦点的视轴的特定点上,虽然晶状体的整体曲率均提供远焦点。人工晶状体同心圆的数量、间隔、环高度因设计者和制造者的不同而不同。渐进性设计是指同心圆高度是从中心的高衍射逐渐向周围低衍射递减。当人们通过大瞳孔看远距离物体时,渐进衍射的优点是阶梯高度逐渐改变可减少光学边界的突然变化,减少离焦光线引起的眩光和光晕。伴随瞳孔的扩大,更多的光线聚焦到远焦点。这种设计的基本原理是在瞳孔扩大时,光线昏暗情况下,如晚上开车,远视力是优先选择。在大多数情况下,我们在光线好的情况下依靠近视力,如在灯光或自然光下看书,此时瞳孔是收缩的。RESTOR（Alcon Laboratories, Fort Worth, TX）就是一种渐进衍射的多焦点人工晶状体。非渐进多焦点人工晶状体的衍射环从中心到外周有固定的高度。因此,这些人工晶状体分配于近焦点和远焦点光线的比例是恒定的,与瞳孔大小的变化无关。目前渐进衍射型人工晶状体的代表是TECNIS MIOL（Abbott Medical Optics）和AT LISA 809 IOL（Carl Zeiss Meditec Company, Hennigsdorf, Germany）。

三、可调节型人工晶状体

在可调节型人工晶状体中,人工晶状体眼的光学系统焦距的改变主要由睫状肌肌紧张引起。同多焦点人工晶状体相比,可调节人工晶状体不会出现眩光、光晕,且可以提高对比敏感度,因为这种人工晶状体能将光线聚焦在所希望的焦点上。可调节人工晶状体的设计是多元化的。

四、单片式可调节人工晶状体

假设可调节机制是由于睫状肌收缩,引起光轴向前移动到晶状体的光学区及人工晶状体构造变化。从理论上讲,调节机制是通过联合机制完成的。有人认为除改变晶状体位置和构造外,拟调节力扮演了重要角色。以Crystalens IOL（Bausch & Lomb, Rochester, NY）为例,通过晶状体光学区向前弯曲改变光学区前表面的曲率半径来获取更多的近视力。这种Crystalens HD的可调节人工晶状体在其光学区中心增加了一个小的折射度数,以增加视近距离和中距离的景深。可调节人工晶状体设计时实质上增加了一

个类似于小折射多焦点的特性。Crystalens AO是一种非球面人工晶状体。有一项研究通过比较Crystalens HD和单焦点人工晶状体表明Crystalens HD组平均调节力为(1.5 ± 0.0)D,单焦点组为(1.00 ± 0.0)D。福来视人工晶状体（Lenstec, St. Petersburg, FL）是另一种单片式可调节人工晶状体（此晶状体还未在美国上市）,玻璃体压力和睫状肌的可能活动改变了福来视的形状,增加了高阶像差,如慧差、三叶草和景深增加导致的球面像差。

五、双层式可调节型人工晶状体

为了取得更多的调节力,双层式可调节人工晶状体应运而生。可调节晶状体的度数是由两方面决定的:人工晶状体光学区轴向位移的范围和替换人工晶状体的度数。例如,在囊袋内植入19D的晶状体,1mm的轴向位移导致+1.2D的可调节力改变。然而,如果在囊袋内植入+32D的晶状体,轴向位移相同的距离后能产生+2.6D的可调节力的改变。这些相似地模型提示对于$+15\sim+25$D的晶状体来说,1.0mm轴向位移可获得有限的调节力$(0.3\sim1.9$D$)$。双层式系统中,将一个高度数晶状体耦合到一个固定的负度数凹透镜上,同单片式植入相比可导致更大的调节能力改变。Synchrony（Abbott Medical optics）是一种双层式可调节型人工晶状体的代表。这个双透镜系统和伽利略望远镜相似,前面一个凸透镜连接到后面一个凹透镜上,然而对于双透镜系统和伽利略望远镜之间还是有些区别,双透镜系统的设计原理是提供钙人工晶状体一个$+15\sim+30$D的聚散度范围,而伽利略望远镜是提供0聚散度。望远镜放大物像,导致一只眼植入望远镜式人工晶状体,而另一只眼植入单片式人工晶状体的患者双眼产生不等像。物像同步放大在2.5%以内,有报道称物像放大8%以内患者都不会产生双眼视物大小不一现象。当晶状体位于囊袋内,压力来源于紧密接触晶状体光学区的囊袋的收缩。当尝试调节时,睫状肌收缩,囊袋放松。架桥接触间的储能使双层式人工晶状体分离,在调节的过程中,来自于玻璃体面的压力支撑后部人工晶状体,导致前部人工晶状体前移。这种设计可以允许晶状体移动1.5mm。有研究表明,和单焦点人工晶状体相比,此种晶状体的平均同步性可调节范围是(3.22 ± 0.88)D,而单焦点人工晶状体的调节范围是(1.65 ± 0.58)D。这种同步调节的不足是植入此人工晶状体需要长达3.8mm左右的切口。对于玻璃体切割术后的患眼,还不清楚双片式可调节系统是否能发挥作用。

六、临床研究

Wilson 等已经发表了他们关于眼球发育过程中折射的改变及与人工晶状体植入相关的弱视引起对比敏感度丢失的理解。他们提出,限制年龄超过 10 岁的儿童使用多焦点人工晶状体,可以解决一部分问题(图 29-1)。80％～90％的眼睛发育发生在出生后前 2 年,一些外科专家认为多焦点人工晶状体可以提供给年龄小的患儿。多焦点人工晶状体需要精确测量、计算植入目标位置。为获得多焦点人工晶状体植入术后最佳效果,人们发现预留＋0.5D 的远视有助于减轻眩光及保证远近视力。另外,术后的屈光不正在提高患者的视觉满意度上起着至关重要的作用。伴随眼球发育及近视出现,多焦点人工晶状体将不能发挥作用。更具讽刺意义的是,在发生近视飘移时,多焦点人工晶状体比单焦点人工晶状体更依赖眼镜。在使用多焦点人工晶状体的十几岁的患者中,Wilson 等观察到 11.5 岁时平均眼轴为 23.36mm,15.2 岁的平均眼轴为 23.86mm。在这段时间平均增长 0.53mm。不管怎样,出生后第二个 10 年中,眼轴仍不断增长。他们的数据显示 57.1％的患者眼轴增长 0～0.5mm,37.8％的眼轴增长 0.5～1.5mm,5.1％的眼轴增长超过 1.5mm。作者计算出,如患者眼轴照此平均增长速度增长,其 10～20 岁之间屈光度将增长 4D。这项研究提示我们,对于十几岁的患者选择多焦点人工晶状体应谨慎。

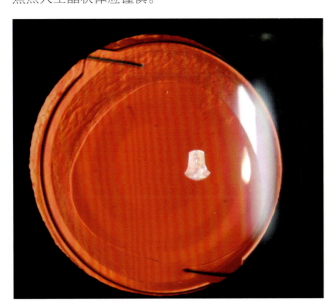

图 29-1 17 岁时行白内障术后植入多焦点人工晶状体后 12 年的随访。患者为了获得好的阅读视力需要配戴眼镜(双眼远视力 20/15,近视力 20/30)

Jocabi 等针对 35 例 2～14 岁的植入区域渐进性多焦点人工晶状体的患者开展了一项前瞻性病例研究。患者平均植入年龄为(6.1±3.4)岁,平均随访时间为(27.4±12.7)个月。所有患者视力均有所提高,71％的患者视力可达到或者高于 20/40,31％的患者视力可达到或者高于 20/25。平均远视力为 20/35,平均近视力为 20/55。矫正近视力可达到 20/35。在双眼植入多焦点人工晶状体的病例中,有报道称 67％的患者需要配戴眼镜。报道中的并发症包括虹膜后粘连(54％)、视轴区混浊(46％)、中到重度的纤维蛋白反应(34％)、明显人工晶状体偏中心(11％)。在双眼植入多焦点人工晶状体的 9 例病例中,6 例(67％)需要全天配戴眼镜,2 例需要配戴双光镜,4 例需要配戴远视眼镜。在这些大于 6 岁孩子的后期随访中发现,有 3 个孩子出现眩光和光晕。多焦点人工晶状体的光学症状对晶状体倾斜和偏心很敏感。Jocabi 等的研究中,17％的患者需要通过外科手术去解决人工晶状体偏心问题。众所周知,白内障术后儿童后囊膜容易出现纤维化和混浊。人工晶状体位置的任何改变,即所谓人工晶状体的位置偏移及偏心,都可能加重多焦点人工晶状体植入术后的光学症状。

在目前所知的数据库中(PubMed,Cochrane Library and Google Scholar),我们并没有查到任何关于使用可调节人工晶状体治疗儿童无晶状体眼的临床报道。

七、结果的优化

在 Jacobi 等文章的参考文献中,Hunter 特别提醒,植入这种人工晶状体的较小年龄患儿,术后并发症更普遍。人工晶状体偏心可能会影响其功能,虹膜后粘连遮盖人工晶状体光学区,使其转变为单焦点人工晶状体。他特别指出将此类人工晶状体运用于患儿存在弱视风险。他指出从多焦点人工晶状体的设计思路来看,降低对比敏感度的作用不是很大,但它可能会引起一定程度的弱视。但是 Tychsen 提出了不同的观点。Tychsen 称,最小程度地降低对比敏感度并不是多焦点人工晶状体的主要不足。相反的,多焦点人工晶状体可给予儿童 $3^{1/2}$ D 的一些光学转换区,这有助于弱视的治疗。管理的期望值是很重要的。在孩子成长的岁月里,不可能避免配戴眼镜。Tychsen 推荐使用多焦点人工晶状体,在配戴或不配戴眼镜的情况下为成长的孩子提供更加广阔清晰、少弱视的视野。

Rychwalski 在关于儿童组多焦点人工晶状体效果的文章中,提出几个有关儿童植入多焦点晶状体的适宜性问题。更重要的是,临床上缺乏关于儿童使用多焦点人工晶状体的数据。数据缺乏就很难做出合理的循证评估治疗。最初植入多焦点人工晶状体的儿童的术后治疗包括:囊膜收缩、残留、粘连引起的后发性白内障,前囊膜的纤维化等。可以肯定地说,和手术年龄、手术时间选择有一定关系,在手术时运用适当的技术(后囊抛光、后囊膜撕开联合或不联合前段玻璃体切割术)可以降低手术后并发症的发生率,包括人工晶状体的偏心、虹膜后粘连、后囊混浊等。多焦点人工晶状体可以提供较好的景深,对可能会引起较明显的眩光和对比敏感度下降的现象应该进行权衡。

八、总结

最终,我们相信可调节人工晶状体会超越多焦点人工晶状体,而多焦点人工晶状体将是高功能地调节人工晶状体发展史上的垫脚石。同步图像的概念和自然光分散包括对比敏感度下降及潜在的闪光幻觉,在市场上只要有一个更好的选择,便不会再使用。但是现目前阶段,多焦点人工晶状体是成人老视治疗是最佳选择。成人多焦点人工晶状体使用长期随访的结果,可作为某些特定儿童选择多焦点人工晶状体的参考。而鉴于大量关于成人使用多焦点人工晶状体的文献和少量儿童使用的数据,小儿外科医生在决定患者是否适合植入多焦点人工晶状体时需谨慎。当考虑多焦点人工晶状体植入时,全面的术前评估、晶状体选择、散光控制、术后护理等都是至关重要的。精确的生物学测量是植入多焦点人工晶状体后摆脱对眼镜的依赖的最基本的要求。应该考虑到对侧眼情况,去尽量避免影响最佳视力的因素,如极明显的不等像。单眼白内障的患儿植入多焦点人工晶状体是存在问题的,因为对侧眼拥有正常眼调节功能,总是被优先选择视近。多焦点人工晶状体用于儿童,多主要考虑双眼均使用的情况下。对于一些瞳孔较小、偏心或对光反射消失的情况,应谨慎选择与瞳孔不相关的仍能提供良好视力的人工晶状体。角膜切口的设计、定位、大小、闭合都是产生医源性散光的直接因素。多焦点人工晶状体可加重远距离、中间距离视力的散光,且程度严重于单焦点人工晶状体。因此,应特别注意手术切口的设计来避免手术源性散光,或选择合适的 Toric 多焦点晶状体来矫正散光。最后,我们在植入多焦点人工晶状体植入时应考虑到会出现近视漂移,并做好相应的准备。应告知患者及家属术后可能会长期使用眼镜,避免其失望。

小结

目前为止,由于多焦点人工晶状体的局限性,限制了其在儿童患者中的使用。伴随晶状体设计水平的提高,新一代多焦点人工晶状体正在致力于解决眩光、光晕、像差、中距离视觉问题。可调节人工晶状体也在逐渐发展,最终将占据人工晶状体很大部分的市场。对于个别儿童患者,特别是那些和手术医生期望值一致并能够相互理解的患者,多焦点人工晶状体是一个很好的选择。对于伴有弱视的患儿,儿童白内障手术医生应谨慎行事,因为何种人工晶状体的选择不仅关系到患者的视力,而且关系到弱视治疗。这些人工晶状体常规被用于儿童白内障患者前,还需要进一步的深入研究。

(安晓巨 郑奇君 陈 琛 译)

第30章

儿童白内障的散光矫正

成人和儿童白内障术前都可能存在角膜散光,婴幼儿散光的发生率更高,约有超过 42% 的婴儿存在≥1.00D 的散光。在婴儿出生后 1 年内散光逐渐减轻,这是因为伴随着角膜和晶状体的曲面变异减少,角膜和晶状体前表面的环曲面性自然减少。西班牙裔和非裔美国儿童比非西班牙裔白人儿童更容易发生散光,这种残余散光甚至是在修正等效球镜屈光不正(近视及远视)后得出的结论。在成年患者,如果术后角膜残余的散光未得到矫正,会降低裸眼视力,引起视物模糊、重影、光晕症状。儿童 3 岁时有大于 2D 的散光,或者是 4 岁时 >1.5D 的散光,可以被认为视觉运动融合缺乏。伴有不规则散光的近视或远视患者的弱视治疗效果欠佳。

为了满足家长对白内障术后获得良好视力的期望,且有助于弱视治疗,矫正球镜和柱镜误差就显得非常重要,因为这有可能影响最终屈光结果。父母都想知道摘除眼镜后视野有多么清晰,即被告知若儿童配戴双光镜可获得最好的视觉质量。白内障术前评估的方案需遵循侧重患者个体化需要的全面评估上。讨论屈光状态的部分应该包括手术后的屈光状态及多年后的屈光状态。幼儿患者的讨论包括白内障术后远视双光镜的应用,且随着眼球发育镜片度数应逐渐降低。如果患儿大于 3 岁而且术前伴有散光,那么要告诉家长患儿术后散光可能没有改变,并且需要配戴眼镜矫正散光。对于更年长些的患儿,通过手术方式解决散光越来越常见。这些手术方式包括:周边角膜松解切口(PCRIs)、植入 Toric 晶状体(图 30-1)、术后屈光手术等。选择基于年龄可实行的手术来实现脱镜的可能性的评估很重要。视频或电脑插图是说明不同方式的有用和有效途径。通过准确的生物测量和人工晶状体度数的计算可以矫正球面屈光的误差。目标屈光状态基于手术年龄及其他因素(见第 7 章)。仅依靠手动角膜曲率计描绘角膜曲率是计算人

工晶状体屈光力标准测定中的普遍做法。然而,如果眼外科医师希望通过手术解决散光,手动角膜曲率计可能存在不足。角膜曲率计测量中心 3.2mm 光学区之内和之外的区域可能存在明显的柱镜误差。此外,可能错过入射光瞳顶点及不规则散光的改变。运用 IOL-Master(Carl Zeiss Meditec,CA,USA)测量角膜曲率可能会导致相似的错误。由于这些原因,考虑到矫正散光时,计算机辅助的角膜地形图测量是当前的流行标准。地形图可精确测量全角膜的散光,定量散光的特性(即对称蝴蝶结与非对称,或不规则散光),定位散光的陡峭子午线。如果球镜度数接近正视眼及残余散光小于 1D,患者植入单焦点人工晶状体通常可以达到较好的裸眼视力。对于植入多焦点人工晶状体的患者,术后角膜的残余散光控制在 0.75D 以内。然而,正如上所说,儿童要达到目标屈光度主要取决于手术年龄,最终结果也取决于瞳孔的大小和残余球镜度数。应避免过矫和残余散光轴向的较大转动。

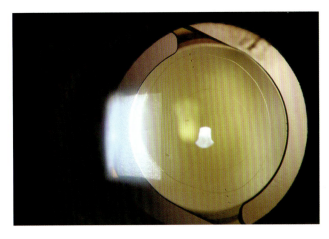

图 30-1　儿童植入 Toric 人工晶状体术后 6 个月

儿童无晶状体眼/人工晶状体眼在手术时同时矫正散光仍不是很常见,目前只是初见报道。然而,目睹了成人的显著效果,儿童白内障医生已经开始

讨论矫正儿童散光。在接下来的章节中,我们回顾了矫正成人散光的文献。我们期待有一个更加行之有效而安全的解决办法来适应儿童眼球不断发育的生理特性。

一、散光的梯形管理

对称的角膜散光被归纳为四种分类中的一种,分类见表30-1。在角膜散光<1D 的情况下,可以通过在角膜陡峭子午线设计手术切口中和散光。角膜散光在1～3D 情况下,单个或成对 PCRIs 可以矫正。角膜散光在1～4D,可眼内植入 Toric 人工晶状体。角膜散光在4.5～7D,可采用 Toric 人工晶状体联合 PCRIs 矫正。最后,4.5～6D 的角膜散光在欧洲和其他地方可使用高度数的 Toric 人工晶状体矫正。

表 30-1　成人白内障角膜散光的梯形管理

散光度数	治疗方法
<1D	透明角膜切口(CCI)在陡峭子午线上
1～3D(ToricIOL 不适用时)	PCRIs
1～4D	Toric IOL
4.5～7D	Toric IOL 联合 PCRIs
>6D	获得当地审查委员会批准可植入高度数的 Toric IOL,这些晶状体目前并未被美国 FDA 批准使用

(一)米勒的 PCRIs 列线图

对于角膜地形图提示为对称的蝴蝶结散光,在角膜缘内侧陡峭轴上做对称性透明角膜切口。切口在模拟角膜曲率计上陡峭屈光度上,深度为 $500～550\mu m$,其长度为时钟上一分刻度。对于不对称的蝴蝶结散光,散光轴恒定的横跨角膜,长的角膜切口设计在较陡轴的一侧。对于散光屈光度矫正的度数等于时钟刻度标记的切口长度一半。对于非对称蝴蝶结性散光,散光轴的变化贯穿整个角膜,切口位置旋转到和陡轴相交的角膜缘处。如果术后出现高度数的残余散光,可选择的手术方式包括背驮式人工晶状体植入、人工晶状体置换、Toric 人工晶状体旋转、屈光性角膜切削术(PRK)、激光辅助原位角膜膜镶术(LASIK)。

(二)梯形方法概念的应用

手术切口定位在陡峭子午线上,PCRIs 不会改变角膜的等效球镜度数,但可以改变人工晶状体度数的计算。角膜切口的位置和构建是最重要的手术变量。任何透明角膜切口都会产生使切口所在位置子午线变平及垂直子午线变陡的耦合作用。对于 3.2mm 宽的手术切口会导致大约 0.5D(95% CI:0.4～0.6D)的手术源性散光(SIA)。对于小于 2.4mm 宽度的切口可能会引起较小度数的 SIA,但是不是线性对数关系及无显著 SIA(<0.5D),可能是与晶状体植入时的手术操作有关。因此,当在陡轴上行白内障切口时,手术医生可以预测大约修正 0.5D 的先前存在的角膜散光,这对于角膜散光<1D 以内的患者是理想的手术方式。软件可以精确地计算出手术医生的 SIA。如果松解的切口更有利于散光的解决,那我们最好将角膜松解切口放置在透明角膜切口内侧。如果打算植入 Toric 人工晶状体,手术医生应确定之前存在的角膜散光和手术源性散光的总体矢量和,以便植入合适的人工晶状体。大部分的 Toric IOL 制造商(Alcon Laboratories,STAAR Surgical,Rayner and Carl Zeiss Meditec)都有 Toric 人工晶状体计算软件的计算功能(表30-2)。这些软件采用患者的角膜地形图及手术医生的 SIA 选择合适的 Toric 人工晶状体类型及确定人工晶状体在囊袋内的轴向。

表 30-2　Toric 人工晶状体网上计算软件

公司	网址
Alcon Laboratories(TX,USA)	www.acrysoftoriccalculator.com
Carl Zeiss Meditec(Jena,Germany)	www.meditec.zeiss.com/iolmaster-online
Rayner(East Sussex,UK)	www.rayner.com/raytrace
STAAR Surgical(CA,USA)	www.staartoric.com

(三)陡峭的子午线上做透明角膜切口

3.2mm 的透明角膜切口导致 0.5D 的 SIA(95% CI:0.4～0.6D)。Hill 建议做宽度<2.4mm 的切口并不会减小已经远低于 0.5D 的散光,可能因为和人

工晶状体植入时扩大切口有关,因此对于先前角膜散光<1D的患者,将透明角膜切口设计在角膜散光的陡轴上是理想的方法。手术医生应尽可能地将透明切口做在不同的子午线上和围绕患者头部的不同位置以便舒适地操作。一些惯用右手的外科医生更趋向于将右眼主切口设计在颞上方,左眼主切口设计在鼻上方。尽管通过矢量相加计算的平均 SIA 在两组之间没有显著的不同,如果手术医生总是将切口设计在同一个位置,而不考虑患者术前存在的角膜散光,那么个别患者的治疗效果可能存在很大的差异。

(四)外周角膜松解切口

PCRIs的方法可以用来解决达到 3D 的角膜散光。PCRIs 手术的风险包括术后反弹及切口裂开。在 Toric 人工晶状体不适用且事先存在的角膜散光达到 3D 以上时,PCRIs 是一个合适的选择。众多的PCRIs 列线图是可利用的,它们的不同体现在是否详细说明切口长度、度数、钟点位及是否进行年龄补偿。屈光度和时钟列线图补偿了角膜直径,而毫米列线图则没有。时钟列线图特别的优点是切口长度简单形象化,不用标记切口长度。

对于规则的角膜散光,90%深度的成对切口应设计在陡峭子午线。切口的长度是利用模拟角膜曲率计测量的角膜屈光度按照时钟刻度(分)划分测量的。例如,每个长度均为 2.2 个时钟分的成对切口应被设计在角膜外缘去解决 2.2D 的角膜规则散光。角膜隧道切口通过其中一条 PCRIs 线,通常这条线更接近颞或上方角膜。该列线图可校正高达 3D 的散光。因为Toric 人工晶状体可以有效地矫正成人 1~1.5D 的角膜散光,所以在这个范围内的散光限制使用 PCRIs 的方法治疗。

对于不规则的角膜散光,其陡峭子午线总是横跨角膜,长切口应在做在角膜陡峭子午线的一侧。一般的列线图在这里同样应用,即切口长度总和除以 2 的值作为矫正散光的度数(D)。假设,如果一位患者有 2D 的不规则散光,在角膜陡峭子午线上做一 3 个时钟刻度(分)的松解切口,搭配一个角膜水平子午线的 1 时钟刻度(分)的角膜松解切口。在这个例子中,(3+1)/2=2D 为矫正散光度数。如果患者具有 1D 的不规则角膜散光,在角膜陡轴陡峭一侧单独做一个 2 个时钟刻度(分)的松解切口。角膜隧道切口应设计在松解切口的中心。在这个例子中,(2+0)/2=1D 为矫正散光度数。对于非对称的蝴蝶结型散光,当横跨入瞳的子午线变化,切口应被旋转到陡峭子午线与角膜缘相交的位置。应用标准切口长度规则。

值得重点注意的是,时钟列线表不适用于年轻患者。

在年轻人眼上做更长或者更深的切口才能获得同样的效果。如果有证据显示角膜膨隆,不应行PCRIs。PCRIs 应在做其他切口前做,这样可以确保稳定的眼压及切口的深度,从而降低矫正不足的可能性。在做 PCRIs 前,角膜应该保持干燥,以便更好地发现角膜切开刀任何无意中进入前房的情况。如果遇到房水渗漏,可以通过基质注水和伤口缝合密闭伤口。一些医生喜欢术前测量 PCRIs切口部位的角膜厚度。

二、Toric 人工晶状体植入术

Toric 人工晶状体可以矫正 1~12D 的散光,但是它们的适用范围取决于监管机构的批准。目前各种类型的 Toric 人工晶状体正在世界范围内使用(表 30-3)。在美国,我们可以用 Toric 人工晶状体去解决1~4D的角膜散光。自从 Shimizu 等第一次报道以来,大量的临床研究都显示了良好的术后随访结果。与 PCRIs 手术不同,Toric 人工晶状体是通过人工晶状体平面来补偿角膜散光,从根本上解决了角膜散光。因为散光的源头和Toric人工晶状体矫正散光的平面存在

表 30-3 市场上可购买到的 Toric 人工晶状体

制造商	类型	矫正平面
Alcon Laboratories	SN60T3,SN6AT 3	1.5
	SN60T4,SN6AT 4	2.25
	SN60T5,SN6AT 5	3
	SN60T6,SN6AT 6	3.75
	SN60T7,SN6AT 7	4.5
	SN60T8,SN6AT 8	5.25
	SN60T9,SN6AT 9	6
HumanOptics	Torica-s	2~12D(1D 递增)
	Torica-sY	2~12D(1D 递增)
	Torica-sS	2~12D(1D 递增)
	Torica-sSY	2~12D(1D 递增)
	Torica-sPB	1~6D(1D 递增)
	Torica-sPYB	1~6D(1D 递增)
Rayner	T-flex Aspheric Toric 人工晶状体	1~111D(0.25D 递增)
	573T	1~111D(0.25D 递增)
	623T	
STAAR Surgical	AA4203TF	2 和 3.5
	AA4203TL	2 和 3.5
Carl Zeiss Meditec	AT LISA toric 909M/ Acri. LISA toric 466TD	1~12D(0.5D 递增)
	AT TORBI 709M/ Acri. Comfort 646TLC	1~12D(0.5D 递增)

一定距离的分离，Toric 人工晶状体植入存在一定程度的视物变形的风险。

当决定 Toric 人工晶状体的度数和植入轴向时，手术医生应该考虑角膜之前存在的散光，儿童年龄相关性的散光变化和 SIA 矢量和。通过使用制造商特有的 Toric 人工晶状体计算软件，外科医生可以轻松地选择适合的晶状体度数，矫正散光的轴向。

当 Toric 人工晶状体植入时轴向未对准及术后轴向旋转是决定预期效果的重要因素。理论上计算显示每 1° 的轴位偏向，导致 3.3% 的散光的补偿丢失；如果轴位偏 10°，即丧失 33% 的散光矫正。对于较大的轴向偏移，会导致大的散光补偿的丧失。大约 2/3 的功能丧失是因为轴向 20° 的旋转，如果散光轴向偏位 30°，那就会导致散光度数的增加。因此，Toric 人工晶状体术中正确的定位和术后良好的稳定性对取得理想的散光矫正至关重要。为达到合适的矫正，外科医生应该在手术开始前进行标记，患者端坐位下在角巩膜缘做个参考标记（一般在 6 点钟或 12 点钟位置处）。做参考标记是很重要的，因为当患者麻醉后躺下会产生眼睛的旋转。可以在术前等候区的时候做标记，嘱患者下巴和眉毛固定在裂隙灯显微镜的中间位置，或者是利用裂隙灯照相机联合角膜地形图分析仪。随后，在显微镜的配合下使用 Mendez 量规、标记笔及其他轴位标记仪来确定准确的晶状体轴位。人工晶状体最后定位前必须将前房内及囊袋内的黏弹剂全部清除。

白内障术后残余散光矫正：如前所述，如果球镜等效度数接近正视眼，残余散光 <1D 且术前无散光的前提下，患者植入单焦点人工晶状体可获得 20/20 的裸眼视力。一般没必要进行额外的手术以控制术后散光。不过，仍有几种手术方式矫正白内障手术后残余散光，包括背驮式人工晶状体植入、人工晶状体置换、PRK、LASIK。如果选择背驮式人工晶状体，Rayner Sulcoflex® Toric 人工晶状体可以矫正 −3～+3D 的球差，晶状体度数范围为 1～3D，且以 1D 的增量增加。对于植入多焦点人工晶状体的患者，角膜残余散光 <0.75D 可以获得良好的裸眼视力。最后，合理的屈光意外事件处理方案应被纳入每位儿童白内障手术医生练习阶段的一部分，这个计划应包括实习医生或是应该推荐给屈光医生。

三、展望

未来几年，白内障手术在屈光领域的新技术有望很大程度地革新。飞秒激光联合术前照片和虹膜定位的使用，可在角膜基质层行 PCRIs。Calhoun Vision 光可调节晶状体（Calhoun Vision, Inc., CA, USA）植入对于球镜度数在 −2～+2D，散光度数在 −3～+3D 波动可做巧妙调整。目前高度数的 Toric 人工晶状体只在部分市场上可以应用，期待其可应用到更广阔的范围。术中的波前像差仪（WaveTec Vision's ORange），可以通过测量晶状体摘除后屈光状体，让手术医生微调球差及选择矫正散光晶状体，或者新的人工晶状体植入后屈光转台。紧跟技术发展的潮流，对于手术医生是很重要的。

小结

这个简单的梯形方法可以作为白内障手术时散光处理的指导。这样做将最大限度降低患者术后散光的机会，从而降低眼镜的依赖和弱视风险。已经存在的角膜散光是术前屈光不正的一个重要因素。为降低儿童弱视的发生率，通过精确的生物测量和精确计算晶状体度数来矫正之前存在的球镜柱镜误差，并通过适当的方法来处理术前角膜散光，非常重要。随着技术的革新，儿童白内障手术医生，可以在白内障手术时有效地解决术前存在的角膜散光。角膜散光可以在角膜地形图指导下分为不同类型。根据屈光不正的程度选择最佳方法，进行手术矫正。对于角膜散光 <1D 的患者，首选方法是在陡峭子午线上行手术切口。对于 1～3D 角膜散光的患者，可以行单个或成对 PCRIs。对于 1～4D 角膜散光患者，可植入 Toric 人工晶状体。对于 4.5～7D 散光患者，可使用 Toric 人工晶状体植入和角膜陡峭子午线行 PCRIs 来联合解决。此外，高度数的 Toric 人工晶状体在市场上可选择应用，但目前未被美国 FDA 批准。如果在白内障术后，视觉上存在显著的屈光不正，可选手术治疗，包括背驮式人工晶状体植入术、人工晶状体置换、Toric 人工晶状体调整轴位、PRK、LASIK。在这些选择中，PRK 和 LASIK 是解决这些不理想屈光结果的最简单方法。这个简单处理散光的方法，是以术前角膜地形图为基础，能够帮助儿童白内障外科医生将屈光误差最小化，从而降低弱视的风险。

（安晓巨　郑奇君　陈　琛　译）

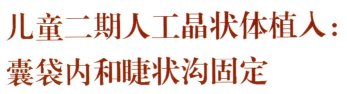

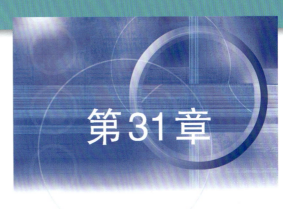

第31章

儿童二期人工晶状体植入：囊袋内和睫状沟固定

近年来，人工晶状体的使用在治疗儿童无晶状体方面变得越来越普遍，而且是目前对于婴儿期后儿童白内障治疗的一个广为接受的方法。然而，在婴儿期儿童白内障手术的同时植入人工晶状体仍然存在很大争议。婴儿无晶状体眼治疗研究(IATS)是一个多中心随机对照实验，比较1～7个月大小的单眼白内障患儿行白内障摘除术时行一期植入人工晶状体(戴眼镜矫正残留远视)与配戴角膜接触镜的临床效果。报告详细介绍了1年IATS结果，作者告诫年龄在7个月左右或更小的患儿植入人工晶状体后不良事件的发生率较高，与配戴隐形眼镜组相比并没有改善短期视觉的效果。大部分的无晶状体眼患儿家长后期要求行二次人工晶状体植入术。当配戴传统眼镜或接触镜不能矫正无晶状体眼状态时，一般建议行二期人工晶状体的植入。此外，在患儿4岁后眼球生长发育减缓时，大部分家长可选择行二期人工晶状体植入术。SILSOFT接触镜在年幼儿童中耐受性良好，但随着孩子们年龄增长，这种材料的耐受性降低。硅胶接触镜会出现越来越多的表面沉积物，而且大龄儿童配戴隐形眼镜，镜片表面磨损进度加快。在这一点上，比起配戴无硅胶材质角膜接触镜，更多家长会选择行二期人工晶状体植入。

据我们所知，第一例儿童眼内植入人工晶状体是在1952年行的一例二期人工晶状体植入术。Dr. Edward Epstein为1名12岁的外伤性白内障女孩施行人工晶状体植入术。1952年4月2日1枚十字针插入晶状体内导致白内障，晶状体开始水合，并且大部分皮质被吸收。1952年6月26日，剩余的皮质被吸除，且植入1枚Ridley人工晶状体。46年后，患者的最佳矫正视力为20/20，并且人工晶状体位置居中和光学区透明。当开始行二期人工晶状体植入术时，外科医生面临一些重要问题：我应该植入这个晶状体吗？如果是的话，晶状体最佳位置固定在哪，我应该使用什么类型的晶状体材料？本章回顾了二期人工晶状体囊袋内固定和睫状沟内固定的文献。如果缺乏囊膜支持，前房型人工晶状体、悬吊晶状体、虹膜夹人工晶状体都可以使用(第32章)。

一、植入年龄

我们在2005年发表的一篇文章中提到，二期人工晶状体植入的平均年龄为(7.8±5.0)岁，中位数为7.2岁，最小半岁到最大18.9岁($N=77$)。我们现在行二期人工晶状体植入的对象是相对更年轻患者。在我们行二期人工晶状体植入的患者中常见的是2～4岁的孩子，因为这一阶段的儿童配戴角膜接触镜依从性差，而仍需要治疗弱视。由于到达这个年龄后，眼球生长发育相对缓慢，人工晶状体度数也更容易计算。大部分儿童在他们进入学校之前接受二期人工晶状体植入。我们观察到，另一个小高峰出现于年龄在12～14岁的患者中。这些无晶状体眼的患者中，大部分是双眼无晶状体眼患者，为了方便(避免接触镜的护理)或改善外观和解决无晶状体带来的视力障碍，要求植入人工晶状体。其他文献的平均年龄为8岁(范围为2～16岁)、10.3岁(1～22岁)、7.4岁(1.1～15.4年)和2.1岁(1.5～2.5年)。当我们注意到接触镜/眼镜配戴变得困难或失败后，如果有充足的囊袋或睫状沟支撑，我们可以马上行二期人工晶状体植入术。然而，对于因无足够的囊袋支撑而需行睫状沟固定的孩子，除非接触镜和眼镜均不适用，否则不推荐植入人工晶状体。

二、检查

一个完整的眼科检查，包括视力、裂隙显微镜和散瞳后眼底检查。如果患儿不能配合检查，可以在麻醉状态下进行检查。记录角膜中央厚度、水平角膜直径、角膜曲率、眼轴、眼内压(IOP)和视神经，黄斑中心凹或周边网膜的全面评估是很重要的。瞳孔的形状和大小、任何虹膜缺损或纹理不清、虹膜后粘连、前房内存在玻璃体及眼睛异常都应该被记录。当直接检查残留囊膜支撑情况和睫状沟情况困难时,超声生物显微镜(UBM)可以提供帮助(图 31-1)。

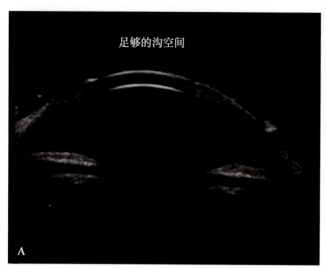

足够的沟空间

A

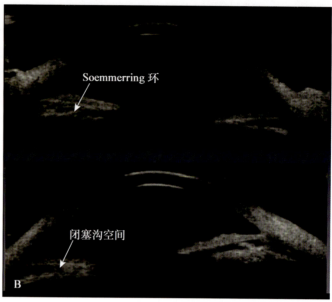

Soemmerring 环

闭塞沟空间

B

图 31-1 术前 UBM(由 Abhay R. Vasavada 和 Sajani Shah 医生提供,印度艾哈迈达巴德.)

　　二期人工晶状体的成功植入主要取决于首次白内障摘除术后还有多少囊膜残留(图 31-2)。首次外科手术后,后囊膜边缘 360°贴合的可视性及前囊的切开,增加了后房型人工晶状体植入的成功率。在检查室,如果在裂隙灯下未发现后囊膜,让患者下颌继续放在裂隙灯上,使患者尽量凝视,可能会发现隐藏在虹膜下面的残留囊膜。有时,可以通过周边虹膜切除术(如果存在的话)看到残留囊膜。由于有囊膜和虹膜的存在才产生了后粘连,所以后粘连是存在一些囊膜的有力证据。但有时,我们不确定还残留多少囊膜,手术时可使用器械推拉或虹膜拉钩(图 31-3),查看虹膜下各个象限的区域。

三、固定的部位

　　大部分无晶状体患儿曾做过后囊切开及前部玻璃体切割术。无晶状体眼的孩子很少发现有完整的后囊。无晶状体眼患儿的残余囊膜往往有前后囊膜之间的粘连。外科医生对于囊膜与虹膜粘连后的患儿可将晶状体植入睫状沟,或尝试重新打开囊袋前后囊,将人工晶状体放入囊袋内。如果有囊膜的支持,应将人工晶状体放置在后房,或者在囊袋内或在睫状沟内。重新打开囊膜,将人工晶状体放置其中是最理想的。然而,如果不是皮质的再增生(Soemmerring 环)引起的囊膜封闭,睫状沟固定术是更好的选择。1999 年,我们报道过囊袋内二期人工晶状体植入术

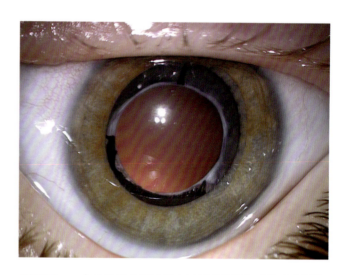

图 31-2 一个 5 岁患儿行二期人工晶状体植入术的术前照片
　　注意虹膜后粘连和色素附着,周边前后囊融合及后囊中央切开和大的 Soemmerring 环

(MEW)。关于这一技术更新的经验,我们已于 2005 年和 2001 年报道。Grewal 和 Basti 对这一技术进行改良,作者们发明一种晶状体新的前囊切开技术,即用晶状体囊刀切开与粘连紧密的前、后囊膜。1 对弯曲的显微外科剪,用于切割环的边缘,使晶状体囊膜完全切开,眼科黏弹剂(OVD)用于分离 Soemmerring 环。双手操作的方式来手动分离 Soemmerring 环。然后,缓慢的超声乳化吸除皮质。运用黏弹剂将 Soemmerring 环分离。残留的囊袋中注入黏弹剂,并植

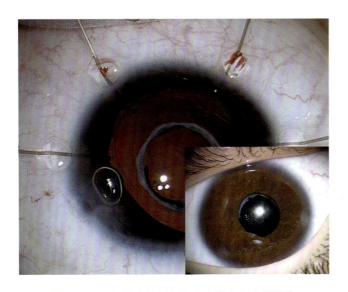

图 31-3 4 个月时行白内障手术的患儿患眼图片

在行二期人工晶状体植入术（插图）时，瞳孔不能很好散大。使用虹膜拉钩提供了更好的可见区和开放了前后囊之间的空间

入三片式人工晶状体。作者认为，这个技术可以将 Soemmering 环完全分离，并将二期人工晶状体植入囊袋内。

在早期婴儿无晶状体眼中行囊袋内固定多半都成功。此手术年龄与发生 Soemmering 环趋势有一定关联，6 个月时行白内障手术的患儿更易发生 Soemmering 环。该 Soemmering 环是晶状体上皮细胞填充囊袋赤道部，使前部和后部残余囊膜粘连，并封闭残余囊膜。去除 Soemmering 环及囊袋内注入黏弹剂是可行的。我们的研究分析显示，在 6 个月前做白内障手术的患儿术后二期囊袋内植入人工晶状体的概率比 6 个月后做白内障手术的患儿高 8.7 倍。在后继的研究中我们注意到，所有行人工晶状体囊袋内植入的患儿均是在其 4 个月大行白内障摘除术。我们假设，如上所述，这些婴儿，即使皮质被完全清除干净，手术后赤道部晶状体上皮细胞增生明显。即使残留很少的晶状体上皮细胞也可产生致密的皮质环，限制晶状体赤道部和融合前后囊残余边缘，保证二期植入人工晶状的囊袋内的空间。在白内障手术的后期生活中，少量致密的 Soemmering 环可能导致前后囊残余边缘的融合。这种瘢痕性的纤维融合可能导致前囊、后囊的不可分离，人工晶状体也不可能植入囊袋内。有时，这些融合可以被黏弹剂分离，但尝试这种程度的分离存在囊袋破裂的风险，如果是这样的话只有改为睫状沟固定这种更稳定的方式。

睫状沟植入术是具有囊袋支撑时植入人工晶状体状体的第二种可行方法。已连续报道的几个案例，

表明睫状沟固定人工晶状体短期内是安全和有效的。阿瓦德等用超声生物显微镜观察了二期睫状沟内植入人工晶状体 10 只术眼。在巩膜、睫状体、睫状沟内未有明显晶状体袢侵蚀。植入人工晶状体的睫状沟结构和对侧眼的睫状沟结构相似。睫状沟内植入人工晶状体比囊袋植入人工晶状体的患者更易发生瞳孔变形、色素播散、睫状体破坏、偏心、人工晶状体不稳定、晶状体倾斜。关于成人患者的研究报道指出，白内障手术后 2 年的患者，眼睫状沟内植入人工晶状体的患者的前房闪辉计数显著高于囊袋内植入的患者。Vasavada 等通过 UBM 评估了袢的位置和一片式睫状沟植入型人工晶状体光学区和虹膜、睫状体之间的距离。两个人工晶状体袢均在睫状沟内的 10 只眼中有 7 只眼，一个袢与虹膜夹持而另一袢仍在睫状沟内的有 2 只眼，两个晶状体袢均与虹膜夹持 1 只眼。作者通过这些植入一片式丙烯酸人工晶状体的观察得出结论，实际上两个晶状体袢并不是一直在睫状沟内。在所观察的术眼中，晶状体袢和光学区中心很靠近虹膜后表面。本研究中所使用的人工晶状体是方边设计的，且光学面晶状体袢没有成角。因为独特的结构及一体化设计。不推荐睫状沟内植入一片式 AcrySof 人工晶状体，米凯利等认为，外科医生应避免在睫状沟内植入一片式 AcrySof 人工晶状体，因为其可能导致与晶状体袢相关的色素播散性青光眼。与此相反，三片式 AcrySof 人工晶状体是后部成角，而且晶状体袢与一片式 AcrySof 人工晶状体外形设计不同。三片式 AcrySof 适合睫状沟固定及囊袋内植入，而且其固定在睫状沟内不会引起色素播散。

眼外科医生不需要避免所有无成角一片式人工晶状体植入睫状沟。例如，我们已经发现，当 Rayner C-flex(570C)人工晶状体被植入儿童眼内的睫状沟或囊袋内时，具有很好的相容性。它不会像一片式的 AcrySof 晶状体一样，表面发生粘连，也不具有和 AcrySof 晶状体一样的晶状体袢。眼内植入此种晶状体，我们还没有观察到色素播散或慢性炎症。这种 Rayacryl 亲水性丙烯酸材料具有高的生物相容性和良好的掌控性能。我们还发现在大眼睛患者中，这种 Rayacryl 晶状体比三片式 AcrySof 晶状体更能在睫状沟能保持居中性。为了保持 AcrySof 三片式晶状体在睫状沟的稳定性和居中性，另一个可行的方法是，晶状体夹持在融合的前后囊之间且袢位于睫状沟内。在撰写本书时，Rayner C-flex(570)晶状体是我们在睫状沟内植入的首选。Rayner Sulcoflex 人工晶状体作为背驮式人工晶状体中专门设计的植入睫状沟的人工晶状体，在美国是不允许使用的。

在我们的系列研究中,在 1991 年前的白内障手术中,倾向于无完整囊膜支撑的人工晶状体。这中间的大部分患眼需要行巩膜固定型晶状体或前房型人工晶状体。1991 年后,在首次白内障手术时,常规留下充足的囊膜,为后期的人工晶状体植入做准备。在缺乏足够的囊膜支撑时,人工晶状体位置的选择比较困难并富有争议。后房型悬吊型人工晶状体、前房型人工晶状体(ACIOL)或虹膜夹持型人工晶状体均可以选择。如果囊膜缺失、虹膜断裂,后房型人工晶状体是唯一可行的选择。各种选择和结果将在第 32 章进行描述。

四、人工晶状体屈光力的计算

二期植入的人工晶状体屈光力可通过无晶状体的折射计算出来,但是其估算的准确性低于生物学测量。由于患者配合不佳或者在手术室不能获得生物学测量结果,可以通过无晶状体的折射来估计该人工晶状体屈光度。改变晶状体植入位置可能需要对晶状体度数进行相应调整。如果决定将人工晶状体植在睫状沟内而非囊袋内时,晶状体度数经常需要降低。这是晶状体向前移动(靠近角膜),其"有效屈光度"增加的缘故。这种变化的量主要依赖于人工晶状体的基本度数。人工晶状体度数越大,差异越大。如果晶状体度数以囊袋内为计算标准,如晶状体位置改变到睫状沟内,对于≥28.5D 的人工晶状体度数需减少 1.5D,28.0~17.5D 的人工晶状体度数需减少 1D,17.0~9.5D 的人工晶状体度数应减少 0.5D。如果人工晶状体在囊袋内,度数≤9D 则不需减少度数(http://www.doctor-hill.com/iol-main/bag-sulcus.htm)。

五、联合斜视手术

有合并斜视的无晶状体患儿同时进行眼肌和晶状体植入手术的报道。人工晶状体植入联合眼外肌手术可以减少手术及麻醉过程,提高康复速度,并减少患儿的医保费用。然而,关注的重点可能为发生术后感染、眼前段缺血风险的增加,或患者过度不适应。确定视力不佳患者的眼位可能存在困难。我们通常会首先考虑行二次人工晶状体植入手术(视患者病情),等待视力恢复后,再开始弱视治疗,评估斜视,并单独做斜视手术。

六、二次人工晶状体植入术的结果

(一)解剖结果

1. 尖瞳   二次人工晶状体植入术后很少发生尖瞳。尖瞳通常是由于玻璃体脱出,并应在术后相对早期(图 31-4 和图 31-5)修复。

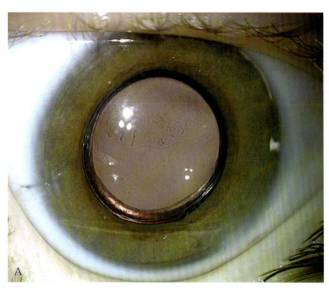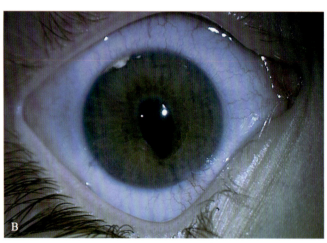

图 31-4   A. 一个 4 岁男孩左眼睫状沟二期植入 Rayner C-flex 人工晶状体;B. 术后 2 周出现玻璃体脱出。该照片拍摄于二次人工晶状体植入后 1 个月,准备行手术切除玻璃体脱出时。玻璃体脱出似乎是附着在隧道切口的内唇

2. 视轴区混浊   在我们的病例中,视轴区混浊(VAO)大概有 4 只眼(5.2%)。Crnic 等报道,睫状沟植入的人工晶状体视轴区混浊的比例大约有 9%。在我们 2011 年的研究中,发现 2 只眼(12.5%)植入囊袋内人工晶状体的发生视轴区混浊,而植入睫状沟内人工晶状体未发生视轴区混浊。打开囊袋空间可以允许残余细胞增殖扩散,造成后期视轴区混浊的发生。从理论上说,囊袋的开放为 Soemmering 环提供了皮质材料,增加了术后炎症的风险;但是,并没有在我们的研究中观察到(图 31-6)。

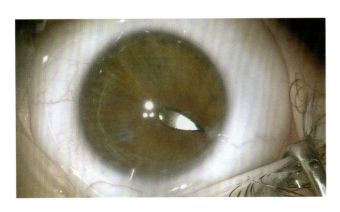

图 31-5 二次囊袋内植入人工晶状体术后 8 个月出现尖瞳。该患儿术后 1 个月、3 个月均门诊复查，然而，术后 8 个月随访才出现尖瞳记录。已行虹膜粘连分离术

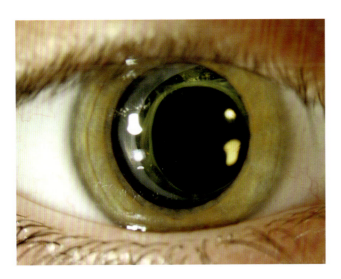

图 31-6 囊袋内二期植入 SN60 人工晶状体术后 6 年的随访。该患儿在 2 周的年龄进行白内障手术，以及 4 岁时行二次人工晶状体植入术

3. 眼压升高 Biglan 等发现，行二期人工晶状体植入后，有 2 只眼睛眼压升高。1 只眼睛是短暂性升高，认为和黏弹剂的使用有关。我们发现眼睛本身已经存在青光眼的患者，在术后早期更容易眼压升高。对于术前诊断无晶状体青光眼，二期人工晶状体植入术后出现高眼压的患者，我们建议应用局部抗青光眼药物或口服乙酰唑胺治疗。

4. 青光眼 Biglan 等发现，1 只眼发展成青光眼（除去上述提及的眼压升高的那只眼）。我们发现 1 只（6.3％）囊袋内植入人工晶状体的眼术后发生青光眼，1 只（6.7％）睫状沟内植入的人工晶状体的眼术后发生青光眼。

5. 人工晶状体的偏心和移位 在我们的研究中，并发症包括有 4 只眼（5.2％）出现明显的人工晶状体偏心、2 只眼（2.6％）人工晶状体移位、1 只眼（1.3％）

发生瞳孔夹持且需要行人工晶状体复位术。人工晶状体偏心是最常见的并发症（图 31-7 和图 31-8）。临床显著偏心需要手术干预的只有一种情况，即睫状沟内植入的可折叠人工晶状体发生偏心（28.6％；4/14）。睫状沟内植入 PMMA 材质的 29 只人工晶状体中没有一例发生偏心。也许 PMMA 材质的硬人工晶状体有助于避免偏心。已经注意到睫状沟内植入的可折叠型人工晶状体存在发生偏心和移位的风险。在 2001 年的调查中指出有 21％的发生偏心/移位是和植入三片式疏水性丙烯酸人工晶状体有关。所有的偏心均发生在次要的部位，且全部发生于男性患者。或许这是由于男性更易发生创伤。另一个原因可能是，男性的眼轴较女性的眼轴更长。眼轴长度＞23mm，在其睫状沟内植入折叠型人工晶状体发生偏心的概率是眼轴＜23mm 的 4 倍。我们认为，长眼轴的眼睛可能具有一个"更广泛的"前部结构。较宽的睫状沟至睫状沟的距离可导致人工晶状体发生偏心。另一项最近的研究报告指出，睫状沟内二次植入折叠型 AcrySof 人工晶状体后发生人工晶状体偏心的概率为 6％。Jacobi 等注意到在年轻人和儿童中二次植入巩膜固定的折叠型单焦点和多焦点人工晶状体发生偏心的概率为 19.2％。和 AcrySof MA-60 人工晶状体相比，特别是眼轴＞23mm 的眼球，我们现在已经开始更频繁地使用 RaynerC-flex(570) 人工晶状体植入睫状沟内。我们希望这种变化将降低睫状沟内植入人工晶状体发生偏心的概率。

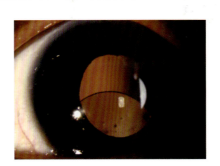

图 31-7 1 例 13.8 岁的男性患儿植入 AcrySof 型人工晶状体术后 3 周发生偏心

6. 葡萄膜炎 在 1991 年曾报道一个先天性白内障患者二次植入虹膜夹型人工晶状体后发生双眼葡萄膜炎（可能是交感性眼炎）导致失明。该患者于 1984 年 9 月行右眼白内障摘除手术，并于 1985 年 4 月行二次人工晶状体植入(Binkhorst iris clip 虹膜夹型)。在这些操作前，健眼是完全健康的。9 个月后，该患儿发生了双眼葡萄膜炎，尽管经过积极治疗，植入眼无光感，健眼有 2/60 的视力。作者推论可能是

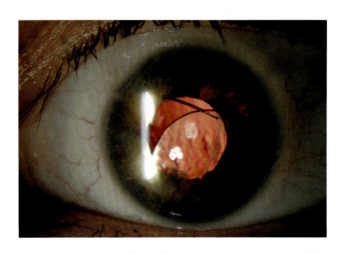

图 31-8 随访二期睫状沟内植入 AcrySof MA 60 型人工晶状体术后 7 年发生偏心。因患者抱怨重影,已行 PMMA MC60 人工晶状体置换

交感性眼炎在葡萄膜炎的发病的重要病因。

7. 黄斑囊样水肿 有报道称,在初次白内障术后玻璃体丢失较多的成人中行二次人工晶状体植入术,术后黄斑囊样水肿发生概率很高。然而,其他一些研究表明,细致的玻璃体切割术后二期行人工晶状体植入会获得良好结果。由于未行血管造影,在我们发表的一系列关于二期植入人工晶状体的儿童的研究中,没有关于黄斑囊样水肿的观察结果。

8. 眼内炎 一些报道指出,二期植入人工晶状体的成人患者发生眼内炎的概率比白内障摘除同时联合人工晶状体植入的患者高。Kattan 等发现白内障术后植入或没有植入人工晶状体发生眼内炎的概率是 0.07%(17/23,625),而二期人工晶状体植入术后的发生概率是 0.3%(3/988)。我们发现 1 位双眼二期人工晶状体植入术的儿童,其第二只眼睛术后第二天在水中游泳后发生单眼眼内炎(第一只眼术后 1 个月)。

(二)视力结果

在 1996 年,Biglan 等发现 28 只眼中 20 只(71.4%)行二期人工晶状体植入后视力有明显改善。有 1 只眼视力下降两行。1997 年 Devaro 等报告,二期人工晶状体植入术后视力可达 20/40 或更好,以及非外伤性白内障手术后 11 只眼中有 3 只眼过矫。在 1998 系列报道中指出,42% 的二次人工晶状体患者术后最佳矫正视力可达 20/40 或更好,78% 的患者术后矫正视力高于 20/80。在 2005 年我们报道了平均年龄为(7.8±5.0)岁,平均随访时间为(2.7±1.9)年(至少随访 6 个月)的 77 只眼行二期人工晶状体植入的随访结果。术后的平均视力明显优于术前视力(P<0.001)。植入人工晶状体后,

有 72% 的患者最佳矫正视力提高,10% 保持不变,18% 有视力下降。最后一次随访时有 9 只眼有一行或两行视力下降。4 只眼有青光眼,1 只眼是唐氏综合征的患者,检查视力存在误差,而另 4 只眼合并弱视。不确定这 4 只眼是由于弱视恶化或者手术本身导致的视力丧失。没有患者视力下降超过两行。2011 年关于囊袋内和睫状沟内二期人工晶状体手术的研究中,我们指出植入人工晶状体术后患儿视力的中位数为 20/40。

小结

当首次行小儿白内障手术时未行人工晶状体植入术,留下适当的囊环,为后续人工晶状体植入做准备。中央前、后囊 4.5mm 的囊膜切除术通常足以防止视轴区混浊,而且可以保证有足够的囊膜支持二期人工晶状体的植入。

在双眼无晶状体眼的患者中,首先行囊膜较糟糕眼的人工晶状体植入。如果不能安全植入人工晶状体,双眼都可维持为无晶状体眼。这种方法可以帮助避免一只眼植入人工晶状体,而另一只眼处于无晶状体状态。

· 角膜隧道切口通常用于二期人工晶状体植入术,而当囊膜支撑受限制时通常考虑巩膜隧道切口。虹膜后粘连分离后,更改为 PMMA 人工晶状体在较大的开放的后囊稳定性较好。这种改变通过巩膜切口更易完成。

· 植入位置的改变需要调整人工晶状体度数。值得注意的是,人工晶状体度数越高,调整幅度越大。

· 评估是否可以重新开放囊袋。图 31-9 和图 31-10 描述了二期囊袋内植入二期人工晶状体的手术步骤。关键是要准确定位前后囊粘连不紧密的区域。黏弹剂对粘连囊膜的分离是非常有用的。使用眼内剪、玻璃体视网膜刀和玻璃体切割头联合分离技术来创建一个新的前囊膜边缘和 360° 开放囊袋。通过双手灌注/抽吸去除 Soemmering 环,尽可能将人工晶状体植入囊袋内。

· 当将人工晶状体植入睫状沟内预期位置时,我们目前通常使用 Rayner C-flex(570C)(Rayner IOL Ltd,Hove,East Sussex,UK)人工晶状体或三片式 AcrySof MA-60。

· 在可利用的囊膜缺失的情况下,可根据眼外科医生的喜好、眼部情况和人工晶状体的可用性,选择悬吊型人工晶状体、虹膜夹型人工晶状体、ACIOLs(见第 32 章)。每种选择都需要长时间的认真随访。

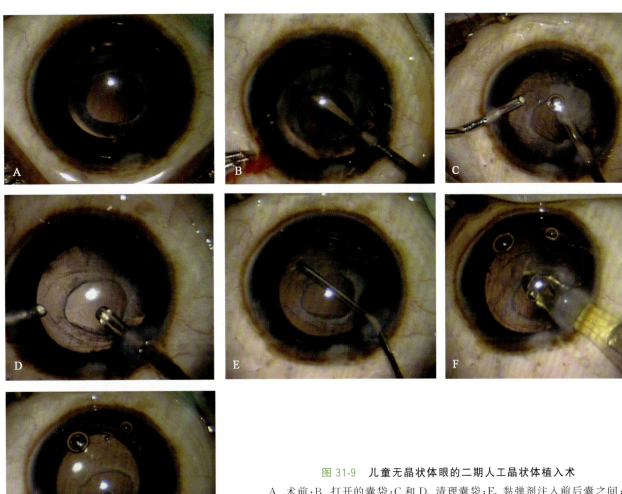

图 31-9 儿童无晶状体眼的二期人工晶状体植入术

A. 术前；B. 打开的囊袋；C 和 D. 清理囊袋；E. 黏弹剂注入前后囊之间；F. 植入 AcrySof 人工晶状体；G. 人工晶状体位于囊袋正中

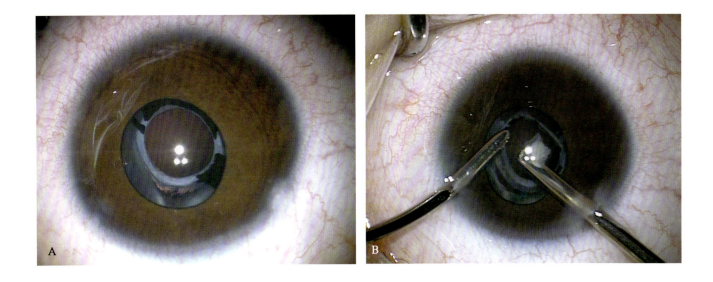

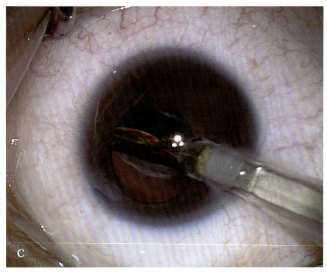

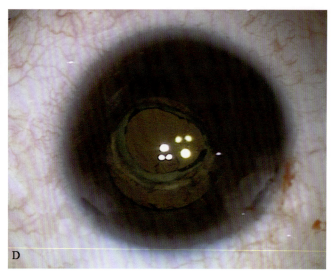

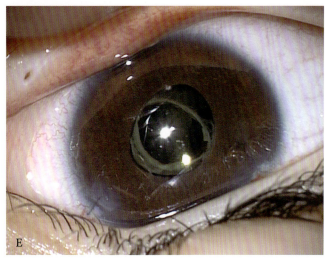

图 31-10 儿童无晶状体眼二期植入人工晶状体
A～D. 术中；E. 术后 1 周

（安晓巨 郑奇君 陈 琛 译）

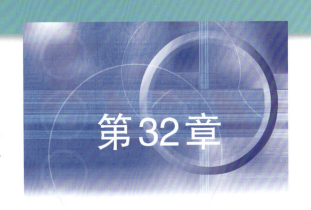

无囊膜支撑情况下的人工晶状体植入

当无囊膜支撑时行人工晶状体(IOL)植入,存在一个很关键的问题。无论是前房型(AC)的人工晶状体(前房角支撑或虹膜夹持),还是后房型人工晶状体(巩膜或虹膜缝合或"胶合")植入,在没有足够囊膜支撑的囊袋内或植入睫状沟内,儿童手术都安全和有效吗?是否有一个最佳的人工晶状体的设计或材料、植入方法和位置适用于无囊膜支撑的人工晶状体植入?

在本章中,我们将探讨这些有争议的问题,并提供一些信息,这些信息将有助于小儿白内障手术医生做出关于最佳临床效果的决定。就其本质而言,小儿眼外科医生是保守的,但其仍在不断创新。风险必须最小化,但弱视不能不矫正或矫正不足。没有比在晶状体无囊膜支撑和无晶状体眼状态无法耐受时要保持平衡再困难的了。一些讨论的关键点见表32-1。

表 32-1　无囊膜支撑的无晶状体眼中植入人工晶状体的讨论关键点

- 儿童无晶状体眼的手术操作非常困难;为保证这些易受伤害的人群的单眼视觉和双眼视觉,防止其弱视的发生,必须及时矫正屈光状态
- 保守治疗包括戴眼镜或角膜接触镜,尽管这些措施并不是对每个患者有效。无晶状体眼镜是双眼无晶状体眼的一个选择,但是由于光学原因不符合社会的需要
- 无囊膜支撑的人工晶状体植入的位置包括:前房角、前房虹膜(缝合或虹膜夹持)和巩膜(经巩膜缝合或粘盖的祥)
- 过去的文献中,前房角支撑型人工晶状体发生虹膜炎、色素播散、瞳孔变形、青光眼和角膜内皮细胞丢失导致的角膜内皮失代偿的风险较高
- 美国眼科学会在一篇关于前房角支撑型人工晶状体和经巩膜缝合型人工晶状体的回顾性文献中指出,并没有足够的证据证明这些晶状体类别和植入位置的优越性

一、背景

人工晶状体植入对没有无囊膜支撑的无晶状体眼,具有很大的挑战性,尤其是儿童无晶状体眼。关于儿童实行此类外科手术的长期疗效,并没有很好地记录。对于儿童无晶状体眼植入人工晶状体位置也是不确定的。儿童无晶状体眼中囊膜支撑不足常常发生,尤其是先天性白内障、外伤性白内障,或者是晶状体异位行白内障摘除术后。外科医生一期行晶状体摘除术时大量的切除晶状体囊膜或术后视轴区混浊时行前膜切开术,这些可能使得二期植入人工晶状体手术时,囊膜支撑不足,晶状体不能安全地植入睫状沟内。而且,在残留囊膜与葡萄膜组织之间存在广泛的粘连并且纤维化时,睫状沟的重建是不可能的。当眼内存在足够的囊环时,可以在睫状沟内或重新打

开的残留囊袋内安全植入后房型人工晶状体(PCIOL)。然而,眼内囊膜支撑不足时,可以植入的人工晶状体包括房角支撑的前房型人工晶状体(ACIOL)、虹膜夹持型人工晶状体,或巩膜及虹膜固定的 PCIOL。在眼内人工晶状体半脱位或全脱位,它可以通过微创或者比人工晶状体置换术更少外科创伤的手术方式将人工晶状体固定在巩膜或虹膜上恢复其原有位置。然而,人工晶状体位置的固定带来了一些其他的术中、术后问题。存在虹膜和房角(AC)广泛损害、青光眼、周边虹膜前粘连(PAS)、内皮细胞计数减低、浅前房的情况下禁忌植入 ACIOL。前房内植入的且用小的爪状祥夹附在虹膜上的虹膜夹持型人工晶状体,已经用于矫正成人和儿童的无晶状体眼,且具有良好的视觉效果。这些晶状体已经在世界大部分地区使用,目前美国有 20 个州已被美国 FDA 允许免费植入。

PCIOL 有几个独特优点,这是许多人在眼缺乏囊膜或悬韧带支撑的情况下推荐植入使用的原因。巩膜固定 PCIOL 是一种在缺乏囊膜支撑时植入晶状体所采用的方法,但和 ACIOL 植入相比,在技术上更困难和更费时。由于它在眼内的解剖位置,PCIOL 更适合于青光眼、内皮细胞计数较少、PAS 和囊样黄斑水肿(CME)的患者。

人工晶状体固定在其他地方的合适人选,包括那些符合下列条件的无晶状体的儿童:①单眼或双眼的无晶状体眼,患儿不能耐受或不适合配戴隐形眼镜眼;②广泛的囊膜缺失将妨碍人工晶状体安全植入囊袋或睫状沟内;③缺乏有效控制的青光眼、葡萄膜炎或内皮功能障碍;④无视网膜裂孔及下液、广泛的格子样变性或视网膜重大疾病;⑤孩子的父母能积极地认识到风险,并了解随访检查的重要性。需要全面的术前评估,包括完整的术前检查,必要时可在全麻下检查。这套术前检查包括与年龄相适应的矫正远视力、验光、眼位或眼球运动感觉检查、眼压(IOP)测量、裂隙灯检查、前房角镜检查、眼底镜检查。

二、经巩膜缝合 IOL 植入

在囊膜支撑不足,或前房角结构异常的情况下可以考虑巩膜缝合固定人工晶状体。睫状沟位于外科解剖上角巩膜缘垂直靠后 0.83mm,而在水平方向,它为距离手术切口缘 0.46mm。Duffy 等行垂直于巩膜,并分别于手术切口缘后 1mm、2mm 和 3mm 进针,发现该针分别在睫状沟、睫状冠和玻璃体。PCIOL 巩膜缝合要求针穿过葡萄膜血管组织,伴随出血的风险。在许多情况下,这是次要的,出血会自行吸收。保持缝合位置靠前(手术角巩膜缘后面 0.5~1mm),并通过避开 3 点和 9 点位置可以避免睫状体血管组织

和睫状体后长动脉,减少出血的危险。此外,注意保持眼压,并尽量减少组织中巩膜针穿行次数,降低眼内出血发生的风险。

巩膜固定太靠近虹膜或睫状冠可能导致长期的并发症。巩膜固定可以通过眼外进针法(针从外部进针到内部)或眼内进针法(由内进针穿到眼外)进行。眼外法是最优选择。在缝合及放置晶状体之前,行充足的前部玻璃体切割是必要的,这样可以避免后部玻璃体相关性并发症的发生。

(一)手术方法

1. 眼内缝线法 在该技术中,制作 2 个相隔 180° 的巩膜瓣。习惯右手的外科医生,应在 1 点制备上瓣和 7 点制备下瓣,便于操作。Ethicon 公司的带 CIF-4 聚丙烯缝线的长锥形针通过下方巩膜瓣,带聚丙烯缝线的 TG160-6 小弯曲针通过上方巩膜瓣。手术缝合线环绕穿过晶状体袢的孔或晶状体袢,或可以使用一个套结缝合。这种缝合可以 2 点或 4 点固定人工晶状体。当聚丙烯缝线穿过巩膜瓣后,缝合结束,缝线尾部打 3-1-1 结。结的两端保留 1mm 左右长。巩膜瓣用 6-0 可吸收缝线缝合。密闭角巩膜伤口用 10-0 尼龙线或可吸收缝线,结膜伤口闭合用 8-0 可吸收缝线或纤维蛋白胶密封。

2. 眼外法 通过这种方法,IOL 可以被更加精确地放置在睫状沟内。设计巩膜瓣后,将长直针从距角膜缘大约 1mm 的一侧穿过;在另一侧,27G 皮下注射针头穿入。然后直针穿入皮下注射针的中空针头,皮下注射针应与它里面的直针一起回退撤出。缝线进入前房,并且用钩取出缝线。缝线被切断,并且缝线被套到晶状体袢的孔眼里。如果外科医生希望 4 点固定人工晶状体,重复上述步骤(图 32-1 和图 32-2)。应当注意的是,眼外法的主要优点是在巩膜缝合的位置更加精确。

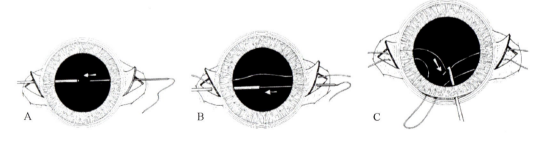

图 32-1 A. Lewis 眼外技术的双缝合法开始类似于于单线缝合技术,所不同的是巩膜瓣下的缝线进针点在另一侧;B. 第二根缝线平行于第一根缝线穿行,两个缝线之间相隔 1~1.5mm;C. 必须小心,保持缝合线拉紧状态,以避免缝线相交或混淆缝合线来自哪个巩膜部位,而用一个 Kuglen 钩或类似的工具,通过先前准备的主切口勾出缝合线

(资料来源:Steinert RF,Arkin MS. Secondary intraocular lenses // Stienert RF,ed. Cataract Surgery:Techniques,Complications,Management. Philadelphia,PA:Saunders. 2004. 429-441.)

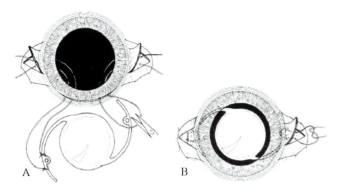

图 32-2　A. 为了达到 4 点稳定固定，缝线剪除应尽量在晶状体袢两侧；B. 将人工晶状体放置在后房，保持缝线拉紧，以避免线结松弛。最后将线结埋藏在巩膜瓣下方，结膜覆盖巩膜瓣

（资料来源：Steinert RF，Arkin MS. Secondary intraocular lenses// Stienert RF，ed. Cataract Surgery：Techniques，Complications，Management. Philadelphia，PA：Saunders. 2004.429-441.）

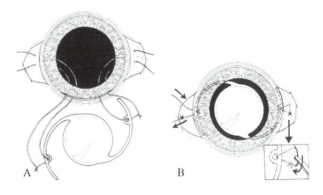

图 32-3　改良型的双缝合眼外技术，其目标是实现缝线线结能旋转到巩膜下方，避免了制备巩膜瓣

A. 剪除缝线的两端，将缝线穿过晶状体袢的定位孔并系紧；B. 因为人工晶状体被放置在后房，缝线两端拉紧后剪断。将剩余的线结打结，线结旋转入巩膜瓣下方，达到和图 32-2 相同的结果（资料来源：Steinert RF，Arkin MS. Secondary intraocular lenses// Stienert RF，ed. Cataract Surgery：Techniques，Complications，Management. Philadel-phia，PA：Saunders.2004.429-441.）

聚丙烯缝线的线结不应该暴露在外，因为可能会引起与缝合相关的刺激症状或发生眼内炎，最好用巩膜瓣覆盖它。如果可能的话，线结应埋在巩膜深层。一个 4 点固定技术，可以实现使缝合线的结旋转到巩膜深处，而替代制备巩膜瓣遮盖（图 32-3）。另一种技术，称为 Hoffman 口袋，制备一个从角膜开槽向巩膜走形的巩膜口袋。下面部分会深入讨论这一问题。一些医生缝合结束后喜欢留下长的线结，缝线在穹隆部结膜下打结。一些医生认为，缝合线线结残留较短容易突起，而线结较长趋向于平铺在巩膜面，且患者容易耐受。我们已经发现长线结容易暴露和并出现 1 例感染病例。我们不再提倡缝线结束打结时保留长线头。用于固定巩膜的 PCIOL 有理想的大直径光学区（6.5～7mm）和大的晶状体袢和圆滑的固定孔眼。

二、经巩膜缝合人工晶状体植入术后并发症

1. 缝线断裂　经巩膜固定的人工晶状体有一个令人不安的晚期并发症，是聚丙烯缝线断裂导致的人工晶状体移位，尤其是年轻患者。Vote 等报道聚丙烯缝线的晚期断裂 61 只眼中有 16 只眼（26.2%），大部分成人患者发生在人工晶状体固定后（50±28）个月。Walter 等报道在穿透性角膜移植术和巩膜固定后房型人工晶状体植入后平均随访 24 个月 89 只成年患者眼中仅 2.2% 缝线断裂。Buckley 等回顾经巩膜缝合固定人工晶状体的儿童的文献。他报道了平均随访 61 个月（随访时间为 9～200 个月）的 33 只眼的结果，其中随访年限大于 3 年的有 21 只眼和随访年限超过 5 年有 14 只眼（42%），有 4 例患者术后发生缝线断裂，发生的时间分别为术后 38、66、96 和 107 个月后。另外，小儿眼科医生调查发现 13 例儿童 10-0 聚丙烯缝线断裂。Buckley 建议儿童行经巩膜固定人工晶状体谨慎使用 10-0 聚丙烯缝线，并以此作为 Costenbader 讲座的结论。他建议使用替代材料或另一种大小缝线（9-0 聚丙烯缝线代替 10-0 聚丙烯缝线）。可利用 9-0 聚丙烯线。然而，必要时 9-0 聚丙烯缝线可以绑在 10-0 的聚丙烯的尾部并借助 10-0 的聚丙烯针进行缝合。

人工晶状体长期的稳定性取决于缝线的固定、睫状沟定位和残留的囊膜。另外，缝线的生物降解减缓，也有其他因素可能导致儿童术后缝线断裂高发生率。这些因素包括伴随年龄增长的眼球增长、持续的眼睛摩擦和由于活动增加导致眼外伤发生的高概率。为减少缝线断裂的机会，考虑在每个晶状体袢使用多重缝线，较粗的缝线是很重要的（如上面提到的 9-0 聚丙烯缝线）或不同的缝合材料，如 GORE-TEX。

2. 其他并发症　术后，轻度玻璃体积血是常见的并发症，但它倾向于自行吸收，没有伴随的后遗症。正如前面提到的，进针避免 3 点和 9 点钟位置，加上眼内灌注，可以降低这种并发症的发生。SF-PCIOL 植入后晚期眼内炎已有文献报道，虽然非常罕见，但是严重影响视力。因此，必须告知家长警惕这种并发症的症状。在人工晶状体固定后晚期眼内炎的病例来看，微生物是通过暴露缝线进入眼内。虽然巩膜瓣降低缝线暴露的风险，但从长远来看，缝线线结可侵蚀并穿通薄的巩膜瓣和结膜。这说明，避免暴露缝线线

结的重要性。防止暴露的方法可能包括留长线结、旋转线结到巩膜瓣，或将线结系在厚度不同的巩膜切口深处。一个独特和创新的掩埋线结的技术是使用巩膜口袋法，即切口从透明角膜切开向后延伸（远离角膜的中心）到巩膜。该技术被称为 Hoffman 口袋，它避免了结膜切开、巩膜烧灼或在线结处缝合关闭巩膜瓣。首先，在结膜前的透明角膜处，行 2 个厚度不同（300~400μm）、间隔 180°、长度为 1 个时钟刻度（分）的切口。然后从透明角膜切口后大约 3mm 做 2 个巩膜瓣。在比邻角膜切口间制备穿刺口。27 号穿刺针头从眼外穿过结膜和巩膜袋的全层。9-0 聚丙烯缝线通过对面的穿刺口进入前房并穿入 27 号针头的针筒，针和 9-0 聚丙烯缝线同时被抽出。然后通过 Sinskey 钩将缝线从角膜钩入口袋。这种方法重复可建立 4 点固定人工晶状体中，如图 32-1~图 32-3 所示。从图中可以看出，它与 Hoffman 口袋的主要区别在于，线结收紧时，线结从顶点下滑。不需要巩膜瓣关闭，没必要行结膜切开和关闭。聚丙烯缝线被很好地覆盖，且随着时间的推移而不被侵蚀。

当眼内植入 SF-PCIOL 后，已有报道发生视网膜脱离（RD）。Lee 等对 122 只眼进行长达 42 个月的随访，发现 RD 成人发生率为 4.9%。在大多数病例报道中，视网膜裂孔的位置相对靠近固定缝合人工晶状

体的轴位，缝针的穿行或晶状体襻可能干扰了玻璃体基底部。这种并发症可以通过植入人工晶状体前小心切除玻璃体来降低。其他较少见的并发症，如人工晶状体倾斜、偏心、脉络膜上腔出血、青光眼、虹膜夹持、慢性炎症、缝线固定处的滤过泡在文献中都有报道。

三、前房（房角支撑）型人工晶状体（ACIOL）植入术

前房角支撑型人工晶状体植入是外科矫正无晶状体最简单的手术方式（图 32-4）。现在，柔软的 ACIOL 与过去硬性闭合环状 ACIOL 相比，并发症的发生率降低。目前，ACIOL 的设计仍保留当缺乏囊膜支持时，可选择性地缝合人工晶状体。事实上，尚无研究证明，与 ACIOL 相比，缝合人工晶状体具有明显优势。即便如此，ACIOL 应慎用于儿童。儿童中最常见的并发症和 ACIOL 的尺寸相关，随着时间的推移，晶状体旋转（晶状体襻太短）导致瞳孔变形和虹膜夹持。如果晶状体襻过长可导致角膜接触和虹膜萎缩。与前房角宽度相匹配的晶状体襻是防止晶状体旋转和（或）角膜接触或虹膜夹持和慢性炎症的重要因素。传统上，眼外科医生已经使用角膜白对白测量结果加 1mm 作为校正 ACIOL 的尺寸。然而，最近高速光学相干断层影像学的研究

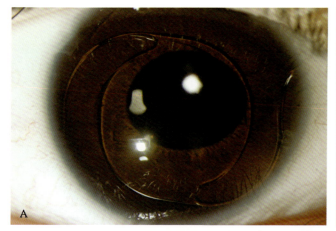
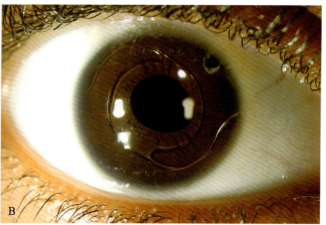
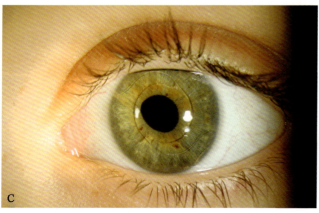
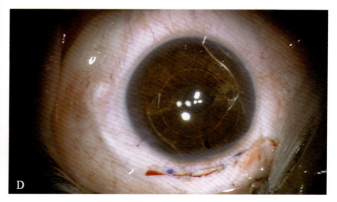

图 32-4　ACIOL 植入儿童无晶状体眼中

已经发现,这种方法相对不精确并且缺乏相关性,从而对 ACIOL 植入产生不确定的影响。而且,ACIOL 植入还需要至少 6mm 的相对大的切口。

外科技术具体如下。

在角膜缘上方制备一个 6mm 左右的巩膜隧道切口。药物使瞳孔收缩,前房内注入黏弹剂并放置(带有或不带有辅助的托板)一个开环的前房型甲基丙烯酸甲酯(PMMA)人工晶状体(5.5mm 的光学区和依靠角膜白对白测量的总长度为 12~13mm)。当晶状体正确植入后瞳孔应为圆形。应行虹膜周切术。用 9-0 或 10-0 缝线缝合巩膜隧道切口后清除黏弹剂。结膜可以用微乔线、肠线,或用纤维蛋白胶密封。以前很少有研究调查 ACIOL 在儿童中的应用情况。Morrison 等报道了 5 个患有马方综合征的患儿,8 只眼植入 ACIOL 短期内获得较好的临床结果。Epley 等报道了 28 例儿童无晶状体眼植入 ACIOL 和睫状沟植入型 PCIOL 的临床研究。18 只眼植入睫状沟植入型 PCIOL,其中 2 例瞳孔异位,1 例玻璃体积血自然吸收。10 只眼中植入 ACIOL,其中有不确定个数的植入眼晶状体表面有色素颗粒沉着,2 例患者瞳孔异位,1 例晶状体襻异位需要手术取出。这例患眼发展成青光眼,需要行青光眼引流阀。两组患者中没有显示患眼患有慢性炎症、黄斑水肿或角膜内皮失代偿的证据。最初植入环形封闭型 ACIOL 的成人患者中,发生大疱性角膜炎、青光眼、前房积血、虹膜损坏、炎性物质释放导致潜在的黄斑囊样水肿。有弹性的开环型 ACIOL 在成人中常用,而且更加安全。有关成人患者的几个研究中,提示 ACIOL 和睫状沟植入型 PCIOL 植入后并发症发生率和最终视力是相当的。OTCA 系列研究中近期的一项 meta 分析提示,成人患者植入 ACIOL 的优越性仍然有待商榷。

四、前房虹膜夹持型人工晶状体

无晶状体眼的虹膜夹持型人工晶状体以虹膜为桥梁支撑人工晶状体(图 32-5)。标准的虹膜夹持型人工晶状体是由 CQUV 有机玻璃制造(一种 PMMA 材质)和总体直径 8.5mm。光学区 5mm,总体直径 5.4mm。植入切口要求 5.4mm。对于小眼球有 2 个小尺寸为 6.5mm 和 7.5mm 的人工晶状体,光学直径为 4.4mm。虹膜夹持型人工晶状体的所有固定点均在虹膜表面。晶状体具有椭圆形的光学区,光学区前部是圆拱形(最小虹膜损害)和 2 个固定臂(襻)插入虹膜、爪状抓持虹膜。通过晶状体襻抓持虹膜桥使 PMMA 襻和晶状体远离角膜。另外,事实上固定襻抓持的视网膜赤道部的虹膜是固定不动的,因此允许瞳

孔的扩张和收缩。这种晶状体全世界都在普遍应用,提供足够多的虹膜组织来安全地固定。虹膜夹持型人工晶状体的植入方法见表 32-2,其优点及缺点见表 32-3。

表 32-2　虹膜夹持型人工晶状体植入理想方法

a. 光学区位于瞳孔中心
b. 晶状体襻抓持足够多的虹膜组织
c. 在这个过程中没有虹膜被抓住
d. 括约肌或瞳孔缘没有接触到晶状体固定襻
e. 植入晶状体或器械进出时不应该损伤角膜内皮

表 32-3　虹膜夹持型人工晶状体植入的优缺点

优点
a. 虹膜架桥保护角膜内皮,避免其接触 PMMA
b. 对瞳孔散大或缩小没有限制
c. 植入后良好的居中性及稳定性
d. 晶状体具有最大的可见性、可达性及可控性
e. 外观上几乎看不见
f. 容易重新定位、可逆的和可置换的
g. 不影响虹膜的血流
h. 没有尺寸的要求——一个尺寸适合所有
缺点
a. 需要手术技巧将晶状体固定在正确的位置,创建理想的虹膜架桥,但是学习曲线短
b. 晶状体襻抓住虹膜创建虹膜架桥时,需要做一个大小为 5.4mm 的角膜缘切口早期散光较大,但术后可消失,切口需要缝合

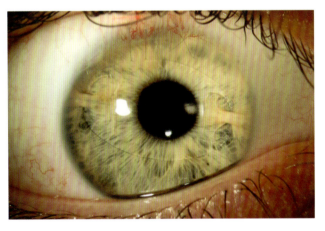

图 32-5　小儿无晶状体眼虹膜夹持型人工晶状体植入术后

(一)手术技术

植入之前收缩瞳孔。卡尺用来标记 12 点处切口宽度 5.5mm。做 1 个 1/2 角膜厚度的角膜切口或角巩膜切口。做 2 个穿刺口(一个位于 2 点位,另外一个位于 10 点位)。如果使用人工晶状体固定针,那么穿

刺口的位置应朝向固定针指定的位置。如果将要使用人工晶状体固定镊子,穿刺口应做在 3 点和 9 点的位置,并朝向瞳孔区。前房内填满黏弹剂。黏弹剂不应该填充在瞳孔区,而且不能填充得太满。以虹膜水平,或轻微凹陷为宜。而且当要植入人工晶状体时,结膜伤口表面覆盖黏弹剂以减少人工晶状体的污染。用角膜刀打开隧道切口,12 点的垂直位置植入虹膜夹持型人工晶状体。然后使用晶状体调位器将晶状体旋转到预期位置(晶状体袢放在 3 点和 9 点的位置)。非惯用手操作第一个固定针,在其中一个穿刺口插入固定针(左边一个固定针,右边一个固定针)稳定人工晶状体,所以通过隧道切口它能很容易被抓住。植入镊牢牢抓住晶状体光学区边缘通过角膜隧道进入前房。一只手安全地抓牢晶状体,另一只手用固定针制造一个虹膜关节来钩抓虹膜组织。在预计的固定位置做"犁氏减速"动作。当用固定针握紧虹膜关节后,通过虹膜关节轻压晶状体袢中央的凹槽,因此虹膜组织被固定在凹槽内。通过晶状体袢的凹槽使虹膜组织有意义地折叠,以确保晶状体稳当固定,但应确保瞳孔是圆形。重复上述动作直到完成固定。从前房向虹膜方向向下挤压晶状体袢的凹槽可以释放固定针,所以它可以重复。器械传递到相反的手及重复上诉步骤固定另一个晶状体袢。固定另一个晶状体袢用优势手。最后确保晶状体处于瞳孔中央,而且每个虹膜桥都完整,并且保证瞳孔仍是圆形。尽管事实上人工晶状体是拱形的,但仍强烈推荐行 1 个小的虹膜周切孔。然后去除黏弹剂,伤口用缝线缝合。我们使用 10 号的微乔线,但是一些外科医生使用尼龙线。

如果需要,Artisan 型人工晶状体在瞳孔后也可以固定。要做到这一点,瞳孔最初不收缩。人工晶状体凸面(颠倒)插入,晶状体植入镊从角膜隧道切口进入,从瞳孔后面钳住晶状体,当人工晶状体被插入瞳孔后面,缩瞳剂应被注入前房以收缩瞳孔。晶状体被举起并轻微倾斜,通过虹膜基质展示晶状体袢轮廓。固定针头通过穿刺口进入前房,轻压晶状体袢中央的凹槽以固定晶状体。在另一侧重复相同的动作。

(二)术后并发症

一侧固定点脱落导致人工晶状体后期脱位,多发生于外伤。预防这种并发症的方法包括小心谨慎地用晶状体袢钩抓适量的虹膜组织。Artisan 晶状体晚期角膜内皮失代偿的发生率很低,但仍需要长期随访。Odenthal 等测量了平均年龄为 2.7 岁的先天性白内障患儿在植入 Artisan 晶状体后角膜内皮细胞密度。平均随访 9.5 年后(范围为 4.7~14.7 年),中央角膜内皮细胞密度计数术前术后相比没有统计学差异[(3.323±410)个/mm²],未行手术的对侧眼为[(3.165±205)个/mm²]。

五、虹膜后固定法后房型人工晶状体植入

虹膜后缝线固定型人工晶状体已被成功运用于矫正成人无晶状体眼。这一技术的应用受制于小儿无晶状体眼的患儿。而一些外科医生宁愿选择经巩膜固定型人工晶状体,因为他们认为此技术破坏较小,而且手术时间更短。同样有人认为其黄斑囊样水肿、晶状体倾斜、晚期缝线断裂的发生率低于虹膜固定型人工晶状体。而虹膜后固定型人工晶状体,潜在的优点是缝线溶解的风险低及降低了缝线引起的眼内炎的风险。Condon 等指出,晚期缝线不易断裂的主要原因是外周虹膜的弹性提供了比巩膜更强大的悬吊系统,经巩膜缝线固定型人工晶状体只是单纯地将人工晶状体固定在后房。

手术技术具体如下。

术前缩瞳是为了便于虹膜缝合时容易抓住人工晶状体。通常使用丙烯酸人工晶状体,晶状体被植入眼内。运用折叠技术将三片式的 AcrySof(Alcon,Fort Worth,TX)晶状体入眼内瞳孔区。晶状体袢在后房打开,但人工晶状体光学区需要在虹膜前,所以它仍保留在前房。带有长弯针的 10-0 的聚丙烯缝线穿过周边透明角膜,在人工晶状体的袢下从另一侧周边透明角膜处穿出。用 Siepser 打结方法固定缝线。防止瞳孔变形的关键是保持虹膜缝线的路径尽可能短,且位置尽量是外周。长的缝线路径会导致虹膜组织打结,而且如经过路径没有足够靠近角膜缘处会限制瞳孔活动。当虹膜缝线牢固安全地系在晶状体袢上后,最后一步是将脱出的晶状体放入后房,并固定在周围虹膜组织上。如果睫状沟能支撑 1 个晶状体袢,这种方法在 1 个袢上实施,而非 2 个袢同时实施。

Kaiura 等建议虹膜缝线固定的位置在 3 点和 9 点的水平子午线上,避免重力作用使缝线滑落。他们进一步推荐缝线的固定位置在虹膜的中部,而非在周边虹膜,而缝线和晶状体袢的距离为最近的直线距离。确保固定晶状体袢的缝线足够牢靠,防止晶状体的移位和滑动。使用上述提及的 Siepser 打结方法把线结放置在前房内,与在大的穿刺口外部打结相比,可以确保晶状体袢更牢固地固定在虹膜上。

就目前来看,虹膜后固定型的 PCIOL 是无囊膜支撑的小儿无晶状体眼患者行二期人工晶状体植入的选择之一,但是选择时应谨慎。总体上,缝线固定 PCIOL 方法,在过去几年里并发症发生率似乎逐渐降

低,可能与眼外科医生的经验逐渐丰富有关。

小结

儿童患者中关于前房固定型人工晶状体及缝线固定型人工晶状体仍存在争议。对于缺乏囊袋支撑的特殊儿童患者,植入人工晶状体可能会提高他们的生活质量,但从长期来看有很高的并发症发生率,尤其是对于那些长期随访下来有积极生活方式的儿童患者。另外,如果 1 只眼无晶状体患者不能耐受角膜接触镜,而且行 PCIOL 植入无囊膜支撑时,行外科手术矫正无晶状体眼状态是很有限的。因此,直到人工晶状体固定在巩膜或虹膜上的安全方法或其他角膜屈光手术变成可能时,前房型、虹膜夹持型、巩膜缝线固定型人工晶状体可以避免上述情况引起的弱视。这种手术方式,只有在手术医生及患者家属确定,通过角膜接触镜或更安全的手术方式无法使患者视力提高的情况下方可进行。因为在这些孩子中可能会发生晚期并发症如人工晶状体脱位,因此他们应该定期随访。对于单眼无晶状体眼且不能耐受角膜接触镜及无囊膜支撑的患儿应进一步研究,希望能找到更加安全的方法来矫正无晶状体状态。

(安晓巨 郑奇君 陈 琛 译)

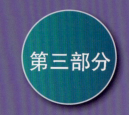

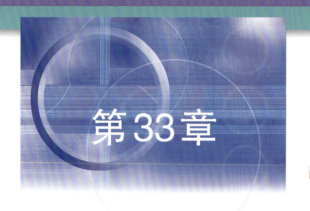

第33章

晶状体后囊缺损

在成人及儿童中合并晶状体后囊缺陷(posterior capsule defect,PCD)的外伤性白内障很常见。发生在成人后极性白内障的晶状体后囊缺损根据其典型病变特征也很容易被诊断。晶状体后囊缺损也可出现在婴幼儿白内障患儿中。当通过没有扩大的正常瞳孔进行观察时,由于后囊缺损被中央致密核性混浊遮挡或者因其与核性/皮质性白内障紧密相连,不易辨识。对于小儿白内障手术医生来说,这种儿童白内障眼中晶状体后囊缺损的辨识困难是对手术的巨大挑战。

一、简介

通过对400例小儿白内障手术眼的观察,作者发现27只眼(20个儿童)存在晶状体后囊缺损,由此得出的晶状体后囊缺损发生率为6.75%,这个数据对于小儿白内障手术医生来说是非常有意义的。Singh等在手术前或手术当中曾发现晶状体后囊簇状或粗糙的环形白点状混浊。Vajpayee等在1名2岁先天性白内障患儿眼中观察到晶状体后囊缺损。Wilson等在364例非外伤性白内障合并人工晶状体植入的手术病例中发现8只眼(2.2%)存在晶状体后囊缺损,其中6只眼有白瞳症表现。

二、单侧性

晶状体后囊缺损可单眼或双眼发病,但是根据报告的病例来看,单眼发病的概率更高,这种晶状体后囊缺损可能由一种后部球形晶状体发展而来。

三、理论和推测

基于临床经验,作者推测可能患儿在出生时晶状体后囊完整但发育薄弱,当类似后部球形晶状体形成疝穿过后囊膜,即可造成晶状体后囊缺损。已经有许多理论对后部球形晶状体的发生做出解释,包括上皮下囊膜肥大、胚胎透明血管牵引、遗传性的后囊壁薄弱、过多的晶状体内含物张力增大导致晶状体后部形成疝等。Franceschetti和Rickli认为晶状体后皮质的过度生长或者异常肥大也可能是其原因,这种晶状体纤维的过度生长会形成薄弱缺损的后囊。

当后囊屏障被破坏,晶状体成分暴露在外液中,即使是少量的前部玻璃体液体进入晶状体内也会启动一系列反应,包括局部水化、混浊、液化、吸收和晶状体物质向Berger空间迁移,同时也可能存在晶状体其余部分和前囊膜的改变。因此,后囊膜的破裂有启动各种晶状体内变化的潜在可能性。与典型的后部球形晶状体不同,晶状体后囊缺损病程发展迅速,直至形成明显增厚的缺陷。

四、临床表现

通过正常大小的未散瞳瞳孔进行观察时,典型的晶状体后囊膜缺损隐藏在看似常见的小儿白内障后方,缺损看起来像全白内障或次全白内障。术前在最大程度散瞳状态下评估白内障的表现对于诊断这种晶状体后囊缺损是必要的。可以在晶状体后囊缺损患者中观察到由于晶状体后囊纤维化而增厚的缺损边缘,其与晶状体后囊具有明显的分界线。当用镊子夹持并移动眼球时,可以见到玻璃体内有白色颗粒像"鱼尾巴"一样移动,这是晶状体后囊缺损长期存在或者范围扩大的结果。

五、晶状体后囊缺损的诊断特征

晶状体后囊缺损诊断的特征表现见图 33-1。

(1)晶状体后囊缺损界限清楚、边缘增厚。

(2)晶状体后囊和前部玻璃体白点状混浊。

(3)"鱼尾征"——晶状体后囊缺损的特征表现。

六、其他表现形式

以下是对晶状体后囊缺损其他表现形式的描述。

(1)晶状体整体变白,但前房较正常更深,伴有前部晶状体轻度凹陷,而不是呈现儿童全白白内障的正常凸起结构。

(2)晶状体看起来是膜状的,有时甚至是透明的,

而绝大多数晶状体物质位于晶状体后囊之外,即前部玻璃体。在晶状体后囊存在清晰可见的缺口(图 33-2)。

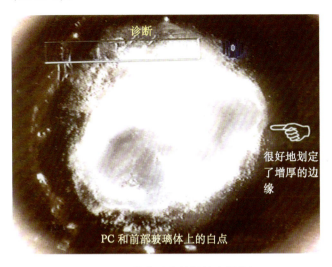

图 33-1 晶状体后囊缺损的诊断特征

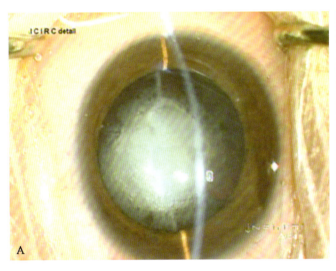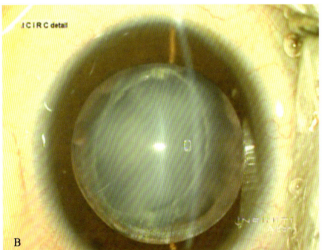

图 33-2 膜状和透明晶状体,大多数晶状体物质位于晶状体后囊之外,即前部玻璃体

(3)白内障性的后部球形晶状体可以表现为局部混浊(图 33-3)。

(4)后极性或者后囊下型白内障可与永存原始玻璃体动脉相连。

在切除的时候,这种血管可能会大量出血,Hafez-Abdel 和同事们报道了 1 例罕见的进展性单眼后部球形晶状体合并持续性胎儿血管(persistent fetal vasculature,PFV)病例。1 名 8 个月婴儿有单眼和微小的晶状体混浊,在 3 岁以内的随访检查中病变均未发生改变,但是到 4 岁时,后部球形晶状体发展到需要手术治疗的地步。患儿的晶状体后囊虽然是完整的,但是变薄并且向后膨出,最终在手术中还是破裂了。

有的病例可能会有奇怪的哑铃状白内障,周边像一个 Soemmering 环,而中心 1/3 部分增厚并呈膜状改变(图 33-4)。

(5)后极性白内障可能发生洋葱环样形态改变。

七、B 超

如果晶状体混浊严重,利用裂隙灯检眼镜不能窥见后部情况时,则必须进行眼部 B 超检查。若 B 超结果显示晶状体的后部边缘不锐利而且在邻近玻璃体腔内有新的阴影,高度提示晶状体后囊破裂。

超声生物显微镜(UBM):术前利用 25MHz 和 35MHz 探头的超声生物显微镜(UBM)诊断晶状体后囊缺损很有价值(图 33-5)。

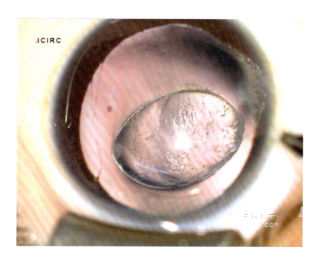

图 33-3　伴有晶状体后囊缺损的白内障性后部球形晶状体

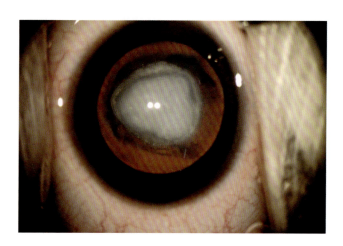

图 33-4　全白内障可见后囊开放

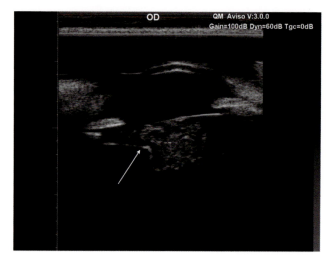

图 33-5　UBM 图像提示晶状体后囊缺损

八、手术处理

(一)经睫状体平坦部方式

对于成熟的全白内障眼使用经睫状体平坦部的

方法,术者不能看见探头的位置。如果探头可见,可以经睫状体平坦部操作将人工晶状体放入空的囊袋,并且处理晶状体后囊缺损的边缘,将玻璃体中的晶状体物质中清除干净。前期有报道认为这种手术方式有增加玻璃体基底部牵引和造成晶状体玻璃体组织混杂的可能性,这些情况会增加玻璃体视网膜病变、青光眼和感染发生的概率。

(二)经角膜缘方式

术者应该严格遵守闭合眼内腔的技术原则,如有闭合效果的切口、在从眼内移除任何器械之前眼内注入眼科手术黏弹剂(ophthalmic viscosurgical devices, OVD),以及双手灌注/抽吸。保持低流速,因为灌注压力突然增高可能会导致后囊膜缺损扩大。手术开始时在透明角膜做 2 个 1mm 的辅助切口,通过切口将高黏度的眼科手术黏弹剂注入前房。如果晶状体前囊膜辨识不清,可用锥虫蓝(0.0125%)进行标记后进行前部撕囊术。用 Microrhexis 镊在前囊膜掀起缺口,然后通过反复抓取掀起的囊膜盖进行撕囊。对于维持囊袋边缘的完整性而言,手动撕囊是最为合适的,Fugo 等离子刀也可以为前囊撕囊提供无牵引力的切口。

在存在后囊膜缺损的白内障眼进行水分离是禁忌的。这将会导致突然的水压增高,从而使缺损扩大威胁囊袋的稳定性。液体通过缺损进入眼后节,使玻璃体内液体增多。有些手术者推荐在成年后极性白内障中进行轻柔的水分离,而这个操作在儿童中是不必要的。

双手法灌注/抽吸操作可以帮助维持前房稳定,减少虹膜-晶状体隔之间的波动,使悬韧带所承受压力减低到最小。器械从眼内拿出来之前,应通过放液切口向前房注入高黏度的内聚型黏弹剂,这样可以避免虹膜晶状体隔的波动,并且可以减少晶状体后囊缺损向周边扩大。

(三)晶状体后囊缺损中的后囊膜处理

可以尝试将晶状体后囊缺损转化为后囊膜连续环形撕囊(PCCC)。将晶状体后囊缺损转化为后囊膜连续环形撕囊形成的坚固且连续的边界将有助于将人工晶状体稳定地固定在囊袋内,并且可以阻止后续操作中后囊缺损进一步扩展。手术的目标应该是做出一个小且居中的后囊膜连续环形撕囊,但通常这是不可能的,可以尝试在晶状体后囊缺损区域注射高黏度内聚型黏弹剂将其展平。应该避免在晶状体后囊缺损下方注入过多黏弹剂,因为这可能会导致缺口向周边部扩展。可使用显微撕囊镊在后囊膜刻痕后抓取囊膜,使用镊子时应向中心且向上往角膜内皮方向进行操作。必要时可使用玻璃体切割头围绕后囊边缘进行切割。

（四）玻璃体的处理

是否需要处理玻璃体取决于患儿手术时的年龄及是否存在玻璃体嵌顿。利用无防腐剂的曲安奈德标记玻璃体来确认是否有玻璃体进入前房很有价值。如果存在，可行曲安奈德辅助下经角膜缘双切口前部玻璃体切割。

（五）人工晶状体植入

对于植入人工晶状体来说，晶状体囊袋是最理想的位置。尽可能使用一片式疏水丙烯酸树脂人工晶状体植入囊袋内。然而如果晶状体后囊缺损较大，可在睫状沟内植入三片式疏水型丙烯酸树脂人工晶状体。

九、晶状体后囊缺损的预后

如前所述，作者评估了儿童先天性白内障的诊断体征、术中表现及术后结果，在 400 只眼（20 名儿童）中 27 只眼发现了晶状体后囊缺损，7 名儿童是双眼发病。有晶状体后囊膜缺损的 16 名男孩和 4 名女孩的年龄为 21.98～33.33 个月。19 只眼（70.3%）是全白的成熟期白内障，7 只眼（25.92%）中晶状体后囊膜缺损转变为后囊撕开。20 只眼（74.07%）在囊袋内植入 AcrySof MA30BA 人工晶状体，4 只眼（14.81%）植入到睫状沟。3 只眼（11.11%）未植入人工晶状体。所有眼的视轴区域维持清晰，24 只眼（88.88%）人工晶状体居中。

作者报道了 2 名患儿，一只眼为全白内障，另一只眼是后囊下白内障。在随访中发现后囊下白内障快速进展为晶状体后囊缺损，并且逐渐转变为白色成熟的白内障。作者建议对于一只眼睛已经发生了全白内障的患者，其对侧眼的晶状体后囊下改变（无论如何轻微）应该在早期给予干预，尤其是对于那些不能经常随访的患儿来说更应如此。对于未给予手术建议的病例，应该提醒患儿家长可能的白内障进展及常规随访检查的重要性。

小结

对于晶状体后囊缺损应该在瞳孔充分散大的状态下进行术前诊断，其诊断要点包括界限清晰、增厚的缺损边界、后囊部位白点状混浊，以及移行到前部玻璃体内的白点状混浊所造成的鱼尾状玻璃体变性（鱼尾征）。

在晶状体后囊缺损患儿手术中，作者推荐术者遵循眼球内腔闭合的技术原则，使用低流量灌注和低压瓶高度来尽量减少晶状体后囊缺损向周边扩展的可能性。

（刘　玮　译）

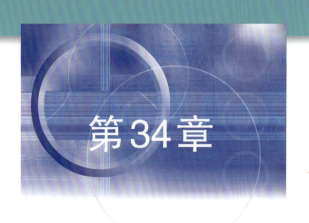

第34章

持续性胎儿血管

持续性胎儿血管(persistent fetal vasculature, PFV)是最常见的人眼先天发育畸形,由于异常的持续性胎儿血管导致其具有复杂多样的临床表现。"持续性胎儿血管"这一命名来自于 Goldberg 1997 年杰克森纪念演讲,替代曾经的"永存原始玻璃体"(persistent hyperplastic primary vitreous,PHPV)。"持续性胎儿血管"这一替代命名反映了 Goldberg 对于这种疾病解剖和病理特点的更精确描述。在持续性胎儿血管中,某些甚至全部的胚胎眼内血管成分在出生后仍然保持着,这种畸形可能会影响婴儿眼前部、晶状体后和(或)眼后部。血管的异常程度会直接影响持续性胎儿血管的预后与治疗措施的选择。

一、临床特点

认识持续性胎儿血管的临床表现很重要,胚胎血管发育是胚胎发育过程中里程碑式的阶段,了解这一点有助于理解持续性胎儿血管症状和体征的多样性。在胚胎发育过程中,增生血管从眼后部向前极延伸,历时短暂,血管在赤道部相互吻合,形成丰富的血管网,将眼内所有成分联系在一起。这些胚胎血管在妊娠第 1 个月开始生长,在第 2 至第 3 个月到达增殖顶点,在第 4 个月开始消退。正常情况下,这些胚胎血管在出生时应该消退。但在持续性胎儿血管眼中,胚胎血管消退的过程停止了,某些或者全部胚胎血管的持续存在会造成形态变异的严重后果。由于各个胚胎血管成分之间存在相互连接,所以任何血管的残余会通过相互之间的连接或者其独立部分发挥作用。因此,持续性胎儿血管会造成多种临床表现。

1. 永存瞳孔残膜 当晶状体血管膜未能正常消退,在晶状体表面或者从虹膜卷缩轮发出线形血管或者色素条索,附着于晶状体前囊膜。由于这些血管的原因,瞳孔可能会变形。在极少数病例中,瞳孔完全闭塞。可能会出现薄的纤维膜,也可能发生先天性虹膜内翻(色素膜内翻)。视力可能无影响或下降,这取决于瞳孔闭塞的程度。在全白内障或晶状体后白色混浊的眼中,瞳孔区出现膜状物有助于持续性胎儿血管的诊断。

2. 虹膜透明血管 这些胚胎血管表现为放射状、短小、与晶状体赤道平行的血管。它们在晶状体前后血管网之间组成血管连接,在妊娠中期如果这些血管不消退,虹膜基质会出现放射状表层血管。经常会在同一子午线发现白色边缘连接组织的异常。如果这些血管到达瞳孔区,会形成具有小瞳孔切迹的发夹样环形圈。

3. 晶状体后部纤维血管鞘 晶状体后血管网的持续存在可能会引起晶状体后纤维血管团块样表现。Reese 将其描述为永存原始玻璃体的标志。晶状体后的膜可能很小,也可能完全覆盖晶状体后部。晶状体有可能是透明的,也可能有不同程度的混浊。典型的晶状体后膜是白色或者粉色的,可以将其与 Coats 病的黄色混浊病变或者钙化的视网膜母细胞瘤的雪白混浊病变相鉴别。在持续性胎儿血管中晶状体后膜的形成经常伴有睫状突的牵引和延长,在瞳孔散大时可能会看到这种现象。虽然突出的睫状突和其向心性的移行曾经被认为是永存原始玻璃体的特定表现,但这些表现在第五期早产儿视网膜病变、Norrie 病、13-三体综合征及先天性晶状体半脱位中也可以见到。

4. 后囊斑(posterior capsular plaque) 后囊斑和持续性胎儿血管的相互关系最近才被描述,Mullner-Eidenbock 等首次报道单眼白内障合并后囊斑的比例较高,这可能是永存胎儿血管的一种亚型。后囊斑与单眼白内障的相关性后来被儿童无晶状体眼治疗研究(IATS)所证实。在这个关于单眼先天性白内障儿童植入人工晶状体与不植入人工晶状体而配戴角膜接触镜进行对照的多中心研究中,88% 的白内障幼儿和 100% 的单眼核性白内障婴儿都存在后囊斑。

IATS 研究人员猜测后囊斑是晶状体发育过程中由胚胎血管穿过晶状体囊膜所形成的。Mullner Eidenbock 等认为这种穿透性的胚胎血管造成异常强大的晶状体与后囊膜粘连,血管消退后最终遗留了晶状体混浊和后囊斑(图 34-1)。

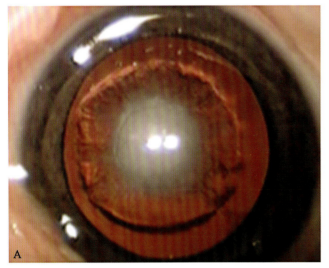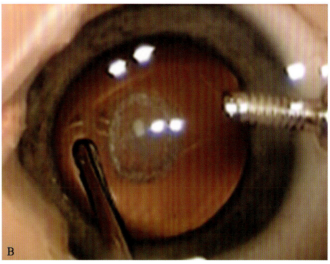

图 34-1 晶状体摘除前(A)和后(B)的后囊斑

有些作者猜测斑块可能与各种类型的持续性胎儿血管相关(资料来源:Wilson ME,Trivedi RH,Morrison DG,et al. The Infant Aphakia Treatment Study:evaluation of cataract morphology in eyes with monocular cataracts. J AAPOS.2011.15:421-426.)

5. Mittendorf 斑 典型表现为位于距晶状体后囊中心顶点鼻侧 0.5mm 的晶状体后表面的白色小斑点,是透明动脉不完全消退所遗留。0.7%~2.0%的正常人群中可以发现这种斑点,但很少引起视力障碍。

6. 持续性玻璃样动脉(persistent hyaloid artery) 胚胎玻璃样动脉位于玻璃体管内(cloquet canal),正常情况下其在妊娠 7 个月时失去灌注。当这种血管持续存在时,表现为从视神经向晶状体的延伸。这种血管可以充满血液,但通常是无血液的。

7. 残存 Bergmeister 视乳头(Bergmeister papilla) 这个术语被用来形容玻璃样动脉的后部良性残留物,其可能被看作一种视乳头上的血管组织。是否影响视力取决于视神经是否同时合并其他异常。

8. 先天性帐篷状视网膜脱离(congenital tent-shaped retinal detachment) 由于持续性胎儿血管对视网膜的牵引可以导致先天性视网膜脱离。典型表现为牵拉性视网膜脱离的形态,与晶状体后表面和(或)睫状体相连。这种脱离可能会进展,从而导致患儿视力预后较差。

9. 黄斑异常(macular abnormalities) 在持续性胎儿血管中可能会出现各种黄斑的异常增生和发育不全,这些情况不可避免地会严重影响视力。

10. 视神经异常(optic nerve abnormalities) 在持续性胎儿血管中,原发或继发的视神经异常,包括视盘发育不良,都可能出现。

11. 小眼症(microphthalmos) 胚胎血管的残留可能会伴随眼球生长的停滞。典型的严重持续性胎儿血管可能会伴有某种程度的小眼畸形。其他的改变包括角膜直径的减小、眼球壁构造的变形,最终造成先天性小眼球。

二、辅助诊断工具

由于临床表现的多样性,持续性胎儿血管的诊断具有巨大的挑战性。任何患有白内障的儿童,无论单眼或者双眼,尤其是存在小眼球时,都应该考虑到持续性胎儿血管的可能性。当持续性胎儿血管与白内障相关时,需要和引起白瞳症的疾病进行鉴别。当不能根据临床特征做出诊断时,辅助的影像学检查可能有助于正确诊断。最有用且无侵入性的工具是超声波检查。后节超声波和前节超声波生物显微镜检查都很有价值。后节超声波检查可显示典型的小眼球伴晶状体后膜形成,有玻璃体条带从晶状体后囊向视盘区域延伸。超声波也可以显示是否存在视网膜脱离,这将会影响术者选择摘除白内障的手术方式。高频超声波生物显微镜可以显示前移肿胀的晶状体和相对变窄的前房及睫状突向心性的牵引,并且可以见到增厚的前部玻璃体面,表现为靠近睫状体平坦部或睫状冠的双线征。另外,持续性玻璃体动脉的彩色多普勒超声图像可能会检测到其内存在血流(图 34-2)。

对于持续性胎儿血管的评估,CT 和 MRI 也是非常好的辅助工具。眼球内存在的钙化灶提示可能是视网膜母细胞瘤,视网膜母细胞瘤是白瞳症中最需鉴别诊断的疾病。少有视网膜母细胞瘤和持续性胎儿血管同存于一眼的情况发生。

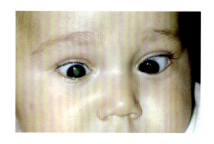

图 34-2　1 名患有右眼持续性胎儿血管的 6 个月男患儿

晶状体进行性水肿导致前房变浅,结果造成闭角型青光眼。这个男孩的小眼球和白瞳症眼出现显著的溢泪。另外,患儿不断加重的烦躁易怒促使他的父母带他来检查

三、永存胚胎血管和其他相关异常

尽管持续性胎儿血管一般表现为单独存在,但有时它也可以和其他眼部异常如 Peters 异常、Rieger 异常和牵牛花综合征相关。只有 5%～10% 的持续性胎儿血管患儿是双眼发病。双侧病变代表更广泛程度的异常胚胎发育。可能发生相关的系统性异常,尤其是神经系统异常。Haddad 等报告了 1 例双眼持续性胎儿血管患儿存在系统性异常包括唇腭裂、多指(趾)畸形和小头畸形。Goldberg 报告了持续性胎儿血管与染色体 13 有关。有些报道描述了家族性持续性胎儿血管,说明有隐性或显性遗传的可能。在动物模型中,持续性胎儿血管的出现与 Arf 肿瘤抑制基因缺陷、angiopoietin-2 缺陷、巨噬细胞诱导的程序性细胞死亡异常及星形胶质细胞移行异常有关。

四、处理措施

既往,持续性胎儿血管,尤其是在合并了严重的白内障之后,常因在视觉发育的关键期眼内光刺激减少导致视力发育不良,难逃失明的厄运。以往的手术仅仅用来避免或治疗并发症,如闭角型青光眼、进行性的视网膜脱离及眼球痨。很多患者为了美容的目的,最终行眼球摘除手术。现在由于有了闭合式玻璃体切割手术系统,使切除白内障、晶状体后成分及永存透明血管茎成为可能。通过手术松解持续性胎儿血管眼内的睫状体牵拉,眼球得以继续生长,同时达到了美容的目的。虽然最初持续性胎儿血管眼的手术目的主要是避免并发症及改善外观,但 20 世纪 80

年代以来,随着玻璃体显微手术的应用,有关术后视力得到改善的报道越来越多。在绝大多数虽有前节表现,但未累及视盘或黄斑的持续性胎儿血管患者已经成功进行了视觉重建。

目前利用复杂的显微手术技术联合积极的弱视治疗可以使持续性胎儿血管患者获得更加满意的视觉效果。因此,治疗目的应被扩展为挽救有用视力。已经有一些摘除白内障和晶状体后纤维血管膜的方法在持续性胎儿血管眼手术中被应用。在过去的 15 年中,作者已经改进了治疗持续性胎儿血管的手术方式,类似于先前描述的不复杂白内障的处理方式。

在这里描述 2 种手术技术:经睫状体平坦部玻璃体切割(后节)方法和经角膜缘(前节)方法。利用这 2 种方法,通过晶状体切割联合前部玻璃体切割,将与透明血管系统相连的晶状体后膜状物或者纤维血管组织切除。

1. **后节方式**　采用后节方式时,用 20G 的显微玻璃体视网膜穿刺刀通过 10 点钟方位距角巩膜缘 1.5～2.0mm 的巩膜穿刺口进入眼内,用显微玻璃体视网膜穿刺刀通过晶状体赤道部刺穿晶状体,前囊膜留 1 个开口,在 2 点钟方位相似的位置建立灌注通道。玻切头通过 10 点位的巩膜穿刺口伸到开放的囊袋中,在囊袋中吸除晶状体物质。在切除所有的晶状体物质之后,再进一步切除晶状体囊膜和相邻的晶状体后的膜状物。如果晶状体后膜状物太厚不能用切割头切除,可以用眼内显微剪刀将其剪成小片状,然后再用切割头切除之。随后可以切除透明血管茎的前面部分。在切除透明血管动脉时可能会出血,一般情况下通过升高灌注液的瓶压或是透热疗法凝固出血动脉残端可以加以控制。后节方式将晶状体组织全部切除,患眼将成为无晶状体眼。如果存在眼后节异常时,建议行完全的后部玻璃体切割术,剥除造成视网膜牵拉和皱褶的膜性组织,某些患者玻璃体切割后可能需要进行气液交换。

2. **前节方式**　在持续性胎儿血管中第二种切除晶状体的方法是前部(经角膜缘或透明角膜)方式。这种方法主要的优点是利于人工晶状体植入,可以获得更好的视觉和外观重建。另外,因为周边视网膜可能会由于睫状体平坦部的缺乏而直接粘连在睫状体上,所以前节手术方式避免了对周边视网膜的影响,从而方便了手术操作。前节手术方式是利用显微玻璃体视网膜穿刺刀或者 15°超锋利穿刺刀制作 2 个角膜缘或者近角膜缘的透明角膜周边部的穿刺口:一个切口进入玻璃体切割头,另一个切口进入前房灌注(灌注装置)。在鼻上方和颞上方做这 2 个

切口(大约分开 100°),或颞上方进玻切头,颞下方进入灌注(图 34-3A、图 34-3B)。然后进行机械化的前部晶状体切除,在囊袋中切除晶状体,利用玻切头切除后部晶状体和晶状体后膜状物。有些病例中,膜比较厚和坚硬,需要利用显微剪刀将其分解为小片状再行切除

(图 34-3C)。利用玻切头通过开放的后囊膜切除前部玻璃体和前部持续性透明血管动脉。将人工晶状体植入囊袋内或者睫状沟,这类似于不复杂的小儿白内障手术方法(图 34-3 显示了在左眼无晶状体眼中的这项技术)。

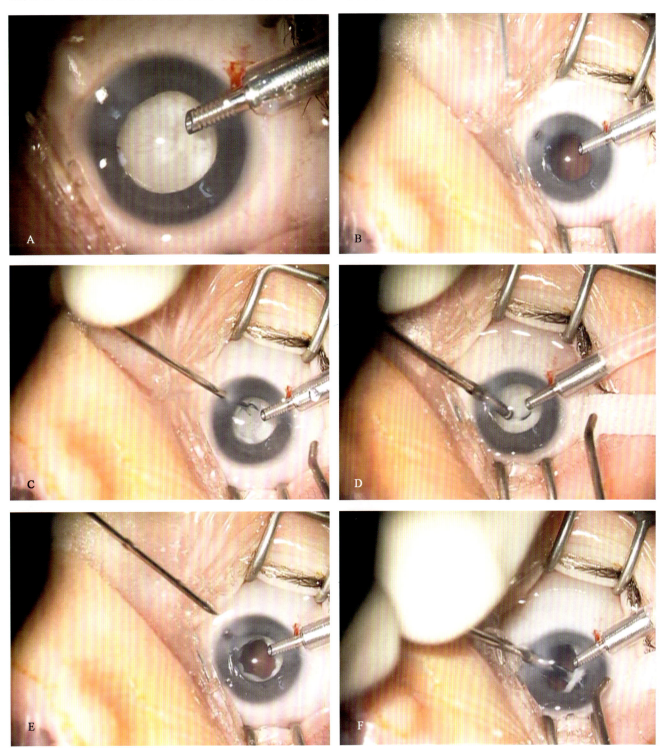

图 34-3　在晶状体切除术之前观察到的有发夹环虹膜血管和晶状体后血管膜的持续性胎儿血管白内障(A),有清晰视轴的无晶状体眼(B),利用 23G 显微剪刀和玻切头将浓密的晶状体后膜状物切除(C～E),切除长入到睫状体位置的膜(F)

五、视力预后

持续性胎儿血管的儿童如果不考虑手术治疗,为了获得有利的视力,早期应采取积极的抗弱视治疗。Anteby 报告了 89 只单眼持续性胎儿血管眼的视力预后,其中 60 只眼进行手术治疗(利用上述手术方式),29 只眼未行手术治疗,在手术治疗的 60 只眼中最终视力达到 20/200 或更好占 25%。Mittra 等在 14 只经手术及积极弱视治疗眼中得到了更加令人振奋的结果,这些患者均获得了 20/100 或更好的视力,但是没有长期的随访结果,关于晚期是否会出现并发症引起视力下降并未报告。Alexandrakis 等报告 30 例手术治疗眼有 47% 获得了 20/400 或更佳视力,而未手术组达到这样视力的仅 12%。Sisk 等报告了 70 只眼中的 49 只眼在术后获得了数指或更佳视力。在这些研究中,较为严重的后部类型持续性胎儿血管患者的最终视力和外观预后均较差,而前部类型持续性胎儿血管患者术后视力结局则较好。

传统上,经手术治疗后的持续性胎儿血管眼是无晶状体眼。利用前部手术方式可以在一期手术中植入人工晶状体。人工晶状体的植入避免了术后配戴角膜接触镜,方便了患者的术后护理。由于持续性胎儿血管眼经常是小眼球状态,角膜接触镜需要很高的屈光度,对于小角膜来说其配戴非常困难。近来已经有持续性胎儿血管眼在人工晶状体植入后恢复视功能的报道。过去的 15 年中,Anteby 等在 30 例单眼持续性胎儿血管患者眼内植入人工晶状体,有 20% 的患者获得了 20/50 或更佳的视力,有 33.3% 的患者获得了 20/200 或更好的视力。Mittra 等报道了 2 例持续性胎儿血管眼进行人工晶状体植入后获得了可接受的有用视力。尽管儿童无晶状体眼治疗研究(IATS)不能有效检测出人工晶状体植入和配戴角膜接触镜的差异,但这项研究已经分别对利用这 2 种方法治疗持续性胎儿血管进行了报道。IATS 有特殊的持续性胎儿血管患者纳入标准,婴儿必须在 7 个月前就存在单眼的晶状体混浊,并且角膜直径需≥9mm,需要排除如睫状突收缩及视网膜牵拉等情况。在 IATS 研究中,18 名婴儿有透明血管残留物或是晶状体后血管膜存在的证据。11 名儿童被随机分配到配戴角膜接触镜并接受弱视治疗组,另外 7 名儿童接受了人工晶状体植入手术治疗。1 年时持续性胎儿血管患儿中位 logMAR 视力是 0.88,无持续性胎儿血管患者视力 0.80。两组间无显著性差异。术后第一年发生 1 种或 1 种以上不良事件的概率在持续性胎儿血管患儿是 67%,而无

持续性胎儿血管患儿是 46%。

六、术后并发症

持续性胎儿血管眼主要的术后并发症包括青光眼、继发性膜形成、玻璃体积血、视网膜脱离及斜视。Dass 和 Trese 曾报告 27 只持续性胎儿血管眼中总的再手术率为 32%。

持续性胎儿血管眼的青光眼发生率在每个系列病例报告中各不相同。Anteby 等报告在 89 只持续性胎儿血管眼中有 15% 发生青光眼。无晶状体眼中青光眼发病率(22%)是未手术眼(11%)的 2 倍。植入人工晶状体的持续性胎儿血管眼青光眼发生率仅为 8%。这说明人工晶状体植入并未增加青光眼发生风险,虽然这种概率低的原因可能是能够进行人工晶状体植入的持续性胎儿血管眼的病情相对来说并不严重。另外,有报道持续性胎儿血管眼手术后青光眼发病率高达 30%。青光眼通常在持续性胎儿血管眼晶状体切除术后第一年被确诊,但也有术后多年才发生的病例。

即使在持续性胎儿血管眼做了相对较大的后囊膜切开,但发生必须进一步手术处理的后发性白内障和膜形成的概率仍高达 30%,也许这种后发性白内障的高发生率与小眼球本身密切相关,典型的术后并发症在持续性胎儿血管近视眼却相对较少。完全的全周睫状突牵引解除是降低再手术率的有效方法,即应切除每一个突出的睫状突之间的晶状体后膜状物,直到睫状突恢复到相对正常的位置。再手术率似乎并不受最初的晶状体切除时是否立即植入人工晶状体的影响。在 IATS 研究中那些没有植入人工晶状体而配戴角膜接触镜的患者中,有持续性胎儿血管组术后第一年的不良事件显著高于无持续性胎儿血管组(55% vs 20%),但是在人工晶状体植入组,两者间无差异(86% vs 71%),其原因可能是在此项研究中,对于接受了人工晶状体植入的儿童与无晶状体眼儿童比较而言,前者较后者具有更高的不良事件发生率(73% vs 29%)。

七、外观结果

对于持续性胎儿血管眼的手术治疗,一个非常重要的目的是获得良好的外观修复。如果不进行手术治疗,如青光眼、玻璃体积血、角膜混浊及斜视等并发症在持续性胎儿血管眼均有可能发生。这些并发症经常导致眼球严重损毁。另外,由于没有获得有效的视力而发生失用性斜视,会进一步损害儿童的外观(图34-4)。眼球痨和眼变形严重影响了持续性胎儿

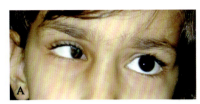

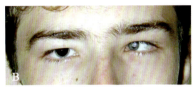

图 34-4 未经治疗的持续性胎儿血管眼的外观损毁

这些患有持续性胎儿血管的儿童存在小眼球（A 和 B）、白瞳症（B）、色素膜外翻（B）、大角度的内斜视（A 和 B）

血管儿童的生活质量，这些患儿需要配戴美容性眼片或者安装义眼。Anteby 等报告 30％的持续性胎儿血管眼由于严重的小眼球、牛眼、扩大的角膜斑翳或者整体的眼球痨发展到可见的眼外观损毁，手术后也有可能演变为眼外观损毁。Amteby 等报道在随访中，有 35％的无晶状体眼和 7.1％的未手术眼需要行义眼或美容性眼片植入，而人工晶状体植入后的眼不需要这种修复措施。Pollard 报道的 83 例持续性胎儿血管眼中仅有 2 例需要安置美容性眼片，没有患者需要摘除眼球。Scott 等报道的 33 例持续性胎儿血管病例中，眼球摘除率也很低：未手术组 8％，无晶状体眼 4％。

小结

对持续性胎儿血管患儿而言，成功治疗的关键在于疾病的早期诊断。对于白内障和晶状体后膜形成的视轴混浊而造成的视力严重受损，早期手术有助于视力恢复和外观修复。手术期间，无论使用前节或是后节手术方式，应该要进行晶状体切除、前部玻璃体切割、解除睫状体牵拉及切除前部透明血管茎。如果情况允许，进行人工晶状体植入，将有利于视力恢复。最终视力结果不仅取决于疾病的进展程度，也取决于是否得到了包括积极的术后弱视治疗在内的及时治疗。持续性胎儿血管儿童需要密切随访多年，因为术后如青光眼和后发性白内障等并发症会进展。为了确保持续性胎儿血管儿童有良好的生活质量，治疗的目标应该包括挽救有用视力和获得良好外观。

（刘　玮　译）

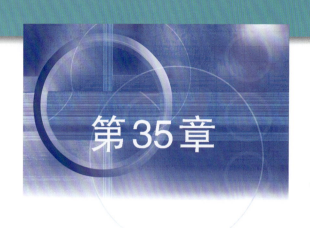

第35章

儿童外伤性白内障

眼外伤是导致单眼失明的主要原因。儿童容易发生眼外伤,特别是运动相关的眼外伤。对于父母、老师、教练、眼科医生、小儿科医生和验光师团队来说,阻止眼外伤的发生非常重要。美国小儿科医师学会和眼科医师学会已经联合公布了一项推荐用于特别运动项目的眼部保护措施指南。

一、眼外伤分类

眼外伤标准分级系统将机械性眼外伤分为开放性和闭合性眼球损伤两类。这是基于受伤类型、受伤程度(基于视力)、受伤区域和是否存在相对性瞳孔障碍进行分类的。下面提供了一个简短的分类小结。有兴趣的读者可以通过 Kuhn 和 Pieramici 发表在美国眼外伤网站(http://www.asotonline.org)的文章来了解详细内容。

(一)闭合性眼球损伤

闭合性眼球损伤指的是眼球壁(巩膜和角膜)没有全层伤口。损伤机制包括钝挫伤、表面异物、板层锐器伤,或以上所有联合。

(二)开放性眼外伤

开放性眼外伤是指眼球壁存在全层伤口。其损伤机制分为以下几种。

1. 破裂伤　钝性物体造成全层眼球壁伤口,是由瞬间增高的眼压和由内向外的损伤机制导致的结果。

2. 挫裂伤　锐器造成的全层角膜和(或)巩膜伤口。这是一种由外到内的损伤机制。

3. 穿通伤　锐器引起的单独的没有出口的全层穿通伤。

4. 眼球内异物　异物造成穿通伤并存留眼内。

5. 贯通伤　同一致伤物引起的既有入口,又有出口的全层挫裂伤。

二、眼外伤和白内障

在任何类型的眼外伤中,晶状体都可能会被累及。外伤性白内障在受伤当时、早期或晚期均有可能发生。在所有的儿童白内障中由于外伤导致的占29%。在 Storm 眼科研究所,作者的数据超过 100 例外伤性白内障。作者分析了 47 例外伤性白内障患儿的 47 只眼,这些外伤病例占同期所有白内障手术的10.5%。通常导致外伤事件的物体包括刀、气枪、鞭炮、棍子、刺、石头、铅笔、箭、气囊、彩弹和玩具等。

钝挫伤可以造成冲击与反冲击的眼部损伤。冲击是一种直接损害作用机制。有时会在钝挫伤眼的晶状体前囊发现瞳孔缘部的虹膜色素脱失所形成的Vossius 环。反冲击力是指由沿着冲击的线性方向传导的震动波引起的远距离损伤。当钝性作用力作用于眼球前表面,会出现快速的前后节缩短伴随赤道部扩张。这种赤道部的拉伸会破坏晶状体囊膜和(或)悬韧带,或者两者均可遭到破坏。钝挫伤的冲击、反冲击和赤道部扩张的联合作用形成了外伤性白内障。直接损伤晶状体囊膜的穿通伤常导致受伤部位的晶状体皮质局限混浊。如果伤口较大,会很快进展到全晶状体混浊。如果囊膜伤口较小,囊膜可能会自行封闭,皮质性白内障可以局限在受伤部位。

由钝挫伤引起的白内障典型表现为星芒状或莲座型的后轴向混浊,可以稳定,也可以逐渐进展。有时可以观察到直接损伤导致的前囊膜瘢痕(白色纤维囊膜),尤其是在晶状体弹性较成人好的儿童中更易见到。钝挫伤也常引起瞳孔括约肌的破裂,甚至当瞳孔形状相对正常时也会导致外伤性瞳孔散大。

穿通伤时晶状体囊膜破裂常会导致皮质性混浊。可能会维持在局部混浊状态,也可能快速进展到全皮质性混浊。外伤性白内障经常合并前囊膜和(或)后囊膜缺损,眼球内异物,局部/全部晶状体悬韧带丢失、断裂及晶状体半脱位等。其他相关并发症包括青光眼(晶状体溶解、晶状体膨胀、瞳孔阻滞和房角后退)、晶状体过敏性葡萄膜炎、视网膜脱离、脉络膜破裂、前房积血、球后出血、外伤性视神经病变及眼球破裂。儿童的前囊膜破裂(伴随前房内羽毛状的晶状体物质)通常可以很好耐受。尽管眼压增高和(或)晶状体诱发的葡萄膜炎(如晶状体过敏性或晶状体毒性葡萄膜眼内炎)是晶状体破裂的常见并发症,但在儿童中很少发生。在实施白内障手术前,作者通常耐心等待2～3周,观察外伤眼的恢复情况(图35-1),甚至在前房已经有晶状体皮质的情况下也如此。当外伤性虹膜炎症和前房积血好转后,白内障手术的效果也相应较好。

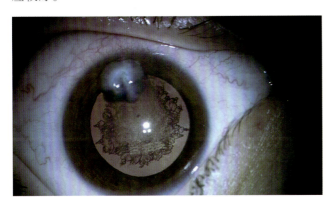

图35-1 6岁外伤性白内障患儿,2个月前有铅笔戳伤角膜病史

在外伤性白内障诊治程序中,眼科医生必须首先"退后一步",仔细检查其他的眼部损伤。白内障手术医生应该注意是否有其他眼部结构的损伤。措施取决于受伤程度和类型。局部的外伤性白内障(特别是如果不在视轴上的白内障)可以考虑保守治疗,但若是有意义的晶状体混浊则需要白内障摘除。与此类似,不在中心位置小的囊膜破裂也可以观察等待。这种损伤经常只在其下方皮质混浊,不会进展到全白内障。

对于外伤性白内障的处理,最初阶段的评估是最重要的步骤。在检查时应收集尽可能大范围的数据,并经过进一步分析研究,制订出治疗的优先顺序。初次检查时最重要的方面是关于受伤环境的描述,这将有助于评估眼损伤的进展风险,如眼球内异物、化学性暴露、眼球后部破裂等。

(一)检查

1. 散瞳前

(1)最佳矫正视力。

(2)固视表现。

(3)瞳孔反应:存在相对性瞳孔障碍可能意味着外伤性视神经病变。

(4)眼压(如果没有明确的眼部破裂)。

(5)虹膜:在散瞳前应该对虹膜进行仔细检查,看是否存在虹膜透照缺损或是瞳孔括约肌有损伤。如果存在,需要将其记录,随后散瞳,检查虹膜下方的晶状体前囊膜是否存在缺损,以排除穿通伤或眼球内异物。

(6)悬韧带:虽然在散瞳前悬韧带的缺失可能检查不到,但是有一些虹膜或晶状体震颤、近视屈光度的增加、一个或者多个象限的周边晶状体的异常弯曲、检眼镜下异常的光反射、晶状体赤道部的显现或者前房的玻璃体都可以提示悬韧带的断裂。

2. 散瞳后

(1)如果方便的话,推荐裂隙灯检查(散瞳后)。裂隙灯检查有助于确认和证实白内障的类型、位置和晶状体的稳定程度、晶状体囊膜的完整性及前节的状态。如果不能在清醒状态下进行裂隙灯检查,可以在手术室利用便携式仪器联合手术显微镜进行检查。

(2)后节检查,应该对包括周边部在内的视网膜进行仔细检查。另外,建议所有眼术前进行眼部B超检查。

(3)前房角镜有助于评估房角结构,以及识别晶状体赤道部或失去悬韧带支撑区域的玻璃体。

(4)如果计划进行人工晶状体植入,所有眼需要进行角膜曲率测量和A超检查测定眼球轴长。即使角膜瘢痕存在也应对受伤眼的角膜曲率进行测量。受伤后常会导致角膜曲率的改变,因此,也要相应改变植入的人工晶状体的度数。有时可能必须通过对侧眼的角膜曲率来估计受伤眼的曲率,但是这可能影响到术后屈光度的准确性。

应向患者及其家属详细解释解剖和功能的可能预后。眼外伤后的损伤程度和范围并非总是在白内障手术前即可显现。患者和亲属必须理解在第一次手术时并不总是可行人工晶状体植入的。要向患者及亲属解释根据受伤类型、需要多次手术的可能性(视网膜脱离,视轴位置的角膜瘢痕需行角膜移植等情况)。外伤性白内障眼可以很好地接受人工晶状体植入(图35-2)。人工晶状体提供了一种持续的、不需维护的视觉矫正效果,还可以阻止弱视的发生。因为存在囊袋、悬韧带或是虹膜损伤会导致人工晶状体偏位和瞳孔夹持,所以在外伤性白内障手术中经常采用多支撑点的人工晶状体。另外,配戴角膜接触镜也有助于弥补由于角膜伤口愈合导致的不规则角膜曲率。然而,对于儿童来说,配戴角膜接触镜是非常困难的,因为配戴时不舒适,而且也缺乏配戴接触镜的动力。

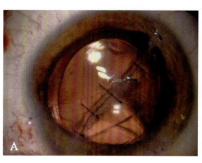
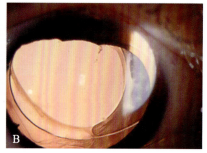

图 35-2　A. 1 名 7 岁有刀刺外伤史的男孩,植入了表面肝素化修饰(Pharmacia 722C)的人工晶状体;B. 1 名 14 岁儿童术后 2 个月

有了这些背景知识,现在介绍一些 Storm 眼科中心在外伤性白内障眼植入人工晶状体的经验。然后讨论一些与小儿外伤性白内障相关的问题,包括:小儿外伤性白内障的手术时机、白内障手术和人工晶状体植入、术后并发症、视力结果。

(二)Storm 眼科中心外伤性白内障手术分析

作者分析了 23 例连续性外伤性白内障病例。人工晶状体植入的年龄范围为 3.5～13.8 岁[平均(6.9±2.5)岁],所有 23 例患儿中仅 5 例(21%)是女性。所有 23 例患儿均为单眼白内障。9 只眼(39%)是钝挫伤引起,14 例(60%)穿通伤在白内障手术之前已行角巩膜缝合。行白内障手术的时间为伤后 1 天至 7 年。9 例(82.6%)在受伤的最初 3 个月进行了白内障手术。先于人工晶状体植入的治疗包括:13 名患儿(56.5%)进行了穿通伤后的角巩膜裂伤修复,1 名患儿(4.3%)进行了钝挫伤导致的角膜缘破裂伤修复。6 名患儿(26%)在白内障手术前进行了弱视治疗。术前最佳矫正视力从可疑光感到 20/40。

20 只眼(87%)在白内障摘除同时进行了人工晶状体植入,3 只眼(13%)进行了二期人工晶状体植入。在进行二期人工晶状体植入的患儿中有 2 名术前被诊断为弱视(视力 20/50 和 20/100,伴有融合减低或斜视)。在一期人工晶状体植入的患儿中,14 名患儿(60%)的外伤性白内障描述为"致密的""白色的"或"全部的",4 名患儿(17.3%)为"皮质性",2 名(8.6%)为后囊下混浊。10 名患儿(43.4%)在受伤时或手术时发现了眼外伤后的前囊膜破裂(图 35-3)。13 名患儿(56.5%)进行了机械性的晶状体前囊切开,7 名患儿(30.4%)进行了完全手法晶状体前囊切开。13 只眼(56.2%)人工晶状体植入囊袋中,9 只眼(39.1%)植入睫状沟,1 只眼(4.3%)植入前房型人工晶状体。6 枚疏水性丙烯酸材料可折叠人工晶状体被使用,14 只眼植入了刚性的聚甲基丙烯酸甲酯(PMMA)人工晶状体。14 名患儿(60.8%)(年龄

为 3.5～10 岁)接受了晶状体后囊切开和前部玻璃体切割术。在 1 例外伤性后囊膜破裂患儿中也进行了前部玻璃体切割,所有患者年龄均小于 6 岁。在最后一次随访时,18 名患儿(78.2%)的最佳矫正视力从 20/20 到 20/40,3 名患儿(13%)保持在 20/50 到 20/80,2 名患儿(8.6%)为 20/140 或更差。中位随访时间为(113±99)周(范围为 4～403 周)。最常见的术后并发症为显著影响视力的后囊膜混浊,有 5 只眼(21.7%)发生。在白内障手术及人工晶状体植入过程中,有 6 只眼(26%)的后囊膜完整保留。在这 6 名后囊膜保留完整的患儿中,5 例(83%)发生了后发性白内障(PCO)并进行 Nd:YAG 激光后囊膜切开。其中,2 名(8.6%)患儿在 Nd:YAG 激光后囊切开后未能成功改善视力,从而进行了前部玻璃体切割和后囊切开。这些患儿中有 1 名 5 岁时遭受了锐器穿通伤,进行了多次的 Nd:YAG 激光后囊膜切开,在人工晶状体植入术后 14 个月实施了后部膜切除手术和前部玻璃体切割术,在 7 年的随访中,该患儿最佳矫正视力是 20/20。作者注意到有 1 只眼(4.3%)发生了人工晶状体脱位,2 只眼(8.6%)发生了瞳孔夹持。人工晶状体脱位发生在 1 名 4 岁患儿,其在受伤当时即发生了悬韧带断裂和晶状体半脱位,当时在睫状沟植入了聚甲基丙烯酸甲酯人工晶状体。这名患儿在 19 个月随访时发现视力很差,检查发现人工晶状体脱位到玻璃体腔。瞳孔夹持的 2 名患儿中,一名患儿人工晶状体固定在囊袋内,另一名患儿固定在睫状沟,2 名都存在角膜中央瘢痕、前囊膜破裂及虹膜损伤。2 名患者均尝试进行矫正瞳孔夹持状态,后一例(7 岁)瞳孔夹持没有复发;而前一例(3.5 岁)瞳孔夹持在术后 3 周得到矫正,然而当虹膜和后囊膜粘连又发生时,人工晶状体再次发生夹持,对此患儿并未进行进一步的干预尝试,患儿也没有出现持续的炎症反应。但由于中央角膜存在瘢痕,而且患儿对为了矫正角膜散光和弱视治疗而配戴框架眼镜或角膜接触

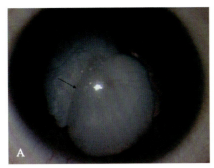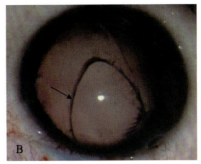

图 35-3 A. 5 岁外伤性白内障男孩的前囊膜破裂(黑色箭头)和悬韧带断裂;B. 白内障手术灌注/抽吸后

镜的依从性差,此患儿在 66 周随访时最佳矫正视力仅为 20/140。发生弱视的 6 名患儿(26%)其视力结果也较差。3 名患儿(13%)术后发生斜视并进行了斜视手术治疗。

(三)儿童外伤性白内障的手术时机

儿童外伤性白内障的手术时机选择非常重要。一些作者报道在一期手术时即进行人工晶状体植入。而当白内障进展时,弱视的发展则要求必须进行白内障摘除,在作者的经验中,即使是在受伤时存在前囊膜破裂也并不意味着必须在受伤时就进行白内障手术。在本章前边段落中已经提及过,当局部皮质类固醇药物已经控制了炎症反应时,作者更倾向于分别进行白内障手术和人工晶状体植入术。在作者的病例中有 10 名患儿(43.4%)在受伤时有前囊膜破裂和晶状体损伤,这些患儿的白内障手术在伤后 2 天到 6 个月(平均 20 天)期间进行。在经过完善的内眼结构受损情况评估后,白内障手术同时进行人工晶状体植入通常是安全的。在白内障手术前利用辅助手段如 B 超等排除相关的损伤(如后囊膜破裂、玻璃体积血和视网膜脱离)是很重要的,如果存在以上损伤需要做出相应处理。然而,药物无法控制的眼压升高有时可能需要早期进行白内障手术。对于幼儿,为了预防弱视,可以考虑在白内障手术同时进行人工晶状体植入(与外伤伤口修复同时进行)。

(四)白内障手术和人工晶状体植入

应该遵循本书其他章节提到的小儿白内障手术和人工晶状体植入总的原则。特殊的不同之处描述如下。

1. **麻醉** 最好采取全身麻醉,即使患儿年龄较大,可能可以耐受局部麻醉的儿童也最好采用全身麻醉。

2. **切口选择** 虽然透明角膜切口已经是白内障手术甚至是外伤性白内障手术的常规切口,作者依然倾向于外伤性白内障手术选择巩膜隧道切口。外伤性白内障的囊膜完整性和悬韧带支撑经常会存在问

题,当在术中有所怀疑时,可将原计划的折叠人工晶状体换成硬性聚甲基丙烯酸甲酯人工晶状体,那么巩膜隧道切口将会更有利于扩大到 6~7mm。

3. **虹膜粘连分离术** 外伤性白内障经常伴有后粘连,在这些眼睛中进行完全的虹膜粘连分离是非常必要的。在进行虹膜粘连分离时可使用虹膜恢复器和高黏度的黏弹剂。

4. **前囊膜处理** 外伤性白内障眼由于晶状体破裂,一些絮状的晶状体皮质溢出至前房,导致晶状体囊膜处理起来非常困难。在这种情况下,完整的撕囊是困难的,必须应用眼内显微剪。利用 vitrectorhexis 进行手法撕囊是一个好选择,特别是当前囊膜纤维化形成瘢痕时。作者的病例中 13 只眼(56.5%)进行了机械性前囊膜切除,7 只眼(30.4%)进行了完全手法撕囊。致密的纤维化的囊膜可以用眼内显微剪、射频透热或 Fugo 等离子刀切除。存在前囊膜破裂口或全白白内障的情况下,前囊膜染色将有助于撕囊。使用无毒性的染料如 0.5%吲哚青绿或 0.1%锥虫蓝可以成功使前囊膜着色。

5. **水分离** 如果后囊膜完整性不清楚,避免进行水分离。

6. **后囊和玻璃体处理** 对于后囊膜的处理取决于患者年龄和后囊膜状态(完整与否)。在作者的病例中,14 只眼(60.8%)进行了后囊切除,9 只眼(39.1%)进行了前部玻璃体切割,5 只眼(21.7%)利用前部方式进行了后囊膜切开。在复杂眼外伤的年幼患儿(太年幼不能坐位接受 Nd:YAG 激光),适当安置人工晶状体是重要的。如果可以在最初的白内障手术中保留完整后囊膜,后续手术时在人工晶状体植入囊袋后可将中心部位后囊膜切除。这种阶梯式的方法对于不熟悉幼儿白内障手术的术者可能更好。大多数复杂外伤性白内障患者会很快发生后发性白内障。因此,要告知患者家属可能需要在二期手术后才能获得最佳视力。后段晶状体囊膜切除和玻璃体切割增加了视轴清晰的机会(图 35-4)。

在二期手术时可以修复虹膜缺损或应用其他更多可选择的手术方式,一般在最初白内障摘除后4～8周进行二期手术。

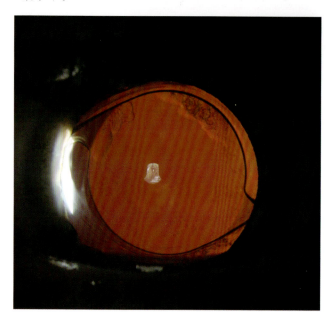

图 35-4　6岁外伤性白内障患儿术后2年随访

注意白内障手术时进行了后囊膜切开、玻璃体切割、囊袋中植入了SN60WF人工晶状体

7. **人工晶状体植入**　人工晶状体设计、生物材料和人工晶状体度数计算的不断进步使得对小儿植入人工晶状体的决定变得越来越容易了。BenEzra等报告认为与配戴眼镜比较,在外伤性白内障手术时植入人工晶状体可获得更好的视力和更低的斜视发生率。人工晶状体囊袋内植入改善了植入物的稳定性,降低了葡萄膜炎和瞳孔阻滞的发生率。作者的病例中21只眼有15只眼进行了囊袋内人工晶状体植入。由于囊袋内固定隔离了葡萄膜结构,减少了晶状体轴心偏位,并且使后发性白内障的形成延迟,所以被认为是人工晶状体植入的最佳位置。然而,在外伤性白内障中由外伤或者艰难的手术过程造成的前囊和(或)后囊破裂,导致人工晶状体想要固定在囊袋内总是困难的,所以外伤性白内障手术经常存在挑战性。如果外伤性的后囊膜破裂范围大,那么人工晶状体就必须被放入睫状沟中,可以尝试通过前部晶状体摘除手术进行人工晶状体植入。若能如此进行,要避免瞳孔夹持的风险,因为在外伤时经常损伤虹膜括约肌,所以较非外伤性的人工晶状体睫状沟固定来说,外伤性白内障手术使用人工晶状体睫状沟固定后瞳孔夹持发生率更高。在没有囊膜支撑的儿童中,有报道可以使用一种后房人工晶状体巩膜内黏合固定技术(glued IOL)。

8. **虹膜缝合**　外伤性虹膜损伤可能需要缝合。

虹膜根部离断缺损通常在人工晶状体植入手术的同时用具有长直STC-6针头的双臂10-0聚丙烯缝线缝合来进行修复。在虹膜根部离断的180°对侧做1个小的穿刺口。双臂聚丙烯缝线的2个针头同时通过穿刺口跨越前房。针头穿过虹膜根部离断的周边边缘,在相对应的巩膜位置出针将其固定。每一个双臂的聚丙烯缝线通过同样的方式穿过虹膜离断根部而打结固定于巩膜外。对于利用标准巩膜瓣包埋聚丙烯线结而言,Hoffman口袋是个不错的选择。瞳孔边缘的裂缝和撕裂经常也可以利用同样的材料进行缝合。这可以在受伤当时术中进行(图35-5),但在人工晶状体眼恢复良好后再进行二次手术缝合会更容易些(图35-6)。

9. **角膜缝线拆除**　当最初外伤的伤口已经完全愈合时,不要忘记拆除角膜缝线。

10. **术后用药**　根据个体差异不同,有时可能增加局部皮质类固醇的使用频率。也有可能短时间使用全身皮质类固醇治疗。如果在初始外伤后眼压控制不良,有可能是前房积血在治疗过程中出现,那么这类患者在白内障手术后可能会有短暂的眼压升高。在这种病例的早期治疗阶段推荐预防性口服乙酰唑胺。

(五)术后并发症

小儿白内障摘除联合人工晶状体植入术后主要并发症包括后发性白内障,和(或)继发性膜形成、瞳孔夹持、人工晶状体沉积物、人工晶状体偏移/脱位等。在作者的病例中并发症包括:5例发生有显著影响视力的后发性白内障(21.7%),2例发生瞳孔夹持(8.6%),1例发生人工晶状体脱位(4.34%)。在6名后囊膜完整保留的儿童中5名发生了后发性白内障。作者推荐对于太小以至于不能进行清醒状态下的Nd:YAG激光囊膜切开术的儿童应该提前进行有计划的后囊膜切开。将人工晶状体精确地放入囊袋内可降低瞳孔夹持发生的可能。有1例在人工晶状体植入囊袋内之后发生瞳孔夹持,其在人工晶状体植入前有前囊膜破裂和虹膜损伤。如果能维持前囊膜开口比人工晶状体光学区面积小,瞳孔夹持也许能够避免。这个患者后来再次发生虹膜与后囊膜粘连,造成瞳孔夹持复发。由于外伤性的悬韧带丢失和(或)囊袋支撑不完全,会发生人工晶状体偏位或脱位。对于悬韧带断裂或丢失的病例,人工晶状体囊袋内植入联合囊袋张力环可能是有利的,但对于后囊膜完整性已经被破坏的病例不推荐囊袋张力环。有时为了获得更好的植入人工晶状体共轴性,人工晶状体光学区的后囊膜夹持可能是有用的。不对称的人工晶状体固

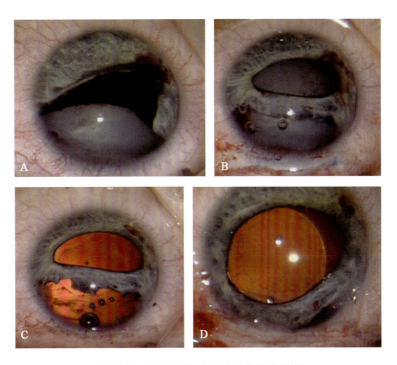

图 35-5　12 岁男孩,2 个月之前有外伤史

A. 外伤性白内障伴有虹膜根部离断,上方 5 个钟点位悬韧带断裂,虹膜折叠;B. 折叠虹膜的复位;C. 白内障手术灌注/抽吸后;D. 在植入人工晶状体的同时用 10-0 聚丙烯缝线缝合虹膜

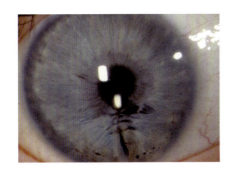

图 35-6　11 岁女孩,有外伤性白内障摘除和二期人工晶状体植入病史。人工晶状体植入后 2.5 年进行虹膜修复(照片拍摄于虹膜修复后 2 个月)

定,一个袢在囊袋内,另一个袢在睫状沟可能也会导致偏轴性,因此应该避免出现此类情况。外伤后可能发生完全的人工晶状体脱位。在一些出现人工晶状体偏位或脱位的病例中,可能必需行人工晶状体再植入或复位术。

除了后发性白内障、瞳孔夹持和人工晶状体偏位,有 6 例弱视患儿(26%)和 1 例视网膜瘢痕患儿(4.3%)的视力结果很差。3 名弱视患儿有显著的外伤性散光,而且不能很好地配合配戴框架眼镜或者角膜接触镜。依从性差也是造成视力差的因素之一。所有最终视力≤20/80 的患儿都是处于弱视形成的高风险年龄。弱视可以由术前存在的白内障或无晶状体状态造成,也可以由角膜散光、后发性白内障或者人工晶状体脱位而造成。对于年纪小的幼儿来说,即使手术结果很完美,其对弱视治疗的良好依从性也是恢复最佳视力的必要条件。

(六)视力结果

在过去几十年中,经过治疗,外伤性白内障小儿保留良好视力的概率已经得到了很大提高。Binkhorst 和 Gobin 在 1964 年回顾了一系列由 McKimura 在 1961 年发表原始文章的患者,26 例单眼外伤性白内障患儿在麦吉尔大学医院和位于圣地亚哥的加州大学医学中心进行治疗。尽管经过了治疗,但是大部分患儿的视力只在数指范围内,只有 1 例患儿获得了超过 20/200 的视力。Binkhorst 和 Gobin 认为小儿在外伤性白内障治疗后视力不应该这样差,他们推荐使用人工晶状体,认为这种治疗措施将改善晶状体混浊小儿的视力预后。来自于全世界的医生报道了在外伤性白内障小儿手术中成功植入人工晶状体的案例,特别是在那些外伤性白内障发生概率较高的国家和一些因为条件限制不能配戴角膜接触镜的情况下。作者的结果(也是其他几位作者的经验)证实了人工晶状体植入的患儿经常会获得较好的视力预后(图 35-1)。患儿平均随访 2.3 年时,78% 获得了 20/40 或更好的最佳矫正视力。与此类似,Koenig 等报告通过植入人工晶状体,87％的小儿外伤性白内障患者(7/8)获得了 20/40 或更好的最佳矫正视力,平均随访时间 10 个月。Gupta 等报告人工晶状体植入后,18例小儿外伤性白内障患儿中的 9 例(50％)获得了 20/40 或更好的矫正视力,平均随访时间 12 个月。很多病例中,角膜白斑是术后视力下降的原因。Similarly、

Anwar、Bustos 等、BenEzra 等、Eckstein 等、Pandey等及 Brar 等报告在儿童外伤性白内障手术植入人工晶状体后,分别有 73.3％、79.0％、65.2％、67.0％、85％和 62％的病例获得了 20/40 甚至更好的视力预后(表 35-1)。

表 35-1　小儿外伤性白内障后房型人工晶状体植入的研究

研究 (文献编号)	患者编号	年龄范围 (年)	平均随防 时间(年)	BCVA (≥6/12)(％)	并发症		
					纤维性前 葡萄膜炎	瞳孔捕获	PCO
Anwar et al.[9]	15	3～8	3.2	73.3	NR	NR	40
Bienfait et al.[11]	23	0.4～11	6.5	70.1	0	9	83
Eckstein et al.[4]	52	2～10	2.9	67	19	41	92
Gupta et al.[15,a]	22	3～11	0.9	45	81.8	9	27
Koenig et al.[16]	8	4～17	0.8	87	NR	NR	37
Pandey et al.[17]	20	4～10	2.5	85	45	20	60
BenEzra and Hemo[24]	23	2～13	6.2	65.2	NR	26	100
Bustos et al.[22]	19	3～15	0.7	79	26	10.5	21

注:BCVA,最佳矫正视力;PCO,后发性白内障;NR,无报告。
a. 4 名患者使用前房型人工晶状体植入。

小结

外伤性白内障为眼科医生带来很多治疗和手术的挑战。而小儿外伤性白内障则更具挑战性。详细的检查,周密的手术方案制订及密切的术后随访对于获得良好预后至关重要。作者赞成在小儿外伤性白内障眼中植入人工晶状体。对于小儿外伤性白内障进行白内障-人工晶状体植入手术的最适宜时机仍然需要进一步研究探索,基于经验,作者建议先进行初始外伤的修复,局部给予皮质类固醇和阿托品治疗,2～4 周后再进行白内障-人工晶状体植入手术。这种等待有助于减轻术后炎症反应,从而获得最佳手术效果。在弱视形成的关键年龄段患儿(大约 8 岁以下),应该注意避免白内障术前长时间的等待。

（刘　玮　译）

第36章

无虹膜和白内障

白内障在遗传性或外伤性无虹膜患者中很常见，这一章将着重讨论遗传性无虹膜白内障的处理，当然某些原则对于外伤性无虹膜白内障患者也适用。在遗传性无虹膜患者中50%～85%会发生白内障，通常发生在20岁以内（图36-1）。Netland等在一项无虹膜国际基金组织的调查中报告了与无虹膜相关的眼部及全身系统性异常的发病率，其中白内障的发病率为71%。在出生时会发现小的前极和后极混浊，但这种混浊通常不会引起视力障碍。所有的病例出生时均存在无虹膜表现，但一般在中位年龄1.5个月（范围从0～528个月）时才被诊断。经常在少年时期发生皮质性混浊、后囊下混浊和板层混浊，有可能需要进行晶状体摘除。在那些家族中其他成员终生保持良好视力的患者中，其发生显著影响视力的晶状体混浊的概率较低。Yoshikawa等报告了1例与无虹膜相关的膜性白内障。

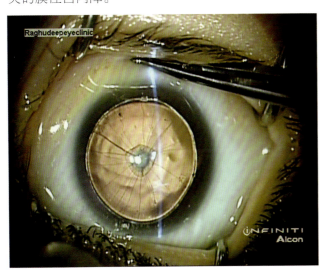

图36-1　2个月婴儿的无虹膜合并前极性白内障（由印度Abhay R. Vasavada和Sajani Shah，Ahmedabad医生提供）

遗传性无虹膜的其他临床特点具体如下。

视力减退：甚至在没有发生白内障的病例中，无虹膜患者也经常因为黄斑和视盘发育不良而导致其视力减退20/200～20/100。尽管虹膜发育不良是无虹膜眼最常见的眼部异常，但通常并不是导致视功能受损的主要原因。低视力与黄斑光反射的缺失，视盘发育不良及白内障、青光眼和角膜混浊密切相关。

畏光：可能是由于强光刺激时缺乏有效的瞳孔收缩所致。在许多儿童患者中典型的面部表情是眯眼及皱眉。

晶状体异位：无虹膜患者更常发生部分晶状体异位，通常是由于"薄弱的"悬韧带（由于悬韧带内分子缺失）所致。据报道在无虹膜患者中晶状体异位发生率为0～56%。

青光眼：无虹膜患者在婴儿期很少发生青光眼，在儿童期相对来说则较常见。据报道青光眼在无虹膜患者中发病率为46%。诊断青光眼的中位年龄是8.5岁（范围从0～58年）。常规前房角镜检查对于检测前房角是否存在房角关闭的解剖结构改变是非常重要的。较少的虹膜残留会机械性覆盖小梁网，导致房角逐渐关闭，而较多虹膜残留的患者（经常可以高达瞳孔虹膜卷缩轮）由于这种机制导致青光眼的概率似乎较低。

角膜受累：随着病情进展，所有无虹膜患者均会发生角膜上皮改变，出现轻度上皮缺损，灰色的角膜血管翳伴随放射状血管，荧光素阳性染色的典型表现。缺损出现在角膜周边，并且随着年龄增长进展到角膜中央。某些病例会发生角膜糜烂和明显的角膜溃疡。终末期这些病损可能发展为累及所有层次的角膜瘢痕。据报道有53%的患者发生干眼，45%发生角膜病变。Brandt等报告了1例典型的无虹膜眼中央角膜增厚的病例。作者注意到其中央角膜平均厚度至少比正常增厚了100μm。这可能会导致压平式眼压测量工具出现误差,作者强调对于无虹膜患者应通过房角镜及视盘检查结果来评估青光眼的发展。角膜缘干细胞移植可能对于阻止或治疗无虹膜眼的角膜盲有一定帮助。

视盘发育不良、斜视和眼球震颤:黄斑发育不良通常伴随着显著的视盘发育不良。据报道有41%的患者存在黄斑中心凹发育不良,14%有黄斑中心凹缺失,45%的病例不能确认黄斑中心凹的状态。眼球震颤和斜视比较常见,83%的病例有眼球震颤,31%的病例有斜视。

前房积血:Theobald等报告了1例2个月的合并血友病A和无虹膜的婴儿病例,其表现为自发性前房积血和严重的高眼压,药物治疗无法控制眼压,进行前房冲洗时发现双眼晶状体前都广泛存在与虹膜结构一致的永存瞳孔血管丛。

保留视功能的2型无虹膜:已有人报道了2例"保留视功能的2型虹膜缺损"。

眼球后退综合征:最近有关于双眼Duane眼球后退综合征伴随双眼无虹膜的报道。

计算机断层扫描(CT):Mehta等在1例无虹膜白内障患者的CT上发现了晶状体的异常形态。晶状体看上去是翻转的,前表面凸度更大,而后表面相对凸度较小。B型超声波扫描显示晶状体囊膜形态正常。另外,B超也显示了和CT同样的晶状体形态变化。CT显示的是白内障而非晶状体囊膜,因此呈现了这种异常表现。作者提醒临床医生,当用CT评估无虹膜患者时应避免误诊。

一、无虹膜和白内障的治疗措施

术前对包括悬韧带在内的眼部结构进行仔细评估很重要。对无虹膜白内障患者术前评估时,确认视功能降低是由晶状体混浊程度增加引起,而不是青光眼恶化或角膜混浊等其他因素所引起,这一点非常重要。需要向患者、家长及法定监护人解释视力预后的不肯定性。

进行白内障手术时,由于缺乏虹膜组织使医生在手术时获得了更好的视野,所以这在无虹膜眼可能是一种优势。有文献曾报道了与无虹膜相关的前囊膜变薄,但需要注意的是,与对照组比较,在所有的无虹膜患者中,年轻患者前囊膜变薄发生率较高,目前尚不清楚是否因为年龄或者是无虹膜导致了薄弱的前囊膜。Uka等报告了1例伴有角膜混浊的无虹膜患者进行内镜辅助下的白内障手术病例。历史上已经采取了许多尝试进行虹膜缺乏的修补手术,包括眼睑手术、利用有色的角膜接触镜、角膜染色及虹膜假体

移植物等。对于无虹膜患者来说,其无晶状体眼状态进行光学矫正通常比较困难,因为并发的角膜血管翳对于配戴角膜接触镜来说可能是一个相对禁忌,眼球震颤也可能加重无晶状体眼所配戴眼镜的光学像差。已经有几篇关于先天性无虹膜患者进行传统人工晶状体植入的文献报道。缺乏正常虹膜使放置人工晶状体的难度加大。应该积极尝试任何能够加强后房型人工晶状体植入时囊袋稳定性的措施。前房角固定型人工晶状体的精确定位可能会存在问题,人工晶状体脱位的风险会更高。由于缺乏虹膜,虹膜夹持型人工晶状体不在考虑范围内。睫状沟固定的人工晶状体可能会存在潜在的不稳定风险。Segal和Li曾报告了1例先天性无虹膜成功进行后房型人工晶状体睫状沟固定的病例。

二、假体装置

已经有大量的虹膜假体装置被应用在无虹膜眼中。在后房型人工晶状体(用于屈光矫正,光学矫正范围为10～30D)和囊袋张力环植入(用于稳定囊袋)时可联合应用虹膜假体装置。在成人或青少年人群中已有许多假体装置的研究,因此,这一主题的讨论也将包括成年人的相关文献。推荐有兴趣的读者可以访问相关制造商的网页了解他们可提供的产品类型和尺寸(www. morcher. com 和 www. ophtec. com)。Ophtec(Boca Raton,佛罗里达,美国)可提供的虹膜重建物有黑色、褐色、绿色和蓝色,黑色移植物是聚碳酸酯材料的,棕色、绿色和蓝色移植物是聚甲基丙烯酸甲酯(PMMA)分子结合色素制造的。前节假体装置仅可提供上述的4个标准颜色,因此,与对侧眼完美的颜色匹配是不可能的。当移植入眼内之后,假体装置的颜色可能看起来更加明亮。这种情况在外伤性的无虹膜眼中更常见,因为外伤通常是单眼发生的。先天性无虹膜常常是双眼的,所以一般对此类患者来说,双侧不对称性没有那么明显。特殊情况下,Ophtec也提供为患者量身定做的虹膜假体系统(iris prosthetic system,IPS)。

(一)带虹膜隔的人工晶状体

Choyce在40多年前就已经报告了带虹膜隔人工晶状体的植入。1994年在欧洲Sundmacher等介绍了一种现代人工虹膜植入物,他在无虹膜患者中使用了黑色虹膜隔人工晶状体,这种人工晶状体是由直径10mm的黑色PMMA材料构成,有弯曲的触角,伴或不伴有固定袢。这种带虹膜隔的人工晶状体在中央有不同直径尺寸的开放区域。带虹膜隔人工晶状体的主要用途是虹膜全缺损到部分缺损的病例,尤其当

人工晶状体必须固定在睫状沟时。带虹膜隔的人工晶状体自从首次被介绍以来已经开发出了不同的型号类型。Morcher(斯图加特,德国)一片式带虹膜隔人工晶状体 67F 和 67G 是目前最常应用的类型,这种晶状体的全部虹膜隔直径为 10mm,中央光学区直径 5mm,区别仅在于总的直径不同(67F,13.5mm;67G,12.5mm),植入时切口直径至少要达到 10mm。Artisan(Ophtec,美国佛罗里达州博卡拉顿市)虹膜隔人工晶状体是由特制 PMMA 人工晶状体和一个 PMMA 虹膜隔组成,包含 2 个或 3 个"螃蟹钳"固定触角装置以便固定在残存虹膜上,因此这种带虹膜隔人工晶状体仅适用于仍保留有足够残存虹膜组织可以便于触角固定的病例。

(二)节段性虹膜假体装置

带虹膜隔的人工晶状体的一个劣势是为了获得一个全虹膜隔而必须做一个相对较大的切口。为了避免大切口的劣势,德国的 Hermeking 提供了一个光学区域和虹膜隔分别植入眼内并安装的系统,其虹膜假体系统(IPS,Ophtec)是由不同标准规格的各部分联合植入以达到虹膜重建的目的。这种装置系统为部分或全部虹膜缺损提供了闭合的可能,创造了新的虹膜隔(图 36-2)。目前已有完整的带有扇形有色护盾的囊袋张力环(Morcher type 50C)用于无虹膜的治疗,这种装置需植入两个环,当其充分定位后,第一个环的空隙被第二个环的扇形护盾遮盖,形成了一个连续的人工虹膜。这种方式提供了完整虹膜隔的优势和分离的光学系统,两个环可以通过同一个小切口被放入眼内。虹膜隔产生了一个大约 6mm 直径的瞳孔,这将有助于进行完整的眼底观察。50C 的缺陷是该装置易碎且容易折断。节段性虹膜隔假体装置的最佳适用条件是在存在完整囊袋情况下。在囊袋中的缺点是此装置可能会移位,造成装置各部分之间或者装置与虹膜缺损部分相重叠。如果发生这种情况,需要将其手术复位,这个操作相对来说比较容易完成。在节段性虹膜缺损的囊袋完整情况下,应该优先选择这些小切口的节段性虹膜装置。对于容易破裂的囊袋,比如说在许多先天性无虹膜眼术中植入假体装置时可能会造成后囊膜破裂,必要时需改变手术计划。

(三)人工虹膜

最近 Schmidt 制造了一种 Gore-Tex 材料的虹膜假体可用于无虹膜的治疗。这款假体装置有类似自然虹膜的表面结构,可以定制成与患者残留虹膜颜色相匹配的颜色。这个装置虽然比较厚,但是能够卷起通过一个 3~4mm 的小切口植入,可以作为一个完整

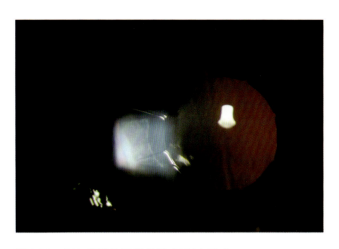

图 36-2 无虹膜眼使用囊袋张力环(由印度 Abhay R. Vasavada 和 Sajani Shah,Ahmedabad 医生提供)

的虹膜假体植入囊袋内或者固定在睫状沟。这种装置也可以被用于部分虹膜缺损的治疗,通过剪掉人工虹膜的适当片段,再将其缝合到患者缺损虹膜的边缘即可。

三、文献回顾

1994 年有人报告了令人振奋的带虹膜隔人工晶状体应用的短期结果。Reinhard 等报告了黑色虹膜隔人工晶状体植入的长期随访结果,几乎 75%(14/19)的先天性无虹膜并发白内障患者在植入了这种人工晶状体后视敏度都提高了。14 例患者中的 11 例(79%)眩光减少。但这些作者也认为对于有些患者来说,这种视功能改善的获得存在许多并发症风险。

Osher 和 Burk 报告了 6 例先天性无虹膜、外伤性无虹膜或慢性瞳孔散大患者的 7 只眼,所有患者在植入虹膜假体后眩光均有显著减少而且视力得到提高。

Burk 等报告了他们在虹膜假体移植中的经验。他们通过直接询问患者并记录他们对术前和术后的明视及高对比度设置损害的主观评价来对眩光不适(glare disability)进行评估,结果是主观眩光不适从术前的平均 2.8 减少到术后的 1.3。如果存在囊袋缺失或损伤时,作者推荐一片式虹膜隔人工晶状体(型号 67),两种类型中 67G 更易获得并且适用于缝线固定。对于植入睫状沟的情况,作者更倾向于使用总直径更大的 67F 类型。在白内障手术时,一般应将装置植入囊袋内。当需要全虹膜隔时,2 个多翼的环(multiple-fin rings)(50C 类型)被插入并且旋转入囊袋内,直到这些翼互相交叉,形成完整的虹膜隔。

Pozdeyeva 等报告了 20 只眼中的 15 只(75%)在植入虹膜隔人工晶状体后视力得到改善,所有患者对于外观的改善都非常满意,并且眩光和畏光都有所

减轻。

Sminia 等报道了 5 个使用 Artisan 虹膜修复人工晶状体的儿童外伤病例,所有患者均在先前的外伤修复和外伤性白内障摘除后进行二期人工晶状体植入。由于先前已存在的病变,其美容和功能改善效果有限,其并发症的原因不能归咎于人工晶状体的植入。

四、术后并发症

青光眼:Reinhard 等报告主要的术后并发症是慢性眼压升高,大约占 42%(19 只眼中的 8 只),其中 4 只眼在术前已经确诊慢性青光眼而且得到了控制,其他 4 只眼(29%)术前没有明确的青光眼,但是在植入黑色虹膜隔人工晶状体后慢性青光眼开始显现,其中 2 只眼经过小梁切除术、睫状体光凝和取出人工晶状体后使青光眼得到了控制。虽然青光眼是先天性无虹膜的常见并发症,但是黑色虹膜隔人工晶状体植入改变了血-房水屏障,增加了青光眼进展的风险。作者猜测血-房水屏障慢性改变有几个原因,包括:①人工晶状体太大以至于不能植入囊袋内,因此,触角和虹膜隔与囊袋前残留的色素膜直接接触,可能引起持续的刺激;②在无虹膜患者,人工晶状体植入时放置到恰当的位置是非常困难的,不正确的触角固定会增加问题产生的概率;③和植入“正常”眼完整虹膜后的常规人工晶状体比较,黑色虹膜隔人工晶状体睫状沟植入后可能有更大的活动度;④先天性无虹膜眼的血-房水屏障较正常眼可能更容易遭受各种外伤影响。作者认为无虹膜患者术前已存在青光眼时,应对植入人工晶状体倍加小心。

纤维化:先天性无虹膜患者应该要监测内眼手术后出现的眼内纤维化。因为无虹膜纤维化综合征(aniridic fibrosis syndrome)发生的风险会随着眼内植入物或者操作的增加而增大。

角膜混浊:无虹膜是一种纤维化疾病,因此包括穿透性角膜移植和小梁切除术等手术干预失败的概率很大。

五、白内障、无虹膜和青光眼

无虹膜患者发生先天性青光眼比较少见,青光眼发生概率随年龄增长而增加。房角关闭和房角开放的机制可以解释这种患者发生青光眼的原因。白内障可以发生在青光眼手术后(图 36-3)。Khaw 曾经在 2002 年的青光眼杂志上提出一个问题:“如果一例 29 岁的患者不仅有眼压升高(28mmHg),而且还有致密的皮质性晶状体混浊,应该对其采取何种治疗措施?”

尽管这个患者已经 29 岁了,但作者认为在本书中这个病例对于行小儿手术的读者仍有意义。David S. Walton 回答“我会尝试药物治疗,如果必需,我将采取手术控制青光眼。在 29 岁进行青白联合手术应该是合理的”,Eugenio Maul 建议“联合手术最好是白内障超声乳化并折叠人工晶状体植入并联合青光眼阀植入”。作者进一步提出“撕囊时保留的周边前囊在术后很快会发生混浊,这可能会减少眩光和边缘效应”。Khaw 指出“我采取了引流管手术联合丝裂霉素 C。我个人认为应该尽量不要采取刺激性的手术,除非晶状体过熟和膨胀,第一次通常进行引流管植入,当青光眼可以通过药物治疗得到控制时则只采取单独的白内障手术”。作者倾向于使用 Baerveldt 植入联合丝裂霉素 C(MMC)治疗。

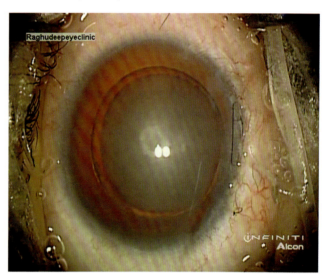

图 36-3 1 例 5 个月大无虹膜患儿小梁切除术后的全白内障(由 Abhay R. Vasavada 和 Sajani Shah 医生提供,印度艾哈迈达巴德)

Arroyave 等报告在大多数无虹膜相关青光眼患者中用青光眼引流装置可以控制眼压和保持视力,这组患者中的绝大多数在白内障术后视力得到改善,但视力改善情况不如那些合并白内障的单纯无虹膜患者。即使白内障手术成功,由于黄斑反射的缺失、视神经发育不良、青光眼的发生及角膜混浊等均会导致无虹膜儿童的视力较差。当较年幼的无虹膜患儿进行白内障手术和人工晶状体植入后,其青光眼较未手术患者更早发生,甚至在没有植入人工虹膜装置的病例也是如此。

小结

由于一系列基于虹膜缺损的病理改变,使无虹膜的白内障手术比较复杂。角膜混浊、手术时年龄小和虹膜及瞳孔重建都是面临的挑战。由于患者的基础状态和相关的异常表现不同,需要对患者进行个体化治疗并长期随访。这样会使有些严重的受累眼也可能获得良好视力。人工虹膜装置的植入对于减少无虹膜造成的主观眩光不适是有用的。随着人工虹膜设计、可供性和适应性的发展,以及植入技术的改进,这类病患将会得到更好的治疗。

（刘 玮 译）

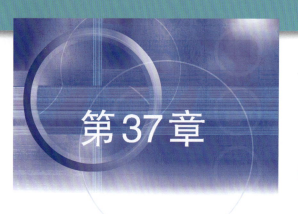

第37章

晶状体异位

晶状体异位(ectopia lentis,EL)指晶状体脱离了视轴中心位置的偏位(图 37-1～图 37-3)。当晶状体偏移但仍有部分晶状体悬韧带附着于睫状体时称为半脱位(见图 37-1～图 37-3)。半脱位(subluxated)定义为部分或不完全脱位,而脱位(dislocation)是指全部悬韧带断裂而晶状体已完全在眼内自由活动。某些患者所有象限的悬韧带松弛,产生高度近视和晶状体晃动,但并不能看到晶状体赤道边缘,这种现象也归为晶状体半脱位。

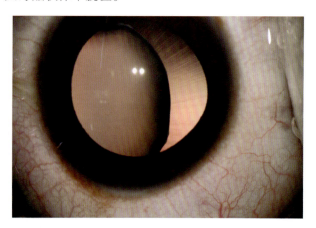

图 37-1　晶状体半脱位(由 Abhay Vasavada 医生提供,印度艾哈迈达巴德)

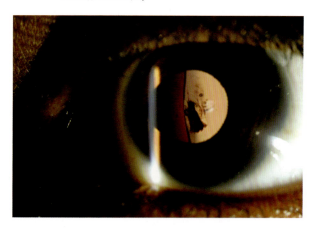

图 37-2　14 岁儿童的晶状体半脱位

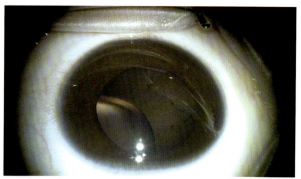

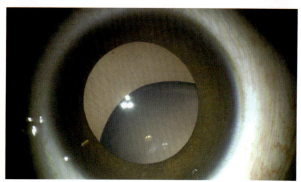

图 37-3　5 岁马方综合征患儿的双眼晶状体半脱位

即使不存在白内障,晶状体异位也经常会导致较大的屈光不正和屈光参差。另外,脱位晶状体的移动使患者的有晶状体或无晶状体视轴交替间歇出现,导致显著的视觉干扰。儿童视觉发育期的这种视觉干扰会造成弱视。当幼儿出现晶状体异位时需要长期密切随访,配戴框架眼镜矫正视力以阻止弱视发生,或者进行弱视治疗。很多晶状体可以保持长时间的中心位置,使幼儿可以发育并维持正常的视力到弱视易发的年龄之后,那时干预的时间就不那么重要了。

晶状体异位可以是先天性的,也可以是后天获得的,外伤是获得性晶状体异位的最常见原因。一项丹麦的研究报告显示非外伤性晶状体异位的发生率大概是 6.4/100 000。根据疾病分类学对 69% 的病例进行分类,其中 68.2% 是马方综合征(MFS),21.2% 是晶状体及瞳孔异位(EL et pupillae),8% 为简单显性晶状体异位(simple dominant EL),1.1% 是同型胱氨酸尿症(homocystinuria),0.7% 是亚硫酸盐氧化酶缺乏症(sulfite oxidase deficiency),0.7% 为短指-球形晶状体综合征(Weill-Marchesani syndrome,WMS)。

晶状体赤道部的悬韧带与睫状突相连使晶状体悬浮于虹膜瞳孔后的中心位置。悬韧带富含原纤维蛋白、半胱氨酸和二硫化物。马方综合征患者因为原纤维蛋白 1 异常导致晶状体悬韧带破坏,硫酸盐代谢异常引起了同型胱氨酸尿症或亚硫酸盐氧化酶缺乏症。随着老化,晶状体悬韧带变得更加脆弱,与之相伴,眼病理改变出现的风险也相应增加。年轻和衰老悬韧带的区别可能是微纤维结构的改变。衰老眼较年轻眼纤维变少,调节能力减低而且这些纤维也更加易碎。

晶状体异位的处理具有挑战性,除了由晶状体半脱位引起的光学和视觉的挑战性外,潜在的相关系统性异常也是需要考虑的主要问题,这甚至可能关系到生命安全。

一、非外伤性晶状体脱位

1. 无系统性表现的遗传性晶状体异位

(1)单纯晶状体异位(simple EL):可以作为先天性疾病的表现或者由后天的自发障碍而产生。两种情况的大部分病例都属于无系统性异常的常染色体显性遗传,隐性遗传罕见,通常发生在晶状体异位患者的血亲关系家庭中。单纯晶状体异位通常双眼发病,晶状体呈对称的,向上方和颞侧偏位。

(2)晶状体瞳孔异位综合征:属于常染色体隐性遗传,无马方综合征的心血管疾病或骨骼病变特点。这种单纯的眼部疾病以晶状体和瞳孔异位并存为特征。通常双眼不对称发病,但晶状体和瞳孔异位彼此间相反。瞳孔呈特征性的椭圆形或狭长形并且异位,可以有轻度的扩张。通常存在瞳孔残膜和不典型的前节发育异常体征。在晶状体瞳孔异位综合征中,晶状体可以向任何方向异位,悬韧带总体上是松弛的,但可能已经被破坏了。青光眼和视网膜脱离不常见,偶尔可以在晶状体摘除后发生。

2. 与晶状体和瞳孔异位相关的系统性疾病

(1)马方综合征:发病率大概是每 10 万出生人口中 4～6 个,是一种常染色体显性遗传疾病,无种族差异。目前在基因方面的研究认为,马方综合征发病的主要原因为定位于第 15 号染色体上的编码细胞外基质蛋白原纤维蛋白 1(FBN-1)的基因发生突变,这种基因缺陷会产生骨骼、心脏和眼部的异常。最近修订的马方综合征诊断的 Ghent 标准增加了晶状体异位的权重,将晶状体异位定义为其最重要的临床特征。在许多无家族史的病例中,晶状体异位和主动脉根部动脉瘤的出现是诊断马方综合征的充分必要条件。马方综合征眼部最突出的表现是近视和晶状体异位。然而,由于近视在人群中普遍存在,Ghent 标准并未将其作为诊断马方综合征的重要条件。

50%～80% 的马方综合征患者会出现晶状体异位,几乎总是对称的双眼发病。在儿童早期异位的晶状体位置相对稳定,或者会逐渐加重。马方综合征最典型的晶状体脱位位于上方和颞侧,但也可能会在各方向发生。马方综合征患者会出现眼轴增加和角膜变平,但并无特异性。

(2)短指-球形晶状体综合征:是一种以晶状体异常、相对矮小身材、短指和关节僵直为特征的结缔组织疾病。在儿童期即可有典型的眼部表现,包括小球形晶状体、继发于晶状体形态异常的近视、晶状体异位及青光眼(由于晶状体向瞳孔区前移造成瞳孔阻滞所致)。虽然马方综合征和同型胱氨酸尿症不存在晶状体形态的异常,但是球形晶状体的形态改变被认为是诊断短指-球形晶状体综合征的必要条件。晶状体脱位到前房虽不常见,但也可能出现。

(3)同型胱氨酸尿症:每 20 万出生人群中大约有 1 个患者罹患此病,这种先天性氨基酸代谢异常在某些人种中更常见(如爱尔兰人)。如果患者不进行治疗,90% 的病例会发生晶状体异位,绝大多数发生于儿童晚期或成年早期。这种疾病以各种智力残疾,晶状体异位和(或)严重近视、骨骼异常及血栓发生倾向为特征。此病与马方综合征有重叠相似部分,患者具有修长单薄的体形、漏斗胸畸形、脊柱侧凸、二尖瓣脱垂、硬腭高拱、疝气和晶状体异位。悬韧带残留的表现可能有助于区分同型胱氨酸尿症和马方综合征。与马方综合征只是单纯的悬韧带拉长不同,同型胱氨酸尿症的晶状体悬韧带存在明显异常且遭到破坏。其典型的晶状体半脱位发生在下方或鼻侧(57%),有文献报告有 32% 的病例晶状体完全脱位到前房或玻璃体腔。同型胱氨酸尿症患者晶状体较马方综合征患者晶状体的活动度更大。如果在出生后早期给予低蛋氨酸、高半胱氨酸饮食联合补充维生素 B₆进行治疗,可能可以阻止或延缓智力迟缓和晶状体半脱位的发生。同型胱氨酸尿症患者的血栓事件风险增高,特别是在全身麻醉时。

(4)其他疾病:高脂血症(hyperlysinemia)、亚硫酸盐氧化酶缺乏症(sulfite oxidase deficiency)、先天性

结缔组织发育不全综合征(Ehlers-Danlos syndrome)、Crouzon综合征(Crouzon syndrome)、Refsum综合征(Refsum syndrome)和硬皮病(scleroderma)也可发生晶状体异位。

二、外伤性晶状体异位

外伤性晶状体异位可能由于头部、眼眶或者眼球钝挫伤引起,常由如BB枪、高尔夫球或者篮球的高速弹射而发生。常见的相关损伤包括虹膜损伤、瞳孔括约肌断裂、房角后退、前房积血、玻璃体积血和脉络膜破裂等。如果是相对微小的外伤即造成晶状体脱位,应该考虑到患者是否存在系统性疾病的可能。

三、晶状体异位的表现、检查和治疗

(一)表现

晶状体异位可能引起显著的视力下降,根据脱位的类型和程度不同视力下降也不同,而且可能伴有其他的眼部异常。晶状体异位主要表现为由于进行性的晶状体半脱位造成折射率改变和高度不规则散光引起的视力减退,由于半脱位晶状体引起间断性的有晶状体和无晶状体的视轴改变,由严重散光和经常的无晶状体状态导致光学离焦引起弱视,也可发生单眼复视。晶状体脱位到前房可能会引起急性闭角型青光眼。脱位到玻璃体可能会造成晶状体蛋白诱导的葡萄膜炎、玻璃体牵引和视网膜脱离。有时,脱位的晶状体可以存在数年但不引起任何并发症。

(二)检查

每位患者均需进行彻底的双眼眼部检查,而且应对其家庭成员进行评估。因先天性晶状体异位主要的发病人群多存在系统性疾病表现,为了进行疾病分类学诊断,并且阻止潜在的威胁生命的系统性并发症,应对患者进行全身的常规检查、代谢筛选和最起码的超声心动图检查。每年必须进行眼部检查,明确有无晶状体异位、白内障、青光眼和视网膜脱离的发生。

1. 检影镜法和验光 通常可利用检影镜法检测出晶状体异位儿童存在的近视和散光。高度近视可能因晶状体周边的高折射率或部分悬韧带缺损使晶状体曲度增加而引起。高度散光可能由于晶状体周边位于瞳孔中央,晶状体倾斜,或者由于部分悬韧带丢失造成的晶状体形态不规则而导致。有时由于晶状体倾斜或者脱位,进行准确的验光是非常困难的。如果瞳孔区存在有晶状体和无晶状体部分并存,无晶状体部分通常验光效果更好,因为散光更小。为了获得可能的最佳视力,必须对有晶状体或无晶状体状态

进行仔细并反复的验光检查。

2. 裂隙灯检查 诊断晶状体异位通常要求散瞳进行完整的眼部评估。然而,在散瞳前应注意是否存在晶状体震颤,因为瞳孔散大稳定了睫状体和虹膜,使虹膜或晶状体的移动减弱。晶状体可能仅仅是微小的半脱位,也可能是瞳孔区一分为二的明显半脱位,又或者是全脱位到前房内或玻璃体腔。当悬韧带完全被破坏,如未经治疗的同型胱氨酸尿症患者的晶状体会变成球形,直径减少,形成高度近视,这被称为球形晶状体,在马方综合征、短指-球形晶状体综合征或者晶状体瞳孔异位综合征中也可见到。晶状体半脱位或全脱位的方向和悬韧带的表现可以为诊断系统性疾病提供线索。马方综合征患者的晶状体多数向颞上方移动,瞳孔扩大后可见到拉长的悬韧带。在未治疗的同型胱氨酸尿症患者中,晶状体通常在4~5岁左右发生脱位,最初可能脱位到下方虹膜后,但之后可能会移动到瞳孔位置甚至前房,后者几乎是同型胱氨酸尿症的特异表现。另一个临床上的区别点在于悬韧带的不同,在同型胱氨酸尿症中悬韧带几乎缺如(晶状体赤道部仅有绒毛样悬韧带残留),而马方综合征的晶状体悬韧带是拉长的。

当利用裂隙灯检查评估患者的晶状体半脱位表现以排除马方综合征时,患者会被要求向下注视,利用后部反光照相法,检查者通过观察虹膜后晶状体下半部分可以发现晶状体向后方和上方的移位。如果晶状体在其生理位置,在瞳孔边缘和晶状体之间没有分离,晶状体赤道部是不可见的。如果能够看到晶状体赤道部,那么要考虑晶状体存在半脱位。当向下凝视时仅仅看到悬韧带,不能诊断晶状体半脱位(因为在高度近视中也可看到)。

以下是晶状体半脱位的分级方案(瞳孔散大至少7mm):轻度晶状体半脱位(向下注视时仅可见晶状体赤道部);中度晶状体半脱位(向前注视时通过散大的瞳孔可见晶状体赤道边缘);重度晶状体半脱位(瞳孔未散大时即可见晶状体赤道部分);晶状体全脱位(晶状体失去所有悬韧带支撑移位到虹膜前或后)。

3. 眼轴长度测定 有关马方综合征眼的第一个组织病理学报告显示了眼球的过度增长。进一步的病理和临床报告已经证实了这个发现。马方综合征患者在未出现晶状体脱位时平均眼轴长度为23.39mm,已出现脱位的患者是25.96mm。一组12岁以上合并视网膜脱离的马方综合征患者眼轴平均长度为28.47mm,而另一组15岁以上不合并视网膜脱离的马方综合征患者40只眼的平均眼轴长度为24.9mm。

4. 角膜曲率和角膜厚度测量 马方综合征患者具有平坦的角膜,在包括柏林标准及前面提到的修订的马方综合征的诊断标准中,平坦角膜作为诊断马方综合征的体征其权重较小。平坦的角膜曲率值可能反映了在正视化过程中,为了补偿眼轴的增长,角膜曲率可能会减低。Sultan 等在一项前瞻性病例对照研究中测量了角膜厚度、角膜曲率和马方综合征患者的体形,发现与对照组相比,马方综合征组其角膜曲率明显减少,角膜厚度也明显减少。Heur 等也发现马方综合征患者的角膜曲率和厚度比对照组明显减少。马方综合征患者与正常对照角膜曲率值差异具有显著统计学意义,角膜曲率小于 42D 可以用来作为马方综合征的诊断标准。

(三)处理措施

1. 药物治疗 在视觉发育的关键阶段,尽快且足度的屈光矫正是阻止弱视的有效手段。对于那些晶状体仅仅是轻度偏位且稳定的病例来说,可以用框架眼镜或角膜接触镜来矫正屈光不正,因为其舒适度好而且不存在双焦点。中度或者严重的晶状体半脱位则是巨大的挑战,由于存在高度的近视散光,而且晶状体的边缘可能会将视轴一分为二,任何形式的光学矫正都会受到干扰。如果半脱位晶状体的边缘正好位于瞳孔区,患者可能会使用无晶状体的部分来视远,而用有晶状体部分来视近。

如果视力不能得到改善,应采取遮盖疗法,如果没有并发症发生并且获得了不错的视力,不需要着急对晶状体异位进行手术治疗。在得出光学矫正不能解决的结论之前,需要对视轴区的有晶状体和无晶状体部分进行仔细验光。

2. 手术治疗 正如前面讨论过的,尽管许多晶状体异位儿童可进行保守治疗,但若晶状体半脱位的程度增加,会出现框架眼镜或角膜接触镜难以矫正的屈光参差或屈光不正,这将导致视力预后差和弱视的可能性增大。晶状体替代手术会有继发性青光眼、角膜内皮损伤或其他危急并发症发生的风险。

过去,手术治疗晶状体异位被认为是危险的,会导致术中术后并发症发生及糟糕的视力预后,因此更倾向于推迟手术时间,除非患者发生严重的并发症。为了避免或延迟晶状体摘除术,已经有一些非侵入性技术被应用了。这些措施包括:长期散瞳以暴露出瞳孔区的晶状体部分或者无晶状体部分来达到屈光矫正目的,激光瞳孔成形术,激光睫状小带松解法及光学性虹膜切除术。尽管这些干预措施可能给某些患者提供一定的视力改善,但是对于大多数严重患者来说,手术摘除晶状体是必需的。随着眼科显微手术器械的发展和手术方式的改进,晶状体摘除时对玻璃体视网膜牵拉扰动已降到最小化,晶状体半脱位的晶状体摘除术目前已经变得更加安全。术后视功能的重建措施包括配戴框架眼镜、角膜接触镜、植入人工晶状体等,具体细节将在以下章节详细讨论。

(1)手术时机:Romano 鼓励相对较早进行晶状体摘除手术,他认为没必要等到瞳孔完全被脱位晶状体分成两部分时再手术,实际上到了那个时候有可能已经不是手术最佳时机了。Romano 认为唯一需要等待的是晶状体边缘接近瞳孔中心,也就是说,两者相距2mm 之内,一旦晶状体边缘到达这个点,已经对视力造成影响,那么必须要采取手术治疗了。如果晶状体边缘位于瞳孔中心将视野一分为二时,最易形成弱视的阶段实际上已经过去了。可以矫正的无晶状体眼状态相对于部分有晶状体/部分无晶状体眼状态来说,其弱视发生概率要低些。作者也猜测任何视物模糊可能均会刺激眼轴增长从而产生轴性高度近视。这也是作者的观点,与未行手术治疗的患者进行比较,那些在早期进行晶状体摘除的患者看起来其眼轴异常增长较少,这一点和如马方综合征之类的遗传性胶原缺陷疾病患者特别相符合。因此,在进展性的遗传性晶状体异位患者中进行早期手术干预可能可以阻止弱视和高度近视的发生,降低因轴性高度近视直接引起视网膜脱离的发生风险。

有些同型胱氨酸尿症患者可选择同时双眼晶状体摘除,但因存在双眼感染的风险,所以必须在这类人群中评估两次麻醉的花费和手术并发症的风险再做出决定。如果选择双眼同时手术,应使用两套独立消毒的手术器械(参见第 9 章)。

(2)手术技术:手术前,术者应就悬韧带丢失程度、缺损位置、玻璃体是否溢出到瞳孔区及是否存在晶状体震颤等特点明确悬韧带薄弱区域。术者应注意下方的晶状体半脱位,尤其是先天性的,先天性晶状体向下方移位可能意味着全周 360°范围的悬韧带薄弱,这种情况下术者不太可能将晶状体摘除后还能保留囊袋,从而进行囊袋内人工晶状体植入,此时应考虑摘除整个晶状体。另一方面,如果晶状体向下半脱位是由外伤所致,那么下方的晶状体悬韧带应该是正常的,摘除白内障后保留囊袋并行囊袋内植入人工晶状体还是有可能的。

对于处理晶状体半脱位理想的手术切口位置存在一定争议,通常采取的术者位于患者头顶上方的标准手术操作位置并非最佳位置。而术者不应该在不舒服的位置上进行操作而使他或她的手术能力受到影响。对于上方的晶状体脱位,Neely 等推荐术者坐在患者侧面,将玻璃体切割器械的切口做到下方角膜以便更好地接触到周边部的晶状体。Vasavada等报告无论晶状体半脱位的位置如何均采用颞侧入口。Cionni提出术者应该使切口远离悬韧带薄弱的位置。作者倾向于将切口置于晶状体半脱位方向的180°对侧,这种方法便于吸取虹膜下方的周边皮质。通过将灌注和抽吸手柄置入囊袋内,术者可以将囊袋保持到较为居中的位置,在术中进行抽吸操作时,要注意将囊袋保持到较术前居中的位置。有些患者可能存在普遍的悬韧带松弛,上述技术可以帮助松弛的囊袋居中。有人甚至建议切口越过晶状体半脱位所在象限,因为也有证明半脱位对侧象限的悬韧带最为薄弱。

因为睫状体平坦部在年幼眼中尚未发育完全,有些作者更愿意使用角巩膜缘入路技术。大多数前节手术医生感觉角巩膜缘入路方法更加舒服。当晶状体完全脱位于前房时必须使用角膜缘入路方法。有些医生更倾向于用玻璃体切割术系统完成晶状体切除。其他人则更赞成前节手术方式,因为可以保留完整后囊。

在不影响其手术操作能力的前提下,术者应该尽可能用最小手术切口进行操作。这样做可以将通过切口的液体外流降到最低,因此在手术过程中有助于防止前房塌陷或不稳定。最初进入前房时的切口应该足够大,以便伸入黏弹性套管和在悬韧带断裂位置上方注入大量的低黏性弥散性黏弹剂(如Viscoat,参见第16章)来压回玻璃体,下一步则用高黏性的内聚性黏弹剂来维持前房深度。

对于年幼患儿的晶状体半脱位,进行前囊膜连续环形撕囊术(CCC)具有一定挑战性。前房必需充满大量高黏度的眼科黏性手术植入物(OVD)。术者可以利用健康悬韧带的对抗牵引作用从远离悬韧带断裂的区域开始撕囊。可以做"偏离中心的"撕囊,因为植入囊袋张力环(CTR)或改良式囊袋张力环(MCTR)后囊袋可以恢复居中,这样就可以将撕囊位置调整到前囊中心。用常规的晶状体穿刺经常连穿透晶状体前囊膜都非常困难。可以利用纤细的刀做起始切口,用囊膜镊夹取切口处前囊膜进行连续撕囊,这样可以降低对悬韧带的牵引力。当晶状体已经偏离中心,因为囊膜的某些部分位于虹膜下方,所以要制作理想直径(5~5.5mm)位于中心的前囊撕除口是非常困难的。如果开始的连续撕囊不够大,可以在晶状体移除或甚至在人工晶状体植入后再扩大。推荐使用虹膜扩张器来牵拉撕囊口边缘从而稳定囊袋。如果不能获得完全和完整的撕囊,应慎重决定是否植入囊袋张力环或改良式囊袋张力环,因为张力环的膨胀力可能

会导致囊袋完全破裂。如果小儿晶状体囊袋从慢性半脱位逐渐收缩,其延伸力可能不能允许整个囊袋张力环植入,对于这种情况,建议做完全的晶状体摘除和囊袋清除。

水分离时要特别小心,应通过持续低流量灌注的方式进行。即便在晶状体不稳定状态下想要获得一个满意的水分离非常困难,但也应该尽量尝试。将晶状体物质与囊袋分离将会使手术进行时对悬韧带的损伤减低到最小。水分离时应在各个象限进行灌注,当看到晶状体核向前移动时,可将核轻柔推送至后方,这说明水分离已经完全。具体的囊袋张力环应用将在后面的章节叙述。

通常应小心轻柔地摘除晶状体。手术的基本原则是避免悬韧带松弛或断裂,要将对病变悬韧带的牵拉作用降到最低。初学手术的医生本能地会远离受累区域,将囊袋内的晶状体物质推向对侧,这种方式会加重对悬韧带薄弱区域的牵拉或者进一步使原本残存的悬韧带发生断裂。因此,首先应该将晶状体物质与囊袋分离,然后用最小的张力使其移动。为了在术中减少对悬韧带的牵引,应该推向而不是远离薄弱的悬韧带区域。

关于晶状体异位患者进行完全晶状体摘除手术的论文已有发表(包括完全的前后囊摘除),双手灌注/抽吸技术(使用低抽吸参数)也有描述。然而在这些文献中,手法后囊膜连续环形撕囊术并未作为治疗晶状体异位的常规操作。Menapase提到囊袋张力环可将后囊膜均匀地延伸撑开,可以使环形后囊膜撕除时位置居中,而且也便于控制操作,他认为在囊袋张力环存在时进行操作,囊袋会向前移动,因此其与前部玻璃体表面的距离会增加,当用针刺穿后囊膜时后囊膜中央会轻易穿孔,从而降低了累及玻璃体表面的风险。

残留的屈光不正可以通过配戴框架眼镜或角膜接触镜来矫正。有些作者认为无晶状体状态意味着没有聚丙烯缝线腐蚀的风险,也不存在人工晶状体可能经过数十年后破裂,更不需要二期切开后囊膜,而且检查周边视网膜时具有最佳观察视野。相对正常眼来说,马方综合征患眼一般具有更长的眼轴和相对平坦的角膜,这两项结合在一起可以造成小于+5D的无晶状体屈光不正,某些病例为了获得屈光矫正的平衡,需要植入负度数人工晶状体。如果患者利用普通框架双焦点眼镜可以获得良好的视觉感受,那么没必要对这些患者进行复杂的眼内操作。

尽管存在这样的争议,但主张在晶状体异位患者晶状体摘除后植入人工晶状体的医生人数在增多。然而对于植入晶状体的位置仍存争议,人工晶状体

可以被植入前房(open-loop 前房型人工晶状体或者 artisan 虹膜夹持型人工晶状体),也可以利用经巩膜固定或虹膜缝线固定植入后房(图 37-4～图 37-7)。植入人工晶状体时应使用高黏性的内聚性黏弹剂。虽然大多数医生赞成囊袋内固定,但是某些病例中,松弛的悬韧带可能会最终断裂,甚至会发生多年以后人工晶状体和囊袋复合体一起完全半脱位或脱位的情况。与悬韧带丢失相关的人工晶状体植入时优先轴向也存在争议,有些医生倾向于将人工晶状体轴向置于悬韧带断裂分离的方向以便于人工晶状体襻推开囊袋赤道部,也有人倾向于将襻放在与悬韧带断裂相垂直的位置,以便获得最大的晶状体支撑效果,然而,人工晶状体可能会有轻度偏心。

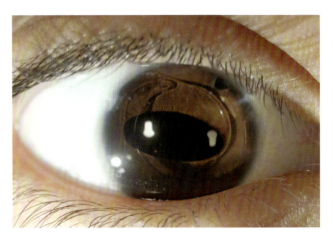

图 37-6　1 名 6 岁双眼家族性晶状体异位患儿术后 3 年

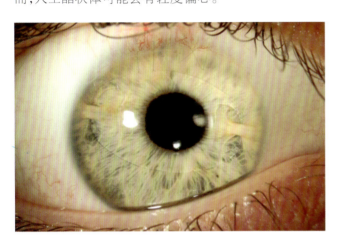

图 37-4　1 名双眼先天性晶状体异位患儿在 Artisan 人工晶状体植入后 1 个月随诊

8 岁时行晶状体摘除术,15 岁时植入 Artisan 人工晶状体

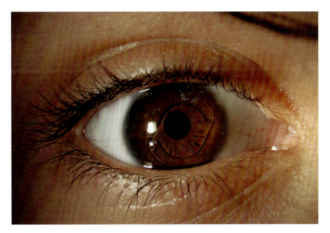

图 37-7　1 名 3.5 岁双眼晶状体异位患儿前房型人工晶状体植入后 2 年

对那些具有高度视网膜脱离风险的马方综合征患者尤其适用,因为其不需要进行后节或者玻璃体的操作。这种优效性是对比巩膜缝线固定后房型人工晶状体植入的结果后得出的。

Olsen 和 Pribila 报告了将人工晶状体经睫状体平坦部在内镜下缝合并进行牢固的巩膜叠盖以埋藏线结,而将人工晶状体固定于后房的方法,但是对于大直径的人工晶状体来说,特别要注意避免巩膜瓣和线结暴露。

Babu 等报告了 1 例利用 23G 两切口经睫状体平坦部晶状体切除和前部玻切治疗晶状体异位患儿的病例,作者在距角膜缘 3mm 的颞下及颞上方巩膜做穿刺口。

(3)囊袋张力环:1993 年囊袋张力环的出现给伴有悬韧带松弛眼的晶状体摘除和人工晶状体植入带来了革命性的进步(图 37-8 和图 37-9)。囊袋张力环不仅在术后帮助支撑人工晶状体,而且作为重要的手术器械应用于晶状体的安全移除过程中。囊袋张力

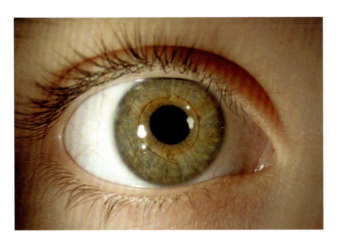

图 37-5　1 名双眼晶状体异位患儿晶状体摘除合并前房型人工晶状体植入后 5 年随访

Cleary 等报告了 5 名儿童的 8 只晶状体异位眼在晶状体摘除后植入 Artisan 虹膜夹持型人工晶状体获得了良好的结果。作者提出虹膜夹持型人工晶状体

环与晶状体赤道部(晶状体上皮细胞生发区)相接触,可能有潜在地抑制细胞增殖和后囊膜混浊的作用。使用囊袋张力环可将张力向囊袋赤道部均匀分配,使人工晶状体位置变得没那么重要,但是,囊袋张力环也会增加囊袋的重量。囊袋张力环对于外伤性晶状体半脱位是理想选择,因为其晶状体悬韧带不会出现进行性的破坏。

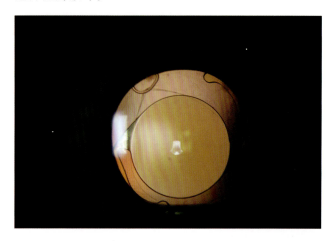

图 37-8 人工晶状体植入后 6 个月随访时在囊袋中的 Cionni 囊袋张力环(由 Abhay Vasavada 医生提供,印度艾哈迈达巴德)

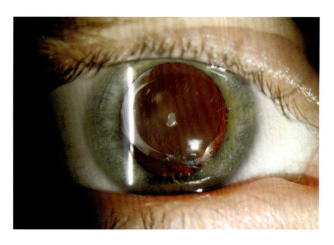

图 37-9 1 名 14 岁时接受双眼改良的 Cionni 囊袋张力环植入患儿 2 年后随访

通常对于小于 90°的悬韧带离断,可以选择用囊袋张力环,但并非必须;90°~150°,需要用囊袋张力环来保持囊袋稳定和人工晶状体居中;150°~210°的离断,囊袋张力环可以应用,但有可能不足够,人工晶状体或者环需要被缝合到邻近结构中;超过 210°的分离,通常要求完全的晶状体摘除,植入前房型人工晶状体(房角或虹膜支撑)或者是后房型人工晶状体用缝线固定于巩膜和(或)虹膜。

囊袋张力环有几种型号和大小,打开状态时 12~

14mm,当环被压缩时为 10~12mm。对于小的悬韧带缺损,许多术者更倾向于在晶状体物质抽吸之后进行囊袋张力环植入。对于大的悬韧带缺损,特别是下半部分的悬韧带缺损,抽吸晶状体是非常复杂的过程,当吸取晶状体物质时可能会将松弛的囊袋赤道部吸入抽吸针头,在抽吸晶状体之前植入囊袋张力环可以稳定晶状体赤道部并维持后囊膜的绷紧状态和向后的位置。在植入囊袋张力环或带有经巩膜缝线环的改良式囊袋张力环之前,术者应该将黏弹剂注入保留的残余前囊膜下方,以便制造一个空间可以放入张力环和分离周边囊膜处的晶状体残留皮质,尽量减少夹杂到张力环中的皮质。囊袋张力环可以用镊子和晶状体钩进行手法植入,或者用推注器植入。如果手法植入,通过侧切口植入张力环比通过主切口要安全并且容易,因为狭窄的穿刺口避免了张力环缘到缘的移动,允许更加平稳的植入。在中心部位具有另外安置孔的囊袋张力环可以协助张力环更好地操作和安置。更加简便容易的技术是利用弹簧加压的推注器。推注器经角膜隧道(穿刺口太小),将张力环慢慢推入眼内,在到达正确位置后将其释放。如果在植入过程中张力环错位,囊袋张力环通过逆向运动可以被轻易地缩回推注器管道内,而后再到正确的位置重新植入。张力环的装载决定了植入的方向,使用左边的孔眼将在逆时针方向装载张力环,因此张力环释放入沿眼内顺时针方向;当使用右边的孔眼时,是相反的方向。张力环应该首先向着悬韧带松弛或丢失的方向,以便将对邻近损伤区域悬韧带的压力降低到最小。因为这个区域的囊袋赤道部松弛,囊袋与主要孔眼的牵连可能推囊袋而不是推张力环。在囊袋被高黏度的黏弹剂充满后,张力环应该被轻柔地再拉入推注器并再定向。在释放第二个孔眼之前,应该要确认张力环的边缘在前部环形撕囊边缘的后边和侧边,否则环形圈可能被释放到前房内而位于虹膜上方。其后的重新取回和再次将张力环放置入囊袋内是具有风险的操作,可能会损伤房角引起出血。囊袋张力环在晶状体移除前被植入时常会发生张力环和囊袋之间的皮质纤维被误吸。在植入囊袋张力环之前进行完全的皮质清除和水分离可能有利于皮质纤维的抽吸。不应该像常规那样将皮质纤维拉至中央再进行吸除,因为这样可能对残留的悬韧带造成牵引力。当使用改良式囊袋张力环时,在将张力环放入囊袋之前,应该预置穿过固定钩孔眼的双针缝线。另外一种选择是单针缝线其游离端系于固定钩的孔眼。已有 10.0 聚丙烯缝线缝合后出现缝线断裂的案例,当前推荐固定改良式囊袋张力环时使用 9.0 聚丙烯缝线或 8.0 的

Gore-Tex 缝线。

（四）小儿系列临床研究结果

1. **视网膜脱离** 儿童眼晶状体异位行晶状体摘除术后视网膜脱离发病率文献报道较低，为 2/342（0.58％）。视网膜脱离可以在术后数年出现。Neely 等报告了 2 例发生视网膜脱离的患者，一名 8 岁患者在术后 5 年发生视网膜脱离，另一名 21 岁患者在术后 14 年发生。

2. **人工晶状体眼的瞳孔夹持** Lam 等报告了 2 只眼在术后 6 周发生人工晶状体瞳孔夹持，1 只眼在术后 12 个月发生。所有这些眼都是无症状的，对于家长来说重要的是要警惕潜在并发症，在瞳孔夹持发生后建议尽快进行复位。建议最好常规的长期随访。有报道通过仰卧位散瞳可使瞳孔夹持得到逆转。

3. **人工晶状体移位/偏心** 这是很常见的并发症（图 37-10）。理论上讲，如果在术前存在晶状体偏位，人工晶状体植入囊袋内也会发生偏位。Kopel 等报告了其研究中 12 只眼有 4 只眼（33％）出现人工晶状体移位。

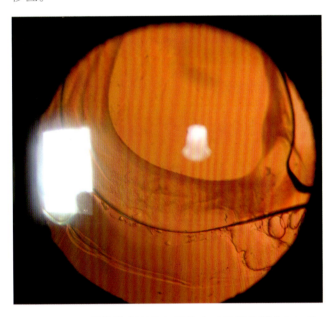

图 37-10 囊袋张力环植入眼的人工晶状体移位（由 Abhay Vasavada，Ahmedabad 医生提供，印度）

4. **视力预后** Plager 等报告了进行晶状体摘除手术的 15 名患者的 29 只眼，平均年龄 5.8 岁（3～11 岁），所有眼的视力均有改善，其中 27 只眼术后获得了 20/40 或更好的视力，另外 2 名患者由于术前存在弱视导致其术后视力改善有限，其在行晶状体摘除手术时已经达 10 岁和 11 岁。

Shortt 等报告了 13 名儿童的 24 只晶状体异位眼经睫状体平坦部进行晶状体切除的结果，22 只眼中有 17 只眼术后视力达到 6/9 或更好，22 只眼中的 19 只眼获得了 6/12 及以上的术后视力。

Kim 等报告了晶状体异位儿童晶状体摘除后的结果，诊断的平均年龄是 4.6 岁，中位年龄 5.7 岁，平均随访 7.1 年，42 名患者为双眼晶状体异位，6 只眼接受了单一手术。相对于其他因素，如晶状体异位的原因、术前视力或者手术时的年龄等来说，晶状体偏位的位置看起来与弱视的程度更相关。

Kopel 等比较了在儿童晶状体异位眼进行经睫状体平坦部晶状体切除联合玻璃体切割治疗时，植入折叠式虹膜缝线固定人工晶状体和不植入人工晶状体两组间视力结果，没有发现有意义的差异。

Seetner 和 Crawford 报告了非外伤性的晶状体异位治疗结果，30 只眼中有 29 只视力改善，其中 24 只眼达到了 20/60 或更好（80％）。

四、参与运动

应该根据患者的个体情况决定其运动限制与否。国际马方综合征基金组织（http://www.marfan.org）的推荐和美国心脏学会/美国心脏病学大学工作组指南是非常有用的资源。总体来说，马方综合征患者应避免身体对抗性的运动，避免重度和过度的锻炼方式及如 valsava 动作类似的运动。大多数患者能够和应该参与中度的有氧运动。

小结

马方综合征、同型胱氨酸尿症、外伤和单纯晶状体异位是儿童晶状体半脱位最常见的原因。许多患者可以通过对有晶状体和无晶状体瞳孔轴向进行细致的屈光矫正得到最佳治疗。对于那些不能通过屈光矫正获得满意视力的患者，需要进行手术干预。对于那些悬韧带薄弱或缺失的患者，手术治疗已经取得了长足进步。小切口白内障手术和玻璃体切割手术器械的发展显著提高了手术成功率。经睫状体平坦部玻璃体切割和晶状体切除联合无晶状体眼配戴接触镜或人工晶状体植入，这些都是不错的手术选择。囊袋张力环、改良式囊袋张力环及 CTS 已经提供了进行小切口白内障抽吸和囊袋内植入聚丙烯人工晶状体的机会。联合适当的弱视治疗和精湛的手术技术，晶状体异位患儿可以获得满意的预后和视觉恢复。每年对患者的晶状体异位情况、白内障发生与否、是否出现青光眼和视网膜脱离进行评估非常重要。

（刘　玮　译）

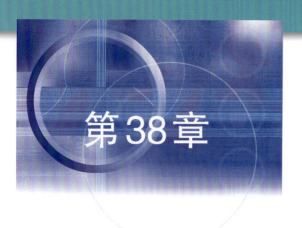

第 38 章

伴有葡萄膜炎的小儿白内障手术

白内障是儿童葡萄膜炎常见并发症,可能继发于长期的炎症或者皮质类固醇治疗。与常规的成人白内障手术相比,儿童白内障手术(甚至是无葡萄膜炎的白内障)具有相当的挑战性,术后感染和出现并发症的风险更高。因为预先存在的眼内感染、带状角膜变性、虹膜前/后粘连和小瞳孔等,导致合并葡萄膜炎的白内障手术具有较常规儿童白内障手术更大的挑战性。即使尽了最大的努力,葡萄膜炎患儿术后还是具有更高的并发症发生率,包括复发性角膜带状变性、难以控制的青光眼、反复的炎性渗出、低眼压和黄斑囊样水肿。

一、白内障发生率

一份 1965 年关于小儿葡萄膜炎并发症的统计表格显示白内障发生率为 40%(26/65)。合并葡萄膜炎的白内障以全葡萄膜炎发生率最高,其次依次为前部、中间和后葡萄膜炎(风险率分别是 1.06,1.00 分类参考,0.99 和 0.27,$P=0.007$)。在一组 51 名青少年风湿性关节炎(juvenile rheumatoid arthritis,JRA)相关虹膜睫状体炎患者的研究中,46% 的患者发生了白内障,在这些患者中,青少年特发性关节炎(juvenile idiopathic arthritis,JIA)这一诊断术语比青少年风湿性关节炎更合适。在这里,将使用 JIA 这个术语,即使文献中使用的是旧的青少年风湿性关节炎的名称。Foster 和 Barrett 报告,即使经积极治疗控制了炎症,18% 的 JIA 相关性前葡萄膜炎也会进展为白内障。Narayana 等研究了在一个转诊眼科中心儿童葡萄膜炎的分布情况,有大约 25%(8/31)的患者并发白内障。de Boer 等报告在葡萄膜炎儿童中白内障发生率为 35%(43/123)。贝赫切特综合征患者中有 47% 并发白内障。在另一个转诊中心的 148 名葡萄膜炎患儿中有 53% 并发了白内障。基于大数据和系列研究总的随访资料表明,患儿年白内障发生率为 16%。进一步显示在诊断葡萄膜炎后,患者随访 3、6、12、24、36、60 及 120 个月时,确诊白内障的比率分别为 11%、15%、24%、39%、44%、56% 和 68%。Kalinina Ayuso 等报告 3%(1/35)的中间葡萄膜炎患者以白内障为首发症状,随访中 26%(9/35)的患者需行白内障手术治疗。白内障发生的中位时间为 2.6 年。与 7 岁以上患儿相比,7 岁以下的葡萄膜炎患儿需行白内障手术的比例明显增高(44% 比 11%)。总体而言,根据已发表文献统计,小儿葡萄膜炎并发白内障或需行白内障手术的比率为 18%~68%。

二、葡萄膜炎类型

Tugal-Tutkun 等回顾分析了 130 名葡萄膜炎患儿的白内障发生情况,发现 JIA 相关葡萄膜炎并发白内障概率最高(为 71%),其次是睫状体平坦部炎(50%)、特发性葡萄膜炎(34%)、其余类型葡萄膜炎(28.5%)。BenEzra 和 Cohen 报告了 17 名葡萄膜炎患儿中有 8 名(均为女性)有与 JIA 相关的慢性葡萄膜炎,1 名女孩患有弓蛔虫病,另外 8 名(5 名男孩和 3 名女孩)未查见系统性疾病或者未检测到明确病因。JIA 相关葡萄膜炎患儿眼部病变发生较早且更重,在 3~8 岁就需要行白内障手术治疗(中位年龄 5 岁)。特发性葡萄膜炎患儿并发白内障呈现慢性病程且严重程度较低,其需要进行白内障手术的年龄较大(中位年龄 12.8 岁)。Paikos 等报告了 7 名并发白内障的葡萄膜炎患儿,其中 5 名患有 JIA,其他 2 名是未找出明确病因的前部葡萄膜炎。Quinones 等报告了 34 名葡萄膜炎患儿中有 21 名为 JIA,7 名为睫状体平坦部炎,6 名合并有其他疾患(带状疱疹病毒性葡萄膜炎,特发性前部葡萄膜炎,特发性全葡萄膜炎或结节病性全葡萄膜炎)。Terrada 等报告 16 名葡萄膜炎患儿中 9 名为 JIA(56%),4 名为特发性(25%),贝赫切特综合征、结节病和水痘带状疱疹病毒感染者各有 1 名。

正如前述,JIA 相关葡萄膜炎是儿童葡萄膜炎的最常见类型。JIA 相关葡萄膜炎患儿的发病年龄更小,术后其眼内活动性炎症持续时间较长,术后更易发生继发性的纤维渗出膜,必要时需另外行手术干预。JIA 发生带状角膜变性、白内障及虹膜后粘连的概率最高。以 JIA 相关葡萄膜炎为首发表现的患儿从诊断葡萄膜炎到并发白内障的时间比以关节炎为首发表现的患儿要短(3.5 年 vs 6.6 年)。Nemet 报告与非 JIA 相关葡萄膜炎患者相比,JIA 相关葡萄膜炎患儿需进行白内障手术的年龄更早,其术后视力更低,术后并发症更严重。

三、白内障类型与侧性

Terrada 等报告 22 例葡萄膜炎白内障患眼中 21 例为中到重度后囊下白内障(posterior subcapsular cataract,PSC),1 只眼为全白内障。虽然葡萄膜炎通常是双眼发病,但双眼炎症和白内障的严重程度却并不对称。双眼发生白内障的概率为 41%。Lundvall 和 Zetterstrom 报告了 4 名患儿需行单眼白内障手术,3 名需行双眼手术。Nemet 报告 18 名患儿在随访过程中仅 1 名需行双眼白内障手术。双眼葡萄膜炎患者从第一只眼发生白内障到第二只眼被累及的中位时间是 81 个月。

四、白内障病因

正如之前提到的,长期的复发性炎症反应和皮质类固醇的应用是小儿葡萄膜炎并发白内障的最常见原因。Sallam 统计在使用曲安奈德玻璃体腔注射治疗继发于非感染性葡萄膜炎的黄斑囊样水肿患儿中,199 只眼中有 6 只眼发生了类固醇导致的白内障。Thorne 报告(JIA 相关葡萄膜炎系列)局部皮质类固醇使用是导致白内障发生风险增高的原因,与活动性葡萄膜炎或者虹膜后粘连无关。白内障新发生的概率为 4%。局部皮质类固醇治疗与白内障的发生呈剂量相关性。每日≤3 滴时,每眼每年白内障发生率为 1%,每日>3 滴时,发生概率为 16%($P=0.0006$)。在每日点药≤2 滴时,白内障发生率为 0。虹膜后粘连、活动性葡萄膜炎和局部皮质类固醇使用是并发白内障的混合因素。正如上文提到的,局部皮质类固醇应用是导致白内障的原因,与葡萄膜炎活动性与否无关。利用对葡萄膜炎持续时间的控制、活动性葡萄膜炎的出现和活动程度,以及不时调整的不同皮质类固醇药物的应用等指标进行纵向数据分析发现,每日局部皮质类固醇药物使用≤3 滴较使用>3 滴可以将白

内障发生率降低 87%(相对风险 0.13,$P=0.02$)。

五、相关眼部病理学

BenEzra 等报告了 JIA 并发白内障患儿的 9 只眼中有 4 只眼存在高眼压,所有患儿均有角膜病变(大多数是带状角膜变性)、大范围的虹膜后粘连、固视不良和斜视。尽管带状角膜变性在任何年龄都会发生,但这是儿童葡萄膜炎的显著特征。如果此类儿童白内障手术后不考虑植入人工晶状体,带状角膜变性将会阻碍无晶状体眼角膜接触镜的配戴。Lundvall 和 Zetterstrom 报告白内障术前 10 只眼中 3 只眼有青光眼。Petric 等报告白内障术前 7 只眼中 3 只眼有显著的青光眼,这 3 只眼都做了白内障摘除和青光眼小梁切除并丝裂霉素 C 处理联合手术。Terrada 等注意到 22 例患者中 9 例有带状角膜变性(41%),18 例有虹膜后粘连(82%),1 例在白内障手术前已行小梁切除术(4.5%)。Quinones 等报告了 41 例患者中 17 例存在手术源性眼后节改变——玻璃体积血(1 例)、玻璃体碎屑或炎症(5 例)、睫状体平坦部或视网膜的纤维血管膜(7 例)、视盘苍白/萎缩(1 例)、视神经乳头炎(5 例)、视网膜前膜形成(4 例)、黄斑囊样水肿(2 例)、假性黄斑裂孔(1 例)、黄斑中心凹瘢痕(1 例)、视网膜血管炎(6 例)。Sijssens 等报告如果在 JIA 相关葡萄膜炎患者诊断葡萄膜炎时即已存在虹膜后粘连,提示早期就可能出现需行手术治疗的白内障。在 JIA 的早期阶段进行筛查可能降低虹膜后粘连发生率,同时也会减少白内障的早期发生。

六、手术时机

白内障和其他手术应该推迟到炎症被控制至最佳水平后 3~4 个月时再进行。为了尽可能减少孩子离开学校学习的时间,一些父母可能会要求手术安排在暑假或其他节假日期间。只要在这些时间点炎症已经得到良好控制,这样的要求应该尽量满足。若推迟手术的话,那么直到手术能够进行时为止,则可能需要给予患儿特别的教育安排,如低视力帮助或家庭辅导。对于极其年幼的单眼白内障患儿,应该妥善衡量推迟手术的益处与弱视形成风险之间的关系。

完全抑制葡萄膜炎的活动是不可能的,然而,在术前应该尽量降低炎症反应。在计划的白内障手术之前,如果在裂隙灯显微镜高倍镜下观察到前房内有 10 个或以下的细胞数(或 1+),或者在最大的局部和(或)系统治疗下在激光光度计下仍可见前房闪辉,那么炎症需要进一步被控制。低眼压、玻璃体细胞、脉络膜增厚可能也代表了炎症活动性。

确诊葡萄膜炎后第一年的甲氨蝶呤治疗可以延缓需行白内障手术的时间。虹膜后粘连的出现可能是早期需行甲氨蝶呤治疗的征象，因为这种药物已被证实可以延缓白内障的进展。

七、术前抗炎治疗

抗炎药物治疗一般要早于手术干预。通常，局部皮质类固醇治疗，如1%醋酸泼尼松或0.1%地塞米松1日5次持续1周，另外给予个体化辅助治疗就足够了。对于中间葡萄膜炎或后葡萄膜炎合并之前或目前存在的黄斑囊样水肿或内眼手术后存在严重的炎症反应时可给予系统性皮质类固醇治疗。虽然内眼手术前应用的最理想药物剂量还没有很好的标准，但是泼尼松1mg/kg服用3天，或者术前1天玻璃体腔注射甲基泼尼松龙可能有效。严重的慢性葡萄膜炎患者出现了威胁视力的并发症时，在白内障手术前应该接受免疫抑制治疗。应该和风湿免疫科医生共同讨论此类患者的治疗措施。术前局部和(或)系统性应用非皮质类固醇抗炎药物(NSAIDs)对于葡萄膜炎是否能有效控制尚不清楚。术前眼压应保持平稳。然而，由于缩瞳剂有破坏血-房水屏障造成术后纤维增殖膜形成的可能，而且小瞳孔会增加手术难度和出血的概率，因此不鼓励术前应用缩瞳剂。由于许多葡萄膜炎患者已经经历了长期的免疫抑制治疗，需要考虑另外的措施以阻止白内障术后感染。曾有报道眼弓形虫病在白内障手术后4个月内有36%的复发率，因此对眼弓形虫病患者来说，可能需要考虑抗寄生虫药物的预防性治疗。白内障术前葡萄膜炎的复发频率和强度可以帮助预测可能的术后病程。

八、手术技术

当前的趋势是采用晶状体抽吸伴后囊膜切开加前部玻璃体切割(伴或不伴人工晶状体植入)。最重要的手术原则是将手术源性损伤降低到最小。儿童葡萄膜炎患者人工晶状体植入存在争议，赞成者和反对者都有论据支持。无晶状体眼通过配戴角膜接触镜进行视力重建是困难的，尤其是对年幼儿童，因为其依从性和耐受性很差。对于严重带状角膜变性的患者来说，配戴角膜接触镜是不可能的，因为其可能会增加那些接受局部皮质类固醇治疗的患者发生接触镜相关的感染风险。过去，大多数的葡萄膜炎专家认为人工晶状体植入是JIA相关葡萄膜炎的禁忌，因为人工晶状体经常被看作是炎性膜形成和再形成的"脚手架"。大多数小儿白内障手术医生依然对处理JIA相关葡萄膜炎的儿童非常小心。与JIA相关葡萄

膜炎患者相比，非JIA相关葡萄膜炎儿童患者中，人工晶状体植入后获得了更好的效果。

虽然存在"葡萄膜炎患者慎行人工晶状体植入"的警告，但是现在不断增加的证据表明，在葡萄膜炎患者中恰当地选择人工晶状体植入可能对视功能重建有所帮助，甚至是JIA相关的葡萄膜炎患者或在葡萄膜炎患者白内障摘除的同时进行小梁切除术也如此。BenEzra等评估了JIA相关和非JIA相关的儿童中人工晶状体的使用情况，认为对于需行单眼手术治疗的幼儿来说，人工晶状体植入比角膜接触镜配戴看起来可以更好地矫正视力。在长期随访中他们发现小儿对于角膜接触镜的耐受性较差，造成斜视的概率较高。

Sijssens等报告了JIA相关葡萄膜炎患儿的人工晶状体眼和无晶状体眼的眼部并发症。两组之间的术前特点稍有差异。人工晶状体组眼从诊断葡萄膜炎到白内障摘除之间的时间间隔较长(3年 vs 1.6年)，具有更高的眼压(66% vs 26%)和继发性青光眼，进行了更多次的内眼手术和更多地应用了甲氨蝶呤治疗。白内障摘除后发生的并发症数量，包括新发的眼压升高和继发性青光眼，黄斑囊样水肿、视盘水肿等在无晶状体眼组和人工晶状体眼组之间无明显差异。但是，在人工晶状体眼组没有张力减退晶状体周围膜形成，或者眼球痨等。Sijssens等观察到4岁以下的JIA患儿植入人工晶状体后会出现张力减退、对侧眼人工晶状体相关并发症和浅前房等并发症，所以认为人工晶状体植入是相对禁忌。美国眼科学会推荐的优先操作程序(针对成人)指出对于有广泛瞳孔或睫状体膜形成的严重葡萄膜炎损害患眼或者难治的炎症征象如张力减退和严重闪辉等，可以考虑保留无晶状体状态。

对于葡萄膜炎患者中使用何种人工晶状体最佳也存在争议。人工晶状体的材料看起来并不是影响术后炎症反应的主要因素。折叠型人工晶状体在成人中的应用被认为是安全的，但是适合葡萄膜炎患眼的最佳生物材料尚未被发现。在这些高风险患眼，推荐使用表面改良肝素化(HSM)聚甲基丙烯酸甲酯(PMMA)材料人工晶状体。慢性葡萄膜炎并发白内障患者手术时植入表面改良肝素化人工晶状体可能会降低晶状体表面沉积的数量和严重程度。然而，针对非活动性葡萄膜炎或成人糖尿病患者的临床研究显示，在人工晶状体前表面沉积的细胞数量、虹膜和人工晶状体间的粘连或者后囊膜混浊的发生概率在表面改良肝素化的人工晶状体和无表面改良肝素化的人工晶状体之间差异无统计学意义。另一个针对

葡萄膜炎眼表面改良肝素化的人工晶状体植入和无表面改良肝素化的人工晶状体植入之间的临床研究也得到类似的结果,但这些结果可能并不能严格适用于炎症反应重得多的葡萄膜炎患儿。Rauz 等报告了一系列成人葡萄膜炎患者植入各种类型的折叠型人工晶状体(丙烯酸、硅水凝胶)的临床研究,发现后囊膜混浊与不同人工晶状体材料间并无关联。另一项针对成人患者应用亲水性丙烯酸(Hydroview,Bausch & Lomb)、疏水性丙烯酸(AcrySof MA60BM,Alcon Inc.)、硅树脂(CeeOn 911,Abbott Medical Optics,Inc.)、硅水凝胶(Injectacryl F3000,OphthalMed)和肝素表面改良的人工晶状体(BioVue 3,Ophthalmic Innovations International,Inc.)的对比研究中,五组之

间的前房闪辉无差异。Hydroview 组后囊膜混浊最严重,而 CeeOn 和 AcrySof 组则最轻,BioVue3 和 Inject-acryl 人工晶状体具有良好的色素膜生物相容性。

九、手术中的考虑

儿童葡萄膜炎并发白内障的手术会面临很多挑战。第一,像虹膜粘连这样的眼部并发症可能使手术非常困难,瞳孔可能不能很好地散大(图 38-1~图 38-4),手术中出血的倾向也很高。Fan 等提到可以用 10% 乙二胺四乙酸(EDTA)溶液通过手术切除带状角膜变性,准分子激光 PTK 治疗角膜变性也有助于改善眼表和泪膜稳定性。使用准分子激光后要待角膜表面愈合完全后才能进行白内障手术。

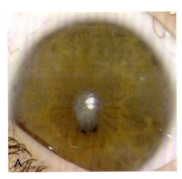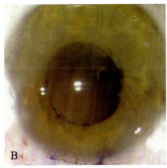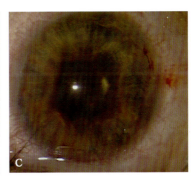

图 38-1 1 名 7 岁继发于 JIA 相关葡萄膜炎的白内障患儿

在白内障术前 2 个月进行了带状角膜变性切除。A. 术前照片显示继发于虹膜晶状体后粘连的无法散大的椭圆形瞳孔;B. 囊袋内固定的一片式人工晶状体;C. 术后 6 个月时虹膜膨隆和虹膜后粘连复发

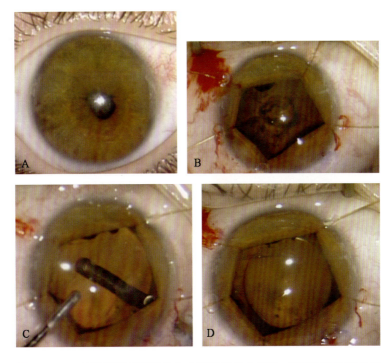

图 38-2 A. 继发于葡萄膜炎的白内障患者的小瞳孔,虹膜粘连分离术后瞳孔不能散大;B~D. 手术中应用虹膜拉钩方便观察

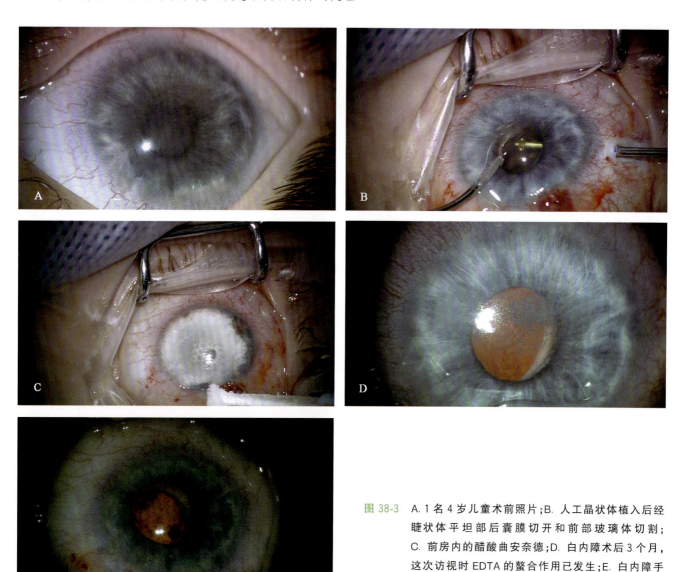

图 38-3 A. 1 名 4 岁儿童术前照片;B. 人工晶状体植入后经睫状体平坦部后囊膜切开和前部玻璃体切割;C. 前房内的醋酸曲安奈德;D. 白内障术后 3 个月,这次访视时 EDTA 的螯合作用已发生;E. 白内障手术后 1 年视轴中心的混浊需要进行手术切除

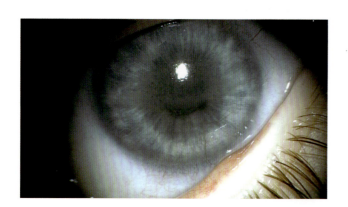

图 38-4 与图 38-3 同一儿童的左眼,表现为葡萄膜炎合并青光眼。进行了白内障手术、经睫状体平坦部后囊膜切开和前部玻璃体切割

可以考虑在手术时附加皮质类固醇治疗(静脉、球周或球内)。如果考虑到未来可能会行青光眼手术,最好是做角膜切口。尽管葡萄膜炎患者的瞳孔散大困难,但也要尽量避免对虹膜做过度的操作,这可能会导致炎症反应加重,刺激新的虹膜后粘连形成。通过最低限度的虹膜操作,以获取最适程度的瞳孔开大。利用眼科黏性手术植入物(黏弹剂)对虹膜粘连进行钝性分离,锐性分离的操作应减少到最小。在黏弹剂下使用虹膜铲对虹膜后粘连做更多的分离。然而在某些情况下,牢固的粘连可能必须用镊子进行分离。在更严重的病例中,必须通过小的角膜切口在每个象限用虹膜拉钩(见图 38-2B~图 38-2D),或者在黏弹剂下用手术拉钩做拉伸操作使瞳孔更好地散大。眼内操作时可能会发生前房积血,可以通过前房注入黏弹剂进行止血,一般不需要进行烧灼止血。大范围撕囊术降低了虹膜与前囊膜边缘之间形成虹膜后粘连的风险。

Alkawas 等报告了成人葡萄膜炎患者白内障手术

时玻璃体腔注射曲安奈德可以有效控制术后炎症。Li等报告了两组 JIA 患儿的白内障手术结果,一组患儿术毕将曲安奈德注入前房,另一组术中玻璃体腔注入甲基泼尼松龙并且术后口服泼尼松治疗。作者报告局部曲安奈德治疗组术后未见纤维渗出,但是在系统治疗组有 5 名患者发生了纤维渗出。曲安奈德处理组并未进行进一步的系统性治疗。眼内注射曲安奈德没有见到眼压增高。作者认为伴有 JIA 的患者白内障手术时前房内注入曲安奈德比玻璃体腔注射甲基泼尼松龙并口服泼尼松对于阻止术后纤维渗出更有效。

大多数情况下,倾向于将人工晶状体袢置入囊袋内,而缝线固定袢的人工晶状体可能可以阻止高风险眼(如广泛的虹膜损伤或术前虹膜后粘连)的虹膜囊袋粘连形成。这种技术看起来并没有增加术后感染。前房型人工晶状体可能刺激产生更严重的炎症反应,如果房角解剖结构受损则可能会产生问题。

十、术后治疗

应根据手术操作和术后炎症活动情况来调整术后抗炎治疗措施。金标准是对比患者术前的治疗水平来增加术后皮质类固醇剂量。剂量必须适合于炎症反应。在术后 8～12 周持续增加剂量尤其重要。过早开始将皮质类固醇剂量减量会增加张力减退、虹膜后粘连、人工晶状体细胞沉积及黄斑囊样水肿的风险。有些作者考虑术后给予系统性类固醇治疗。术后使用短效散瞳剂可能有助于阻止术后虹膜粘连形成;然而,长效散瞳剂如阿托品造成的固定瞳孔散大可能会导致散大状态的虹膜后粘连。

十一、术后并发症

术后可能会发生各种并发症,如葡萄膜炎复发,甚至是严重的纤维蛋白渗出、黄斑水肿、张力减退,甚至导致张力减退性黄斑病变。在一项针对 7 名 JIA 患者进行白内障摘除和人工晶状体植入术的临床研究中,Probst 和 Holland 指出:与成人相比,儿童的效果较差。主要的并发症包括膜形成、虹膜粘连形成和眼压升高。Quinones 等报告术后早期并发症包括前房积血、玻璃体积血、虹膜膨隆、晶状体细胞沉积、张力减退和葡萄膜炎复发。葡萄膜炎复发是最常见的早期并发症,其次是前房积血和张力减退。他们进一步报告术后晚期并发症包括新发的青光眼、后囊膜混浊、视网膜脱离、黄斑囊样水肿和瞳孔膜形成。晶状体后囊膜混浊(见图 38-3)和黄斑囊样水肿是最常见的术后晚期并发症,其次是新发的青光眼和视网膜脱

离。Nemet 等报告 JIA 相关葡萄膜炎和非 JIA 相关葡萄膜炎患眼在术后病程和并发症之间差异无统计学意义。

BenEzra 等观察到 20 只眼术后有 2 只眼存在持续性眼内炎症。5 只眼(17%)术后葡萄膜炎复发,通过调整治疗方案后有效控制了病情。对于纤维渗出性葡萄膜炎,最开始应该加强局部皮质类固醇药物治疗,如果持续存在,可考虑行前房内重组组织纤溶酶原激活物(rtPA)注射。已有报道白内障患儿经局部皮质类固醇药物强化治疗,仍有严重的纤维渗出形成时,可应用 rtPA 前房注射使纤维蛋白溶解。在内眼手术后给予 $10\mu g$ rtPA 共(7.18 ± 2.04)天,90%患眼的纤维渗出形成物可完全溶解,无纤维渗出复发或不良反应出现。然而,在同一名有 JIA 和慢性葡萄膜炎病史患者的 2 只眼的纤维渗出团块均没有完全溶解。

Probst 等报告 100%的患者出现了需要进行二次处理的视轴通路上的混浊,Lam 等报告的结果是83%,Lundvall 等的结果是 70%(7/10),BenEzra 等的结果是 80%,Urban 等的结果是 56%。Nemet 等报告 13 名术后留存完整后囊膜的患者中有 11 名(85%)术后出现前囊膜和后囊膜混浊,这些患儿中的6 名行激光后囊膜切开,3 名行手术后囊膜切开。6 名在白内障摘除时的同时进行前部玻璃体切割和后囊膜切除的患儿,均不需要进一步的囊膜切开;但是有 2名患儿发生了瞳孔膜形成。在白内障手术时进行前部玻璃体切割的 6 只眼中,3 只眼持续性存在严重的炎症反应,而 13 只未行前部玻璃体切割的眼中有 4 只眼存在炎症反应。然而,作者认为有更多活动性炎症是因为需要进行囊膜切开和前部玻璃体切割的患者本身的疾病活动性更严重,而不是由手术操作多所造成的。Quinones 等报告说在 41 只眼中有 4 只眼(有或没有人工晶状体)需要行激光后囊膜切开。Terrada等提到 22 只眼中有 4 只眼需要行激光后囊膜切开,在白内障手术和激光治疗之间中位间隔时间是 14 个月,1 只眼需要进行第二次激光治疗。许多葡萄膜炎患者需要进行多次激光后囊膜切开治疗。Lundvall等报告有 1 名患者进行了 5 次反复治疗。

在 BenEzra、Cohen 和 Probst、Holland 的葡萄膜炎人工晶状体植入研究中,虹膜后粘连发生率分别为100%和 66%。相对地,Lam 等没有发现任何的虹膜后粘连。Terrada 等报告在 22 只眼中有 3 只眼发生了人工晶状体沉积。

已经报道的青光眼发生概率为 56%、60%、83%、100%和 23%。Terrada 等报告 22 只继发青光眼中的

3 只眼严重到需行小梁切除术。在另一个研究中,有 10％的患者术后平均(28.3 ± 32.6)个月后发生继发青光眼,需行 Ahmed 青光眼阀植入。

严重的带状角膜变性可以用螯合剂治疗(图38-3),或者利用准分子激光切削使角膜恢复透明。然而,如果残留的炎症存在,钙盐沉积易于复发。

Terrada 等提到 22 只眼中的 3 只眼发生了黄斑囊样水肿/黄斑功能障碍。1 例贝赫切特综合征相关葡萄膜炎患者由于术前已存在的视网膜瘢痕,故白内障术后视力较差。另一例特发性葡萄膜炎患者发生了炎症相关的视网膜脱离,最终的视力结果也较差。

Kanski(在一项结合了成人和患有青少年慢性虹膜睫状体炎儿童的临床研究,平均年龄为 12.7 岁,范围为 3～40 岁)提到术后眼球痨的发生概率与术前眼压水平有关。眼压小于 10mmHg 的 29 只眼,其中 7 只眼(24％)变成眼球痨,通常发生在术后几周内。158 只眼中有 7 只眼(4％)手术时没有张力减低,随后发生眼球痨。总的眼球痨发生率为 8％(14 眼/187 眼)。

偶尔会有葡萄膜炎持续存在的儿童患者必须将人工晶状体取出的情况。对于某些葡萄膜炎患者来说,与术前水平比较,人工晶状体可能会增加炎症反应,人工晶状体可能需要取出。某些病例,在炎症反应尚未对黄斑或视神经造成不可逆转的损害之前将人工晶状体取出可以挽救或稳定视力。Adan 等报告了 2 例人工晶状体取出的 JIA 相关葡萄膜炎儿童的情况,2 名患儿术前情况相似:白内障手术前缺乏有效的炎症控制,JIA 少关节型抗核抗体阳性亚组,小于 10 岁。

十二、视力结果

许多儿童由于青光眼和黄斑疾病(慢性黄斑囊样水肿、黄斑裂孔、张力减退黄斑病变和复发性黄斑皱褶)等并发症,以及严重的术后葡萄膜炎和眼球痨等问题,其术后不能获得良好视力。Lam 等的系列病例术后检查 Snellen 视力表获得了 20/40 或更佳视力。Nemet 等的所有病例视力提高了 2 行或以上,而且 19 只眼中有 13 只眼达到 20/40 或更好的最终视力。

Quinones 等提到绝大多数接受免疫调节治疗的患者(88％)获得了更好视力,但是和那些没有进行免疫调节治疗的患者相比,差异并无统计学意义(P=0.47)。Terrada 等经过 5 年随访,22 只眼中有 19 只眼的远期矫正视力依然较术前有提高,有 2 只眼稳定在术前水平,1 只眼比术前视力差。JIA 相关葡萄膜炎患者术后 1 年的视力为 20/90。患者术后视力较差的主要原因是先前存在的视网膜或视神经病变,93％(28/30)的眼显示视力得到改善或维持在术前水平,而 7％(2/30)的眼视力较术前变差。

小结

小儿慢性葡萄膜炎要求多学科综合治疗。眼科医生应该和小儿风湿科医生一起制定系统性风湿疾病的治疗方案,确保这些儿童安全地进行系统性免疫调节治疗。只有当葡萄膜炎被药物控制后才考虑手术治疗。利用多样的策略和适当的手术技术对葡萄膜炎的每一并发症采取多阶段手术治疗可能是必要的。

由于在白内障术中的技术困难会导致伴有葡萄膜炎的儿童白内障术后眼内炎症反应加重和眼部并发症发病率增加,建议这种复杂的患者应该找有经验的儿童白内障手术医生就诊。在手术前、中、后采取措施将发生并发症的可能降到最低是非常重要的。术前使用抗炎药物治疗且病变处于非活动状态时,标准人工晶状体植入手术是可行的。需要强制进行术后炎症控制和长期随访。

必须对患者进行术中和术后个体化药物治疗,根据术后的常规检查结果来调整药物。应考虑为这些患者前房内注入无防腐剂的曲安奈德来进行治疗。作者建议对于 JIA 相关的白内障患儿应谨慎进行人工晶状体植入手术,除非术前其炎症已得到很好控制。非 JIA 相关葡萄膜炎患儿的白内障通常可进行人工晶状体植入,一般没有 JIA 患儿的那些常见并发症。

(刘 玮 译)

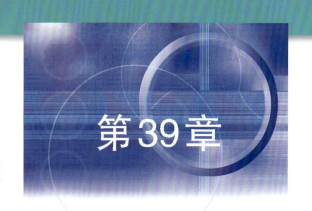

第39章

早产儿视网膜病变

早产儿视网膜病变(ROP),以前被称为晶状体后纤维增生症,是一种发生于早产儿的视网膜血管异常增殖性疾病。ROP常常继发于低体重、低孕龄的早产儿中,是一种儿童重要的致盲性疾病。白内障通常是该病或该病治疗过程中的一种并发症。白内障和ROP的发生可能与眼部的病理改变有关,低体重、低孕龄是这两种疾病主要的危险因素。Alden等报道晶状体的短暂性混浊在低体重婴儿中的发生率为3%,这种晶状体混浊特征是晶状体后囊膜前的一些透明的小液泡,一般情况下可以发生逆转。Marcus等报道患有遗传性白内障的早产儿出生后白内障也会发生进展,作者建议早期行白内障手术可能有利于ROP的病情评估。尽管如此,继发性白内障(继发于ROP治疗后引起的白内障)在文献中更为多见,本章主要集中阐述此种白内障。

轻度的ROP极少发生白内障。重度的ROP常伴有白内障的发生。关于ROP早期治疗的研究报道,2岁ROP患儿阈值前期进行治疗(阈值前期行周边视网膜切除术)后,白内障或无晶状体眼的发生率为4%,进行了常规处理(阈值前期观察,只是在阈值期进行处理)的病例的发生率为6%。ROP伴有视网膜脱离的患者,即五期ROP,白内障的发生风险高达50%。

在ROP阈值期的常规治疗方式中激光光凝术在很久之前就取代了冷凝术。与冷凝术相比,激光光凝术后极少伴发视网膜脱离和近视的发生。尽管如此,视网膜激光光凝术后白内障发生的风险明显增加。用于治疗ROP的激光包括:氩激光、二极管激光、倍频YAG激光。氩激光治疗ROP时,继发性白内障的发生率较高,二极管激光治疗ROP引起继发性白内障也有报道,而冷凝术则发生较少。Gold调查发现,已有报道的继发性白内障中62%与氩激光相关,31%与二极管激光相关,而与冷凝术相关的仅有7%。

Sanghi等指出倍频Nd:YAG激光或二极管激光治疗ROP后未发现白内障。Salgado等报道,184名ROP患儿的259只眼在阈值期或阈值前期行经瞳二极管激光光凝后,仅有3只眼发生了白内障(仅3只眼需要手术治疗)。另一项研究证实ROP阈值前期对患儿进行贝伐单抗治疗后,仅有1只眼发生白内障(1%)。

一、继发性白内障类型

(一)短暂性的(或一过性晶状体混浊)

局部混浊(点状或液泡状)可发生在囊膜或囊膜下。这种类型通常对视力影响不大,常常可以自行吸收。

(二)不伴视网膜脱离的渐进性、显著的晶状体混浊

大多数渐进性的晶状体混浊常常导致全白性白内障,使视轴完全被阻挡。这种白内障大多发生于经瞳的激光治疗或"保留晶状体"的玻璃体切割术的ROP患儿。研究报道此类白内障发生潜伏期是在激光治疗后的1～4周,最长可达6个月。相关的并发症还包括角膜水肿、浅前房、瞳孔膜闭、晶状体前囊表面色素沉着、虹膜萎缩、前房积血、虹膜后粘连和虹膜新生血管。

(三)继发于视网膜脱离的白内障

此类白内障常常发生于ROP的4期或5期(部分或完全视网膜脱离)。与前两种白内障的区别是此类白内障发生较晚,常常发生于视网膜脱离或玻璃体视网膜手术后数月或数年,而不是在治疗的早期。大约有15%ROP视网膜脱离的患儿在行保留晶状体的玻璃体手术后发生迟发性白内障。手术的并发症包括闭角型青光眼、浅前房、角膜混浊和虹膜后粘连。Knight-Nanan等报道由于严重的瘢痕性的ROP,55%的白内障患儿采取了相应的治疗。

二、发病机制

激光光凝术后白内障一般发生在治疗时至治疗后的 99 天,大部分发生于术后几周。

(一)前节缺血

相关的临床并发症如虹膜、睫状体萎缩提示缺血的存在。Lambert 等证实热损伤睫状后长动脉会导致前节缺血,因此导致全白性白内障的发生并且最终导致眼球痨。我们已经观察到 ROP 光凝术后患儿的整个眼球出现缺血症状,表现为激光治疗后 24 小时内出现角膜水肿、虹膜缺血和白内障。我们得出的经验是这些罕见的病例与重度治疗无关,这些并发症毫无征兆地发生于进行激光治疗的患眼中。患儿角膜常常能恢复透明,但厚度增加,同时白内障也可能发生好转。尽管如此,在一些病例中,严重的角膜变厚、混浊,全白性白内障,低眼压和视网膜缺血将持续存在。这些白内障术后患儿视力预后比较差。

(二)热损伤

早产儿晶状体上有许多能够吸收晶状体表面能量的完整血管膜。这类婴儿玻璃体混浊、瞳孔较小,因此需要设置较高的能量进行治疗。Paysse 等证实大多数激光术后白内障的形成是由热损伤引起的。这类白内障是由于晶状体蛋白或永存的晶状体血管膜中的血红蛋白吸收能量造成的。大多数热损伤引起的白内障,在激光治疗后的前几周就会发生。支持该理论的另一证据是:与氩激光相比二极管激光治疗后白内障的发生率低得多,这是因为激光能量的吸收可能与激光频率相关,二极管激光的频率较低,血红蛋白吸收的能量较少。

(三)葡萄膜渗出

有报道称对真性小眼球进行二极管激光治疗时,会导致葡萄膜渗出引起前睫状体旋转,使得较浅的前房变得更浅。由此产生的角膜晶状体的接触可导致白内障的发生。

(四)玻璃体视网膜病变

即使没有施行内眼手术,白内障的发生还可能与慢性视网膜脱离有关。在那些患眼中施行玻璃体视网膜手术时,晶状体后囊可能会遭到破坏,导致晶状体水化,产生白内障。

(五)晶状体抗原性葡萄膜炎

Lambert 等注意到 ROP 激光光凝术后发生虹膜睫状体炎和虹膜后粘连,常常伴发白内障,推测晶状体抗原性葡萄膜炎能够导致白内障的发生。他们报道过 1 例患者在施行白内障手术时发现后囊有一裂缝,而在此之前只进行过激光治疗。作者观察到其晶状体物质出现了液化,推测在激光治疗时可能导致了微孔的发生。

三、危险因素

与二极管激光相比,氩激光治疗 ROP 引起继发性白内障的风险更高。与经巩膜的治疗途径相比,经瞳激光治疗的方式将增加白内障发生的风险。晶状体血管前膜可能增加白内障发生的风险。大量的激光能量被永存的晶状体血管前膜吸收,引起晶状体的热损伤。

操作时不慎灼烧到虹膜,虹膜色素上皮吸收能量后能导致前部晶状体受热。

融合模式的激光治疗和在后睫状血管之上的重度激光治疗:融合模式的激光治疗与较少的融合模式相比,对进展型的 ROP 有更高的成功率。尽管如此,白内障已经被认为是融合治疗的一种可能并发症。另外,在 3 点和 9 点位置后睫状血管上过大的激光能量可增加前节缺血和继发性白内障的形成。

玻璃体视网膜手术:眼内手术术后白内障的发生更为常见。

四、文献回顾

(一)氩激光治疗

(1)1992,Drack 等报道一过性的晶状体前囊或前皮质点状混浊,少数伴发虹膜后粘连。

(2)1995,Christiansen 和 Bradford 报道显著性的白内障发生率为 6%,短暂性的白内障发生率为 1%。这些晶状体混浊是在治疗后 19～99 天(中值 20 天)明确诊断。所有永久性白内障在治疗时均存在持续的晶状体血管膜。激光治疗后,这些眼球出现前房积血、浅前房、角膜水肿和进展性的晶状体混浊。继发性白内障的眼球中发生激光灼伤的数量要高于未发生继发性白内障的眼球(分别为 1320 例和 1126 例)。

(3)1997,Gold 的一项调查研究显示,氩激光治疗后共 42 只眼发生白内障,其中 22 只眼是显著性白内障,20 只眼为非显著性白内障。

(4)1998,O'Neil 等报道 4/374 眼(1%)发生白内障。其中 4 只眼中的 2 只眼,认为与激光治疗有关。永存晶状体血管膜的眼球白内障的发生率与无血管膜的眼球相比,无显著升高($P=0.057$)。

(5)Lambert 等报道 8 名婴儿中(10 只眼)在经过双侧经瞳激光光凝术后发生了显著性的白内障。其中 5 只眼是通过二极管激光治疗的,另外 5 只眼则是通过氩激光治疗的。10 只眼中的 9 只眼最后进展为眼痨,最终无光感。

(二)二极管激光治疗

（1）1994，Capone 和 Drack 报道在 2 名婴儿中出现短暂空洞样晶状体改变。

（2）1994，Pogrebniak 等发表了 1 例显著性白内障的病例报道。

（3）1995，Seiberth 等观察到有血管膜的晶状体没有发生白内障。在他们的系列治疗中激光光斑数量为 1556±315。

（4）1995，Campolattaro 和 Lueder 报道 1 例真性小眼球中发生白内障；另 1 只眼晶状体则是透明的。

（5）1997，Gold 的一项调查研究显示，二极管激光治疗后 21 只眼发生了白内障，其中 9 只眼是显著性的白内障，12 只眼为非显著性。

（6）1997，Christiansen 和 Bradford 报道了 1 例早产儿双眼发生显著性白内障（或视觉显著性白内障），1 只眼在 ROP 阈值期进行了治疗，双眼存在晶状体血管膜。右眼光凝斑的数量为 1529，左眼为 1259。

（7）2000，Lambert 等报道了 5 只眼在激光治疗后发生显著性白内障平均时间 9.6 周。

（8）2001，Kaiser 和 Treser 报道了 7 只眼在 ROP 阈值期行融合治疗发生白内障。

（9）2002，Fallaha 等报道了二极管激光消融术治疗 ROP 的临床结果。作者观察到术后 5% 的患者发生白内障。2 例患儿发生了双侧白内障。其中一例患儿在激光治疗术后 6 个月发生周边晶状体皮质混浊对视觉产生非显著影响。另一例患儿则在激光消融术后 5 个月发生中央晶状体混浊并且进行了双侧白内障手术治疗。该患儿双眼激光光凝斑数量为 1500。

（10）2002，Paysse 等报道对大量的阈值期 ROP 的眼球进行经瞳二极管激光光凝术，术后获得性白内障发生率低。仅 1 只眼（0.003%）在治疗后短期内发生较小的非进展型的晶状体周边皮质混浊。具有明显的永存的晶状体血管前膜的患儿行二极管激光比氩激光的优势更为显著。

（11）2006，Kieselbach 等观察经瞳激光光凝术后，1/37（3%）眼发生白内障。

（12）2010，Salgado 等报道 ROP 阈值前期进行治疗后，120 只眼中有 3 只眼发生了白内障（1 例患儿双眼需要手术治疗），而阈值期进行治疗，139 只眼无白内障发生。

(三)冷凝术

（1）1997，Gold 的一项调查研究发现冷凝术后共 5 只眼发生白内障。其中 3 只眼为显著性白内障，2 只眼为非显著性。

（2）1998，Repka 等报道 ROP 阈值期 2% 的白内障需要手术治疗，治疗组（4/235 眼）和对照组（3/231 眼）相当。此结果说明白内障的发生与冷凝治疗没有相关性，治疗组与对照组相同，白内障发展到足够的严重程度需要手术治疗。

（3）2001，Shalev 等报道了一组随机对比研究，对冷凝组和二极管激光组进行 7 年的随访，两组均未发现白内障。

五、处治

(一)预防

长波长的激光，如二极管激光（810nm），可以最小程度地被血红蛋白吸收，能够降低白内障发生的风险。尤其对那些永存晶状体血管膜的患者更为有用。

经巩膜的治疗方式与经瞳孔的治疗方式相比，能够规避晶状体从而降低白内障形成的风险。

临近光斑模式也能十分有效地防止视网膜脱离（与融合光斑模式相比），并且能减少婴儿 ROP 阈值期白内障的形成。

降低 3 点位或 9 点位激光光凝术的能量或利用冷凝，可以降低后睫状长动脉的损伤概率，从而降低前节缺血的风险。

(二)治疗

对视网膜进行全面彻底的检查是非常有必要的。如果视网膜窥不清，推荐眼部 B 超检查（图 39-1）。Lambert 等建议如果出现前节缺血的表现，应推迟白内障手术时间，因为白内障手术可能加速眼痨的形成。激光或玻璃体手术治疗 ROP 引起的视觉显著性白内障的治疗方法同无 ROP 的儿童性白内障的治疗方法类似。要监测中央角膜厚度和眼内压，因为持续的角膜增厚和低眼压可能提示缺血。有缺血的眼球在白内障术前或术后可能会发生视网膜脱离。所以术前仔细、系统地进行视网膜检查有助于病情的判断。

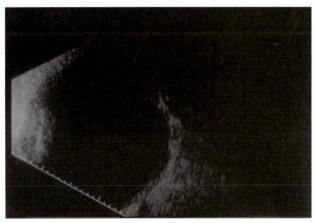

图 39-1 44 个月女童继发性白内障术前 B 超检查

对于 ROP 合并白内障患儿,行白内障手术时术中可以植入人工晶状体(IOL),除非患儿只有几个月大或小眼球。对于 ROP 和白内障患儿,特别是经过冷凝术治疗的患儿,考虑到后期可能发展成近视眼,当前应保留一定度数的远视。Smith 和 Tasman 系列的研究发现患有 ROP 的成人近视发生率为 91%。在此报道中,常常未提及眼球的轴长。当然有时 ROP 的近视是由晶状体屈光产生的,而不是轴性近视。参与 ROP 的早期治疗(early treatment of ROP)的儿童,在 6 岁时散光的发生率较高。因此,长期随访 ROP 治疗后因手术或年龄引起散光的变化是非常有必要的。

本书中所描述的儿童白内障手术一般性原则也可以应用于 ROP 治疗后的白内障患儿(图 39-2 和图 39-3)。尽管如此,ROP 的眼球常常还伴有小眼球、虹膜萎缩、青光眼、浅前房、带状角膜变性,使得原本困难的婴幼儿白内障手术变得更为复杂。我们已经观察到,这些眼球更容易发生前囊的纤维化(见图39-2 和图 39-3)。对纤维化的囊膜撕囊时,我们常常避开纤维化的区域。如果无法避开纤维化区域,我们常用 Kloti diathermy 刀或 Fugo 刀对纤维化的前囊膜进行切开。最重要的是先前的 ROP 手术可能已经对晶状体后囊造成损伤。如果后囊的完整性遭到破坏,或全白性白内障无法看到后囊膜,最好避免水分离,同时还可能存在广泛的视网膜晶状体的后粘连。ROP 患儿白内障术后的并发症处理方法与非 ROP 儿童白内障手术术后并发症的处理方法一致(图 39-4)。

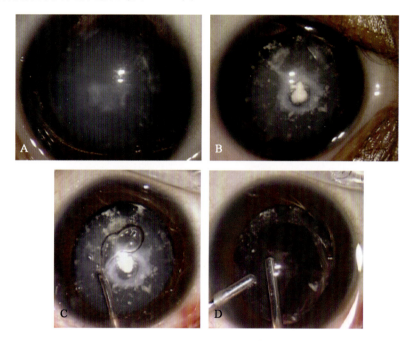

图 39-2 1 名 44 个月的 ROP 女童在婴儿期接受了激光治疗

双眼逐渐发生白内障。相关检查结果包括退行性近视(双眼轴长 26mm)和斜视。右眼黄斑瘢痕。右眼术后 1 周眼底检查显示脉络膜视网膜瘢痕几乎达到 1 区边界。A. 右眼全白性白内障,观察晶状体前囊膜变化;B~D. 左眼全白性白内障,观察晶状体前囊膜致密纤维的变化(B),Kloti diathermy 刀切开晶状体前囊膜(C),观察晶状体前囊膜和后囊膜的改变

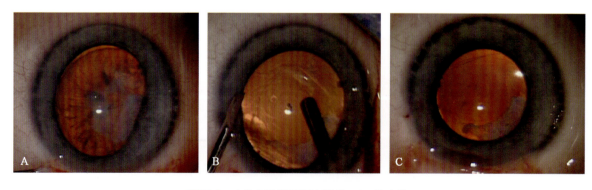

图 39-3 1 名 3 岁半因早产发生 ROP 的女童

右眼发展成为无法手术的视网膜脱离,最终形成眼痨。左眼接受了激光治疗,发展成为显著性白内障。观察前囊膜纤维的变化。此眼植入了 1 片 14.5D SA60 型(爱尔康,AcrySof®)人工晶状体

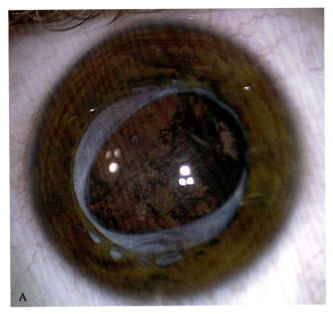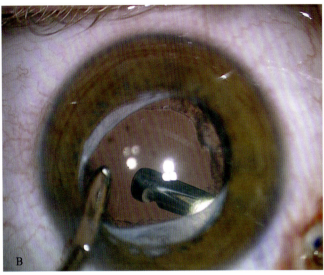

图 39-4　1 名 11 岁的女孩,ROP 治疗后行双眼白内障手术,首次在囊袋内植入了 Rayner C-flex 型人工晶状体。白内障术后后囊膜完整。白内障手术时观察到双眼虹膜异常。1 年后,双眼发生后发性白内障。因为小孩不能配合行 YAG 激光切开后囊膜,双眼需要行后囊膜切开和前部玻璃体切割手术。A. 左眼后发性白内障;B. 睫状体冠入口行后囊膜切开手术

六、特殊情况

(一)晶状体切除术治疗闭角型青光眼

闭角型青光眼被认为是视网膜脱离和 ROP 的并发症。当虹膜周切术和药物治疗失败时,手术是其下一步的治疗方式。晶状体切除术,可以减少虹膜的前移,增大房角,有效地治疗瞳孔睫状体阻滞性青光眼,同时,也是控制 ROP 急性闭角型青光眼发作的有效方式。由于视网膜脱离和其他条件限制,尽管预后视力较差,但是在发生过 ROP 和视网膜脱离的患者中,晶状体切除术仍有助于控制疼痛和降低眼压。

(二)成人的白内障手术

由于早产儿存在大量的遗留眼部疾病,对 ROP 患儿进行终身的随访非常重要。ROP 成人发生的疑似并发症包括早期形成白内障、早发型青光眼、高度近视眼、视网膜裂孔和视网膜脱离。Kaiser 等报道,有早产史的患者中,白内障手术具有年轻化的倾向(平均年龄为 40 岁),最终视力效果不确定,并伴有高发的视网膜疾病的并发症。一些作者报道对既往患有 ROP 的成人进行白内障手术都具有较好的结果。Smith 和 Tasman 报道 ROP 迟发性的并发症发生年龄在 45～56 岁。其中 86 只眼中有 14 只眼(16%)为透明的晶状体,剩下 72 只眼(84%)发生白内障,白内障手术中植入了人工晶状体或是无晶状体眼。从另一方面说,75% 进行了单眼或双眼的白内障手术,另外 25% 保留了自然的晶状体,其中核性白内障为最常见的类型,发生率为 45%,并且没有进行白内障吸除术。作者的结论强调了对迟发性并发症的 ROP 患者应进行终身随访是非常重要的。

小结

白内障是 ROP 或其治疗后产生的并发症。继发性白内障发生风险最高的是氩激光治疗,其次分别为二极管激光器和冷凝治疗。对伴有晶状体血管膜的眼球进行激光治疗后发生白内障的风险极高。激光治疗后白内障通常在术后前几周形成。预防手段中,最小程度地降低 ROP 白内障形成风险是最重要的。白内障手术和人工晶状体植入术应遵循小儿白内障手术的一般原则。但是,在选择人工晶状体度数时,特别是冷凝治疗术后,考虑到后期可能发展成为近视,当前应留有一定度数的远视。

(邹　欢　译)

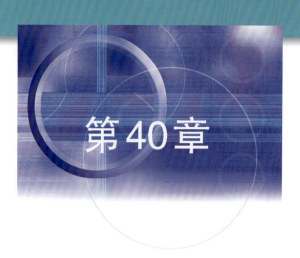

第40章　治疗儿童视网膜母细胞瘤诱发放射性白内障

视网膜母细胞瘤(RB)是儿童中最常见的眼内原发性恶性肿瘤。在过去,双眼发病的患儿对肿瘤侵犯严重的眼球采用眼球摘除术,对侵犯较少的眼球则采取保留眼球的治疗方案,单侧发病的眼球则通常直接摘除。随着治疗方法的发展和改进,对一些双侧发病和单侧发病的眼球都采取保留眼球的治疗方法。由于体外放射治疗(external beam radiotherapy,EBRT)存在多种放射性相关并发症(如白内障),化学减容术联合局部消融术治疗方式的出现取代了EBRT成为RB的标准治疗方案。尽管如此,EBRT仍然是化学减容术治疗失败后或眼球外周和眼眶疾病的"替补"治疗方案。

EBRT治疗后眼部的主要并发症是放射性白内障。晶状体是眼球中对放射性物质最敏感的组织,小于2Gy的放射剂量就能够导致白内障的形成。近期的研究表明,白内障形成的阈值大约为0.5Gy,远远低于以前的估计量。治疗RB的放射剂量超过40Gy,所以白内障的形成是可预期的并发症。白内障损害儿童的视力发育,并且影响眼科医生对眼部进行检查。当射线透过角膜与晶状体的分子物质发生反应时将导致放射性白内障的形成。Kase等证实RB细胞产生的生长因子也会导致白内障的形成。由于RB细胞缺乏凝聚力,从肿瘤团块离解的碎片非常容易扩散到整个眼球,"播种"到其他组织之中,这些组织包括晶状体囊膜、晶状体悬韧带、睫状体、虹膜和角膜。当肿瘤沉积在眼球的某些部位会引起临床症状。肿瘤细胞扩散到晶状体囊膜时可导致继发性白内障。放射性白内障的发生是由于射线破坏了晶状体上皮区,导致细胞死亡和代偿性有丝分裂并形成韦氏细胞(Wedl cells:发生白内障时,晶状体囊膜上皮所形成的大而肿胀的细胞)。Cogan和Donaldson描述了放射性白内障的形态。晶状体暴露于射线之后形成白内障,存在不同长度的潜伏期,潜伏期的长短主要取决于放射剂量和患者年龄。早期可以观察到晶状体后极部的空泡,随后侵犯到晶状体皮质。后囊下白内障是最常见的类型。转化生长因子β(transforming growth factor β)是目前已知的能增强放射效应的因子。

随着化疗替代放射和保留晶状体放疗技术的普及,放射性白内障的发生率显著减少。此技术可以通过球后放射达到治疗目的。当治疗靶标容易移动时,运用聚焦方法必须固定眼球,眼肿瘤专业中心可施行这样的固定。1990年的一项研究报道,23只眼中有2只眼(9%)进行巩膜表面敷贴治疗后发生白内障,21只眼中有4只眼(19%)放射治疗后发生白内障,29只眼中的9只眼(31%)在联合巩膜表面敷贴和放射治疗后发生白内障。1995年的一项研究报道,眼前段放射方法的白内障发生率为9/11(82%)眼,保留晶状体放射方法的白内障发生率为1/8(12%)。1999年的一项研究报道,在36个月的随访中,放射性白内障的发生率大约为20%,包括采用相关的保留晶状体放射方法。在2001年,一个系列的报道指出RB治疗后45/900(5%)需要行白内障手术。在2009年,Chodick等评估了RB存活的成人患者行白内障摘除手术的手术风险。作者对828只眼平均随访32年进行了评估。在这期间,51只眼进行了白内障摘除手术,其中1只眼没有进行过放疗而行白内障摘除手术,306只眼进行过1次放疗,其中36只眼行白内障摘除手术,38只眼进行了2次或3次放射治疗,其中14只眼行白内障摘除手术。眼球暴露于5Gy或更高剂量的射线与暴露于2.5Gy或更低剂量的射线相比,白内障摘除风险升高6倍。

从EBRT到白内障的形成时间为9～48个月(平均20个月)。Portellos和Buckley平均在EBRT后的54个月施行白内障手术。Honavar等的一系列的研究中,白内障手术的时间是最后一次RB治疗后的26个月。诊断RB的平均年龄为18个月,那么推测大多数发生白内障的患儿仍在弱视年龄范围内。因此,长期的随访显得尤为必要。在成人 RB 患者中,对照射眼施行白内障摘除手术的平均时间是一次照射后的 51 年,二次或三次放射治疗后的 32 年。

继发性白内障的形成使得 RB 的治疗变得更为复杂,因为它阻碍了我们观察肿瘤的发展。如果怀疑肿瘤复发,因为存在肿瘤扩散的风险,则需要摘除眼球,

在行摘除手术前需要极其关注患儿的全身状况。尽管如此,我们需要进一步临床观察时,对白内障进行手术干预是非常合理的,特别是肿瘤在处于稳定期或消退期时。一些个案报道表明 RB 和白内障有相关性。在本章节中,我们主要集中回顾文献并且提供 RB 中继发性白内障的治疗指南(图 40-1 和图 40-2)。

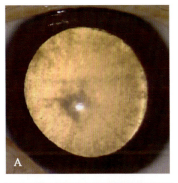
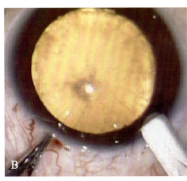
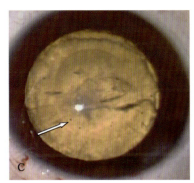
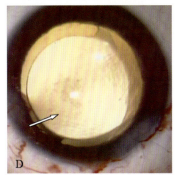
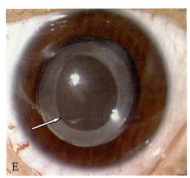

图 40-1　A.1 名 4 岁儿童右眼发生放射性白内障,RB 的治疗方案为放疗和化疗;B.角膜切口;C.前囊膜(箭头所示为囊膜切口边缘);D.AcrySof® 人工晶状体植入囊袋内,注意保持后囊膜完整,箭头所示为前囊膜边缘;E. 白内障术后 2 个月,箭头所示为前囊膜边缘

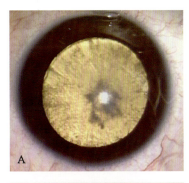
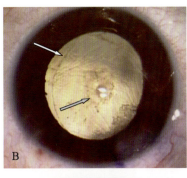
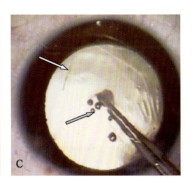
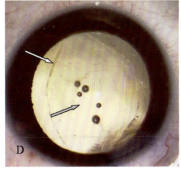
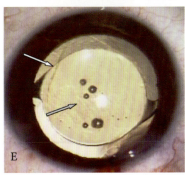

图 40-2　A.图 40-1 中所描述儿童的左眼;B.Fugo 等离子刀对前囊进行切开,水分离时出现了径向撕裂,白箭头所示为前囊膜边缘,黑箭头所示为后囊斑块;C.撕除后囊斑块,小心避免扰动玻璃体;D.后囊环形撕开;E.一片式 AcyrSof 人工晶状体植入囊袋内,人工晶状体祥远离前囊膜的撕裂区

1939 年 Reese 首次报道了手术治疗放射性白内障。对 122 只放射性白内障眼中的 25 只眼进行了手术;其中 16 只眼进行囊内摘除术,6 只眼进行囊外摘除术,3 只眼进行线状摘除。Reese 观察到放射性白内

障中,前囊膜下的增殖上皮细胞容易向纤维层化生。这种改变使得前囊膜变得坚韧,因此这种类型的白内障适合采用囊内摘除术。在此情况下禁忌采用囊外摘除术,因为吸除晶状体核后,晶状体的上皮细胞可能继续增殖并形成致密的纤维组织,从而导致虹膜睫状体炎和继发性青光眼。自此以后,许多创新技术应用于儿童白内障术中。在过去的 60 多年中,已经有一些创新技术成功地应用在 RB 合并白内障患儿手术治疗中的报道。在 2000 年,Honavar 等发表了一篇关于 RB 治疗患者内眼手术结果分析的优秀论文。文中指出对于此类眼球进行内眼手术操作的安全性仍然受到广泛关注,主要是因为对 RB 眼球进行眼内手术操作存在肿瘤扩散及全身转移的风险。

以下是对 RB 患儿眼球进行治疗时应熟记于心的实用操作考虑事项。

(1)对此类眼球进行手术时,术前术后需要向 RB 专家咨询。

(2)RB 治疗完成之后再次施行内眼手术的最佳时间间隔还不清楚。如果肿瘤是存活的,或不确定是否处于活动期,是禁止内眼手术的。即使证实患者的肿瘤处于消退期,在进行白内障手术前还是值得再观察 6～12 个月。Miller 等报道他们在肿瘤的所有治疗结束后至少观察 18 个月才考虑治疗放射性白内障。如果在肿瘤的早期或治疗的任何阶段出现玻璃体或视网膜下的"种植",在施行手术前需要观察 28 个月。在进行白内障手术之前,白内障手术医师应该与患者的家庭、RB 治疗医师就肿瘤的状态和手术风险进行个体化的评估和详细的讨论。肿瘤的复发率不尽相同。Brooks 等报道复发率在 10%,Honavar 等报道复发率在 31%,Miller 等报道复发率是 0。Miller 的手术间隔时间是最长的,提示手术时间间隔长和复发率低呈相关关系。在 Osman 的系列报道中,1 例复发的

病例为 RB 治疗完成后 37 个月进行了白内障手术,另外 2 例复发的病例仅仅观察了 3 个月和 5 个月。这证实了在行任何手术干预之前完全控制肿瘤的重要性,因为晶状体混浊难以充分观察肿瘤而出现延迟诊断,从而难以评估手术风险。虽然不知道最佳的时间间隔是多少,但一些研究已经表明,至少间隔 16 个月以上并且没有观察到肿瘤的复发。

(3)目前已经有 RB 细胞通过白内障手术切口传播肿瘤的报道。透明角膜切口可以降低不慎在结膜上种植肿瘤细胞的风险,透明角膜切口可以直接检查切口位置的复发肿瘤(不像角膜缘和巩膜切口,因为结膜的覆盖而难以观察)(见图 40-1)。

(4)晶状体后囊膜开口理论上增加了 RB 细胞通过切口向前房和眼外转移的风险。1990 年发表的多中心研究报道发生严重并发症的主要是进行后部晶状体切除手术的患者。其中 1 只眼进行后部晶状体切除后发生了视网膜脱离。作者建议持续的玻璃体混浊应避免行后囊膜切开术。白内障术后确认 RB 消退后稳定 6～12 个月,如果需要才谨慎行 Nd:YAG 激光后囊膜切开术。尽管如此,Portellos 和 Buckley 最近对 8 名 RB 治疗后的患者(11 只眼)放射性白内障进行白内障囊外摘除和后房型人工晶状体植入联合睫状体平坦部后囊膜切开和前部玻璃体切割手术进行了安全性的报道。文中指出如果后囊膜没有斑块和年龄限制,我们更倾向于避免切开后囊膜(见图 40-1)。然而,这些眼球后囊膜往往存在斑块(见图 40-2)或缺陷。在这种情况下,可能需要施行后囊膜切开术。尽管如此,我们仍然试图手动撕开后囊膜(保持完整的玻璃体前界面),避免前部玻璃体的扰动和随后的前部玻璃体切割术(见图 40-2C 和图 40-2D)。后囊膜切开术联合或不联合前部玻璃体切割术均能减少视轴混浊(图 40-3 和图 40-4)。

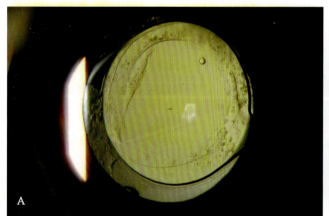
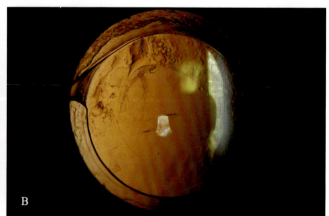

图 40-3 1 名 RB 患儿双侧放射性白内障进行手术治疗且随访了 3 年

在 7 岁时进行白内障手术,使用了手动连续环形后囊膜撕开术,并在囊袋内植入了 AcrySof® SN60WF 人工晶状体。没有进行玻璃体切割术(A)。左眼在术后 2 年进行了 YAG 激光后囊切开术(B)

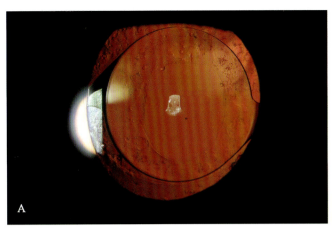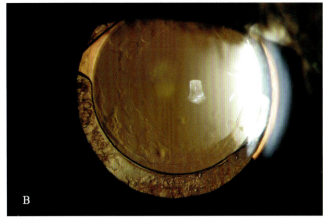

图 40-4　1 名患儿在 5 岁时行白内障手术并且术后随访了 3 年

右眼进行了后囊膜切开和玻璃体切割术（A），而左眼则行手动连续环形后囊膜撕开，没有进行玻璃体切割术（B）

（5）人工晶状体植入术本身没有增加肿瘤复发和全身转移的风险，并且在白内障术后还能提供良好的视觉恢复。但要注意的是 RB 患儿因泪腺被射线照射后泪液分泌不足造成干眼，不再适合配戴角膜接触镜。因此，在一些独眼的病例中，人工晶状体植入术是治疗无晶状体眼的唯一的最合适的选择。

（6）对玻璃体切割术中的废液进行细胞学检查，能够提供直接的 RB 细胞存活证据。在这种情况下，应考虑及时进行眼球摘除和辅助化疗同时伴或不伴眼眶放疗。

（7）保持密切的长期随访（图 40-5）是必要的，数年后仍有患儿可以检测到肿瘤复发和全身转移的可能。术后 RB 眼内复发是一个潜在的严重问题。各种内眼术后肿瘤的复发率为 0～45％。一项研究报道了3 只复发性 RB 眼（8％），其中 2 只眼需要摘除，另 1 只眼因 RB 在白内障切口的结膜下复发，需要行眶内容物剜除。RB 复发主要发生在那些持续性玻璃体混浊或手术中发生玻璃体积血的眼球中，但没有全身转移。手术中建议采取角膜缘切口的方法，尽量避免使用巩膜切口和后囊膜切开-玻璃体切割术。Honavar 等报道白内障术后 RB 复发率为 21％（7/34），这些复发后的眼球最后进行了眼球摘除，但这些白内障患者都没有发现肿瘤全身转移。大部分的肿瘤复发发生在第一年，最长的间隔为 19 个月。巩膜扣带术或睫状体平坦部玻璃体切割术肿瘤的复发率远远高于白内障手术。31 只眼（69％）进行睫状体平坦部玻璃体切割术后肿瘤持续消退。在 2 名患儿（4％）玻璃体切割液中进行细胞学检查，检测到存活的肿瘤细胞，术前该 2 名患儿因为玻璃体积血而不能进行肿瘤观察。这 2 名患儿都立即施行了眼球摘除术。对这些患儿

进行长期随访，有助于观察肿瘤细胞消退后的手术眼球是否会有一个理想的视力，是否有肿瘤复发需摘除眼球或是全身转移。

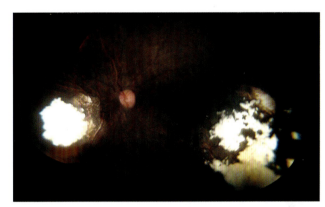

图 40-5　1 名 18 岁女孩左眼眼底

在 3 岁时因放射性白内障进行手术治疗。肿瘤消退后钙化病灶

Miller 的研究报道中，白内障术后 16 只眼中有 5只眼（31％）发生黄斑囊样水肿，3 只眼（19％）发生虹膜睫状体炎。这些并发症短暂，局部抗炎治疗有效。在随访期间，没有出现局部肿瘤复发、眶内肿瘤或全身转移性的疾病。没有发现人工晶状体移位、持续炎症反应、射性血管病变、视神经病变和视网膜脱离。

一、视觉重建

由于放射或早期眼球摘除，患儿另一只眼球可能存在明显的凹陷。在这种情况下，应该考虑给予低视力眼＋6.00 或＋7.00 的球镜或植入假体支架。这样会出现一个最佳的视觉效果，两眼显得更加对称。当对 RB 患者提出遮盖或阿托品抑制治疗时，应考虑整

体的临床情况。是患者家庭不堪负重吗？是残存的肿瘤使视网膜变形和治疗后的瘢痕使视力无法改善吗？记住，这些不是"普通"的弱视眼睛，还存在其他的病理原因，即使采用最严格的遮盖术也不能提高视力。有时，特别是一些很小的孩子在接受 EBRT 治疗后，会出现遮盖胶片过敏的现象。

二、最终视力

即使手术成功，最终视力取决于以下几个因素。除了视轴的清晰程度外，其他因素如弱视、屈光不正、黄斑瘤、放射并发症（角膜病变和/或视网膜病变）、视神经萎缩和慢性视网膜脱离都可以影响最终视力。最终视力结果与术前黄斑部受累程度呈正相关。最终的视力预后受限于最初的肿瘤侵犯黄斑的程度和放射后角膜的病变。

小结

在进行白内障手术前，应该与患者家庭一起讨论并权衡视力恢复的预期和肿瘤复发、转移的风险。对 RB 患儿放射性白内障是进行早期手术干预，还是直至肿瘤完全控制后延迟进行手术是一项极具挑战的选择。当前技术可以完成对 RB 完全消退后的放射性白内障儿童进行白内障手术和人工晶状体植入。尽管如此，考虑到肿瘤复发的风险，建议采取谨慎的方法，包括清洁角膜切口，如果可能的话尽可能地保留后囊膜。无论选用哪种方法，与患者家庭一起讨论现实的情况是有必要的。如前所述，视网膜病变可能是非常广泛的，有可能无法改善视力。当遇到罕见的病例时，应写成文献进行详细记录，当然还应取得患者的知情同意。

（邹　欢　译）

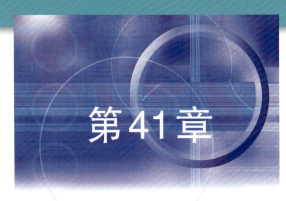

第41章

儿童白内障伴眼部及全身异常

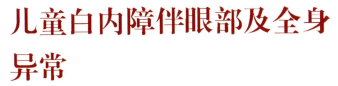

眼科医师都很清楚,小儿眼外科手术是具有挑战性的。异常眼的儿童白内障手术要求会更高。此外,患者伴有全身系统疾病也增加了麻醉风险(不管是在手术中,还是未来在麻醉下的检查)。合并全身系统疾病的白内障儿童比单纯的白内障儿童视力差,在这一章节中,我们将讨论眼部伴全身异常的儿童白内障。我们不罗列各种异常的疾病清单;相反,如果它们没有作为一个单独的章节在本书的其他部分进行讨论,我们将回顾这些异常疾病不同的处理或结果。

一、Alport 综合征(奥尔波特综合征)

Alport 综合征是一种遗传性肾炎伴有高音神经性耳聋和独特的眼部表现,在 19 世纪早期被报道。Guthrie 记述了家族性特发性血尿的几种情况,并提示母系遗传。1927 年,Cecil A. Alport 记述了一家三代进行性遗传性肾炎并发耳聋。他将血尿与听觉缺陷联系起来,并指出了疾病的严重程度与性别有关,随后很多家庭相继被报道,在 1961 年将之命名为 Alport 综合征。眼、耳、肾脏系统基膜的异常导致了 Alport 综合征患者 3 个特征性的器官异常(如眼部体征、感音神经性耳聋、遗传性肾炎)。

Sohar 对眼部体征进行了初步讨论。前部锥形晶状体是一个鲜明的特征,在其他任何个体观察到此种晶状体高度提示 Alport 综合征。前部锥形晶状体是一种罕见的双侧晶状体前表面突出呈锥形的症状。通常,凸起的部分由透明的皮层组成,而晶状体核仍然是完整的、无畸形的。因此,皮质病变认为起始于晚期的宫内或产后形成。与后球形晶状体相比更为少见。由于 Alport 综合征患者的肾脏疾病,前部锥形晶状体是一个系统性预后较差的重要指标。在 Alport 综合征患者中,前部锥形晶状体在男性中更为常见。大部分是 X 染色体连锁遗传(85%),虽然还存在常染色体隐性遗传(10%)或常染色体显性遗传

(5%)。除了 Alport 综合征之外,还有一些单纯的前部锥形晶状体病例报道和一些罕见的合并有 Lowe 综合征与 Waardenburg 综合征的病例报道。

(一)临床特征

当使用平行六面镜或裂隙灯的光带观察时,圆锥形晶状体呈轴向突起,在瞳孔区内常常呈圆锥的形状。轻度的圆锥晶状体是难以检查到的,但在裂隙灯下呈现与众不同的"油滴"(油滴在水中的类似效果)红色反射。由于晶状体棱镜区域的反射,导致患者眼底的光线不能到达检查者的眼睛。当裂隙灯难以观察时,有时也可以用眼底镜进行前部锥形晶状体的检查。

(二)眼部相关表现

1. **屈光不正** 近视和散光可能会逐渐产生。文献报道使用波前像差检查来检测圆锥晶状体的不规则散光。作者指出,圆锥晶状体引起不规则的散光是一个相对对称的球面像差;相反,典型圆锥角膜不规则散光是不对称的,呈彗差。

2. **角膜异常** 在青少年中经常见到角膜后部多形性营养不良(posterior polymorphous dystrophy,PPMD)和环形改变。角膜后弹力层增厚及内皮细胞的形状改变可以导致 PPMD。应该注意的是,无论是何种病因,在肾衰竭患者中可以观察到某些角膜的异常。这些异常包括伏格特(Vogt)白色角膜缘带和带状角膜病变。如果观察到这种异常,必须谨慎地对患者的肾病病因进行完整的鉴别诊断。

3. **青光眼** 虹膜角膜粘连和 PPMD 产生的透明膜增加了这些眼球青光眼的风险。

4. **白内障** 在一些 Alport 综合征患者中观察到晶状体混浊。首先,前囊下皮质性白内障可继发于前部圆锥晶状体前囊膜破裂。自发性囊膜破裂可导致全白性白内障。仔细检查时可以发现在裂隙灯下通常可以观察到小裂缝与分裂形成,这就让我们认识到

这些变化预示着晶状体即将破裂。其次,肾脏移植术后使用类固醇可能导致后囊下白内障(posterior sub-capsular cataracts,PSC)的出现。再次,内部锥形晶状体可看作是一个后投射的后板层混浊。前锥形晶状体伴后球形晶状体已有报道。还有报道称 Alport 综合征伴有罕见的晶状体缺如。

5. 眼底 在黄斑和视网膜中周部的地区可以观察到黄白色和银白色斑点。

(三)前囊膜和锥形晶状体

Alport 综合征是由Ⅳ型胶原的一个 α 链内的遗传缺陷造成的,α 链是身体基膜的一个重要构成成分。在眼球中,主要影响了晶状体的前囊膜。Streeten 等证实晶状体囊膜的特殊组化结构受到了影响。他们推测 Alport 综合征患者晶状体囊膜的病变与肾小囊基膜缺损的改变类似。研究发现 Alport 综合征患者眼中晶状体中央前囊膜厚度是正常厚度的 1/3,与正常的囊膜相比,含更多的纤维,同时局部还伴有大量的含纤维状物质的囊膜裂口和空泡。圆锥晶状体病

理性变薄、异常的上皮细胞和纤维可以导致前囊膜膨出。Kato 等还指出,晶状体前囊膜变薄的同时在晶状体囊内还存在许多纵向囊膜内裂口。除了囊膜的解剖结构出现问题外,由于调节时晶状体的改变和正常的生长变化,使得原本脆弱的结构还要承受额外的压力。有文献报道称在一个由 COL4A5 基因突变导致的前部锥形晶状体的患者眼球中,发现前囊膜异常 α 链的组成(Ⅳ型)。

前囊膜的薄弱可能会使囊膜发生破裂,导致前囊膜下皮质性白内障或全白性白内障。文献已经报道了创伤性和非创伤性的晶状体囊破裂;相反,在另一些报道中指出,这些眼的前囊膜没有如此脆弱(当进行前囊膜切开时)。这些作者认为囊膜的变脆变薄可能出现在病情的晚期。

(四)治疗

前部圆锥晶状体眼球的推荐治疗方法如图 41-1 所示。

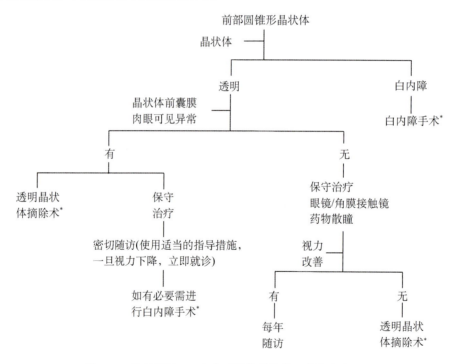

图 41-1 流程图展示了当前对圆锥晶状体眼球的治疗建议

*另一只眼球一般需要在几周内进行手术

1. 保守治疗 即使没有晶状体混浊,屈光不正也可以严重影响视力。在这种情况下,眼镜或角膜接触镜应该是首位的治疗方法。应该告知 Alport 综合征患者可能发生的自发性创伤性和非创伤性的前囊膜破裂并发症,完全性白内障的形成需手术治疗,并告知如果发生任何突然的视力变化需及时就诊。需要定期使用裂隙灯仔细检查圆锥晶状体的变化,包括前

囊膜破裂的迹象。继发于晶状体改变导致的视力下降可选择使用局部散瞳治疗。如果患者存在轴性的混浊,可以使用去氧肾上腺素。如果患者有高血压,使用去氧肾上腺素必须谨慎,对其进行浓度稀释是另一种可行的选择。

2. 手术方法 尽管使用了各种方法,保守治疗可能无法令人满意地提高患者的视力。在这种情况下,

透明晶状体摘除和人工晶状体植入是合理的选择。偶有报道创伤性和非创伤性的前囊膜破裂促使一些眼外科医师更加积极地治疗本病。当出现破裂的前兆(在顶尖附近的囊膜出现新生的裂纹和细小裂缝)时,应当考虑透明的晶状体摘除和人工晶状体植入。前囊膜的破裂可能需要紧急的干预,不受控制的自发性前囊膜(通常是从赤道到赤道撕裂)破裂增加了内眼手术的困难。

虽然透明的晶状体摘除是这种眼球的一种可行的治疗方法,但应谨慎地记录校正后的远视力,并和患儿或家长讨论各种选择方案。同其他晶状体手术一样,其存在严重和少见的并发症(如眼内炎),在这种情况下记录诊治过程是非常重要的。

无论是对透明的晶状体或是白内障进行手术操作时,在手术过程中均应该格外地小心。Herwig 等报道了 Alport 综合征患者角膜组织的改变。组织学显示明显的不规则上皮基底膜与前弹力层增厚和内皮细胞的改变有关。这些表明在手术中应该采取额外的措施来保护角膜内皮细胞。因为前囊膜脆弱,因此在进行前囊膜切开时也应该格外注意。然而,一些作者报道指出,这种眼球进行前囊膜切开时没有碰到任何额外的困难。也许前部锥形晶状体前囊膜脆弱是晚期才需要注意的,而不是早期干预时需要注意的。我们的经验是前囊膜切开时与同龄人相比没有区别。毫无疑问的是,囊膜的中心是脆弱的,但如果注意控制撕囊的周边远离脆弱的中心(使用足够的黏弹剂),就可以形成牢固的囊膜边缘。对于剩下的手术步骤,遵循一般手术原则(参见其他章节)即可。一旦一只眼进行手术,另一只眼也可能需要进行手术,以达到更好的双眼视力,并预防另一只眼出现前囊膜破裂。

(五)支持疗法

对 Alport 综合征进行治疗,适当的遗传咨询是有必要的。由于发展延缓和社会融合减少的高风险,治疗需要医疗、行为、心理和教育专家团队的努力。在参加体育活动时,Alport 综合征患者也应考虑使用保护镜(图 41-2～图 41-4)。

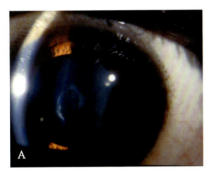
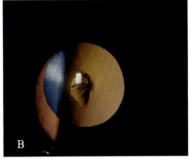
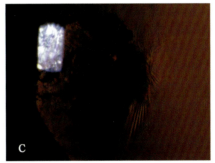

图 41-2　1 名 12 岁的非裔美国 Alport 综合征男孩右眼患有前部锥形晶状体。裂隙灯检查,前囊膜旁中心出现早期自发性撕裂
A. 直接分裂照明;B. 后部反光照相法;C. 自发性破裂的高放大倍率

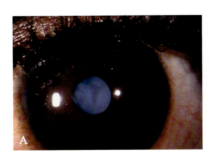
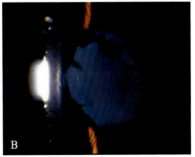

图 41-3　图 41-2 中所描述的眼球。前囊膜出现非创伤性破裂后发生完全性白内障
A. 低放大倍率;B. 高放大倍率

(六)结论

总之,Alport 综合征对眼科医师提出了许多挑战。患者表现出遗传性肾炎、听力损失和眼部表现的三联征。对这个家庭进行全面遗传特性的调查是必要的。对这些患者应该采用多学科的方法进行管理,包括援助发展不足和社交缺失,来减少生活质量中的

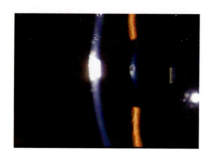

图 41-4　图 41-2 相同患儿的左眼

不利影响,提高治疗结果。眼科医师有必要对 Alport 综合征进行密集随访。如果观察到早期或即将发生前囊膜的破裂,应该考虑透明晶状体摘除手术,避免晶状体前膜囊发生不可控的破裂和随后而来的需要紧急干预的白内障的形成。

二、骨髓移植

对骨髓移植进行放射治疗和类固醇治疗时,白内障是一种常见迟发性并发症。糖皮质激素的大剂量和长时间的治疗是白内障发生的重要危险因素。全身照射作为白内障发生的危险因素也被广泛研究。Holmstromt 等比较了骨髓移植前的患儿使用全身放射治疗或白消安治疗时白内障的发病率。在这项研究中发现白内障的主要发病原因(95%)是全身放射治疗,次要致病原因(21%)是白消安治疗。研究还表明,接受全身照射治疗的儿童在 BMT 后发生白内障时间较白消安治疗儿童早。后囊下白内障是最为常见的类型。囊膜下白内障主要发生在 BMT 治疗后的第一年内。Frisk 等报道白内障发生在儿童自体的骨髓移植术后。作者观察到所有接受全身放射治疗的儿童都发生后囊下白内障(n=29)。6 名患者(10 只眼)需要白内障手术治疗(平均 BMT 治疗后的 5 年,总体在 4~9 年)。我们随访了该组的 3 名儿童(6 只眼),视力较好,在这个队列中,双侧白内障发展缓慢,而且发生年龄相对较大。

三、先天性风疹综合征

先天性风疹综合征仍然是世界上许多地方常见的可预防的先天性白内障致病原因(图 41-5)。此类型的白内障通常为双侧,并且患儿伴有耳聋。获得性风疹感染是一种自限性疾病,是儿童或成人中相对良性的病毒性疾病,如果孕妇在怀孕的前 3 个月感染,有可能使发育中的胎儿发生严重的并发症。据估计,在印度的 50 000 名出生后患有先天性白内障的儿童中,25% 的母亲在妊娠期间感染了风疹病毒。在工业化的国家中,风疹比较罕见,但仍然是一个有史以来的公共卫生风险因素,特别是在外来移民的人群中。

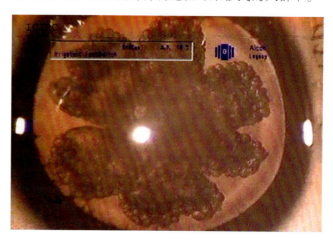

图 41-5　风疹性白内障(由印度艾哈迈达巴德 Abhay R. Va-savada 博士提供)

Norman Gregg 观察到在 1941 的上半年,在悉尼出现了一个不寻常数量的先天性白内障病例。有报道称在澳大利亚的各地区,在同一时期也出现了类似类型的病例。其发生的频率、不寻常的特点及广泛的分布需要密切调查。他与澳大利亚的同事联系,最终记录了 78 例病例。他们发现早期孕妊娠妇女德国麻疹(风疹)感染为白内障的致病原因。

此类白内障表现不同,可累及除晶状体最外层的所有结构。Gregg 认为白内障发生过程开始于胚胎的早期。具有特征性的中心或核性白内障是 Gregg 观察到的独特症状。由于晶状体部分被吸收,部分性白内障可能发展成全白性白内障,甚至膜性白内障。这些眼中核性白内障为 90%(336/40);2 只眼为全白性白内障,2 只眼为膜性白内障。除了白内障还可能伴有小眼球和不良的瞳孔散大。术后青光眼的发生率较高。

Scheie 等报道了 49 例先天性风疹性白内障患儿。对患有先天性风疹白内障患儿的 16 只眼的眼内标本进行培养,7 只眼培养出风疹病毒。其中,产生病毒的婴儿最大年龄为 18 个月。鼻腔和喉咙标本中没有培养出病毒,而在眼内标本中培养为阳性结果,提示眼中病毒存活的时间比其他组织要长。病毒在眼内长时间的存在可能是先天性风疹白内障术后并发症发生率高的原因之一。

Vijayalakshmi 等报道 6 只眼的最终随访视力好于或等于 6/24,22 只眼的视力小于 3/60。术后并发症为:有 18 只眼(45.0%)出现一过性角膜水肿,5 只眼(12.5%)发生青光眼,1 只眼(2.5%)发生后发性白内障,1 只眼(2.5%)发生前房积血。如上所述,他们报道中最为常见的为一过性角膜水肿,并认为这种水肿与病毒入侵角膜内皮细胞有关,并反映了手术对已经损害的角膜内皮细胞造成了损伤。

四、糖尿病

在 1 型糖尿病青少年儿童中,白内障是一种罕见的并发症(大约 1%)。1798 年 John Rollo 首次记载胰岛素依赖型糖尿病(insulin-dependent diabetes mellitus,IDDM)患者发生白内障。1934 年,O'Brien 和 Malsberry 对 126 名年龄在 2～33 岁的糖尿病患者进行研究,发现 16% 发生白内障。糖尿病患者的白内障通常是双侧的,可以是轻度或重度(全白性)的(图 41-6)。糖尿病患者也会发生单侧性白内障,但需要密切随访,因为对侧眼也可能发生白内障。较为年轻的糖尿病患者发生糖尿病性白内障比较独特,具有持久的症状或控制不佳的病史。迅速发展的白内障在年轻人中甚至被描述为糖尿病的一个表现特点。这些应该进行详细的病史询问和适当的实验室检查。对于慢性白内障,一项研究表明良好的代谢控制并不能阻止白内障的形成。然而,大多数的研究包括刚才提到的研究指出,这些患者的代谢控制一般较差。

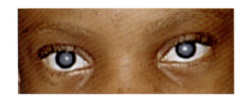

图 41-6 1 名糖尿病患儿双侧全白性白内障

糖尿病儿童的白内障通常有一个前囊膜或后囊膜下液泡或高密度的白色皮质呈雪花样混浊。白内障可能出现静止、部分消退或随着糖尿病病情的适当治疗而发生进展。现已证实早期的白内障可以通过控制代谢、正常化的液体和电解质状态而消退,但是晶状体蛋白一旦发生凝固变性就会永远存在。

糖尿病白内障的形成机制是多因素的,且并非所有的糖尿病患儿都有白内障。局部因素、遗传倾向、营养状况和其他潜在的原因如类固醇的使用等在糖尿病性白内障的发展过程中都可能会发挥作用。渗透假说中通过细胞培养研究、半乳糖喂养大鼠和大鼠醛糖还原酶抑制剂证实醛糖还原酶在高血糖相关性白内障的形成中起着关键性的作用。对犬进行研究后表明醛糖还原酶也存在类似的机制。成年太的晶状体醛糖还原酶的活性与人类相似。细胞内多种通路使得过多的葡萄糖通过醛糖还原酶转化成山梨醇。山梨醇由山梨醇脱氢酶转化为果糖,穿过细胞膜。细胞内山梨醇的增加导致渗透梯度的改变,引起晶状体纤维肿胀和随后囊膜通透性的改变。这种改变导致钾离子和氨基酸的丢失,同时钠离子升高和晶状体蛋白停止生成。晶状体水和电解质的持续紊乱导致晶状体混浊的产生。

Ehrlich 等报道了 10 年间 10 例胰岛素依赖型糖尿病(IDDM)儿童白内障病例。这些 IDDM 患儿确诊年龄在 3 周到 14 岁,白内障确诊年龄在 6～16 岁。10 名患儿的平均代谢控制水平较差。Montgomery 和 Batch 报道了超过 16 年糖尿病病史的 9 例糖尿病性白内障患儿。糖尿病性白内障的平均患病年龄为 10.1 岁。其中,2 名患儿诊断白内障的年龄为 IDDM 的确认时间,1 名为诊断糖尿病后的 3 周,另外 6 名在诊断糖尿病后的 1.7～13.0 年后才发生白内障。作者指出 9 例患儿中代谢控制水平普遍较差,只有 1 例患儿达到满意的平均糖化血红蛋白水平。Falck 和 Laatikainen 回顾性分析了 600 例儿童糖尿病性白内障的发生及可能诱发因素。其中 6 例患儿(1%)需要手术治疗。他们诊断白内障的年龄在 9.1～17.5 岁,糖尿病的病程在 0 到 3 年 11 个月。所有患儿白内障类型是相似的,如双侧的雪花样晶状体皮质混浊和后囊下型白内障。6 名患儿中有 4 例出现糖尿病症状后至少 6 个月才开始进行治疗,5 例因酮症酸中毒入院治疗。在 11 只眼进行手术后,其中 1 只眼在术后即刻观察到糖尿病视网膜病变。3 名患儿在术后 7～10 个月内发生增殖性糖尿病视网膜病变,糖尿病病程为 6.3～11.8 年。

我们已经报道在 6 个儿童眼科诊所中收集的 11 例(22 只眼)患儿的研究结果。平均糖尿病的诊断年龄为 9.6 岁(区间为 6 个月到 14 岁),而白内障的诊断年龄为 10.7 岁(5.0～15.5 岁)。在 2 例患儿中,白内障的诊断在胰岛素依赖型糖尿病的诊断之前,而在 3 例患儿中,两者同时诊断。在一些患儿中双眼发生白内障,而另一些患儿中发生单眼白内障,随后在另一只眼也发生白内障。多种研究报道称糖尿病性白内障多倾向发生于女童。这与我们的研究结果相似,11 例患儿中 8 例是女性。我们研究发现患儿的白内障混浊形态表现为后囊下混浊、片状混浊、整个核混浊和致密的乳白色的全白性白内障。11 例患儿中有 9 例(17 只眼)进行了白内障摘除术,15 只眼的术后视力为 20/40 或更好。其中,13 只眼植入了人工晶状体,6 只眼进行了首次(或一期)后囊膜切开术,而另外 11 只眼晶状体后囊膜保持完整。在有关成人的文献报道中,与非糖尿病患者相比,成人糖尿病患者在白内障术后更容易发生后囊膜混浊性白内障。在儿童中如果后囊膜完整,后囊膜发生混浊的风险也会更高。糖尿病性儿童白内障也有较高的发生风险(图 41-7)。儿只眼在白内障术后有 8 只眼最终需要行 Nd:YAF 后囊切开术。2 名患儿发生糖尿病视网膜病变。有报道称白内障手术会增加糖尿病视网膜病变的风险。尽管如此,就我们所知,一期后囊切开和玻璃体切割术对糖尿病视网膜病变的影响还未报道。理论上,这些眼球都存在糖尿病视网膜病变的高发风险,需要进行长期的随访(图 41-8)。

总之,白内障是糖尿病的一个临床表现,不明原因的儿童性白内障应该质疑为糖尿病的典型症状,并对血糖进行评估。早期诊断和初期的代谢控制非常重要,因为临床症状初期到治疗的时间间隔可能影响白内障的形成。早期的白内障检测与明确病因到后续的血糖控制及眼科医师对手术摘除的评估对小儿糖尿病性白内障的治疗至关重要。当视力发生减退时,现代技术可以安全地进行白内障手术,给予密切随访,以监测潜在的糖尿病视网膜病变的发生。

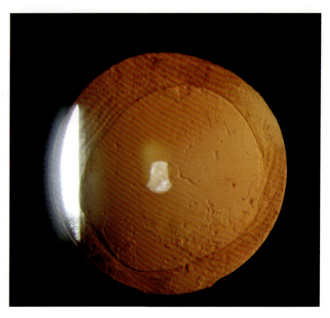

图 41-7 患儿在 12 岁时进行了白内障手术。术后 2 年晶状体后囊膜保留完整,囊袋中植入了 AcrySof® 人工晶状体

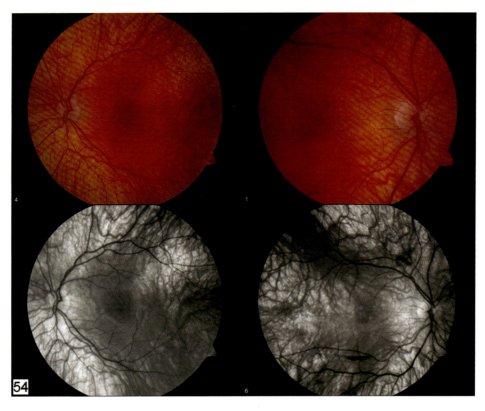

图 41-8 1 名糖尿病女童,在 13 岁进行了白内障手术,术后随访 16 年。患者右眼主诉飞蚊症。左眼出现视网膜前的出血和玻璃体积血。就轻度非增殖性糖尿病视网膜病变的性质与患儿进行了讨论,并强调严格控制血糖、血压、血脂,强调避免吸烟和维持正常体重

五、唐氏综合征

在唐氏综合征患儿中经常可以观察到晶状体混浊(图 41-9 和图 41-10)。1910 年,Pearce 等报道了在

28 例唐氏综合征患儿中,19 例患儿有不同类型的晶状体混浊。据报道,在爱尔兰年龄为 3 个月到 19 岁唐氏综合征儿童,白内障的发病率为 4.6%。在丹麦有一项关于唐氏综合征和早期白内障人群的研究(0~

17 岁先天性和发展性的),研究发现晶状体混浊的整体发生率为 1.4%(视觉显著性 1%)。Gardiner 等报道患有唐氏综合征患儿的 467 只眼中,有 33 只眼(7%)的晶状体混浊需要进行手术。其他的研究显示英国唐氏综合征患儿中,5.4%(243 例患儿中有 13 例)早期发生白内障,丹麦的发生率为 2.8%(1027 例患儿中有 29 例)。Lim 等观察到在综合征相关性的儿童白内障中,唐氏综合征占 1/3,另 1/3 表现为致密的全白性白内障或近全白性白内障,其余是后囊下白内障和核性白内障。在 Lim 的文献中患儿平均发病年龄为 2 个月,主要表现为双眼白内障。18 名患儿中有 16 名需要手术,手术平均年龄为 3.3 个月。10 名患儿中患有斜视。

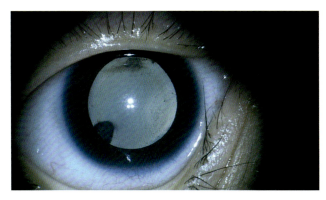

图 41-9　对 9 个月的唐氏综合征患儿进行先天性泪道阻塞探通时发现视觉无障碍性白内障

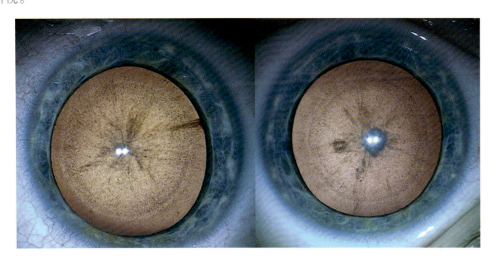

图 41-10　在 18 岁的唐氏综合征女孩中发生双眼视觉障碍性白内障。右眼视力为 20/100,左眼视力为 20/200

　　在 Haargaard 和 Fledelius 的研究中,手术平均年龄为 2 岁。唐氏综合征患儿因配戴角膜接触镜或眼镜困难,更适合于人工晶状体植入术。众所周知,因为唐氏综合征患者近视和高度近视漂移的发生率较高,在选择人工晶状体度数时应加以考虑。据报道,唐氏综合征患儿的视网膜脱离发病率(6%)比普通人群要高,这可能是由于高度近视所致。Hiles 等报道了唐氏综合征患儿因自伤导致 3 只眼丧失。我们发现在首次进行人工晶状体植入术后患儿由于自伤 4/14 眼(28.5%)出现人工晶状体复位/脱位的现象。

六、青光眼相关性白内障

　　青光眼是一种众所周知的白内障手术并发症。然而,青光眼也可伴随白内障或青光眼术后发生白内障。当白内障和青光眼同时存在时,需要评估哪一个对视觉构成威胁并且需要紧急治疗。如果青光眼能够被药物控制,白内障需要首先进行手术。如果白内障是局部的,但青光眼是婴幼儿型青光眼,那么就先

做青光眼引流手术。如果病情严重也可以同时进行白内障手术和房角切开术或小梁切除术,正常情况下行房水引流物植入时通常要与白内障手术分开进行,但是如果在指征允许情况下,两者也可以同时进行。Al-Hazmi 等记录了在 180 只眼中使用丝裂霉素 C 的青光眼术后 2 只眼发生白内障。先天性青光眼中已有角膜失代偿的报道,因此在此类眼球中进行白内障手术时应该额外小心,避免角膜的损伤。

七、Hallermann-Streiff 综合征(哈勒曼-斯特雷夫综合征)

　　Hallermann-Streiff 综合征是一种具有特征性的面部外观畸形(短头畸形、小颌畸形、薄而尖的鹦鹉鼻),以及身材矮小、皮肤异常、多种器官发育延迟的综合疾病。白内障的发展有一种再吸收的倾向,即使这样,手术中仍然需要切除混浊的囊膜。这种膜性白内障是因为晶状体蛋白重吸收而形成的薄的纤维晶状体。前囊膜和后囊膜融合形成一种白色致密膜,这

种表现在 Hallermann-Streiff 综合征中非常典型,但在先天性麻疹和 Lowe 综合征中也可以见到。

八、Lowe 综合征

Lowe 综合征(眼脑肾综合征)是一种 X 连锁的隐性遗传病。该综合征是由 Lowe 在 1952 首次描述,其特点是精神发育迟滞、肾近曲小管 Fanconi 综合征和先天性白内障。其他表现包括青光眼、角膜混浊(瘢痕疙瘩)、眼球内陷、肌张力减退、代谢性酸中毒、蛋白尿和氨基酸尿。Lowe 综合征患者往往表现出典型的面部特征,包括前额突出、深陷的眼球、胖胖的脸颊、白皙的皮肤和金发(图 41-11)。

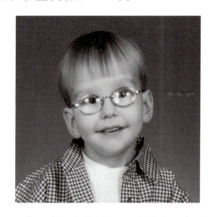

图 41-11　1 名 8 岁具有典型 Lowe 综合征面部特征的患儿

(资料来源:Kruger CJ,Wilson ME Jr,Hutchinson AK,et al. Cataracts and glaucoma in patients with oculocerebrorenal syndrome. Arch Opththalmol.2003.121(9):1234-1237.)

Lowe 综合征患儿患有双眼白内障,通常认为在出生或出生不久出现视觉明显障碍。在一个队列的 Lowe 综合征病例中,12 只眼中有 10 只眼发生白内障,类型为全白性白内障或核性白内障,常伴有后极部斑块性混浊。晶状体的特征性表现包括皮质全层的多个灰白色混浊,常为楔形。Tripathi 等提示 Lowe 综合征特征性的晶状体混浊是由晶状体细胞遗传缺陷引起的。这种缺陷体现在胚胎发育的早期,晶状体混浊的发展与先天性遗传异常和当时晶状体的外环境有关。扁平、盘状或环形的白内障可以通过遗传缺陷和后续的原始晶状体后纤维退化引起。其他的表现,如前极性白内障、囊膜下纤维斑块、囊肿、囊细胞(bladder cells)及后圆锥形晶状体不是 Lowe 综合征所具有的特征性表现。作者进一步指出,Lowe 综合征白内障发病机制可以用 Lyon 假说解释,即在胚胎发育早期过程中(在原始条纹的阶段),女性两个 X 染色体中的一个为失活状态。他们认为女性携带者晶状体混浊率较高的原因是由于 X 染色体的随机失活。在男性患儿中,由于没有正常的 X 染色体抑制 Lowe 基因,所有的晶状体细胞都受到了影响。对于女性携带者,可以在对晶状体检查的基础上进行临床确诊。利用限制性片段长度多态性分析方法,将此综合征的基因已定位于 Xq25 区。

Kruger 等在 Storm 眼科研究所进行回顾性研究并发表了 Lowe 综合征白内障手术后的结果,77 例患儿(14 只眼)Lowe 综合征相关性白内障被确诊和报道。平均的白内障手术年龄为 1.2 个月。除 1 名患儿外,其他患儿在出生后 2 个月内进行白内障手术,较少使用人工晶状体植入。手术时的年龄、青光眼的发生倾向和不良的瞳孔散大被认为是白内障手术未进行人工晶状体植入的原因。Spierer 和 Desatnik 观察到 2 例 Lowe 综合征患儿白内障手术结束时自发性前房积血,所以针对这些患儿进行青光眼的随访是非常重要的。青光眼可能发生在白内障之前,与白内障同时出现或白内障术后任何时间发生(图 41-12)。在 Storm 眼科研究所的系列报道中,许多眼睛在全麻进行白内障手术检查时诊断为青光眼。应该对患儿密切进行眼压监测,视杯和屈光度数改变的观察,以便及时发现和治疗青光眼。

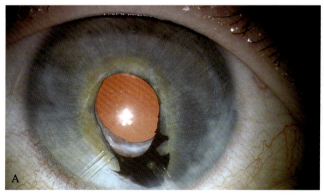
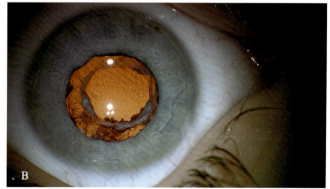

图 41-12　1 名在婴儿时期进行白内障手术治疗的 Lowe 综合征患儿的双眼。双眼进行了二期人工晶状体植入术。右眼进行了 2 次青光眼引流物的植入

对这些患儿难以进行视力结果的评估,因为他们存在严重的发育迟缓。在 1986 年,Tripathi 等报道最好的预期视力在 20/100 之内。即使早期手术和早期的透明人工晶状体植入,这些患儿的视力也不可能达到正常水平,且还常发生眼球震颤。

九、Stickler 综合征

Stickler 综合征是一种常染色体显性遗传疾病,眼部和全身的临床症状包括近视、斜视、青光眼、玻璃体视网膜退行病变、视网膜脱离和白内障。Stickler 综合征中可以观察到各种类型的晶状体混浊。Seery 等对 133 例 Stickler 综合征患儿的白内障特征进行了评估。在 231 只眼中有 115 只(49.8%)发现不同类型的白内障或无晶状体。最常见的和特征性的病变为楔状和斑点状的白内障,93 只白内障眼中有 40 只眼(43%)具有这种改变。这些独特的混浊可作为 Stickler 综合征的临床标志,有助于其早期诊断。Stickler 综合征患儿的白内障还可能发生于视网膜脱离手术后,但患儿最终视力往往较差。

十、胎儿酒精综合征

妊娠期母体乙醇滥用导致胎儿眼畸形和视力严重受影响。较高比例(90%)的胎儿酒精综合征(FAS)患儿患有眼部异常,包括外眼部畸形、眼球运动异常和内眼结构异常的缺陷。最常见的表现为视神经发育不全和视网膜动脉迂曲。Stromland 观察到 13% 的 FAS 患儿存在眼前节和屈光介质的异常,如小角膜、虹膜缺损、白内障和永存玻璃体。我们关注过 1 例 FAS 患儿(图 41-13),其在 12 岁时单侧白内障进行了摘除,术后 1 个月矫正远视力为 20/150。

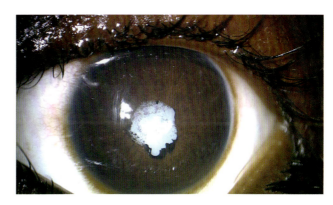

图 41-13 1 名 FAS 患儿致密白内障

(邹 欢 译)

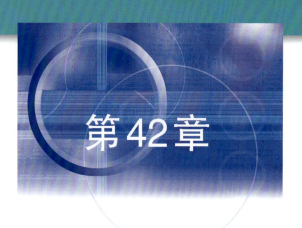

第42章

发展中国家儿童白内障

在世界范围内,估计有 140 万儿童失明,其中约 190 000(14%)是由于未做白内障手术、白内障手术带来的并发症,以及由于白内障手术延迟导致的弱视或存在与白内障相关的其他异常。儿童白内障的致盲给发展中国家带来了巨大问题,主要体现在人群的致残率、经济损失和社会负担方面。即使在工业化国家,儿童白内障的治疗仍然是一个挑战。治疗儿童白内障是一件困难和繁重的工作,需要一个专业团队的共同努力。成人白内障的治疗已进行了很多年,儿童是社会的未来,在发展中国家儿童白内障的治疗更应该得到关注。儿童失明或视力障碍带来的不仅仅是视力的损失,对于患儿的整体发展、教育过程和职业生涯可能会产生巨大的影响。为了保证失明的白内障儿童拥有最好的远期疗效,发展中国家的眼科医师应该采用规范而合理的小儿外科技术。本章重点介绍实用指南和建议,帮助发展中国家的眼科医师和卫生计划人员对儿童白内障疾病进行处理。

世界上有 140 万的失明儿童,大约 90% 在亚洲和非洲,75% 是可以预防和治愈的。根据国家社会经济发展程度不同,失明的患病率各不相同。在发展中国家,失明率可高达每 1000 人口中 1.5 人失明,与工业化国家相比,高出 10 倍。由于患者一生都处于失明,称为"失明年"(blind-years),此残疾负担非常巨大。今天失明的孩子可能与我们一直相伴到 2050 年。恢复 1 个失明孩子的视力,相当于恢复 10 个老年人的视力,称为预防盲人年(blind-person years)。无论是何种原因,失明儿童在一生中对其自身和家庭都会产生深远的影响。这将深刻地影响患儿的教育、就业、个人和社会前景。控制儿童失明是世界卫生组织(WHO)一个头等事务,其目标是到 2020 年消除可避免的失明儿童。

眼科医师、儿科医师和麻醉师分布不均,是发展中国家面临的一项独特挑战。一般而言,医疗服务主要集中在较大的城市,而农村地区的居民往往生活在医疗保健服务团队所提供的服务范围之外。

一、卫生计划人员和外科医师的指南和建议

延迟就诊和晚期手术治疗是儿童白内障严重视力障碍和失明的主要原因。对儿科医师、农村卫生所工作人员、助产士、眼站工作人员进行教育和培训,以帮助筛查无视网膜红光反射和视觉功能差的新生儿、幼儿及学校适龄儿童,帮助早期识别和转诊患有白内障的儿童是非常重要的工作。虽然早期手术干预和迅速恢复光学刺激是防止不可逆转的剥夺性弱视必不可少的工作,但对延迟就诊的白内障患儿进行手术也可以帮助恢复其的视觉功能。为儿童提供良好的眼保健工作需要一个团队的合作,眼科医师需要与其他卫生计划人员和教育人员合作,以最大的努力帮助受视力障碍和失明影响的儿童。

初级医务工作人员应学会识别白内障。眼科助理医师与初级医务工作者可以通过筛选和推荐需要手术或特别关注的患儿,这样可以最大限度地提高有限的眼科护理的效率。同样需要强调的是,所有类型的眼科工作人员都需要持续进行教育和眼科研讨会学习,以提供必要的激励和鼓励并更新他们的知识和技能。大多数发展中国家和发达国家通过一个层级系统提供卫生服务,通过中心医院来支持小型和农村的卫生服务中心。例如,在非洲和亚洲,许多国家已经建立了一个三级系统,包括初级系统、中级系统和第三级系统。初级卫生保健工作者可以诊断和治疗最常见的疾病,并将复杂的病例推荐到相关的治疗机构。初级卫生保健工作者通常转诊到二级卫生系统。省、区、街道医院和健康中心是二级医疗单位。眼科医师被分配到省级医疗单位,有时到区医院。城市中心医院通常是一所医学院的附属医院,是三级系统。较大的国家、省、地区的三级医院可能有多个。这些

医院通常是一个大型综合医院,可提供多元化的专业服务。我们相信,白内障失明患儿的手术应该由专业的、设备齐全的小儿眼科保健中心完成,以综合性的眼科手术中心为基础,常规地开展儿童白内障手术。

有许多人,与社区特别是村级卫生单位有着密切的联系。他们通过运用适当的知识,可以帮助预防失明。这些人可能包括学校老师、村领导(mukhia)、宗教领袖、传统接生员和其他在发展中国家的农村地区有杰出影响的人。关键知情者使用前面所述的方法来确认失明儿童,这种方法已经在孟加拉国和马拉维取得了巨大的成功。

儿童眼保健站是一个由初级卫生系统和教育服务系统组成的帮助识别儿童视觉障碍的团队,并且儿童眼保健单位依附于具有医疗和手术服务的三级卫生系统。国际 ORBIS(一个致力于为世界各国盲人和眼疾患者恢复光明的国际性慈善机构)已经采用这种方法组织其他非政府组织在这些地区进行儿童失明的防治工作。为了使术后屈光不正和弱视的治疗有更好的依从性和促进儿童教育需要的敏感性,转诊不仅是从初级单位转向三级中心,同样也可以向相反的方向进行。宣传活动可以通过卫生保健人员、广播、电视和其他媒体利用多种机制在多个层次之间展开。服务组织(如狮子会、扶轮社)需要经常开展推广活动。秋季可能是手术不多的季节,因为前往一个集中的治疗中心可能会影响患儿家庭生活。许多学龄儿童父母宁愿在学校年假期间进行手术治疗。

有效地说服父母让他们的孩子接受白内障手术的方法就是在社区里展示已经有其他孩子接受手术后恢复了良好的视力。良好的手术效果会对父母的决策产生非常重要的影响。因此,在初始阶段,"选择患者"是非常重要的。患儿拥有良好的视觉诱发电位(无震颤或小眼球)可以优先考虑手术,以取得家长和社区负责人的信任,让家长相信手术能给盲童带来希望。在建立一些初步的成功病例后,条件较差的病例也可操作。

在一些地区,一些设施虽然到位,但没有得到充分利用。训练有素的工作人员这类宝贵资源经常被白白浪费或者使用不当。由于没有基本的设备,或者配备的设备往往也是廉价和简单的,其利用率很低。因此,应该提高诊断眼科疾病的基本仪器(视力表、手电筒、直接检眼镜等装备)的质量。在干预治疗前后测量儿童视力,有助于判断治疗效果。8~9 个月的儿童可以用易于辨认的图表来测量视力。

例如,像小儿白内障这类依靠全自动机械化的手术,在手术过程中电源的不稳定和突然断电是发展中国家面临的额外挑战。使用更好的电池作为电源为玻璃体切割术提供了帮助。

有人提出我们应该将改进好的方法和仪器从西方传播到世界各个地方,那么所有的问题就都能得到解决,即使这样的传播是有可能实现的,也不会改变现状。例如,无论制造多少玻璃体切割机,这都完全不能解决问题。因为机器会出现问题,玻璃体切割机的耗材成本会阻止其日常使用。我们看到一些机构有玻璃体切割机和熟练掌握手术技能的医师,但由于采购不到配套管道和手柄,机器无法使用。一般来说,最明智的选择就是在发展中国家使用可重复利用的管道系统和玻璃体切割手柄。理想的机器是停电时能迅速启动,在有灰尘的环境中也能正常工作,并且具有模块化设计且易于维修,当氮气或压缩空气供应枯竭时机器也能继续工作(文氏管和蠕动泵系统联合)。此外,在生物医学仪器的维护和维修培训,与手术培训的投资一样是会得到回报的。

手术方法需要适合发展中国家的国情,其必须兼顾成本和效率。对于儿童白内障的手术治疗在本书的其他章节中另有描述。然而,根据发展中国家的国情、交流和随访的困难,发展中国家比发达国家更偏好"一劳永逸"的手术方法,而非阶段性的手术技术。因此,最好做更全面的手术治疗,而不是尝试需要重复的手术治疗。当术后随访的依从性不确定时,需要一并行后囊膜和前部玻璃体切割术,随访可以延迟到较大年龄,如到十几岁甚至更长。

二、儿童双眼白内障手术同时或相继进行

对于双眼白内障儿童,一些作者建议双眼同时手术来解决发展中国家积压已久的白内障盲(参见第 9 章)。对发生双侧致盲性的眼内炎或双侧术后伤口裂开的恐惧,使单眼手术在工业化国家变得常规化。在弱视易发的患儿中,第二只眼手术通常在第一只眼手术后数天或数周进行。在发展中国家,这种谨慎的做法可能不实用。在那些仅有基本麻醉设施的地域,为了避免风险和二次麻醉的成本及最大限度地利用管道和手术刀,对于儿童可能考虑双侧同时手术,尤其是非常年幼的儿童。当然,在条件允许的情况下,双眼同台手术时,第二只眼应该由另一套无菌的仪器和设备完成以减少交叉感染的机会。

三、气管内插管或喉罩通气的全身麻醉

对发展中国家眼科护理中心的全身麻醉技术的详细回顾已超出了本章的范围。在发展中国家选择麻醉药物时,成本和效果都是非常重要的需要考虑的

因素。我们建议,行儿童白内障手术时应在全身麻醉、持续监测重要生命体征的情况下进行。

眼科医师在危地马拉、印度利用现代喉罩气道(LMA)吸入技术联合眼球周给予利多卡因和丁哌卡因,尽可能让儿童吸入尽量少的麻醉剂后仍能维护麻醉效果。眼科医师有必要参加关于全身麻醉下的眼科手术培训课程。

考虑到发展中国家偏远地区资源的有限性及全身麻醉的实用性,有人提出使用氯胺酮(2mg/kg)进行麻醉。氯胺酮具有镇痛和安眠的联合作用,但无显著的心血管和呼吸抑制作用。对于幼儿静脉血管不容易扎入时,氯胺酮可选择肌内注射,镇静后可以建立合适的静脉通道。最常见的不良反应是所谓的"涌现"现象,即出现定向力障碍、幻觉、感知觉障碍。文献报道,使用氯胺酮联合球周注射利多卡因麻醉用于小儿白内障手术,然而经常找不到合适的麻醉师,因为这样的麻醉只能在有小儿气道管理和复苏培训能力的人指导下执行。麻醉过程中血氧浓度是需监测的重要生命体征之一。将氯胺酮作为全身麻醉剂和利多卡因作为局部麻醉剂(联合眼球按摩)麻醉眼部组织,这种技术的优点是可以抵消氯胺酮引起的眼压增高。作者的结论是:在发展中国家,对于简单的眼科手术氯胺酮是可以使用的。在拉汉的 Hennig 和加德满都的 Ruit,静脉使用氯胺酮均取得良好效果。Hennig 增加了心电图和血氧监测。他还发现,在尼泊尔 5 岁以上的孩子大多数可使用局部麻醉手术(Albrecht Hennig,e-mail communication)。孟加拉国和印度的外科医师同样也使用这种方法。

四、手术器械及灭菌

与大而复杂的设备相比较,小的设备更容易确保维持良好状态。一般常规方法是器械灭菌。尖锐的器械可以用高效消毒液如 2% Savlon(一种溶液和溴化十六烷基三甲铵的混合物)与防锈剂如亚硝酸钠浸泡。这种方法简单、廉价,并且不依赖于电或完整配套的消毒锅。所有其他非锐器手术器械消毒可采用煮沸法(用橡胶或硅胶管保证沸点)。用这种方法消毒,不必使用托盘和机架。无论何种情况,软水或雨水使用必须煮沸,以防止杂质水的沉淀损坏器械。而且,这种方法既简单又廉价,即使在非常简陋的乡村,也几乎普遍适用。但是,高压灭菌的方法仍是金标准,应尽可能使用。高压锅可以不使用电,而使用煤气或炉子。

五、发展中国家儿童白内障手术

在发展中国家,儿童白内障手术较成人白内障手术费用昂贵。成人白内障手术的费用估计在 15~42 美元,而儿童白内障手术费用估计高达 121~475 美元。一些来自发展中国家的作者报道了儿童白内障手术的结果。白内障致盲的成人在行白内障手术后平均可脱盲 5 年。相反,儿童白内障术后可给致盲的孩子带来 50 年或更多的脱盲时间。

由于依从性差,在许多发展中国家,儿童患者术后随访难以实行,至少 8 岁或更大的孩子,如果没有后囊 YAG 激光,我们通常建议一期行后囊膜切开联合前段玻璃体切割术。

近视眼镜、隐形眼镜、人工晶状体(IOL)都是使儿童白内障术后视力恢复且行之有效的方法。在本书的其他章节,对这些方法的优缺点也分别进行了描述。在发展中国家,白内障手术中的人工晶状体植入术似乎是一个行之有效的办法,而其他的视觉恢复方法(眼镜和隐形眼镜)不适用于这些国家。由于费用昂贵和不可获得性,眼镜一旦破裂或损坏就很难修复。由于环境和卫生问题及初始成本和更换的成本损失,发展中国家的大多数患儿配戴隐形眼镜是不切实际的。由于成本和距离的原因,患儿定期到眼保健所进行随访也存在问题。隐形眼镜费用昂贵,容易丢失,因此人工晶状体可以近似地取代晶状体提供全天的矫正视力。在工业化国家,除了婴儿以外,白内障手术时联合植入人工晶状体术是最常见的儿童光学矫正手段。在非洲做的一项研究,Yorston 和 Coworkers 也建议发展中国家大多数白内障患儿选择白内障摘除联合植入人工晶状体手术。此外,Yorston 提出儿童白内障患儿手术中最好将人工晶状体放置在睫状沟内,用前后囊口夹持人工晶状体光学部。我们推荐在儿童使用聚甲基丙烯酸甲酯(PMMA)人工晶状体时应用这种技术。这些人工晶状体价格价廉、柔韧性不够,放在儿童囊袋内非常不安全。我们建议用玻璃体切割头完成白内障手术并且获得大小相同的前后囊口。这些囊口应比人工晶状体光学面小 1~2mm。行前部玻璃体切割术时,人工晶状体植入睫状沟内,人工晶状体光学部夹持在前后囊口内。由于使用此种技术可形成封闭的环,可能会减少后发性白内障的发生。其他优点,如在后期进行晶状体置换时,固定在睫状沟内的人工晶状体比固定在囊袋内的晶状体容易置换,而且在发展中国家显微镜可视化程度并不理想的情况下将人工晶状体植入睫状沟内更安全。

发展中国家有大量的制造优质且廉价 PMMA 的公司。当白内障手术的医师能够从患者的费用中收回成本,就可以获得经济上的自给自足。印度马杜赖

(Aurolab of Aravind Eye Hospital)、尼泊尔、厄立特里亚(Fred Hollows Foundation facilities)地区生产的人工晶状体就是成功的范例。在美国,疏水性丙烯酸酯折叠型人工晶状体(AcrySof 爱尔康,沃斯堡,德克萨斯州,美国)已成为最常用的人工晶状体,但由于价格昂贵,其在许多发展中国家的使用受到限制。在印度/亚洲现在涌现出大量制造商供应 20 美元左右的折叠型丙烯酸人工晶状体。

在工业化国家,如何为一个不断成长的孩子选择最佳的人工晶状体度数,是一项独特的挑战。在缺乏器械的发展中国家的手术室,手持角膜曲率计、A 型超声扫描等增加了儿童白内障手术中选择合适人工晶状体度数的难度。为了最大限度地避免患儿在以后的生活中发生近视漂移,应尽可能行人工晶状体置换,因此建议植入人工晶状体的儿童保留远视,可使其成年后成为正视眼或轻中度近视眼。在发展中国家,如果眼镜难求或者会延迟达到最佳视力的时间,我们可以在行初次手术时选择人工晶状体度数接近正视或轻度近视,这样可以使患儿术后弱视治疗变得更加容易,并且也可获得良好的裸眼近视力,这有利于他们的学习。然而,人工晶状体需要经常更换,因为一些患儿随着时间的推移会变成高度近视眼。前面章节讨论的将人工晶状体固定在睫状沟虽然在发达国家并不常应用,但当患儿眼轴增长后,其确实能方便后期的人工晶状体置换。

六、术后护理与屈光

许多手术专家和家长错误地认为一个完美的白内障手术可以解决白内障患儿所有问题。实际上,儿童白内障手术只是患儿视力恢复万里长征中的重要一步,患儿术后必须适当辅以药物治疗和配戴眼镜。大多数单眼患病和双眼同时患病的儿童均需要行弱视治疗,有规律的随访才能实现这个目标。随访最好的办法是用系统管理方法将孩子、家庭和医院联系起来。许多孩子通过手术和数月的视觉矫正可以使视力趋于正常。眼科医师应该预防术后眼内炎、高眼压与后发性白内障。患儿拥有远近两用的眼镜才能正常读书学习。Congdon 及其同事报道,术后配戴眼镜是患儿后期拥有良好视敏度的因素之一,顾问/社会工作者/协调人员可以通过与患儿父母反复沟通确保患儿可以定期随访,提供自耕农式的护理。儿童白内障手术不是一个人的百米冲刺,而是一场众多人参与的马拉松比赛(父母、孩子和医师)。

小结

为了提高白内障手术的效率,我们需要认真地解决患者对手术的认可程度及手术费用等每一步。一些地区设施到位,但不能得到充分利用,加上知识的匮乏和货币流通的限制及处理时机不当导致手术效果欠佳,导致在社会上产生负面影响。在发展中国家广泛存在眼科和麻醉科人员的缺乏、眼科手术器械缺乏、设备维修落后。其他问题还包括确定哪些儿童可以通过白内障手术获得最佳视觉,以及怎样安排可靠的交通工具运送患儿到大的治疗中心等后勤问题。

我们建议通过以下步骤来改善任何病因引起的白内障患儿术后的远期视觉质量。这些建议是指通过大量努力加强风疹疫苗接种和改善营养等计划来消除儿童白内障的发生。首先是由非政府组织和地区眼科中心通过捐款和成本回收募集资金。以下为简化手术申请步骤:①提高患儿的早期识别和转诊;②指定区域眼科中心,用于治疗小儿白内障;③在儿童白内障中心和一个具有儿童白内障手术经验的工业化世界中心之间建立一个相互关联的关系。

(邹 欢 译)

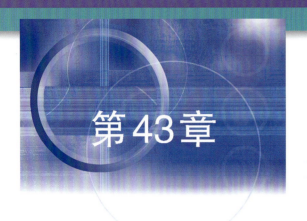

第43章

术后用药及随访

儿童白内障术后定期检查和合理用药对其预后至关重要。儿童白内障手术的特殊性使其术后随访显得尤其重要。孩子,尤其是婴儿不会表达其身体的不适,这需要父母或者看护人使用药物治疗;而且,对于有些孩子来说,眼科检查包括视力评估、裂隙灯检查、眼压(IOP)测量也是难以完成的。部分术后并发症如炎症、粘连、青光眼、前囊膜收缩、后囊膜混浊、机化膜在儿童白内障术后更容易发生。儿童白内障手术的意义不同于成人白内障手术,弱视影响儿童白内障手术预后,儿童白内障手术旨在为每位患儿提供终身有用的视觉。

儿童白内障手术成功的关键在于手术医师、小儿眼科医师和父母或看护人持续、定期的再评估。一次顺利的白内障手术只是实现目标的第一步,只有仔细观察意料中或者意料外出现的情况才可能达到最终的目的。手术医师需要告知父母持续的随访比接受手术更有必要,并强调随访期间长期不懈努力付出的重要性。儿童白内障手术后的护理包括药物治疗和定期的检查。

一、术后用药

儿童白内障手术后最应该引起重视的就是药物治疗。儿童白内障术后用药方案是基于成人的术后用药并结合手术医师的经验。虽然已发布相关的指导方针,但是术后的具体诊治计划是个体化的。在给儿童用药时有几点需要考虑到:由于儿童体重较轻,在使用眼药水时主要需考虑药物的全身吸收和相关

不良反应;很多儿童白内障术后用药都是第一次使用该药,必须严密观察其全身不良反应;减少药物全身吸收的措施如按压泪囊区、闭合眼睑对儿童来说更重要。

儿童白内障术后用药分为两类:第一类是非复杂病例术后的常规药;第二类是针对某些特殊病情的用药。本章主要介绍第一类即术后常规用药,包括抗生素、激素、非甾体抗炎药(NSAIDs)、睫状肌麻痹剂、散瞳剂和表面麻醉剂。

(一)抗生素

为降低术后感染和眼内炎发生率,围手术期预防使用抗生素目前仍然是有争议的。儿童白内障术后眼内炎非常罕见,据报道其发病率为0.07%。由于眼内炎病情严重而且对视力威胁较大,手术医师通常会采取预防措施减少其发生。关于眼内炎的预防已在第12章具体介绍。聚维酮碘常规用于手术开始前和结束时的结膜囊消毒。前房内抗生素的使用在第12章也已经介绍过。另外一种预防眼内炎和切口感染的措施是围手术期局部抗生素的使用,包括庆大霉素、新霉素、妥布霉素和多黏菌素B。这些药物由于其全身或者局部的不良反应,大多数都被取消了,取而代之的是氟喹诺酮类药物。氟喹诺酮类最初是用于治疗角膜或者结膜感染,但是现在眼科医师将这类药物用于内眼手术前预防细菌性眼内炎的发生。作为预防用药,氟喹诺酮类药物具有一些明确的特性。对引起术后眼内炎最常见的革兰氏阳性和革兰氏阴性致病菌,氟喹诺酮类均表现出良好的活性。为使角膜

和前房获得有效浓度而频繁滴眼时其对角膜上皮的毒性也较小。在所有的局部氟喹诺酮类药物中,氧氟沙星具有最佳的上皮穿透性。环丙沙星对引起眼内炎的大多数微生物有效,而且对革兰氏阴性致病菌是有效的。围手术期环丙沙星或者氧氟沙星的使用明显降低了外眼细菌菌落计数。由于环丙沙星对革兰氏阳性致病菌效果较差,而且角膜穿透性不佳,所以不适合用于眼科手术的预防用药。

第四代氟喹诺酮类,如加替沙星和莫西沙星,比前几代拥有更广的抗菌谱。这些抗生素对革兰氏阳性致病菌和非典型分枝杆菌具有更强的抗菌作用。最近的研究表明:通过每天 4 次给药,第四代氟喹诺酮类药物前房水浓度高于前几代氟喹诺酮类药物。0.5％的莫西沙星眼液前房水浓度明显高于 0.3％的加替沙星滴眼液。莫西沙星之所以具有良好的角膜穿透性,可能和其在中性 pH 下的高脂溶性、高水溶性有关,亦可能和其商品中有效成分浓度较高有关。已经有人提出给正常人的角膜使用 0.5％莫西沙星几乎不会发生任何明显的不良反应。

与前房内使用抗生素不同的是目前尚没有一项随机临床试验可以证明局部使用抗生素可降低眼内炎的发生率。即使有最好眼球穿透性的局部滴眼液其眼内浓度仍然远远低于前房内使用抗生素。Espiritu 等的研究表明,前房内注射 0.5mg/ml 的莫西沙星对视力的恢复、前房反应、角膜厚度的测量及角膜内皮细胞计数均没有影响。另外一组研究表明,在常规白内障手术结束时将稀释为 0.1％的莫西沙星溶液注入前房没有任何不良反应。为减少在白内障手术结束时发生眼内炎,前房注入 250μg/0.050ml 的莫西沙星也不会增加相关的风险。

一种预防性使用氟喹诺酮类药物的方案是:手术前 1～1.5 小时频繁滴眼,每 5～15 分钟 1 次;手术后每 6 小时 1 次持续 5～7 天。然而 Ta 等的研究表明氧氟沙星术前 3 天滴眼与术前 1 小时频繁滴眼相比,前者可以更好地减少外眼菌落计数。目前所有可用的氟喹诺酮类眼液,角膜上皮均可以较好耐受。氟喹诺酮类药物对软骨有影响,可能引起关节病,因此儿童要避免全身使用,而局部使用氟喹诺酮类药物几乎不存在关节病发生的可能。

(二)激素

儿童白内障术后的炎症反应更强烈,术后更容易发生并发症,如纤维渗出膜的形成、瞳孔阻滞、人工晶状体上色素和细胞的沉着、后囊膜混浊、黄斑囊样水肿等。频繁的激素眼液滴眼或者同时全身使用激素可以减少术后并发症的发生。糖皮质激素因为多方

面的作用机制而使其抗炎作用较强。尽管激素在减轻术后炎症反应方面具有较好的效果,但是长期使用激素可能引起多种全身和局部不良反应。儿童长期使用糖皮质激素的全身并发症包括:生长抑制、情感障碍、库欣综合征、皮肤萎缩、多毛症、痤疮、骨质疏松、股骨头坏死、肌病、水电解质紊乱、高血压、十二指肠溃疡、免疫抑制、伤口延迟愈合等。激素的突然停药还会导致高颅压(亦称大脑假性肿瘤)。长期使用激素的眼部并发症包括:高眼压、青光眼、感染可能性增加、对侧眼提前发生白内障或者白内障进展加快。眼部的不良反应与激素的作用强度和患者的个体易感性有关。新一代皮质类固醇,如利美索龙、依碳氯替泼诺连续使用 4 周以上升高眼压的概率减小,但是其抗炎作用亦减弱。0.05％的二氟泼尼酯混悬液(durezol)由于其抗炎和缓解疼痛方面有良好的效果,已经广泛用于儿童白内障术后。

儿童白内障术后可以局部或者全身使用皮质类固醇激素。局部使用激素的方式包括:局部使用眼液或者眼膏,局部结膜下或者 Tenon 囊下注射。无防腐剂的曲安奈德(Triessence,Alcon Labs 和 Fort Worth)的使用提高了儿童白内障手术中玻璃体的可见度,从而保证了术中完整的前部玻璃体切割而没有并发症。如果曲安奈德用于手术中标记,在手术结束前需要将其尽量清除。为了减少术后父母为患儿局部使用皮质类固醇激素的频率,可以在术中前房注入曲安奈德(儿童 2～4mg)。曲安奈德在前房比在玻璃体腔吸收更快,仅维持 1～2 周。相关内容在本书第 22 章有详细讲解。

常规结膜下使用激素的方法包括在手术结束时给予倍他米松或者地塞米松 2～4mg 结膜下注射。作者通常结膜下注射倍他米松剂量为:1 岁以内儿童使用 2mg,1 岁以上儿童使用 4mg。Tenon 囊下注射的激素包括醋酸甲泼尼龙和曲安奈德,注射的量根据患儿年龄为 20～40mg。球周注射激素可导致眼压的突然升高。部分儿科医师不在结膜下注射激素,取而代之的是局部点眼或者前房内注射激素(M. Edward Wilson,e-mail communication)。

激素类眼液一般在术后第一天就开始使用。激素类眼液是一种简单、安全、有效、便宜的给药方法,而且一般不会有全身不良反应。儿童通常会抵制点眼液,所以父母必须要有耐心。儿童白内障术后使用的激素类眼液包括醋酸泼尼松龙、倍他米松、地塞米松、二氟泼尼酯。大多数作者会推荐使用 1％醋酸泼尼松龙眼液,我们的经验是 0.1％的倍他米松是更好的选择。在不复杂且术后炎症反应轻的病例术后给

予 1% 的醋酸泼尼松龙每 4～6 小时 1 次就足够了。对于炎症反应重、无菌性葡萄膜炎或者术前眼内有炎症反应等情况需要增加用药频次(如 1～2 小时 1 次)。根据病情局部使用激素一般持续 4～12 周。由于激素类眼膏会模糊视线,仅仅在睡觉前使用。

成人白内障术后一般不需要全身使用激素。然而,由于儿童白内障术后炎症反应更重、术中手术操作步骤较多(如后囊膜撕开、前部玻璃体切割),儿童术后又不能很好地配合点滴眼液,因此儿童白内障术后全身使用激素是很有必要的。儿童使用激素的剂量通常是口服泼尼松龙片,1～2mg/kg 持续 1 周,逐渐减量并持续 1～2 周再停药。目前还没有一项关于全身使用激素与局部使用激素或者局部联合前房内使用激素疗效的非随机临床研究。但是,对于既往有葡萄膜炎、外伤或者除了常规手术步骤外涉及虹膜操作的患者通常会经验性地给予口服激素治疗。这些决定也需要根据具体病例具体考虑。

(三)非甾体抗炎药

这类药物是通过抑制前列腺素合成来减少炎症反应。这类药物可能的优点是减少激素相关的并发症,如眼压升高、感染的风险及伤口延迟愈合的可能。许多 NSAIDs 的抗炎效果已经被证实,如 1% 吲哚美辛、0.03% 氟比洛芬、0.5% 酮咯酸、0.1% 双氯芬酸、0.1% 奈帕芬胺和 0.09% 溴芬酸。其中,4 种(0.5% 酮咯酸、0.1% 双氯芬酸、0.1% 奈帕芬胺和 0.09% 溴芬酸)已经被 FDA 批准用于抗炎治疗。一项随机双盲临床试验表明:0.5% 酮咯酸的抗炎效能等同于 0.1% 的地塞米松,0.01%、0.1% 及 0.5% 的双氯芬酸的抗炎效能等同于 1% 泼尼松龙。Miyake 等最近的一项研究表明:奈帕芬胺在减少 CME 和血房水屏障破坏方面的效果优于氟比洛芬,而且可以更快地恢复视力。CME 在儿童术后很少出现,因此 NSAIDs 一般不作为儿童白内障术后常规用药。

儿童白内障术后如果使用 NSAIDs,一般给药方案是:每天 3～4 次,持续 4～6 周。这类药物可能引起眼部刺激症状,其对血小板功能的干扰可能引起手术伤口出血。因此,对于全身接受抗凝治疗或者是有出血倾向的患者要慎用 NSAIDs。使用 NSAIDs 的另外一个禁忌证是单纯疱疹性角膜炎;然而,亦有实验室的研究表明氟比洛芬对部分临床病例是有用的。以上研究的对象均是成年人,目前 NSAIDs 在儿童白内障术后的临床研究非常有限。然而,还没有儿童使用 NSAIDs 出现特殊不良反应的相关报道。

(四)睫状肌麻痹剂和散瞳剂

睫状肌麻痹剂和散瞳剂的作用是解除睫状肌痉挛、稳定血房水屏障和扩大瞳孔,从而减轻疼痛和炎症,减少由于虹膜粘连或者纤维渗出膜引起的瞳孔阻滞。这类药物散大瞳孔的效果可能持续数小时到数天不等,这和药物本身作用强度和患者个体差异有关。患者的个体差异与虹膜色素沉着有关,深色虹膜的人对散瞳药物反应更慢,而且瞳孔恢复更快。常用的睫状肌麻痹剂眼液包括:阿托品、后马托品、环喷托酯和托吡卡胺。

盐酸去氧肾上腺素(PEH)是一种有效的散瞳剂,而且对调节没有影响,它可以单独使用也可以与睫状肌麻痹剂联合使用。PEH 有 1%、2.5%、5% 和 10% 几种不同的浓度。10% 的溶液对心血管有影响,所以要避免给儿童使用。儿童首选 2.5% 的 PEH 溶液;然而,对于新生儿或者早产儿建议给予 1% 的 PEH 溶液。

对于儿童白内障术后是否使用睫状肌麻痹剂,目前尚没有统一的观点。部分手术医师仅仅在婴幼儿白内障术后常规使用睫状肌麻痹剂(每天 1 次,持续 4 周);部分医师建议所有儿童白内障术后均使用睫状肌麻痹剂每天 3 次,持续 1～4 周;还有一部分医师术后不常规使用睫状肌麻痹剂。对于睫状肌麻痹剂,尤其是长效的睫状肌麻痹剂,在后囊膜完整且未行前部玻璃体切割的情况下,如果人工晶状体(IOL)位于睫状沟可能引起 IOL 瞳孔夹持。而对于连续环形撕囊而且 IOL 位于囊袋内的病例,如果前囊覆盖了 IOL 360°光学边缘,则很少发生 IOL 瞳孔夹持。

由于有发生 IOL 瞳孔夹持的潜在风险,临床上对瞳孔对光反射良好且术后炎症反应不重的患者,我们常规不给予睫状肌麻痹剂。我们更倾向于术后检查时如果发现患者瞳孔对光反射不明显或者瞳孔区有渗出膜形成时,在诊室给予睫状肌麻痹剂眼液点眼。我们先给患者点 1 滴 0.5% 丙美卡因,然后点 1 滴 2.5% 的去氧肾上腺素,其次点 1 滴环喷托酯或者托吡卡胺,30 分钟后再检查。当然,如果药物效果不明显,我们会按照之前的顺序各再点 1 次。有些手术医师对于小于 2 岁的婴幼儿更倾向于在睡前使用阿托品以减少虹膜粘连、畏光及方便术后检查(M. Edward Wilson,personal communication)。

(五)表面麻醉药

一般用于儿童的眼部表面麻醉药是 0.5% 的阿托品、0.5% 的丙美卡因和 0.5% 的丁卡因。盐酸丙美卡因可以在数秒内产生麻醉效果,药效一般持续 11 分钟左右。许多眼科医师通常将 0.5% 的盐酸丙美卡因和睫状肌麻痹剂、散瞳剂一起给药;盐酸丙美卡因通过对角膜上皮的作用可以增加睫状肌麻痹剂和散瞳剂的角膜穿透性从而增强其药效。另外,丙美卡因麻醉了角膜和结膜,减少了后续滴眼液时反射性流泪,增加了患者的舒适度,而且可以让药物更好地分布于眼表。丙美卡因的不良反应包括接触性皮炎、角膜上皮炎、瞳孔散大和癫痫发作。由于丁卡因的刺激症状明显且药效持续时间更短(小于 10 分钟),与丙美卡因相比其更不容易被接受。

二、随访

正如前面所讲,儿童白内障术后的长期随访是其取得良好预后的关键。如果手术后不能定期随访,手术本身取得的效果是非常有限的。由于婴幼儿不会主诉,术后的定期随访及详细检查对发现并发症并及时处理非常重要。术后的第一个月,尤其是术后第一周,最容易出现并发症,如伤口愈合问题、眼内炎、无菌性葡萄膜炎等。此外,儿童白内障术后屈光状态不断改变,这需要定期验光,必要时更换眼镜以获得更好的视力。及时的预防和治疗弱视是儿童白内障术后的另外一个重要环节。这需要手术医师、小儿眼科医师及父母多方面的共同努力。

(一)围手术期注意事项

整个医院尤其是手术室的氛围会引起大多数儿童的不安和恐惧心理。因此,尽量不要将儿童收入院治疗。儿童难以耐受饥饿和口渴,因此手术时间要确定,避免过度的拖延。另外,父母顶着相当大的压力,也很焦虑,不经意的言行就可能激怒他们。

术后的访视需要事先安排好,这样患儿和父母才可以更好的配合。每次访视都应该安排在医师精力充沛、更有耐心的上午几个小时内。要避免扰乱孩子的睡眠时间,避免不必要的耽搁。在检查前花几分钟通过言语或者肢体语言与孩子交流可以使检查更顺利地进行。最好先进行无创检查,如视网膜红光反射;然后进行有创的检查,如滴表面麻醉药或者眼压的测量。

儿童白内障术后第一天的查体是强烈推荐的。本次查体主要是确保前房形成和良好的视网膜红光反射。接下来的访视要根据患儿的年龄、并发症、术后第一天术眼的情况及手术医师的经验来安排。有些作者建议将访视安排在术后 1 天、1 周、1 个月、3 个月及后续的每半年 1 次。另外一些医师则建议每个月访视 1 次直到 1 年,1 年以后每 3~6 个月访视 1 次。对于非复杂病例我们的常规访视方案是:手术后每天访视,连续 3 天;然后每周 1 次持续 1 个月,1 个月 1 次持续 3 个月,然后是每 3 个月访视 1 次持续 1 年,1 年以后每 6 个月访视 1 次。

每次术后访视都应该完成视力检查、裂隙灯检查,如果可以还需要完成眼压的检查。对非复杂病例,术后第一天、第三个月及后续每 6 个月均应该散瞳检查术眼的眼底。裂隙灯检查时需要注意观察角膜透明度、伤口愈合情况及缝线如何、前房深浅及炎症反应、虹膜的情况、瞳孔的形状和对光反射如何,以及人工晶状体的位置,包括人工晶状体居中性及与瞳孔缘的距离。如果患儿不能配合裂隙灯检查,带放大镜(附加＋20D 镜头)的钢笔式手电筒也可以用于检查。对于这些病例,手术后 1~2 个月麻醉后的详细检查是很有必要的。当然,如果手电筒检查发现有任何可能的并发症都需要镇静或者麻醉后进一步扩瞳详细检查。镇静后检查是针对不配合检查儿童的又一个方法。Miyahara 等报道对于小于 3 岁的儿童测眼压口服三氯乙磷酸钠 8mg/kg 镇静。如果年幼的小孩在门诊不能配合完成详细的检查,又无法施行镇静下检查,则需要行每年 1 次的全身麻醉下检查。

(二)拆除缝线

儿童伤口愈合快,所以较成人更早发生缝线松动。除了引起刺激症状,松动的缝线还可能引起缝线周围脓肿,甚至眼内感染。儿童一般使用合成的可吸收缝线(10-0 缝线)。如果使用的是不可吸收尼龙线,术后应该在裂隙灯下拆除松解的缝线,必要时在手术室全身麻醉下进行。

适时拆除不吸收缝线可以缓解手术源性散光和术前存在的散光。对于小切口白内障手术,一些医师使用可吸收缝线(如 10-0 缝线),这样一般不会引起散光。对于配合的患儿可以用角膜曲率计或者角膜地形图测量术后角膜散光;对于不能配合的儿童可以采用视网膜计检影粗略了解角膜散光。切口的类型(透明角膜或者巩膜切口)、大小和位置、患者的年龄、瘢痕形成情况及激素使用情况都可能影响拆除缝线的时间。以前使用 PMMA 材料的人工晶状体时需要做大切口,如果术后 6 周出现大于 2D 缝线导致的散光需要选择性拆除缝线。随着折叠人工晶状体的出现,缝线保证了切口良好的水密性,而且可以在术后 2~3 周拆除。

(三)制约因素

儿童白内障术后最应该重视的就是防止术眼受外伤,尤其是在好动的童年时期。白天清醒时需要配戴眼罩或者防护眼镜,晚上睡觉时需要配戴眼罩保护眼睛。由于小孩伤口愈合较快,术后 1~2 周睡觉时需要保护眼睛,术后前 3 周白天需要保护眼睛。由于有弱视的可能,在清醒时配戴防护眼镜要优于眼罩。手术后 3 周内要避免剧烈活动,如体育课、接触性运动和游泳。

(四)屈光不正的矫正

一次完美的手术及清晰的屈光介质仅仅是儿童白内障术后获得有用视力的前提条件。其良好的术后视力恢复取决于术后屈光不正的及时矫正,尤其是无晶状体眼。双侧或者单侧的屈光不正,不管是无晶状体眼还是人工晶状体眼,均需要尽早矫正。另外一点需要引起重视的是随着小孩眼球的发育可能逐渐发展为近视,因此在孩子刚出生的几年定期复查并及时矫正屈光不正显得尤其重要。有研究表明,在小孩出生的前 4 年可平均减少 9D 的角膜接触镜度数。对于双眼屈光不正的患儿,与对侧眼相比眼轴较短眼屈光度增长的概率更高。关于白内障术后屈光不正的矫正将在第 45 章详细介绍。

(五)弱视治疗

弱视及其处理,尤其是单眼患儿的弱视问题是儿童白内障术后面临的一个棘手问题。需要手术的单眼白内障患儿均有不同程度的弱视。然而,单眼无晶状体眼或者人工晶状体眼,即使已经得到合适的矫正,也不可能竞争过有正常调节能力的对侧健眼。相比而言,双眼白内障的患儿更不容易发生弱视。如果双眼病例中出现单眼注视或者双眼视力相差超过 2 行(Snellen 视力表)应该考虑接受弱视治疗。

患儿和家人的合作、配合是弱视治疗成功的关键。我们需要明确告知父母合适的矫正屈光不正和及时、规范的弱视训练的重要性,依从性较差会影响治疗效果。Zwaan 等的研究表明,有一半患者术后接受了规范的弱视治疗,而其中有 70%的患者视力恢复到 20/80 以上。另外一半没有接受规范弱视治疗的患儿仅有 38% 视力恢复到 20/80 以上。良好的双眼视和立体视是建立在双眼均有很好视力的基础上的。对弱视和低视力(包括斜视和眼球震颤)的处理需要家长和小儿眼科医师积极的配合。另外,在本书第 47 章有关于弱视的介绍。

(六)术后并发症

儿童白内障术后并发症及其处理方法已经在本书其他章节详细阐述了。在此,我们简单回顾以下几个最重要的并发症。

儿童白内障术后无菌性眼内炎是很常见的。术后炎症反应可能很重,但是很少会有前房积脓。儿童白内障术后发生毒性眼前节综合征也有报道。散瞳药的使用可以防止虹膜粘连。术中使用组织相关纤维酶原激活物可以预防纤维蛋白形成。其也可以用于儿童白内障术后溶解已经成形的纤维膜。我们必须随时想到眼内炎并排除眼内炎。儿童和成人白内障术后眼内炎的发病率相近。革兰氏阳性菌是其主要致病微生物。部分眼内炎病例如果药物治疗效果不佳还需要进一步行玻璃体切割术治疗。

儿童白内障术后任何时候(从几个月到几十年)都可能出现青光眼。由于患者不能很好地配合检查而且难以准确测量眼压,很多青光眼诊治都延误了。儿童白内障术后容易发展为青光眼的危险因素如下:手术时年龄较小(小于 9 个月)、有无晶状体眼青光眼的家族史、核性白内障、永存原始玻璃体增生症、小角膜、晶状体皮质或者核残留过多,以及接受第二次白内障手术。以前,儿童白内障晶状体摘除后很容易发生视网膜脱离。该并发症常发生于儿童白内障初次手术后或二次手术处理致密混浊的纤维膜后,应该尽早明确诊断并尽快接受手术治疗。

小结

与成人相比,儿童白内障术后的护理是一件更精细、更复杂的工作,包括定期的访视和药物治疗。在临床工作中需要制订个体化术后访视时间表。然而,每名患儿白内障术后均应该接受术后早期仔细的复查及后续长期的观察。密切观察儿童白内障术后的炎症反应并控制炎症反应是很重要的。局部使用激素和睫状肌麻痹剂是儿童白内障术后治疗的基础,部分患儿还需要全身使用激素治疗。定期的复查可以及时发现一些并发症,如屈光介质的混浊、青光眼等。顺利完成儿童白内障手术仅仅是其视力恢复的第一步。后续还需要及时矫正屈光不正、正确的弱视治疗及尽早发现并诊治其并发症。这需要手术医师、小儿眼科医师及父母的共同努力来完成。

(高　铃　译)

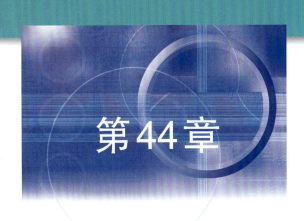

人工晶状体植入术后屈光不正的测量及处理

第44章

人工晶状体(IOL)度数的选择受儿童白内障术后目标屈光度的影响。反过来,在患儿眼球发育成熟前残余屈光不正的处理依赖于屈光生理变化规律。与成年人不同,患儿最初的目标屈光度受长远目标视力的影响,我们认为最好是最初心里就有这样的想法:孩子成年后会有较好的视力。处理人工晶状体植入术后残余屈光不正的临床医师也应该以此为目标。最终视力情况可以分为三种:成年后正视眼、成年后视力良好、人工晶状体植入术后到患儿成年期间屈光状态的处理,这包括治疗弱视和及时矫正屈光不正。手术医师最初决定的术后屈光状态很大程度上决定了患儿今后屈光不正的处理。本章的内容是以本书第7章的讨论为基础。

一、测量

屈光不正的测量方法是所有小儿眼科医师都知晓的。简单、客观、不需要滴睫状肌麻痹剂的视网膜检影技术可以准确评估儿童白内障术后屈光状态。另一方面,年幼的孩子很难完成主观的验光检查,尤其是弱视的孩子更容易出错,因为他们很难区分不同镜片的区别。对于小于7岁的孩子,不建议用主观的验光技术,笔者更倾向于检影法。度数偏高的球面人工晶状体将导致更明显的球面像差。用视网膜检影镜很容易观察到:散瞳后周边角膜比中央角膜折射更明显;这种现象还可以用波前相差仪测量。与视网膜检影验光比较,自动验光提供的结果重复性更高。

屈光不正也可以从无晶状体眼的生物测量来推算,尽管这种方法与直接检影法相比准确性要差一些。但是,对于那些极少数强烈抵抗检查的患儿来说这是一个有用的辅助参数。然而,生物学测量要求患儿麻醉后进行,而检影验光可以在清醒时直接测量。

临床医师在儿童白内障术后2~4周才能获得准确的屈光度数。在术后早期会有几个暂时性的变化,出现后又很快恢复。孩子的眼球是比较软的,可塑性很强。医师通常用很细的可吸收缝线缝合伤口,但这可能会导致几个屈光度(D)的散光,由于角膜组织较软,在缝线溶解或者断线后其散光消退比成人更迅速。残余的黏弹性,尤其是在人工晶状体和完整的后囊之间的黏弹剂,可引起术后早期人工晶状体向前移位,从而导致短暂的近视(或远视减轻),随着黏弹性逐渐扩散这些症状都会逐渐消退。

当透镜度数较大时,矫正透镜的位置决定其有放大的光学效应:为避免误差,顶点距离必须精确测量。对于高度数的屈光不正(大于±4D),尽可能让矫正镜片在合适位置时验光。当孩子戴着自己的眼镜(或角膜接触镜),矫正镜片相对角膜的位置是合适的;小度数的测试镜片在眼镜前会让检影医师测量更精确。由于眼镜前矫正屈光的测试镜片度数较小,顶点距离误差引起的屈光误差比高度数镜片小很多。

无晶状体眼和人工晶状体眼残余的屈光不正会随着年龄增长而变化,而且在术后第一年的前几个月内变化显著。因此,3岁前每3个月的定期复查是非常有必要的,以后逐渐延长复查的间隔时间到每年1次,直到十几岁以后。

二、处理

处理残余屈光不正的目标:孩子成年后会有较好的视力。弱视治疗是单眼白内障患儿管理中另一个重要的步骤;因此,矫正屈光不正时应尽量减少幼儿处于模糊状态的时间,应该尽量减少屈光参差引起的不良反应。

如果在儿童白内障术中单眼同时植入2枚人工晶状体(临时多人工晶状体眼),位于前面的人工晶状体度数应该占总人工晶状体度数的20%~25%。

当多人工晶状体眼的近视度数过高时位于前面的人工晶状体可以取出:这将导致中度远视,患儿必须戴镜矫正。随年龄增长,孩子的眼睛可能会继续以相同的速度发展,从而降低远视度数甚至再次发展为近视。

如果患儿在出生后的第一年接受白内障手术,许多外科医师喜欢暂时不植入人工晶状体。术后配戴角膜接触镜可以取得较好的效果,可以用于一些单侧白内障患儿。笔者的 2 个患儿用这个方法术后视力恢复到 20/25。然而,许多年幼孩子难以耐受角膜接触镜。双侧无晶状体眼的患儿可以通过配戴框架眼镜来矫正。单侧无晶状体眼通过框架眼镜来矫正通常难以耐受:过重的、度数高的镜片导致物象不等大,双眼视线不在同一水平面,不平衡的重量作用于孩子的鼻子。由于患眼没有从眼镜获得有用的视力,有较好视力的正常眼难以融合物象。如果孩子早期的单眼无晶状体眼不予矫正(约 6 岁前),这可能会导致视力快速下降,并最终导致严重的顽固性弱视。

当单眼无晶状体患儿不能配戴角膜接触镜时,必须要尝试另外的光学矫正方法,二次手术植入 IOL 可能是最好的选择。幸运的是,残余的晶状体囊袋通常提供了一个平台:日益增长的晶状体赤道部细胞形成 Soemmering 环,将前、后囊环形分开;当打开这个环并吸出晶状体细胞,IOL 可以放置在囊袋中或者在某些情况下将晶状体襻放置于睫状沟。

再次手术植入人工晶状体因为增加了一次内眼手术操作,所以增加了手术风险。但这种方法与一期植入人工晶状体比较也有一些优点:大部分的术后眼部发育已经完成,近视漂移不会那么明显。待患儿 2～6 岁时植入人工晶状体可以减少一些并发症,如玻璃体界面的纤维化。也有人猜测在整个儿童期屈光的发展速率(RRG)保持恒定,如果二次手术植入人工晶状体前测量 RRG,可以更精确地预测术眼将来屈光发展的轨迹。

有人提出并报道了用置换人工晶状体的方法来解决儿童白内障术后逐渐发展的近视问题(K. Hoffer,personal communication)。Dahan 和 Salmenson 也表示,随着眼球的发育,眼轴逐渐变长,人工晶状体置换有可能成为避免屈光参差的方法。

用框架眼镜矫正大于 4D 的屈光参差,可以使那些有较好双眼视的人出现双眼物象不等大,视觉性隐斜参差,有几种方法可以解决这个问题。用角膜接触镜取代框架眼镜几乎可以消除这些症状。在允许范围内改变正常眼的矫正度数,可以在一定程度缓解屈光参差引起的不适。Dahan 和 Salmenson 因计算失

误给 1 例患者欠矫了 8D,由于另外一只眼睛的睫状肌麻痹验光度数为＋6D,他们用双眼戴镜的方法来解决患者双眼屈光参差的问题,患者耐受良好。然而,正常眼的远视欠矫可能会引起部分调节性内斜视。另一种方法是在近视度数过高时,保留 1～3D 的近视以方便其看近物。一些外科医师给小于 2 岁的孩子设计人工晶状体度数时让其聚焦在近处(相当于−2D 或−3D 近视)。

如果一个人工晶状体眼的孩子有较好的视力,在 2～3 岁时可以考虑配戴可同时兼顾看远、看近的双光眼镜。笔者个人的偏好是等到上学的年龄配戴双光眼镜,因为双光眼镜的费用较高,如果孩子摔坏了眼镜或者随着眼球发育眼镜需要不断更换。

另外,保留低度数近视散光可以提供良好的远、近视觉。因此,人工晶状体眼欠矫散光可以为许多人提供有用的视野深度。笔者个人就用这种方法缓解自己的老花眼带来的症状。

最终,孩子会长大,屈光将会变得更稳定。值得注意的是,我们并不知道眼何时停止生长。我们认为平均在 25 岁前近视度数可能会持续增加。事实上,许多接受过屈光手术的正常成年人由于近视度数再次发展,最终还需要再次行小度数的屈光手术矫正。

如果患者年满 18 岁而且屈光度数稳定 1 年以上,我们认为考虑屈光手术是合理的。只要排除手术禁忌证,较小度数的屈光不正(大概−8～＋3D)可以通过角膜屈光手术矫正,包括准分子激光原位角膜磨镶术(LASIK)和屈光性角膜切削术(PRK)。当患者的屈光不正度数太高而不能通过 LASIK 或 PRK 手术矫正时,置换一个小度数的人工晶状体可能是更好的选择。正常成人可能难以耐受单眼屈光手术,但在儿童白内障术后双眼视觉减弱,其成像质量的差异将不会被注意到。很少有关于这些的报道,笔者的 1 例单眼人工晶状体眼患儿术后有−8D 的近视,然后通过 PRK 矫正并最终恢复了立体视。对于大部分这类患者我的首选目标屈光度数是正视眼。

Hsuan 等报道了 6 例植入 Staar Collamer 人工晶状体矫正屈光参差的患儿:所有患儿屈光参差减轻且临床症状消失。然而,随访期小于 1 年,随访时间太短,不足以判断其长期安全性。虽然 5 岁儿童的眼前段发育接近成年人的比例,据笔者所知,还没有关于该人工晶状体应用于儿童的相关报道。

牢记这个目标:孩子成年后会有较好的视力。除了矫正屈光不正,弱视治疗是良好视觉质量的关键!一项122 例儿童白内障手术的研究,随访 7 年,证实遮盖依从性差是最终获得较差视力最密切相关的因素。

单眼白内障患者,依从性小于 50% 的患者与依从性 100% 的患者比较,其视力下降较后者高 7.9 倍。

三、声明

这篇文章中所表达的仅仅是笔者个人意见,并不能代表美国海军部、国防部或美国政府的官方政策或立场。

（高　铃　译）

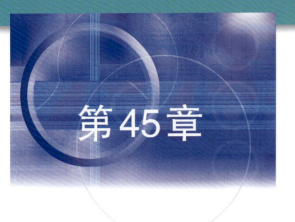

第45章　无晶状体眼的矫正：眼镜和角膜接触镜

一期手术植入人工晶状体(IOL)已越来越普遍，现在已经成为年长白内障手术的标准操作。尽管越来越多的外科医师在年龄较大的患儿中一期植入人工晶状体，但是IOL在婴幼儿的使用仍存在争议。婴幼儿无晶状体眼治疗研究(IATS)报道，比较单侧眼白内障手术后人工晶状体组和角膜接触镜组(CL)1年的光栅视力，两者没有显著的统计学差异；然而，IOL组更有可能需要接受额外的内眼手术操作。有长期随访数据以前，与配戴角膜接触镜相比，由于不良事件发生率较高和缺乏短期视力的提高，在小于6个月的儿童中应谨慎使用人工晶状体。许多患先天性白内障的非常年幼的儿童一期手术仅仅摘除白内障(图45-1)。后期根据需要再植入人工晶状体。

表45-1展示了未一期手术植入人工晶状体的情况(人工晶状体植入术相对禁忌证)，但必须要矫正。由于残余屈光不正可以导致弱视，所以矫正无晶状体眼是非常关键的。

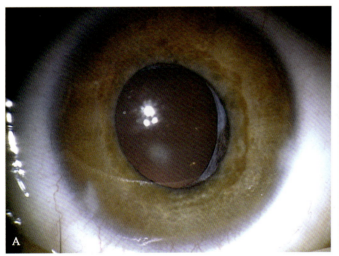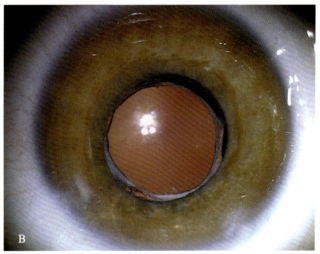

图 45-1　1名在出生后1个月接受双眼白内障手术的孩子术后3年随访情况

表 45-1　人工晶状体植入术的相对禁忌证

制度因素	没有可用的人工晶状体
手术因素	手术医师更倾向于不植入人工晶状体
患者因素	对于植入人工晶状体的最小年龄，不同的医师有不同的看法 单眼白内障和双眼白内障的人工晶状体植入时机也不一样
眼部因素	医师意见不统一，相关的因素如葡萄膜炎、没有适合小眼球的人工晶状体、原始玻璃体增生、前后囊支撑不足等
父母因素	同意或者拒绝

许多方法可以矫正儿童无晶状体眼。表 45-2 描述了各种方法的优缺点。为了完整性,该表还包括人工晶状体植入的细节。虽然使用眼镜矫正无晶状体眼存在的许多问题可以由配戴 CL 克服,但是具体选择哪一种方式来矫正无晶状体眼是由多个因素决定的,如表 45-3 所示。

表 45-2　各种矫正无晶状体眼方法的优缺点

	优点	缺点
框架眼镜	·容易调整读数 ·最安全	·缩小约 30°视野 ·物象放大约 30%,不适合单眼无晶状体眼长期配戴 ·物象扭曲和棱镜效应 ·重量较大 ·可能影响视觉、美观及心理
角膜接触镜	·容易调整读数 ·适合单眼无晶状体眼 ·与框架眼镜相比像差更小 ·与框架眼镜相比视野更广	·父母或者患者不同意 ·难以植入镜片 ·角膜并发症 ·频繁的镜片丢失 ·费用问题 ·心理创伤 ·物象放大 5%～9%
人工晶状体	·及时且持续的视觉输入 ·最小依赖弱视治疗 ·屈光不正最小,对于单眼无晶状体眼尤其重要	·剩余屈光度数变化需要频繁更换人工晶状体 ·人工晶状体大小很难满足严重的小眼球 ·人工晶状体的长期安全性 ·婴幼儿视轴混浊比例较高

表 45-3　决定矫正无晶状体眼采用框架眼镜还是角膜接触镜时考虑的因素

单侧或者双侧无晶状体眼	由于框架眼镜的相对放大差,其更适合双侧无晶状体眼而不适合单侧无晶状体眼
制度和依从性因素	如果没有良好的角膜接触镜配戴护理,建议配戴框架眼镜
费用因素	硅胶角膜接触镜费用高,如果屈光不正度数变化或者镜片丢失需要反复购买镜片,费用更高

一、矫正无晶状体眼的框架眼镜

儿童双眼无晶状体眼通常用眼镜矫正(图 45-2)。各种矫正无晶状体眼方法的优点和缺点见表 45-2。由于人工晶状体植入物通常用于成人无晶状体眼,附加高度数(一般大于 10D)的透镜利用率及技术的先进性均下降。因此,儿童白内障手术后处方眼镜的选择非常有限。无晶状体眼镜片的光学原理及设计细节在关于光折射的基本教材有介绍,不在本书的介绍范围。但是,我们提供的旨在指导父母和临床医师的方针发表在小儿青光眼和白内障家庭协会(FGCFA)的网站。一般情况下,有 3 种基本类型的附加高度数的透镜可用。每一枚透镜均应该有防护紫外线的功能。

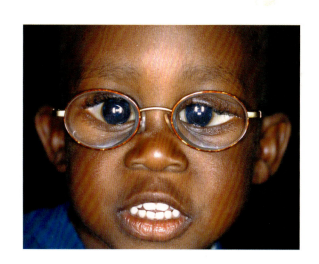

图 45-2　3 岁男孩,双侧无晶状体眼伴无晶状体性青光眼,局部药物控制眼压。其戴着矫正无晶状体的眼镜

(1)双凸透镜。这些镜头中央有预先设计的度数,在镜头周围环绕着一个几乎没有度数的"环"。虽然这些透镜不如其他类型,但他们可能是唯一可用的度数大于+20D 的透镜。

(2)非球面双凸透镜。这种类型的镜片有一个非球面的中心区,周围是几乎没有度数的环。对于非球面人工晶状体的度数范围通常设置在+10 ～+20D。

这种透镜的光学性能优于双凸透镜。

（3）多焦点镜片。这类透镜有一个球形的中心区，逐渐变平成了一个非球面带，然后融合成较低度数的带。这种透镜除了没有明显的"环"，其他方面和非球面透镜相似。它的设计远远优于其他透镜。然而，它的度数范围通常只有＋10～＋16D。

眼镜框的选择

有一点非常重要，视线尽可能与镜框的垂直中心一致。由于透镜的中央部分厚度最大和曲率最高，镜框的深度应足以防止镜片沿框架顶部的边缘暴露。因此，镜框的选择是非常重要的。如果可以，多焦点透镜正确定位在一个小框会提供较好的光学质量和外观。对于镜框选择一些额外的考虑因素在表 45-4 中列出。只要有可能，孩子自己的决策在配镜过程中是非常重要的。

表 45-4 为儿童选择眼镜框时要考虑的因素

孩子应该选择最小的镜架

颜色鲜艳的镜架可以将注意力转移到镜架而非镜片

眼镜的鼻托要适合孩子，如果镜架过高孩子的鼻子看起来变长；如果过低，孩子的鼻子看起来变短

建议使用眼镜脚套，可以更好地固定眼镜的位置，脚套不能超过耳垂

弹性铰链对于孩子是非常必要的，其可以减少眼镜不必要的磨损

二、角膜接触镜

儿童无晶状体眼可以通过配戴 CL 成功地矫正（图 45-3～图 45-7）。已经有报道称在儿童白内障摘除后，对 CL 及遮盖治疗依从性好的患儿可以有较好的双眼视觉和立体视。CL 的一个主要优势是，随着孩子眼睛的发育可以比较容易调整其度数。如果镜片验配合适、护理得当、注意卫生，配戴角膜接触镜是安全有效的。否则，可能是危险的。依从性和并发症可能是限制常规使用 CL 矫正儿童无晶状体眼的主要因素。

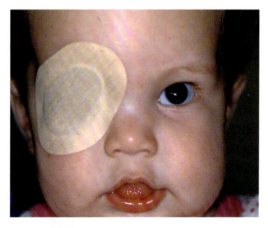

图 45-3　1 名 6 个月大单眼白内障患儿，在出生后 2 周就接受了白内障手术。Patching（OD）和 Silsoft CL（OS）均耐受很好

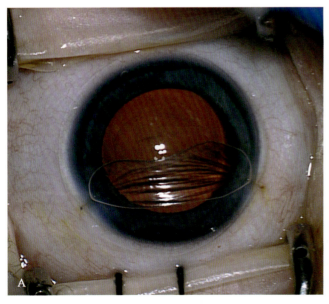

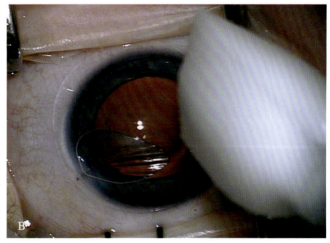

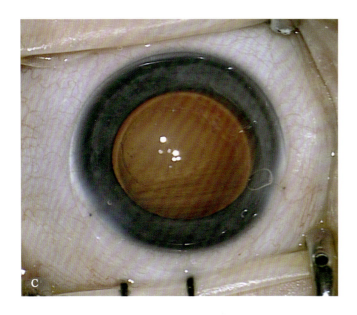

图 45-4 白内障手术结束时 CL 的应用

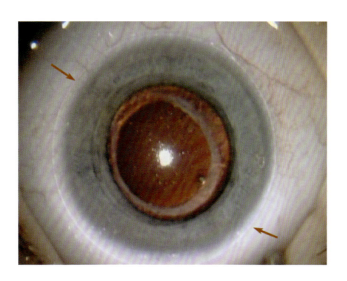

图 45-5 1 例硅胶 CL 矫正小儿无晶状体眼

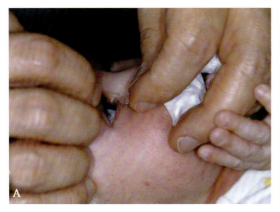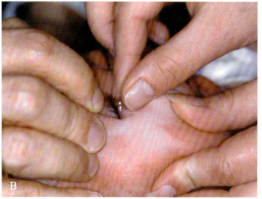

图 45-6 CL 的配戴
A. 教妈妈配戴硅胶 CL;B. 在办公室,父母给孩子成功配戴 1 枚硅胶 CL

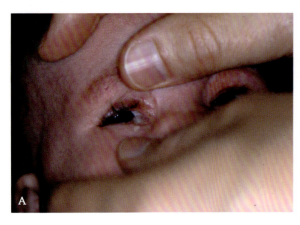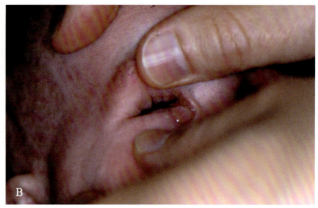

图 45-7 摘除硅胶 CL

A. 眼睑轻轻拉开;B. 拇指和示指轻压 CL 上下边缘。CL 滑出到皮肤表面

(一)儿童 CL 配戴与成人有何不同

小儿 CL 配戴不同于成人,且相当具有挑战性。

反复配戴和取出 CL 对于孩子和家长都是难以接受的。每天配戴和取出 CL 是很有压力的,很多家长会延长孩子 CL 配戴时间。

年幼孩子眼睛参数的测量是很不容易的,用固定或便携式裂隙灯检查眼也极具有挑战性。

与成人相比,小孩的结膜穹隆更浅、眼球更小。婴儿的角膜更小、更陡,其拱高小于成人角膜。

儿童屈光状态的持续变化是由于其眼轴(AL)不断增长所致,但是在最初几年,儿童的角膜逐渐变平也是导致其屈光变化的一个因素。角膜变平对 CL 的配适影响更大。

虽然儿童和成人 CL 的配适存在差异,但是也有相似之处。其相似之处包括:用于获得合适透镜的基本验配原则,角膜和眼前段的生理特性。不管配戴 CL 的年龄,CL 本身的材料和特性在本质上都是一样的。镜片护理技术对儿童和成人来说都是相同的,但处理儿童 CL 的方法较成人的有所调整。

(二)角膜接触镜的选择

CL 有 3 种主要类型:CL 硬镜片[包括聚甲基丙烯酸甲酯(PMMA)镜片和硬性高透氧性(RGP)镜片]、水凝胶日戴或者长戴型镜片、硅胶镜片。各种材料的优点和缺点列于表 45-5。一些市面上能买到的

软性 CL 见表 45-6 和表 45-7。硅胶 CL 结合了硬性透镜和软性透镜优点,可以矫正多达 2D 的散光。Aasuri 等报道,这些镜片都是安全的,有满意的光学矫正效果且容易处理。CL 有限的可用性和频繁更换镜片的财务成本(约 170 美元/片)限制了发展中国家的使用。按平均每年更换 CL 的成本计算,RGP 为 1275 美元,而硅胶 CL 为 1925 美元,这表示每年需更换 17 枚 RGP 和 11 枚硅胶 CL。对于年龄较大的儿童和成人来说,硅胶 CL 的缺点是配戴初期可能感觉不舒服。其他的缺点是其疏水性和黏附的影响。由于婴儿眼有更多的水液层,产生更少的黏液,硅胶透镜引起的干燥和不适如成人一样明显,所以在年幼的患儿中一般不用硅胶 CL。硅胶透镜干燥后可改变透镜的表面特性,但表面有可能会有附着物。硅胶镜片最重要的特征是它的高透氧性。如果患儿不能配戴 Silsoft CL,可以尝试配戴 RGP 镜片。由于晶状体本身可以滤过紫外线,所以无晶状体眼视网膜可能更容易受到紫外线损伤。硅胶 CL 无紫外线防护,而 RGP 可以有 UV 防护功能。这是 RGP 镜片较硅胶透镜在理论上的优势。Saltarelli 报道了高透氧硬性 CL(美尼康 Z)在婴儿无晶状体眼的使用效果。作者指出,该材料具有良好的拟合特性,不破坏眼部结构,照顾小孩的人也比较容易操作,而且在整个研究中保持良好的完整性。

表 45-5 各种 CL 材料的优缺点

	优点	缺点
PMMA	·应用范围广	·需要每天取下
	·可以根据度数和基弧定制	·初始配戴可能有不适症状
	·价格便宜	·偶尔会发生镜片损坏或磨损

续表

	优点	缺点
PMMA	• 较好的光学特性(大多数情况下可中和散光和球面像差) • 耐用、便于配戴	
软镜	• 舒适	• 镜片磨损较快 • 残余散光矫正效果差 • 配戴困难
硅	• 高透氧性 • 易于配戴、耐用 • 相对较低的磨损率 • 可根据眼部参数或试带技术配适	• 费用较高 • 部分地方可能会缺货 • 由于度数限制可能导致不能完全矫正 • 部分儿童可能出现镜片脱落,甚至丢失 • 操作不当时可能引起表面损坏。一旦损坏,表面会黏附蛋白和黏液,从而不能够配戴

表 45-6　高度数角膜接触镜(＞20D)

生产厂家	晶状体名称	可用参数
Bausch&Lomb	Silsoft Super plus pediatric lensese	＋20～＋32D(梯度为 3D) 基弧:7.5mm,7.7mm,7.9mm 直径:11.3mm 光学区域:7mm
Flexlens	Flexlens Aphakic	0～＋50D(梯度为 0.25D) 基弧:5～11mm(梯度为 0.1mm) 直径:8～16mm(梯度为 0.1mm) 前部光学区域:6.5mm(儿童);8mm(成人);日戴型

注:D,度数。

表 45-7　高度数角膜接触镜(10～20D)

生产厂家	晶状体名称	可用参数
Bausch&Lomb	Silsoft aphakic-adult lenses	＋11.5～＋20D(梯度为 0.5D step) 基弧:7.5mm,7.7mm,7.9mm,8.1mm,8.3mm 直径:11.3mm,12.5mm 光学区域:7mm
Proclear	Proclear Compatibles	－20～＋20D
Cooper Vision	Hydrasoft	＋15～＋20D 基弧:8.3mm,8.6mm,8.9mm,9.2mm 直径:14.2mm,15mm
Flexlens	Flexlens Aphakic	0～＋50D(梯度为 0.25D) 基弧:5～11mm(梯度为 0.1mm) 直径:8～16mm(梯度为 0.1mm) 前部光学区:6.5mm(儿童);8mm(成人)
Menicon	Menicon Z	度数:－20～＋20D 直径:8.8～9.6mm

(三)日戴型或者长戴型角膜接触镜

长戴型 CL 在许多方面看来都是儿童无晶状体眼的理想选择。然而,由于越来越多的严重并发症(如急性眼红反应、巨乳头结膜炎、新生血管、擦伤、感染性角膜炎)与一些长戴型 CL 的设计和材料有关,一些专家推荐所有类型镜片都应该用日戴型。美国大多数的小儿眼科医师为年幼的无晶状体眼患儿使用 Silsoft 长戴镜片。这种设计的镜片被批准可以连续使用最多 30 天再取下清洁和消毒(美国 FDA 批准最多可戴 30 天)。然而,与日戴型相比,长戴型 CL 发生溃疡性角膜炎的风险更高。长戴型镜片使用者连续配戴镜片时间越长其风险越高。尽管他们可以连续使用最多 30 天,我们通常建议每周取下镜片清洗 1 次。博士伦 Silsoft 患儿援助计划:博士伦(B & L)网站为 Silsoft 患者提供协助信息。援助申请表可以从网站上下载。B & L 患者援助计划旨在协助那些通过私人保险或公共援助(即医疗补助、医疗保险或慈善机构)拿不到医疗器械花费补助的患儿和他们的家属,以及在美国卫生和人类服务 2004 贫困线以下的家庭(一家 4 个人总年收入小于 18 850 美元,每增加 1 人其标准增加 3180 美元)。每个患者每季度免费申请 Silsoft 镜片 1 次,每个患者每次只允许最多领取 2 枚镜片。

初始拟合:无晶状体眼的婴儿应该在白内障手术后尽早验配 CL(见图 45-4)。高度数的屈光力导致镜片中央厚度显著增加。为了避免偏中心(尤其是低骑)或镜片丢失,镜片直径必须和角膜一样大,而且要有相对陡峭的基弧。该 Silsoft 镜片读数与角膜曲率计读数一致。虽然角膜曲率在许多情况下有提示作用,但是硅胶 CL 一般没有必要借助角膜曲率计来拟合。试戴估算的 CL 后用检影法比较容易判断婴幼儿最终的 CL 度数。小婴儿一般首选后光学部曲率半径(BOZR)为 7.5mm、总直径为 11.3mm 的 32D 镜片。然而,即使是最陡的 BOZR(7.5mm)对于无晶状体眼的婴儿往往仍过于平坦,最高度数(32D)也低于早期婴儿无晶状体眼的处方要求。在必要的检影之前,这些建议的透镜度数只是一个起点。Martin 等基于角膜曲率计读数拟定了初始的验配指南。45~46D、7.3mm 的基弧,直径为 11.3mm;43~45D、7.7mm 或 7.5mm 的基弧,直径为 12.5mm 或 11.3mm;41~43D、7.9mm 或 8.1mm 的基弧,直径为 12.5mm;<41D、8.1mm 或 8.3mm 的基弧,直径为 12.5mm。Silsoft Superplus 儿童 CL 只有 1 个直径(11.3mm),只有 3 种不同的基弧(7.5mm、7.7mm 和 7.9mm),可用的屈光度数为 +32D、+29D、+26D、+23D。无晶状体系列包含了从 +11.5~+20D 的度数,按 0.5D 递增。在这些较低度数的 CL 基弧为 7.5mm、7.7mm、7.9mm、8.1mm;只有 2 个直径(11.3mm 和 12.5mm)有 8.3mm 的基弧。

Lightman 和 Marshall 发表了他们推荐的在没有角膜曲率计读数的情况下选择镜片的基弧和度数(0~6 个月,+29D;7~17 个月,+26D;18~28 个月,+23D;29~34 个月,+18D)。在一项前瞻性研究中,de Brabander 等指出:直到 1.5 岁,BOZR 为 7.5mm 的镜片仍然稳定。到了 4 岁,几乎所有眼需要的 BOZR 为 7.9mm。年龄为 3 个月时 CL 度数为(+25.47±4.0)D(范围:+20~+32D),年龄为 3 岁时 CL 度数为(17.94±3.8)D(范围:+15~+29D)。回归分析表明:CL 度数 = 84.4 − 3.2 × AL(R^2=0.82;$P<0.001$)。A 为常数 112.176,用于 IOL 度数计算公式估算 CL 度数。在无屈光度数时,一些人将 +32D 作为初始 CL 度数。然而,我们注意到,如果使用 32D,44% 眼需要更换 CL。在我们的数据中 CL 度数从 −13~+11D,如此广泛的度数导致很多孩子在初始拟合 1 周内就需要更换 CL。考虑到应该适当的过矫 +2D 和 Silsoft CL 度数限制,我们推荐当术前 AL <17mm 时采用 +32D 的 CL;17mm<AL<18.5mm 时采用 +29D;18.5mm<AL<19.5mm 时采用 +26D;19.5mm<AL<20mm(21mm)时采用 +23D;20mm<AL<21mm(>21mm 时采用 +20D)。在必要的视网膜检影验光前这些建议的度数只是一个起点。当 CL 度数在 2 个可用度数之间时(Silsoft Superplus 镜片每 3D 递增),应该由专科医师来决定。例如,如果 1 只眼需要 30.5D,由于婴儿主要是看近的需求,可以选择 +32D。然而,因为患儿的眼球在这一年龄段增长很快,不久这只眼就需要 +29D 的镜片,如果觉得在不久的将来更换镜片是一种负担,+29D 镜片也可以选择。

使用手电筒、放大镜和检眼镜或手持裂隙灯,在镜片植入数分钟后就可以评估其运动和居中性。评价镜片是否合适最关键、最重要的因素是镜片随眨眼稍微移动。如果镜片移动较多或偏中心。镜片总直径可以增加到 12.5mm。当镜片没有足够的运动,应该改用一个平坦的 BOZR 镜片然后再评估。如果有必要,验配过程中可以使用荧光素染色。透镜的度数可以通过检影法计算。在出生时附加 +4D,1 岁时附加 +3D,2 岁时附加 +2D,3 岁时附加 +1D,这样可以保证患儿最佳近视力。

验配 RGP 镜片时,选择基弧应该从最平坦的角膜曲率读数开始,以 1~1.5mm 递增。对于硬镜,往往用一组试镜片(直径均为 10mm)基弧变化从 7.2~8.2mm,以 0.1mm 递增。对于验配 RGP,一项应用荧光素的研究表明:镜片是否需要更换,有经验的观察者用荧光素来确定透镜相对于角膜的最佳位置。

"陡"镜片可以在镜片中央形成荧光素聚集,也许有气泡,"平"的镜片导致角膜中央荧光素缺失。如果镜片与角膜曲率一致,那么染料会均匀分布于眼表。儿童镜片验配的主要问题是稳定性。为了克服由于眼球较小、眼睑张力高引起的镜片移位问题,与成人验配标准不同的是,对于儿童非常有必要配戴一个较紧且相对较大的镜片。一份研究报告指出儿童镜片的陡度要比最平坦的角膜曲率度数平 0.1mm。

对于一个常规综合随访检查,我们建议婴儿白内障手术后第一年在麻醉下检查。然而,婴儿麻醉下进行检查与清醒时检查相比,其 CL 拟合特性可能会有显著性差异。因此,CL 拟合最好在检查室进行。清醒状态的检查,评估 CL 的居中性和移动性更为可靠。

(四)角膜接触镜的配戴与摘除

CL 适配成功及最终孩子视力是否得到很好的矫正,往往取决于父母或保姆对其的理解和训练情况,他们主要负责照料孩子、配合孩子配戴镜片。家长是患儿是否遵从戴镜表的最主要责任人,家长应该尽可能地参加诊所的相关学习,掌握镜片的配戴(见图 45-6)、取出(见图 45-7)、存储和消毒等相关技术,与医师建立良好的关系。这有助于沟通,任何 CL 问题以后都可能出现。从一开始,父母就应该在现场参与镜片配戴、取出这些步骤。这样他们可以学习处理角膜接触镜的相关问题,而且可以明确他们在孩子接受角膜接触镜治疗期间的责任。每一步都应该在办公室医师监视下反复训练。家长或者保姆不仅要学习如何配戴、取出角膜接触镜及镜片的护理,还应该学习如何使这些活动成为简单的每天或每周的例行程序。有关镜片卫生、处理、配戴和取出的书面说明是为了加强医师的口头说明。临床医师应该告诉父母如何观察镜片适配过紧,这可能会引起巩膜上固定的、扇形的或完整的环形压痕(如使用水凝胶镜片时);或如果镜片适配过松,可能引起镜片边缘抬起,增加透镜漂移和较差的居中性。告诉父母孩子应该在配戴角膜接触镜后快速"安静"下来;如果孩子哭的持续时间异常长,镜片可能撕裂、脱落、开裂、里外反转或有可能镜片下面有异物。如果孩子仍然不舒服,镜片需要取出检查。父母应该被告知要定期检查孩子的眼睛,如果在接触镜前表面可以看到 1 个清晰的光反射(1个闪亮的光泽)可以证明这个镜片的润湿性。如果观察到暗区,父母可以用不含防腐剂的盐水溶液滴眼。平时父母也可以在孩子清醒时给他滴 1 滴生理盐水(不含防腐剂)。应该教会父母如何取下、清洁和佩戴镜片,而且当镜片不能被再次湿润时应建议清洗镜片。如果清洗后镜片依然暗淡无光,那么说明镜片的

亲水性涂层可能磨损,镜片应丢弃、更换。只要镜片表面湿润,眼睛依然清晰,镜片可以戴 1 周,直到下次清洗前再取下。应该告知父母如果出现眼睛变红或者任何有关于镜片或眼部情况的疑问都应立即就诊。

当医师确信父母可以很好地护理镜片,可以给出患儿的戴镜时间表和复查时间表。如果没有遇到特殊问题,日戴型 CL 配戴时间可以很快增加至所有的清醒时间。父母应该保证镜片充分清洗和消毒后再给孩子配戴。通常建议硅胶镜片每周取下清洗。严格的卫生对于任何使用 CL 者都很重要,尤其是近期接受手术的眼。

表面麻醉药对于评价 CL 是否合适及练习配戴、取出 CL 均没有帮助。配戴镜片的最大障碍是患儿的恐惧心理。表面麻醉药在解决这个关键问题上几乎没有作用,反而给患儿一个假象:以为在家配戴 CL 时也会经历这些。下面有几条建议:

(1)如果患者<2 岁,这个年龄组比年龄大的孩子配戴 CL 更容易。参与者应该提起患儿的上眼睑,植入镜片,然后提起下眼睑盖住镜片的下缘。最后必须检查以确保镜片在配戴时没有被折叠。

(2)为患儿取出硅胶或软 CL,尽可能拉开眼睑然后轻压镜片上下边缘;这样可以中断 CL 的吸力,从而被眼睑挤压出来。如果患儿挣扎,可能会用力闭眼,当医师分开眼睑时这个动作实际上有助于取出 CL。一旦孩子足够大,用传统的方法取出镜片可能被夹断。

(3)2~5 岁的患儿。如果患儿躺在床上配戴角膜接触镜可能更容易些。随着时间的推移,不需要固定身体,最后患儿坐在椅子上也可以配戴角膜接触镜。对于他们取出镜片的方法同前所述的年龄较小患儿取出镜片的方法,但是有时候需要固定头部。

(4)大于 5 岁的患儿。可以鼓励患儿开始自己配戴、取出镜片。在这个年龄配戴镜片并不容易完成,所以最初需要父母帮助分开眼睑或者引导患儿手指的动作。患儿一旦获得了信心,其独立性得到欣赏,其配戴技术将逐渐提高,这使得他们不需要任何帮助就能够配戴镜片。取下镜片时,患儿可能将 CL 捏断。

(五)配戴角膜接触镜的随访

角膜接触镜配适成功后患者的护理配合是父母或保姆和医师共同的责任。后续访视通常安排在 1 天、1 周、1 个月时,然后每 3 个月 1 次。每次访视要注意的问题包括:自上次访视以来在处理镜片上有任何困难吗?是否有镜片丢失?眼是否有任何刺激症状?视觉进展了吗?过度的眨眼、畏光、流泪、结膜充血或分泌物增加都可能表明有结膜或角膜病变存在。取下角膜接触镜后仔细的裂隙灯显微镜检查是非常有

必要的,必要时可行荧光素染色。应该询问父母任何有关的不良反应。患者戴镜时间从最初的数小时逐渐增加。建议定期复查角膜曲率,因为在最初几年,角膜曲率半径和直径的变化明显。由于这种可能性存在,如果长戴型镜片故意紧适配,又配戴太久,角膜会在镜片下面生长,这样镜片会变得更紧,可以导致一系列并发症。这样过紧的镜片会导致角膜水肿和结膜水肿,然后出现角膜缘毛细血管的迂曲。如果定期随访,一般是不会出现问题的。在随访中,医师完善的眼科检查包括镜片的活动度、居中性及镜片的情况。每次访视都应该测量眼球的总屈光度数,测量配戴角膜接触镜后是否有残留的屈光不正。有时需要取下镜片,反复测量。双侧白内障患者,可以准备 1 副最新的可以矫正无晶状体眼的框架眼镜。如果 CL 丢失或眼睛发红,在再次适配 CL 前可以配戴框架眼镜。顶点距离对无晶状体眼婴儿 CL 的配适和屈光都很重要。如果在眼镜平面的等效球镜是＋23D,假设是 10mm 的顶点距离,CL 度数将会换算成＋29.9D。然而,假设顶点距离为 12mm,所需 CL 的度数将增加至＋31.8D。顶点距离很小的变化都可以使屈光度数发生显著变化。检查者应该选择计算度数上下几个屈光度的 CL,配戴 CL 后反复验光确定度数。一些作者建议每 3 个月更换 1 次角膜接触镜。我们倾向于在需要时再更换 CL。如果可能的话,家长应该准备 1 枚备用镜片,镜片可以存放在诊所。至少在婴儿的镜片丢失后到诊所来时,有适合他的镜片。这避免了再次验光、计算及订购所需的角膜接触镜所带来的弊端。

随着眼睛发育,无晶状体眼需要的角膜接触镜度数逐渐降低。同时,年幼孩子的角膜变化较快,角膜直径增加而曲率半径减小。因此,更要强调早期频繁随访的重要性。对于配戴角膜接触镜的无晶状体眼患者,我们坚持每 3 个月随访 1 次,直到我们确认随访间隔时间的延长是安全的。

对于双侧无晶状体眼的患儿,如果伴有单眼弱视,由于弱视训练需要,可以将好眼的 CL 临时停戴数周。由于对侧无晶状体眼(或偶尔是人工晶状体眼),这种形式的光学压抑疗法是非常有效的。

(六)配戴角膜接触镜的并发症和注意事项

(1)镜片丢失。婴儿的角膜接触镜很可能会频繁丢失,蹒跚学步的儿童丢失镜片则更常见。几个月大的婴儿很容易在睡觉时揉出镜片。据 Jacobs 报道,一位母亲努力地从婴儿手中夺回了 1 枚镜片,而这个婴儿正打算取下镜片后吞下。为了持续的光学矫正以预防弱视,诊所应该有一套备用镜片随时可用,最理想的是由父母保管。当角膜接触镜丢失或者有其他

问题时,应该有 1 副备用的合适的眼镜。如果按照日戴型 CL 的时间表执行,镜片丢失概率减小,镜片老化最终成为更换镜片的主要原因,大约每 6 个月更换 1 次。De Brabander 等报道镜片的使用情况是:5.6 枚镜片/(眼·年)(包括每 3 个月的定期更换)。

(2)依从性差。父母和孩子依从性差是角膜接触镜操作的主要障碍。角膜接触镜的丢失、结膜充血、镜片配适不合适是患儿依从性差的主要原因。患儿依从性差是多因素的,但最主要的是佩戴和取出镜片的难度大、镜片成本高。对于单侧无晶状体眼,对侧眼有较好视力的患儿往往依从性更差。2～4 岁的患儿配戴 CL 失败基本都是这个原因导致的。

(3)感染。轻微的感染时有发生,特别是患儿配戴软性长戴型角膜接触镜。父母必须长期保持警惕,如果看到球结膜轻微发红就应该取下镜片。如果此时,他们无法处理镜片,那么他们必须寻求眼科医师帮助。如果婴儿是双侧无晶状体眼,建议摘除双侧镜片。由于没有了镜片很容易发展为弱视,在得到再次配适的角膜接触镜之前应该配戴矫正无晶状体眼的框架眼镜。

(4)角膜新生血管。由于配戴软性角膜接触镜可能出现不同程度的缺氧,在角膜接触镜配戴患者中有时可见到角膜新生血管。在这种情况下,如果患儿用的长戴型镜片必须换成日戴型镜片或日戴型软性镜片需改为 RGP 镜片。然而,如果以上方法均不可行,对于双侧无晶状体眼甚至单侧无晶状体眼有时也可配戴框架眼镜。如果发生角膜接触镜引起的巨乳头结膜炎,也需要更换为眼镜,至少暂时要更换。一些关于角膜接触镜的问题在美国较穷的农村或在发展中国家更容易见到。这些问题包括感染性角膜炎、角膜新生血管、缺氧性角膜溃疡和没有溃疡的红眼。

(5)度数的变化。由于儿童 CL 度数变化非常快,频繁的随访是必要的。越年幼的患儿,越需要更频繁的随访。De Brabander 等报道患儿屈光度平均每个月降低 0.23D。单侧无晶状体眼患儿降低的度数明显低于双侧无晶状体眼($P<0.01$)。De Brabander 的研究表明度数的变化率为每个月减少 0.32D,而 Lightman 的研究结果是每个月减少 0.35D。

(6)沉积物。De Brabander 等报道了年龄和镜片的沉积物呈正相关($r=0.89$)。这些作者报道从 3 岁起,硅树脂镜片改为含水量高的软镜片或 RGP 镜片是沉积物形成的主要因素。

(7)父母的压力。当建议为患儿配戴角膜接触镜时,父母、照顾者或患儿的心理压力是主要障碍。然而,Ma 等报道指出,看护人认为大多数患者都能较好

耐受角膜接触镜。尽管最初抵制使用角膜接触镜者非常多，但随着时间推移会逐渐减少。

（8）游泳。一个经常被问及的问题是游泳时是否可以戴角膜接触镜。游泳时配戴角膜接触镜增加其暴露于细菌和其他微生物的风险（特别是在淡水中游泳）。因此，这种感染可能是潜在致盲性的因素。游泳时角膜接触镜丢失的可能性只是略有增加。淡水可以使镜片与眼球黏附更紧密，但应该配戴合适的游泳镜。彻底清洗和消毒镜片与镜盒对减少其被污染的风险特别重要。认真的护理和清洁更重要。

小结

对于不适合植入人工晶状体的病例，CL 是首选的治疗方案，至少在单侧无晶状体眼的情况下是这样的。然而，对于双侧无晶状体眼，眼镜仍然是一种合理的选择。当患者对无晶状体眼的眼镜和角膜接触镜都不能耐受时，可能需要二期植入人工晶状体。婴幼儿很容易适应和耐受硅胶 CL。4 岁后，由于眼泪成分的变化，患儿可能不能耐受硅树脂镜片，可能需要更换为含水量较高的软的日戴型角膜接触镜或者等孩子更大些更换为 RGP 镜片。学龄前一般使用硅树脂 CL，然后二期植入人工晶状体。有些患者甚至能够耐受硅树脂镜片十几年而不需要二期植入人工晶状体。然而，透镜的清洗需要更频繁，由于沉积物及保湿效果问题，更换镜片更常见。对于大一点的患儿，如果不能植入人工晶状体，有必要重新配适非硅树脂材料的 CL 或者换成无晶状体框架眼镜来矫正。

（高　铃　译）

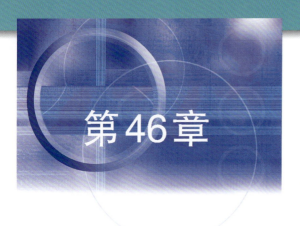

第46章　儿童白内障术后视力恢复情况

　　尽管一直都存在发生弱视的可能,儿童白内障术后视力预后在过去的几十年得到了明显改善。不仅因为出现了精细的手术技巧和显微技术,也因为我们对弱视发展和逆转敏感时期理解的提高。一方面,发病年龄、偏侧(单侧与双侧)和相关的眼部及全身性疾病是影响视觉效果的重要且不可改变的因素。另一方面,视觉剥夺的时间、残余屈光不正的矫正、弱视治疗这些可控制因素也可部分影响视力结果。表 46-1 描述了儿童白内障术后视力预后的相关因素。

表 46-1　白内障患儿视力预后的相关因素

术前	年龄:白内障的发展;手术
	诊断白内障与接受白内障手术的时间间隔
	白内障:单侧或者双侧;如果是双侧,是否对称;白内障类型;白内障混浊程度
	视功能:较差的视力、斜视、眼球震颤、弱视
	眼轴
	双侧眼轴长差值
	相关的眼部异常
	相关的全身症状
	拟植入人工晶状体的目标屈光度
术中	是否有明显并发症
	是否植入人工晶状体
术后	屈光
	并发症:未治疗的后囊膜混浊(PCO)、青光眼、视网膜脱离(RD)、黄斑囊样水肿(CME)、眼内炎
	不配合弱视治疗或者屈光不正的矫正

　　关于白内障患儿视觉效果的文献报道有不同的结果。数据的变异性使得研究结果的比较非常困难。例如,很难比较研究的情况:①研究 A 的纳入标准是手术年龄小于 1 岁,而研究 B 是小于 18 岁。②研究 A 的纳入标准是最后一次随访年龄大于 5 岁,研究 B 包括任何年龄的患者。③研究 A 主要包括单眼白内障的患者,然而研究 B 主要是双眼白内障患者。两个研究结果均未对偏侧性进行分析研究。④研究 A 包括小儿外伤性和其他复杂性白内障,而研究 B 则将这些患者排除。⑤研究 A 报告的是只有可以量化的视力(VA),而研究 B 报告的所有视力的中位数。⑥研究 A 的随访时间从 1 个月至 1 年,而研究 B 的患者至少随访 1 年。⑦研究 A 使用的 ETDRS 量表,而研究 B 使用 HOTV 量表。更糟的是,对于双眼白内障的病例,一些研究包括了双眼的数据,而没有考虑统计分析上相关性的影响;而另外一些研究随机选取双眼中的 1 只眼数据来分析。一些研究报道的是平均 logMAR 视力,而其他研究报道的是分数形式的 Snellen 视力或者小数形式视力的算术平均值。如上所述,读者应该特别注意研究的方法,包括纳入、排除标准。

　　我们曾经报道过白内障患儿接受白内障摘除联合人工晶状体(IOL)植入后的视觉效果(测量 4 岁以上患儿的视力)。139 只眼符合纳入标准。接受手术时患儿年龄中位数为 5.1 岁(0.03～16.9 岁);最后随访时年龄的中位数为 9 岁,随访时间的中位数是 3.6 年。矫正远视力的中位数为 20/30。45 例患者最终视力低于 20/40。在这些病例中,34 例(76%)患者唯一的诊断是弱视。Lim 和同事报道了共 778 例(1122 只眼)诊断为白内障的患者的结果,该研究超过 10 年。研究只包括可量化视力的患者,作者发现其中 39% 的患者最终视力大于或等于 20/30。

白内障发生的年龄与不良的视力预后明显相关。诊断白内障的年龄不一定是白内障发生的年龄。尽早筛查白内障是非常有用的。Birch 和 Stager 报道,如果出生时白内障就非常致密,在出生后只有 6 周的时间窗,在此时间段治疗单眼先天性白内障的效果最佳。然而,即使晚一些接受白内障手术,视功能也可以得到一些改善。1842 年,Stafford 报道了 1 例先天性白内障患者在 23 岁时接受白内障手术,术后视力仍然改善。作者报道称视力获得是非常缓慢的。起初,看到的一切都是混浊的。第 3 周开始患者能够区分物体,能够意识到两个物体间存在的差异。当一块抹布在患者眼前晃动时,患者可以感觉到这样东西是前后移动的。1 个月后,患者能够区分出黑色和白色,并且对形状和颜色的识别能力迅速提高。

双眼白内障患者手术的预后比单眼白内障患者好。1956 年,Crawford 报道说:"我今天见到一个患者,让人对先天性白内障手术效果感到高兴。他的 2 只眼睛大约在 15 岁时接受白内障手术,当时在 Moorfields,由 Mr. Adams 给他完成的手术。患者现在 90 岁,带上眼镜右眼视力 6/9,左眼视力 6/6,并能舒适的阅读小字。他只是因为这古老的眼镜被打破来寻求咨询意见。"有一种说法,健康的眼睛经常会导致疾病的表现、诊断、治疗的延迟。单眼白内障患者共存眼部缺陷的发病率也较高。过去,由于大多数儿童白内障接受眼部外科手术后并未受益,对于单侧白内障是否应该手术仍存在争议。

现在,我们知道虽然儿童白内障的治疗效果常常较差,一些单眼白内障患儿治疗后仍可能获得有用的视力。Chak 和同事报道的结果是:单眼白内障术后视力的中位数为 6/60,而双眼的为 6/18。手术时的年龄中位数单眼为 2.9 个月,而双眼为 4.6 个月。我们报道的单眼白内障和双眼白内障术后视力中位数分别为 20/40 和 20/25。Hussin 和 Markham 评价了儿童白内障术后植入人工晶状体的视力情况。本研究的前瞻性部分的检查包括视力的记录。单眼白内障组最终视力的平均值是 0.91 logMAR,双眼白内障组为 0.57 logMAR(换算为 Snellen 视力表为 20/162 和 20/74)。

甚至在出生后最初几个月,位于前极的白内障较后极的白内障更不容易发生弱视。同样的年龄,病灶位于同一侧,致密的白内障较轻度白内障更容易形成弱视。双侧对称的白内障较双眼视觉显著不对称的白内障更不容易发展成弱视。

术前两眼眼轴长度的差异有助于预测术后视力的恢复。与对侧眼相比,长眼轴的眼睛更可能发展成严重的弱视。Gochnauer 等回顾了 64 名单眼白内障患儿,发现当双眼眼轴长相差超过 0.5mm 时剥夺性弱视似乎更严重。

与没有全身系统疾病相比,先天性白内障合并全身疾病的患儿接受白内障手术治疗后视力预后更差。Francis 和他的同事报道了常染色体显性的先天性白内障患者的视力情况。约一半的患者视力达到了 20/40 或更好。单纯遗传性的先天性白内障与同时合并眼部或全身其他疾病者相比手术效果更好。遗传性白内障较好的预后与不存在其他发育异常有一定关系,也因为遗传性白内障往往出生时经常为部分性的白内障。如果是部分混浊,手术可能会推迟到婴儿期后期或者儿童期,这时手术并发症发生率低,而且屈光不正更容易矫正。Chak 和他的同事使用多变量分析报道称,如果有其他的疾病(3.53,95% CI:1.08～11.44)或有术后眼部并发症(2.94,95% CI:1.38～6.51),视力较差概率增加。皮质视觉通路的共存缺陷可能影响视力预后。与大脑发育迟缓相关的视觉通路功能下降可能会反过来影响视力预后。

术前存在斜视及眼球震颤则预示着较差的术后视力。更深入的关于白内障患者手术后斜视的讨论,参见第 48 章,本章只讨论眼球震颤。Rabiah 等回顾了 95 例在手术时就有知觉性眼球震颤的双侧先天性白内障患者。40% 的患者眼球震颤在术后减少或消除。术前轻度的眼球震颤,而不是严重的,预测其术后视力较好且眼球震颤会减轻或者消除。作者认为,双眼白内障合并知觉性眼球震颤的患儿在白内障手术后有时会获得较好的视力。在这些患儿中,眼球震颤在术后改善或消失。另一项研究报道了 13 位(26 只眼)先天性白内障术前合并知觉性眼球震颤的患儿术后的视力情况。所有患者术后至少随访 5 年。只有 5 例(38%)术后最佳矫正视力(BCVA)为 20/80 或更好,4 例(30%)视力≤20/400。所有患儿的对比敏感度(CS)和立体视觉均受到严重影响。

有报道称无晶状体眼的光学矫正也会影响视觉效果。一项回顾性研究表明,先天性白内障患者如果及时接受手术治疗并且同时植入人工晶状体可以有更好的视力预后。婴儿无晶状体眼治疗研究(IATS)将年龄为 1～7 个月的单眼白内障患儿随机分组,人工晶状体植入组和无晶状体眼组,结果发现术后 1 年的光栅视力两组没有显著差异。这项研究了 5 年的随访结果在 2014 年公布。

人工晶状体眼的目标屈光度数可能影响视觉预后。Lambert 和他的同事回顾性分析了 24 例单侧人工晶状体眼患儿，比较了人工晶状体植入术后残余屈光数 ≥ 2D 组和术后接近正视眼组（ - 1.00 ～ + 1.00 D），结果显示两组最终的视力并没有显著性差异。

相关的眼部情况或术后并发症也会影响视力预后。眼部外伤往往伴随影响视力的眼部缺陷，如角膜混浊、瘢痕形成、视网膜脱离、外伤性黄斑病变或视神经损伤。这些比白内障本身对视力影响更大。众所周知，青少年特发性关节炎相关白内障预后差。婴儿早期接受眼部手术，在术后发生青光眼的风险更高，而这将导致更差的视力预后。

无晶状体眼光学矫正的依从性和弱视的管理最终成为决定性因素。弱视治疗开始越早，视力预后越让人满意。Chak 和他的同事们指出，在多变量分析中，单眼白内障患者和双眼白内障患儿遮盖依从性较差是导致较差视力最关键的因素；依从性 50% 的单侧白内障患儿视力较差的概率是依从性 100% 患儿的 8 倍。

一、术后斜视

参见第 48 章。

二、术后眼球震颤

Birch 和他的同事对在 5 岁时接受致密白内障摘除手术的儿童进行前瞻性研究。通过记录 ≥ 5 岁孩子的眼球运动来决定其固视的稳定性和伴随的眼部振荡，总共 41 名儿童。这些孩子中，29 例（71%）发展成眼球震颤[18 例是婴儿眼球震颤综合征（INS），11 例是融合发育不良性眼球震颤综合征（FMNS）]。没有 1 例有"真正的隐性眼球震颤"，也就是，双眼视时眼电生理无反应而单眼视时有振荡电位出现。统计学上 INS 和 FMNS 都与斜视有显著相关性。眼球震颤的显著危险因素是婴儿发病（≤12 个月）（OR：13.7；95%CI：1.6～302）和视觉剥夺＞6 周的时间（OR：46.2；95%CI：6～1004）。是否先天性发病和白内障的偏侧性（单侧或者双侧）都不是引起眼球震颤的独立危险因素。14 例（34%）有非对称固定不稳定性：9 例两眼振幅有差异；4 例当固定一只眼时有 FMNS，当固定另外一只眼时既是 FMNS 又是 INS；1 例当固定一只眼时有 INS，而当固定对侧眼时没有 INS。双眼眼球震颤类型或振幅差异的显著危险因素是单侧性

白内障（OR：58.9；95%CI：5.1～2318）和先天性发病（OR：25；95%CI：2.6～649）。Hussin 和 Markham 报道，23% 双眼白内障患者和 56% 单眼白内障患者均可记录到眼球震颤。

三、双眼视功能

Ing（荷兰）研究了双眼人工晶状体眼儿童的双眼视功能。笔者走访了 4 个不同的医疗中心，检查了 21 例患者。第一只眼接受手术治疗的平均年龄为 6 岁 4 个月。在作者检查时患者的平均年龄是 16 岁 5 个月，平均随访时间为 10 年 4 个月。除了 2 例患者外，所有的患者在电机对齐时需要 8D 以内的棱镜屈光度看清近处。15 例患者存在融合和立体视，但这些患者中只有 4 例表现出较精细的立体视敏度（≥60 弧秒）。对比有精细与粗立体视敏度的两组患者，发现白内障的类型、第一次手术的时间、手术之间的时间间隔、随诊时间及屈光没有明显差别，但两者的 BCVA 质量不同。作者认为，虽然大多数患者有令人满意的双眼视、融合和部分立体视觉，人工晶状体眼儿很少有精细立体视敏度。

Kim 和 Plager 报道了单侧人工晶状体眼儿童的立体视。38 例中有 21 例患儿的立体视优于 400 弧秒。

四、对比敏感度

CS 测试已经成为试验中用来描述患者视力的重要临床工具。VA 只是视觉功能的一种检测，它与观察员如何检测和处理高空间频率有关。CS 检测特定的空间频率所需要的对比度。Vasavada 等研究了 5～12 岁接受治疗的孩子，包括接受玻璃体切割术和没接受玻璃体切割术两组。作者的结论是：尽管两组间高对比敏感度视力并没有显著不同，但是玻璃体切割术后低对比敏感度更好。

五、视野

Martin 和他的同事报道了致密白内障造成永久的空间视觉的损害，包括中心视力和视野。然而，视野的损害比视力的损害更轻。

六、生存质量

参见第 53 章。

七、朗读

阅读是衡量患眼潜能的关键。当用缩写版本的格雷口读测验来量化时，单侧致密的先天性白内障治

疗后单眼的朗读能力和理解能力较对侧眼或正常对照眼更差。

小结

早期手术治疗和较好的遮盖依从性是儿童白内障术后获得较好视力的重要因素。单眼白内障，尤其是先天性白内障，视觉康复是最大的挑战。我们期待 IATS 评价单眼白内障早期植入人工晶状体的长期观察结果。鼓励对年长的单眼白内障和双眼白内障患者进行术前及术后持续的观察分析。

（高 铃 译）

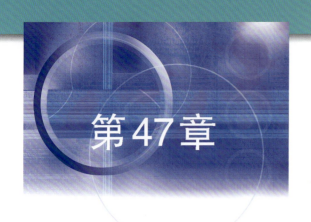

第47章

儿童白内障术后弱视的处理

一、引言

弱视是儿童白内障管理成功的主要障碍。Lein-felder 描述了先天性白内障患儿的先天性弱视,较差的视力导致后续需要接受晶状体切除手术。事实上,单眼先天性白内障是否应该接受手术治疗是有争议的。关于弱视病理生理学认识的进步越来越支持更积极的治疗。在 20 世纪 70 年代,Frey 等建议治疗儿童单眼白内障可能是值得的。在过去的几十年中,对剥夺性弱视生理和治疗的认识不断发展,再加上手术时机和手术技术的不断完善,儿童白内障的视力预后越来越好。现在世界各地儿童白内障的治疗都是司空见惯的,乃至单侧先天性白内障的手术治疗已经标准化。本章回顾了单侧和双侧白内障的视觉质量,讨论了白内障引起剥夺性弱视的机制和治疗,考虑手术治疗的最佳时机,建议术后弱视治疗方案,探讨白内障相关的弱视和双眼视觉的关系。

二、白内障患儿的视力预后

一篇关于视力结果的综述包括了弱视治疗的方法和期望。这些数据最大范围地代表了儿童白内障——单侧和双侧、先天性和后天性、不同的手术方法和不同弱视治疗的方法。正如预期的那样,与双眼白内障相比,单眼白内障视力更差,接受白内障手术的年龄与最终视力密切相关。

其中一项最大的关于儿童白内障的综述,Zwann 等报道了 306 例人工晶状体眼中 44% 的患者视力达到 20/40 或更好,弱视是影响视力预后的主要因素。这个结果和 McClatchey 等描述的 100 例人工晶状体眼的平均视力为 20/55 相似。另外一项大的研究是,139 例混合的儿童白内障接受了人工晶状体植入治疗 (IOL),其视力中位数为 20/30。在这项研究中有 45只眼最后视力低于 20/40;其中,有 34 例视力差是弱视导致的。

在这些大型的研究中,我们发现单侧白内障患者视力预后较差。Ledoux 等报道的其最终视力中位数,单眼组为 20/40,而双眼组为 20/25。其他一系列单眼白内障的病例证实了这一发现,甚至结果更糟糕。Hosal 等回顾分析了 74 例单侧白内障患者,发现只有 37% 的患儿最终视力≥20/40。一系列单眼外伤性白内障患儿最终视力平均为 20/50,弱视影响了 75% 6岁以下的儿童。如果仅仅研究单眼先天性白内障,视力结果可能会更差。一项关于 62 例患者的回顾研究结果显示,接受晶状体切除的平均年龄是 5 周,只有 32% 的患儿最后视力≥20/80。早期手术与最终更好的视力相关。

已经有人提议,光学矫正方法(人工晶状体植入、角膜接触镜或眼镜矫正)是影响最终视力的一个重要因素。一些研究发现人工晶状体眼和无晶状体眼视力无显著性差异,其他的研究者认为两组视力的差异取决于孩子是单眼白内障还是双眼白内障。但总的来说,这些早期研究都没有为 2 岁以下儿童植入人工晶状体。婴儿眼治疗研究(IATS)将 1~7 个月龄的婴儿随机分为人工晶状体植入组和无晶状体眼组,发现两组 1 年后的光栅视力并没有显著性差异。这项研究还在继续跟进,计划随访到患儿 5 岁。观察研究表明,如果能即时接受手术治疗,植入人工晶状体的先天性白内障可能有更好的最终视力。对于外伤性白内障也是这样的结果。

关于儿童白内障最终视力的文献报道有多种病因和结果。这些数据的异构性导致很难得出一个结论,但总的趋势是明显的。早期手术是肯定值得推荐的。人工晶状体的使用不一定能显著提高最终视力;然而,人工晶状体眼能改善视功能,如改善双眼视觉。单眼白内障,尤其是先天性白内障,是目前视觉康复最大的挑战。这些结果背后的原因和它们的实际意义是本章的重点。

三、剥夺性弱视的机制及"关键期"

单侧白内障和延迟治疗的白内障预后相对较差，这可以用剥夺性弱视的病理生理学来解释。早期的视觉刺激对于视皮质的正常发育是必需的。潜伏期视力通过视觉皮质下通路调节，潜伏期后视觉系统高度依赖于强大的视觉输入信号。在这个敏感期，诱导动物单眼视觉剥夺（通常是通过缝合眼睑）可导致正常视皮质细胞对剥夺眼的反应丢失。在大脑的纹状体视觉皮质负责剥夺眼的视觉优势柱细胞转换到功能眼，产生相应的收缩和增长。通过阻止持续的视觉剥夺，与弱视相关的大脑皮质可以部分逆转。在敏感期还有一个"关键期"，在"关键期"早期的视觉接触是必不可少的；而且在这段时间内，如果双眼输入的视觉信号不等会导致不可逆转的视力缺陷。

弱视的管理前面已经有详细的描述，而且斜视和屈光参差性弱视的管理常常是很成功的。剥夺性弱视是最难治疗的，约占所有弱视病例的 3％。剥夺性弱视最常见的原因是单眼先天性白内障，双眼先天性白内障也是一种常见的原因。如果不能及时摘除先天性白内障，尤其是单侧的，可以导致顽固性弱视。关于视力结果的文献持续收集了各年龄段对视力的影响。早期手术有获得良好视觉效果最好的机会，但什么时间足够早呢？Gregg 和 Parks 描述了一个单眼先天性白内障患儿出生后 1 天就接受了晶状体摘除手术，其 8 岁时视力为 20/25。

进一步的研究试图确定先天性白内障接受手术治疗的关键期。Birch 等发现越早期的手术治疗单眼先天性白内障其视力预后越好。后续的分析显示，如果在出生后 6 周接受手术治疗其视力预后急剧下降。在出生后 6 周内接受手术治疗并没有让其明显获益（参见第 6 章）。

同样，双侧先天性白内障可能也存在治疗关键期。Lambert 等回顾了 43 名儿童的视力预后，发现如果在出生后 10 周接受手术治疗其视力结果更差。虽然两组（10 周前和 10 周后）视力≥20/40 的人数相等，但是出生后 10 周内接受手术治疗的没有一例视力低于 20/80。Birch 等对 37 例双眼先天性白内障患儿的研究没有发现一个节点，但明确证实了在出生后 14 周前接受手术治疗的患儿视力预后更好。出生后 14 周前接受手术治疗其提高的视力呈线性变化。一项 13 例患儿的系列研究提出：视力下降呈指数型，而且并没有具体的折点。如果双眼剥夺对视觉皮质的影响更小，这些婴儿没有明确可恢复的关键期也不足

为奇。总体而言，可以得出结论：双眼白内障早期接受手术治疗更好，虽然它与单眼白内障相比可以相对适当延迟手术时机。

如果白内障是对称的，双眼白内障手术治疗时间应该尽量接近。如果双眼手术间隔时间过长可能导致未治疗眼的视觉剥夺性弱视。一些人主张对治疗眼一直遮盖直到第二只眼接受手术，然而大多数外科医师会尽量在 2 周内完成对侧眼的手术。限制双眼白内障手术治疗时间间隔是必要的。事实上，有些人主张一些病例在同一天先后完成双眼手术。

非对称双眼白内障的手术治疗是一个独特的挑战，因为较差的眼可能存在剥夺性弱视。Yu 和 Dahan 提出一种新的针对这些病例的方法：在同一天完成两只眼的手术，只有较差眼植入人工晶状体。待较差眼的弱视好转，较好的眼再二期植入人工晶状体。类似的方法也用在双侧无晶状体眼：较好眼的角膜接触镜定期取下。另一种方法是较差眼先接受手术治疗，待双眼视力接近再进行较好眼的手术。

总的来说，先天性白内障治疗的关键时期或许是存在的。单眼白内障应在出生后 6 周内接受手术治疗可以最大限度地提高视力；早期手术治疗甚至有益于运动和感觉的发育。虽然关键期可能延长到出生后数月，对于双眼白内障的病例还是应该在出生后尽早接受治疗。

四、弱视治疗成功的预测因素

由于早期的视觉感受对良好的视力发展是非常重要的，所以先天性白内障必须尽早摘除。由于患者年龄的增长，获得性白内障有更好的视力结果，因为在患白内障之前其视觉发育是正常的。同样，从发现白内障到摘除白内障的间隔时间越短其视力预后越好。

伴眼球震颤的患眼视力预后更差。如果先天性白内障未治疗，在出生后 13 周就会出现知觉型眼球震颤，这提示存在眼球稳定性的关键期。眼球震颤也表示没有足够的早期视觉暴露直接影响视力预后。事实上，一项 43 例双眼先天性白内障患儿的研究表明：眼球震颤与延迟手术治疗相比，前者与较差的视力存在更密切的相关性。然而，其他的一系列研究报道了这些孩子视力结果较好。Rabiah 等回顾了 95 例双侧先天性白内障患儿，他们在接受手术时就合并有知觉型眼球震颤。他们发现 46％的较好眼视力≥20/60。有趣的是，他们报道称 40％的患儿接受手术治疗后眼球震颤消除或减轻。

关于弱视程度的另一个说法，特别是单眼白内障

的患儿,可能是由于两眼眼轴长度差异所致。剥夺性弱视影响眼球的生长,从而导致人类和动物的轴性近视。因此,单眼白内障如果该眼眼轴更长可能意味着更严重的弱视。比正常眼轴短的眼球视力也可能较差,如小眼球伴有相关的眼部异常。Gochnauer 等回顾了登记的 64 例单眼白内障的患儿,发现如果双眼眼轴长度相差大于 0.5mm,其剥夺性弱视可能更严重。

五、弱视与手术方案设计

一旦决定进行白内障手术,手术医师必须决定光学矫正的类型和度数。在选择人工晶状体植入还是角膜接触镜矫正之间,两种方法的最终视力似乎没有明显差异,虽然人工晶状体眼可能更有利于双眼视。这种优势可能在单眼白内障患者中更明显,因为如果眼镜或者角膜接触镜不能很好地矫正屈光不正,高度的屈光参差很容易导致弱视加重。双眼无晶状体眼的患儿更容易耐受戴镜矫正。

术后目标屈光度是为了最大限度地满足孩子的视觉需求,提高弱视治疗成功的可能性。先天性白内障接受晶状体切除术后,大多数临床医师的处方眼镜或角膜接触镜矫正目标值会预留少量近视,提供一个看近的焦点。随着时间的推移矫正逐渐更新,当需要时可以换成双光镜(如 2~4 岁),将来还需要考虑二期植入人工晶状体。

人工晶状体眼目标屈光度的设定更具挑战性。随着患儿年龄增长,在患儿十几岁时可能会出现一点可预见的近视漂移和眼轴变长。因此,其目标屈光状态是远视,在术后需要眼镜或角膜接触镜来矫正。预留远视度数取决于患儿的年龄:在年龄小于 6 周的婴儿保留+8D,随年龄增长预留远视度数逐渐减少。即使在术后屈光度是接近目标屈光度,对于患儿仍然存在大量的预测误差。Moore 等对一组 203 例双眼患者观察发现存在平均 1.08D 的预测误差。

人工晶状体眼的目标屈光度可能影响弱视治疗。一般来说,考虑到看近所需的近点,医师给患儿用于矫正残余远视的处方眼镜常常为正视或过度矫正,从而保持其一定的视近功能。对于单眼白内障患儿,如对眼镜的依从性较差会导致屈光参差,而且弱视会逐渐加重。因此,一些医师建议,将目标屈光度设为正视或者轻度远视是一个更好的策略。这种方法可能会提高弱视治疗效果,对未来可能发展成近视的眼有更好的最终视觉效果。Lowery 等建议对儿童单眼人工晶状体眼保留低度远视(+1.75~+5.0D)可以有更好的最终视力。有趣的是,手术后最初屈光误差很

小的儿童(−1.0~+1.0D)并没有更好的视力预后,虽然分组的性质及接受手术的年龄均不同,从而导致难以下结论。Lambert 等回顾分析了 24 例单眼人工晶状体眼的患儿,比较术后残余屈光度数≥2D 和接近正视(−1.0~+1.0D)两组的结果。他们发现两组的最终视力预后和近视漂移率均无显著性差异。也许术后最初的目标屈光度对视力影响的重要性不及遮盖治疗的依从性和戴眼镜的依从性。

六、弱视治疗方案

无论术后的屈光如何,弱视治疗仍然是白内障患儿术后康复的关键。弱视是导致单眼白内障患儿视力丢失的主要原因,所有病例均需要一定程度的治疗。与斜视性弱视和屈光参差性弱视不同,对于剥夺性弱视目前尚无有证据的治疗准则。虽然对于选择的病例应用了视觉模糊,但是遮盖健眼仍然是治疗弱视的主流。阿托品压抑法对于人工晶状体眼的剥夺性弱视是不太可能有效的。单眼先天性白内障导致的剥夺性弱视需要更长时间遮盖才能获取更好的视力,因此被认为是最难治疗的。一些研究建议,每天遮盖 6~8 小时或 8~10 小时,随着患儿年龄增长逐渐减少每天遮盖的时间。Lloyd 等在晶状体摘除后第一周全天遮盖,然后基于优先注视法试验确定视力较差眼,改变遮盖时间为总清醒时间的 50%~100%。

由于一些证据表明,早期的双眼视觉体验有助于提高双眼视觉,另一种方法是随着时间推移逐渐增加遮盖的时间。一系列研究均支持这种"逐渐加量遮盖治疗"的方案,第 1 个月龄遮盖时间为 1 小时/天,经过 4~8 个月逐渐增加到清醒时间的 50%。Jeffrey 等回顾了一些关于逐渐遮盖的研究,发现 35 人中有 26 人最后视力≥20/80。IATS 采用的逐渐遮盖方案是 1 小时/天持续 1 个月,直到 8 个月龄时增加到 50% 的清醒时间(或者是每隔 1 天全天遮盖或者每天遮盖半天)。

已经被认定遮盖治疗必须持续整个童年,然而关于这些患儿弱视复发率的数据并没有报道。有人建议,一旦弱视治疗已达到终点,仍然需要 4 小时/天的维持治疗。另外一种说法是,一旦视力已达到一个平台就可以终止弱视治疗,当视力回退时再重新启动弱视治疗。

七、白内障相关的弱视及双眼视

接受白内障治疗的儿童即使双眼视力都很好,其双眼视功能常常也很差。斜视在这些患者中是很常见的,报道中最多的超过 50%。即使没有斜视,这些

患儿的感觉融合和立体视也会受影响。单眼先天性白内障无论是人工晶状体植入还是配戴角膜接触镜矫正治疗,其感觉运动缺陷率更高。

双眼视觉皮质外四层细胞异常的视觉输入导致单眼白内障患儿的双眼视觉受损。由于视觉剥夺,这些细胞开始只对好的眼睛有反应。通过康复训练,弱视眼睛开始重建其眼优势柱,提高视力;然而,双眼细胞不能再恢复正常的双眼反应性。最初的视觉剥夺破坏了正常的双眼视觉。此外,这些患眼的屈光参差和(或)斜视将继续使双眼视觉越来越差。已有报道提出与单眼视相比双眼视的关键期可能更短。

然而,也有散在的报道儿童双眼白内障有较好的双眼视。Greenwald 和 Glaser 报道,58% 单侧白内障儿童至少有 400 弧秒的立体视觉。Hosal 等发现在一组类似的病例,74 例患者中 11 例(15%)至少有 100 弧秒的立体视觉。单眼先天性白内障的视力预后往往更差;在 Hosal 等的病例中,19 例患者中只有 2 例(11%)表现出至少 100 弧秒的立体视觉,虽然其中一个患者只有 40 弧秒。其他类似报道提示这类患者大多只有低水平的立体视觉,可是也有零星的双眼视力较好,甚至是优秀的报道。

对于单眼白内障患儿,人工晶状体眼在双眼视方面有一定优势。Greenwald 和 Glaser 报道 20 例人工晶状体眼中 90% 的患儿有总立体视,而 31 例无晶状体眼中只有 39% 有总立体视。Yamamato 等发现 8 例人工晶状体矫正的单眼先天性白内障中 63% 有总立体视,而 34 例接触镜矫正治疗的患儿则只有 9% 有总立体视。同样,人工晶状体眼组斜视的发病率也较低。在 IATS,人工晶状体眼组 1 年随访斜视的发生率更低(42%:62%;$P=0.5$)。

早期双眼视觉体验也可提高最终的双眼视。数个早期有好的感知结果的报道均遵循渐进遮盖的方案。同样,采用渐进遮盖方案后,斜视的发病率似乎是降低的。已经提出,只要早期有足够的双眼暴露,即使是弱视眼,也可以保持双眼细胞反应性。Jeffrey 等比较了 29 例接受集中弱视训练和 8 例接受渐进遮盖治疗方案的单眼先天性白内障患者。50% 接受渐进遮盖治疗组的患儿有立体视锐度或融合力,而集中弱视训练组只有 14%。渐进遮盖组发生斜视也更少(63%~90%)。这对渐进遮盖治疗方案的支持被两组白内障手术年龄的显著差异淡化了(渐进遮盖组 20 天,集中训练组 33 天)。

总而言之,白内障患儿很少有好的双眼视,特别是单眼先天性白内障患儿。人工晶状体眼和渐进遮盖的治疗方案可能获得最佳的最终视力;然而,早期的手术和认真的弱视训练似乎是获得最终好视力的重要因素。

八、弱视治疗的依从性

即使视力障碍只是中等水平,坚持弱视治疗仍然是具有挑战性的。对于剥夺性弱视推荐的遮盖治疗方案必须严格执行,这些孩子很可能整个童年都需要坚持遮盖治疗。单侧先天性白内障患儿尤其需要较好的治疗依从性以达到一个很好的视觉效果,很可能也是最难以坚持的。Allen 等报道称,31% 的单眼先天性白内障患者到 4 岁时就放弃了治疗。Lloyd 等发现,10 例患者中有 9 例依从性百分比(实际遮盖除以目标遮盖)超过 79% 坚持以纸片日记记录并鼓励坚持。在 IATS,人工晶状体组和角膜接触镜组两组均有超过 70% 的照顾者报告:在手术后的 2 个月内患儿依从性良好(至少完成医师处方遮盖时间的 75%)。6 个月后其逐渐下降到 50%~60%,无晶状体眼组显示出较好的依从性。

如果在临床试验严格控制下参与者依从性都不理想,那么在临床实际中他们的依从性很可能更差。其他类型的检查弱视治疗依从性的研究发现,依从性与遮盖的一致性在 30%~80%,在最初的几个星期内治疗依从性好。白内障术后的患者视力较差而且没有调节,其遮盖依从性可能更具挑战性。在弱视治疗和遮盖治疗的现实预期中眼科医师和照顾者应该尽早合作,并就依从性达成一致意见。照顾者应该被告知弱视管理的重要性,甚至在手术前就应该被告知。一种方法是告诉家长"手术只是摘除白内障,遮盖治疗将治疗弱视,让眼能够看到"。

九、有晶状体眼弱视

本章已经重点讨论了需手术治疗的白内障相关的弱视发展及处理。我们现在仅仅讨论尚不需要手术治疗的白内障的处理。

一般说来,虽然白内障的位置和类型是弱视形成的重要影响因素,对于晶状体混浊直径小于 3mm 的,一般选择观察。遮盖治疗对混浊面积小的白内障可以提高视力。Ceyhan 等回顾了 59 例先天性前极部晶状体混浊的病例,其中 29% 的患儿被诊断患有弱视。有趣的是,白内障的类型(前囊下、极性或金字塔形)和大小与弱视的诊断并没有明显联系。这一组病例中弱视与屈光参差有关。Wheeler 等报道 15 例患者中 14 例(93%)是前锥形白内障。Travi 等报道 53 例患者中有 48 例(91%)是后部晶状体的变化(后圆锥形晶状体、后囊下白内障和前部胎儿血管)。

弱视治疗在许多情况下是成功的。Ceyhan 等报道了 17 例被诊断患有弱视的儿童中有 12 例治疗成功,虽然最终的视力没有报告。Travi 等报道,67% 确诊为弱视且视力有记录的患儿,患眼最终视力可提高 0.3 logMAR 单位或达到 20/20 以上。后圆锥形晶状体的儿童视力预后往往较差;屈光参差并不增加不良预后的风险。值得注意的是,本研究中的 6 例患儿均接受了白内障手术。

儿童白内障相关弱视的发病机制和处理仍然不清楚。剥夺和屈光参差都可能是引起弱视的原因,是否导致弱视主要取决于混浊的位置和类型。弱视治疗没有具体的指导方针:这些混浊的处理方法多样,如部分时间遮盖、全时遮盖和阿托品压抑疗法等。

也许最具挑战性的是决定停止弱视治疗和建议行白内障手术的时机。虽然很难预测术后视力是否提高,但弱视治疗失败和晶状体混浊面积增大可能会迫使摘除白内障。提示应该摘除白内障的多种因素包括低对比敏感度视力、眩光症状、眼轴轴性增长。然而,这些患者的治疗目前还没有统一的指导方案。

小结

剥夺性弱视治疗是否成功明显影响着儿童白内障手术后的视觉效果。先天性白内障存在一个关键时期,单眼先天性白内障应在出生后 6 周内完成白内障摘除手术。一般说来,越早接受手术治疗其最终视力结果更好,虽然过早的手术可能增加其他的一些并发症,如青光眼、葡萄膜炎等。虽然植入人工晶状体面临更多屈光的问题,而且可能增加术中、术后的并发症,但是人工晶状体眼可能会提高先天性白内障的双眼视觉。对于明显是后天获得的儿童白内障,推荐尽快摘除白内障并进行康复训练,尤其是年幼的患儿。无论白内障是先天的还是后天的,建议通过人工晶状体眼或无晶状体眼来矫正,再接受集中的或者渐进的遮盖治疗,对于家庭来说最大的挑战是弱视治疗的依从性。

(高 铃 译)

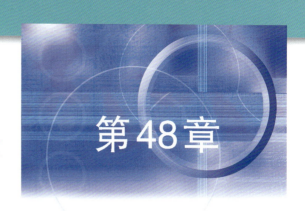

第48章

儿童无晶状体眼或人工晶状体眼导致的斜视

单眼或双眼白内障患儿双眼感觉和运动融合机制均可能受影响从而失去正常的眼位。儿童斜视和白内障的紧密关系是众所周知的。在所有年龄组均可能出现,而且与一般人群相比其发病率更高。剥夺性弱视常常与斜视同时存在,但在没有弱视时也可能有斜视,如双眼晶状体致密混浊。此外,斜视也可以在白内障摘除后发生,特别是如果没有配戴合适的光学矫正眼镜或是遮盖疗法没有预留足够的双眼视时间。早期发病的单眼白内障很容易发生斜视,迟发性双侧白内障最不容易发生斜视。总之,晶状体部分混浊的患者和术前视力比较好的患者较少发生斜视。即使晶状体是不完全混浊,显著影响视觉的白内障如果延迟诊断和治疗会增加斜视的风险。斜视的出现往往表明白内障时间已经很长,而且很可能有较重的弱视存在。文献回顾,33.3%的患者术前即有斜视,术后诊断斜视者占78.1%。治疗后斜视的发病率较术前升高可能反映了医师处方遮盖的强度,未矫正的屈光不正是婴儿眼容易发展成弱视的原因或者是因为大孩子的斜视更容易被检测出。

下面我们回顾儿童白内障和斜视的相关文献。通过比较后我们提醒读者,因为不同文献其入选标准、排除标准、处方遮盖的量及对遮盖治疗的依从性不同,很难比较;但是,我们可以得出一些共性的结论。

Parks 和 Hiles 发现白内障类型和斜视之间有很强的相关性。100%永存胎儿血管相关白内障和65.5%核性白内障患者发生了斜视,但是只有48.4%后部球形晶状体和21.8%皮质绕核性白内障($P=0.0001$)发生了斜视。66.7%单侧白内障患者和37.9%双眼白内障患者($P=0.0018$)有眼位异常。France 和 Frank 发现在首诊为白内障或者晶状体异位的患者中40%有斜视。在最后一次随访中,86%的先天性白内障患者和61%获得性白内障患者有斜视。

单侧先天性白内障患者中内斜视和外斜视占有相同的比例。然而,双侧先天性白内障患者都是内斜视。获得性白内障患者大多是外斜视。2003 年,我们报道了50%单眼白内障患者术前就有斜视,而术后45%有斜视。

儿童部分或者完全白内障接受早期人工晶状体(IOL)植入和早期手术治疗可以减少斜视的发病率。BenEzra 和 Cohen 指出只有9%的单侧人工晶状体眼发生斜视,而用角膜接触镜治疗儿童单侧无晶状体眼(CL)斜视发生率为71%。单侧人工晶状体眼组相比无晶状体眼有较低斜视发病率的可能原因是单侧人工晶状体眼光学矫正更稳定且视觉效果更好。Lambert 等报道,在人工晶状体组12 例中有9 例发生斜视(4 例内斜视、4 例外斜视和1 例上斜视),在 CL 组13 例中有12 例发生斜视(5 例内斜视、5 例外斜视和2 例上斜视;$P=0.24$)。IATS 发现这两组患者在1 个月检查时大约有2/3 的患者表现为无斜视。然而,在第12 个月的检查中发现人工晶状体组有更多的患者为正位(58%),而 CL 组患者则较少(38%;$P=0.05$)。

Spanou 等报道 199/842(24.2%)的儿童有斜视。先天性白内障的患儿内斜视较常见,获得性白内障则以外斜视多见。Birch 等评估了在5 岁时接受了致密白内障摘除手术的患儿,其中66%的儿童出现了斜视,内斜视最常见。视觉剥夺>6 周是发生斜视的显著危险因素。

斜视手术通常是推迟到初始治疗弱视视力有所提高之后。少许病例随着视力提高间歇性斜视会消失。然而,这只是例外而不是规则。儿童白内障相关的斜视一般都需要手术治疗。有时,斜视矫正术在白内障手术前进行。然而,据我们的经验,当斜视手术在白内障手术之前完成时眼位是不稳定的。首选的方法是在矫正斜视之前恢复眼的光学通路以争取最好的视觉质量。虽然这么说,斜视矫正仍然可以在弱视治疗期间进行,而不是在弱视治疗完成后进行。通常,白内障术后的随访会多次测量斜视的度数。如果斜视角度和类型稳定,可以择期行斜视矫正手术治疗,如可以在麻醉下完成眼压测量、视网膜检查和眼轴长度测量等一系列的检查。

无晶状体或人工晶状体儿童斜视手术后眼位稳定性很难预测。一般来说,具有更好视觉效果和更好双眼视功能的儿童眼位稳定性较好。致密的剥夺性弱视减少了长期维持斜视矫正效果的机会,但尽管如此,外观上可接受的眼位往往可以保持很多年。总体而言,白内障手术后发生的斜视与术前存在的斜视相比其手术的成功率更高。尽管如此,在手术调整眼位后必须继续弱视的遮盖治疗,但是全时遮盖是不推荐的,因为它使斜视复发的风险增加。

（高　铃　译）

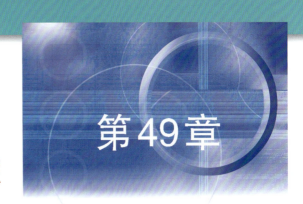

第49章

术中及术后并发症

与成人相比,儿童白内障手术并发症发生率高于成人。由于儿童眼球小、前囊膜张力高、巩膜硬度低、眼压相对较高,术中并发症发生率较高,术中并发症与手术时的年龄成反比。同时,瞳孔散不大是重要的危险因素。术后因为炎症反应较重,术后并发症发生率也较高。如果遇到检查不合作的儿童,术后并发症的检查和诊断将面临挑战。

一、术中并发症

隧道切口、使用双手灌注系统维持前房稳定性的技术和高黏滞性黏弹剂的使用会降低触碰虹膜的概率,有利于改善手术中的操作。一期人工晶状体植入术可能会增加术后并发症的风险,儿童无晶状体眼研究(IATS)结果显示:未植入人工晶状体眼的术后并发症发生率为11%(6/57),而植入人工晶状体眼的术后并发症发生率为28%(16/57)。

(一)虹膜和瞳孔

1. 虹膜脱出 由于婴幼儿角膜组织较软、硬度低和虹膜较松弛,儿童白内障手术中虹膜脱出较成人多见(图 49-1),即使角膜隧道足够长或者内切口合适,虹膜也可能从穿刺口脱出。前房注入过多的黏弹剂也将导致虹膜脱出。虹膜脱出于良好隧道切口的现象在婴幼儿多见,而年龄稍大的儿童少见。当出现这种情况时,需要与手术切口匹配的器械才能进入前房,器械进入和离开眼内时要特别注意不要损伤虹膜,小切口及良好的隧道结构降低手术中虹膜脱出的概率。儿童无晶状体眼研究(IATS)结果显示:虹膜脱出在未植入人工晶状体眼的发生率为4%(2/57),而植入人工晶状体眼的发生率为21%(12/57)($P=0.008$)。作者认为手术切口较大及植入人工晶状体增加眼内操作是导致植入人工晶状体眼组虹膜脱出概率升高5倍的原因。虹膜损伤和术后虹膜萎缩在虹膜脱出眼,尤其是蓝色眼的儿童中较多见。

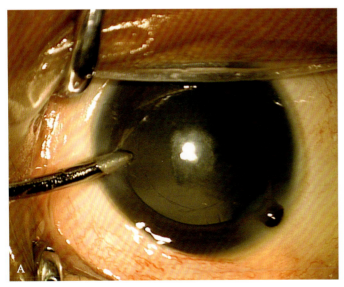

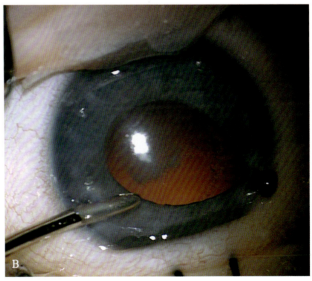

图 49-1 白内障手术中虹膜脱出

2. 术中小瞳孔　由于眼前段发育不全/虹膜发育不全,术前瞳孔无法散大或者术中手术器械触碰虹膜导致散大的瞳孔缩小,遇到这种情况,可在 500ml 灌注液中加入 1∶1000 的肾上腺素 0.5ml 维持术中瞳孔散大的状态,也可使用高黏滞性的黏弹剂来改善或维持瞳孔散大的状态。

鉴于小儿白内障手术可能会遇到小瞳孔的情况(图 49-2),而此书中其他章节未进行讨论,故在本章中简单概括白内障术中遇到小瞳孔的处理方法。在此情况下,可以在瞳孔边缘使用辅助器械,如灌注手柄、虹膜开大器或者虹膜拉钩。辅助器械通过拉回要暴露象限的虹膜后,再进行该象限的手术操作。虹膜拉钩可通过小的自闭角膜切口拉回所在象限的虹膜或者仅在这些辅助器械无法操作的地方拉开虹膜,虹膜拉钩比较容易插入,而且能选择性通过拉紧或放松来调节周边晶状体可见的范围,同时也不会完全性的损伤虹膜。制造商在 1 包虹膜拉钩内配置 5 个可任意使用的可调节拉钩,手术医师可使用 4 枚拉钩将瞳孔开大为方形,多余的 1 个拉钩可作为备用拉钩,而有些手术医师会将 5 枚拉钩全使用形成垒球的"巢盘"形状进行手术操作。如果这些切口做得好是不需要缝合的,甚至在婴儿患者中也不需要缝合。笔者建议手术医师术中遇到瞳孔小的时候使用虹膜拉钩。术中放置虹膜拉钩导致手术时间延长也是值得的,它可以保证术中周边皮质的可视性,便于将周边皮质完全清除干净。

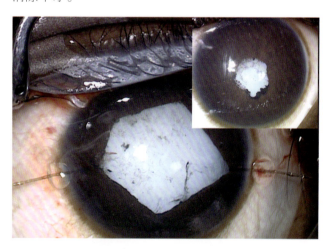

图 49-2　12 岁小瞳孔白内障患儿术前情况及术中使用虹膜拉钩情况

使用瞳孔开大器是小瞳孔手术中开大瞳孔的另一种方式。Hydroview 虹膜保护环脱水状态下是一椭圆形的,将其放入前房后再插入小瞳孔内,吸水后膨胀,凸出的边缘放置于瞳孔的边缘用来扩大瞳孔,手术结束时同样可通过小切口取出。Morcher 瞳孔开大环是由聚甲基丙烯酸甲酯(PMMA)材料制造的,可放在瞳孔边缘扩大瞳孔,减少虹膜撕裂和术后瞳孔变形的可能,在植入人工晶状体后,环就可以取掉。Geuder 可提供植入环的注射式植入装置,这种聚氨酯装置的特征是可将瞳孔直径扩大 7mm 且可提供推注器。完好的瞳孔(Becton,Dickinson)代表着手术中能维持瞳孔散大和保护好瞳孔边缘。另外一种有效且容易使用的瞳孔开大环是 Malyugin 环(MST),它的使用在儿童白内障中也见报道,这种环被压缩植入一次性推注器从切口注入眼内后扩张,小尺寸的 Malyugin 环推荐在儿童手术时使用,而 7mm 直径的环会导致小软眼球的损伤。作为一种选择,Beehler 瞳孔开大器可将瞳孔扩大 6～7mm,但往往会导致微小的瞳孔缘周围括约肌损害,但瞳孔最终能被眼内注入的缩瞳剂的机械力量缩小。

最终,一些儿童因为使用了缩瞳剂后致使瞳孔纤维化,瞳孔扩大不到 2mm。对这些缩小的无弹性的瞳孔需要再次手术,扩大瞳孔括约肌或者使用玻璃体切割头清除瞳孔边缘部分机化膜使瞳孔成形。必须注意的是,不要切除过多的虹膜,如果手术恰当,这些成形后的瞳孔尽管对光的反射很差,但瞳孔形状会令人十分满意。

3. 儿童虹膜松弛综合征　虹膜松弛综合征术中体征的三联征包括:虹膜松弛、涌动,虹膜脱出,术中进行性瞳孔收缩。笔者报道了一位 4 个月大双眼先天性白内障患儿,右眼手术顺利(图 49-3A),左眼在行白内障摘除手术时,出现了虹膜松弛综合征体征(图 49-3B)。两眼手术操作技巧是相同的,唯一不同的是右眼的灌注液中加入肾上腺素而左眼的灌注液中不经意间漏加肾上腺素。这一病例提醒我们重视儿童白内障术中灌注液内是否加入肾上腺素。另外一例 1 个月大双眼瞳孔残膜没有白内障的患儿术中也出现了虹膜松弛综合征。笔者认为很多(不是全部)儿童有松弛的虹膜,术前使用很强的散瞳剂散瞳,术中灌注液中加入肾上腺素减少虹膜松弛对手术的影响是必须步骤。眼内灌注液中不加肾上腺素,即使手术切口再小,在儿童白内障手术中也经常会见到虹膜脱出。

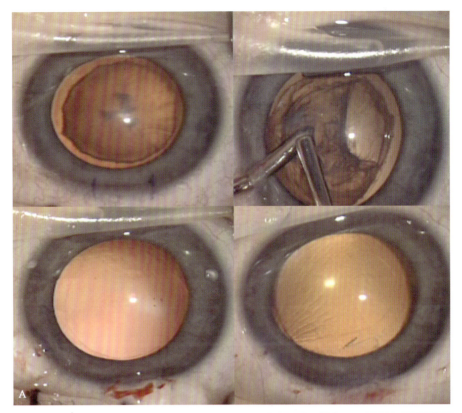

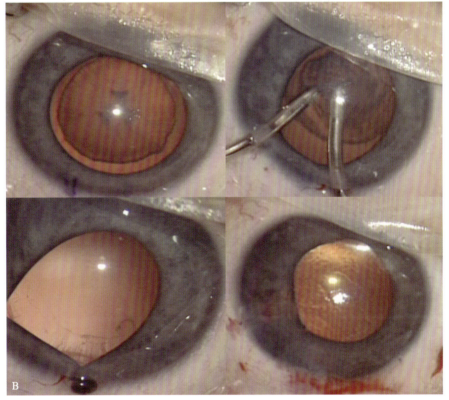

图 49-3 儿童术中虹膜松弛综合征

(二)前房涌动

前房涌动常出现在眼球较软的儿童中。前所述的避免虹膜脱出的技术(密闭性好的切口)同样利于维持稳定的深前房,双手灌注的方法有利于避免前房涌动,有些手术者喜欢使用前房维持器而不愿意手术中双手握持 2 个器械进行操作。不稳定的前房通常是进入前房的器械周围过多的渗漏所致。文氏泵有能够增加补偿渗漏的一股液流泵,而重力灌注系统效果通常不好。手术者同样必须学习维持抽吸和灌注平衡的技巧,从而使手术中不会反复出现前房变浅的状况。术中反复前房变浅或加深如同增加了对虹膜的手术操作,此会增加炎性介质的释放,同术中瞳孔缩小的反应一样会导致术后明显的炎症反应。

(三)前囊膜撕裂

众所周知,由于婴幼儿前囊膜弹性大、巩膜塌陷引起的玻璃体正压及瞳孔散不大导致撕囊非常困难。很少见到由于进入前房的刀尖端刺伤前囊导致前囊裂开,尤其是前房非常浅的时候。良好的手术显微镜、显微手术器械及高黏滞性的黏弹剂有助于撕囊;然而"放射状撕裂"或者撕裂延伸至赤道部经常可见(图49-4),对于手法连续环形撕囊,这种情况通常发生在撕囊过程中,一旦环形撕囊成功,囊膜边缘韧性很强,抵抗外界的张力非常有效。当环形撕囊出现撕裂口时,手术者需要立即停止撕囊,注入更多的高黏滞性黏弹剂,重新抓住撕裂的囊膜边缘,拽向瞳孔中央。如果这种方式并没有使撕囊变得容易,我们通常改成玻璃体切割头撕囊术或 Kloti 射频囊膜切开术,则成功率会高些。对玻璃体切割头撕囊术或 Kloti 射频囊膜切开术切开的囊膜,在植入人工晶状体、灌注、抽吸时或清除高黏滞性黏弹剂时容易发生囊膜撕裂。在手术操作中要特别注意避免碰到直角边缘,这是一个薄弱点很容易导致撕裂。如果撕囊的时候出现了直角边缘,在完成撕囊前需要用玻璃体切割头将它切圆。在伤口被缝合前清除高黏滞性黏弹剂,前房会突然变浅导致人工晶状体移向前房,从而给撕囊口边缘一个压力导致后囊膜裂开。如果可能,应当尽量先缝合伤口,再清除高黏滞性黏弹剂。在手术要结束时,伤口缝合好后,前房内注入临时的空气泡可能会是避免浅前房的一种方法。本书第 17 章专门描述了一些关于使用不同的方法撕囊时发生囊膜撕裂的比例及前囊处理相关具体问题的文献报道。

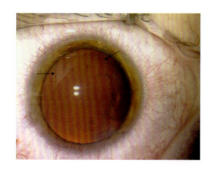

图 49-4 显示在玻璃体切割头撕囊术中前囊膜撕裂口向周边裂开(箭头所示为"放射状的撕裂"),由于儿童晶状体前囊膜弹性大,这种情况可经常出现在儿童白内障手术中

白内障手术中,儿童撕囊大小及形状不合适的并发症较成人多见。手术者操作必须尽量慢且在每次撕开前囊的时候要特别关注囊口的尺寸、形状及居中性。如果撕囊口太小,在植入人工晶状体后可扩大撕囊口。如果撕囊口太大或者形状不圆,仔细将人工晶状体的袢放在囊袋内,放袢的时候最好能看到前囊口的边缘。如果可能,尽量使前囊口边缘覆盖人工晶状体的边缘。

(四)玻璃体腔高压力

巩膜硬度较低引起巩膜塌陷使得玻璃体腔压力增高,这将导致虹膜-晶状体隔前移。在手术医师的观念中儿童晶状体后囊膜通常为前凸而不是前凹的。笔者通常先清除周边的晶状体皮质,留下中央的晶状体核最后清除,主要是考虑到晶状体核能使后囊膜变得扁平或者凹形。使用高黏滞性黏弹剂(如 Healon GV)能使前房加深,同时使虹膜-晶状体隔回退。

(五)后囊膜撕裂

因为儿童白内障手术通常包括切除后囊膜及玻璃体,所以同成人白内障手术相比儿童白内障手术出现后囊膜撕裂并不令人担忧。然而,无法控制的后囊膜撕裂仍将挑战手术医师能否安全地将人工晶状体植入囊袋内的能力。后囊膜的撕裂可能是已经存在的后囊膜裂口所致(图49-5)。手术医师能够根据抽吸晶状体皮质时前房突然加深的征象来判断后囊膜撕裂。当后囊膜出现裂开时这种征象会立刻发生,同时瞳孔会对前房加深出现缩小的反应。最终,注吸时残留晶状体皮质会远离而不是跟随来到注吸针头处,这些改变是因后囊撕裂导致前房流体动力学改变所致。有时前房出现玻璃体也提示后囊膜撕裂。后囊膜撕裂会出现在水分离、灌注、抽吸、囊膜抛光、人工晶状体植入和清除高黏滞性黏弹剂时,也会出现在扩大切口时锋利的刀尖刺伤所致。

在所有病例中,如果后囊膜裂开完全能看清楚,可以尝试撕后囊。如果玻璃体前界膜完整,撕裂口上下方均注入高黏滞性黏弹剂,将玻璃体推回,留出足够的空间抓住裂口处囊膜。如果玻璃体前界膜已经破裂,高黏滞性黏弹剂仅仅用来维持前房使得撕囊镊进入,使用撕囊镊轻柔地将裂开处后囊膜 360° 环形撕开。失败将导致后囊膜裂开的范围更广泛及玻璃体的溢出。

选用玻璃体切割头撕囊术完成后囊膜撕囊,清除残留的晶状体皮质及脱出的玻璃体也是一种方法,因为这种方式比使用撕囊镊撕后囊更易掌握,儿童白内障手术医师更愿意使用这种方式。当眼内放入器械时必须要注意使用低流量,这样前房流体动力学不会

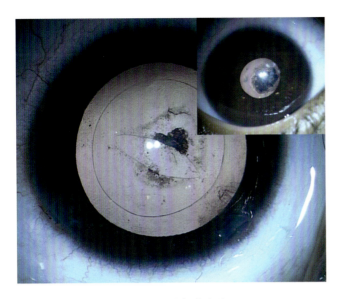

图 49-5　后囊膜破裂

也可能不需要清除,少量前房积血可以自行吸收。儿童无晶状体眼研究(IATS)报道前房积血的发生率约占 5%。血管化的斑块(图 49-6)或者特有的透明动脉残留将导致术中玻璃体积血。

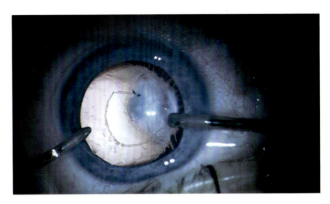

图 49-6　4 个月的儿童血管的斑块化拉长睫状突的过程

发生剧烈变化。流量过大将导致后囊撕裂口裂开更大。一旦完成环形撕囊,后囊膜将相对稳定,阻止进一步的撕裂。使用玻璃体切割头的好处是可以安全的清除混有玻璃体的皮质,它可以同时切除囊膜及玻璃体,解除对玻璃体基底部及视网膜的牵拉。在这种情况下使用文氏泵玻璃体切割手柄会更好。

(六)玻璃体前界膜的扰动

成人白内障手术中,如果后囊膜破裂,则前段玻璃体会受到扰动,这已被广为人知,然而在儿童白内障手术中,前段玻璃体受扰并不是问题,因为前段玻璃体切割成为手术不可分割的一部分。但是,一些医师喜欢犯一些保守的错误,对 2～8 岁的儿童不行前段玻璃体切割术。当没有使用玻璃体切割头撕囊术进行后囊膜连续环形撕囊时,医师需要观察玻璃体前界膜扰动的征象,如果一旦发现玻璃体前界膜扰动的征象,就应当立即施行玻璃体切割术。细微的征象表现为前房出现玻璃体条带,玻璃体条带连着囊瓣及变形的前后囊膜。后者被认为是玻璃体前界膜扰动的特征。

(七)前房内残留玻璃体

玻璃体条带可能留在前房内,当出现这种情况时,需要用玻璃体切割头清除玻璃体。辅助器械需要通过穿刺口清扫切口处的玻璃体条带,这样玻璃体切割头才能清除玻璃体。一条紧密连接的玻璃体条带不会轻易地进入玻璃体切割头,除非连接切口端被断掉。经睫状体平坦部玻璃体切割术能避免这种并发症的发生。一些手术者使用曲安奈德染色来判断残留的玻璃体,还有些手术者选择使用缩瞳剂看瞳孔的尖端形状判断是否有玻璃体的残留。

(八)前房积血和术中玻璃体积血

术中可能出现前房积血,在伤口关闭前可能需要

(九)睫状体平坦部玻璃体切割术并发症

使用微创玻璃体切割头行经睫状体平坦部玻璃体切割时,可能会发生撕裂赤道部囊袋的并发症。微创玻璃体切割头进入玻璃体腔时应朝向玻璃体中央避免伤到囊袋。囊袋可以使用高黏滞性黏弹剂或者灌注液扩张。在退出玻璃体切割头前,手术者喜欢在手术显微镜下看到瞳孔区微创玻璃体切割头的尖端,最好是将微创玻璃体切割头尽量靠前部,对于非常小的婴幼儿,手术入口应非常靠近角巩膜缘。在这种情况下,微创玻璃体切割头尽量朝向视神经方向以避免伤到囊袋。另外一种少见并发症是出血流入玻璃体腔,在手柄退出之前必须关掉玻璃体切割头,如果不关掉玻璃体切割头,在手柄退出时玻璃体切割头会吸住睫状突而导致大量的出血,视网膜专家将必须进行进一步检查,除非手术者对玻璃体手术核心技巧非常有经验。

(十)人工晶状体并发症

最常见的关于人工晶状体的手术并发症是人工晶状体位置不正或人工晶状体进入眼内植入错误的地方(图 49-7)。当使用 PMMA 人工晶状体时,不对称的植入最常见,尤其是儿童——前襻进入囊袋内而后襻却不慎植入睫状沟内。将一个过大尺寸的硬性人工晶状体植入一个小的软眼球内确实是一个挑战。当前襻进入囊袋内时,高黏滞性黏弹剂会通过大切口流出,瞳孔会变小,手术者很容易将后襻放入虹膜后面的地方。后部玻璃体前涌会使得旋转人工晶状体进入囊袋内更加困难。使用折叠人工晶状体出现这种并发症的概率通常较小。一片式 AcrySof 人工晶状体的后襻能被推注器放到囊口边缘,如果需要,为

了方便操作的可视性,辅助拉钩可以将虹膜边缘拉开。在人工晶状体袢展开前,应当仔细地将它们放入囊袋内。一旦一片式 AcrySof 人工晶状体的袢在囊袋外,通常很难手动将它们调到合适的位置,如果出现这种情况,在尝试将人工晶状体的袢从睫状沟内转出前,人工晶状体的光学部很有可能在囊袋内偏中心,一片式 AcrySof 人工晶状体的调位并不容易。

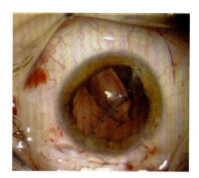

图 49-7 显示角膜裂伤术后的外伤性白内障囊袋内植入人工晶状体后人工晶状体偏心/移位

很多小儿眼科医师喜欢选择先行后囊膜切开和前段玻璃体切割后使用高黏滞性黏弹剂撑开剩余的囊袋,再植入人工晶状体。小心植入人工晶状体来确保它进入囊袋内。由于害怕进入过深,一些手术者定位靠前导致人工晶状体植入睫状沟。不像之前所提及的,由于玻璃体的前涌导致人工晶状体植入到睫状沟的情况,当行玻璃体切割术后人工晶状体容易旋转至后囊口下,甚至轻柔地旋转或者施加力量于人工晶状体光学部也会将折叠的软人工晶状体推入到大小合适的后囊膜下。在这种情况下,人工晶状体最好取出再重新植入,而不是旋转。为了避免这种并发症的发生,同时使植入人工晶状体更加容易,我们建议先在完整囊袋内植入人工晶状体后再行后囊膜撕囊术,人工晶状体的袢必须位于切口 90° 的位置,这样玻璃体切割头才能容易的放入人工晶状体光学部下方,轻松吸除高黏滞性黏弹剂或者行后囊膜撕开和前段玻璃体切割。为了避免将玻璃体条带拖至切口处,我们推荐在植入人工晶状体后吸出高黏滞性黏弹剂,但是可保留前房灌注管从睫状体平坦部行前段玻璃体切割。

(十一)悬韧带离断

应该注意的是,悬韧带离断会增加玻璃体脱出及晶状体皮质坠入玻璃体腔的概率,同时人工晶状体的植入会很困难。手术者需要评估悬韧带离断的钟点位置及在这一部位进行皮质抽吸的能力。当囊袋内植入囊袋张力环后,在囊袋赤道部出现环形的张力。然而,囊袋张力环并不能稳定晶状体的位置,而且还

会将晶状体皮质压在其与囊膜之间,清除这种被压住的皮质通常很困难,但实际上,尝试抽吸皮质会加剧悬韧带的进一步离断。尽管如此,在清除皮质时或完全清除皮质后将囊袋打开是值得的,而且植入囊袋张力环会提高人工晶状体的居中性,减少术后的偏中心。囊袋张力环(如 Cionni 环和囊袋张力环)市场上有供应,并且经常在成人白内障手术时使用。

在处理晶状体核时,由于相对较短的虹膜拉钩及单平面设计会导致它们容易从囊袋内滑脱。同时,短的虹膜拉钩很难伸进囊袋穹隆内,因此很难支撑到这一区域。由于虹膜拉钩存在这些缺点,Mackool 设计了囊袋拉钩装置,专门用来拉回前囊膜。鉴于成人白内障手术的经验,间隔 45° 多位点植入拉钩会更稳定地支撑囊膜和包在其中的晶状体。

加长的囊袋拉钩可以进入囊袋穹隆,这种功能可以阻止抽吸手柄头吸住赤道部囊膜。在晶状体皮质完全清除后,应在撤下囊袋拉钩和植入人工晶状体之前植入囊袋张力环。

(十二)其他少见并发症

儿童无晶状体眼研究(IATS)报道了其他并发症,如角膜水肿、虹膜括约肌损伤、残留晶状体皮质和部分晶状体坠入玻璃体腔。

二、术后并发症

在解读不同文献所报道的术后效果时,必须慎重,不同研究中的结果不能直接用以比较,因为患儿接受手术时的年龄、合并的其他眼部异常及医师的手术技巧都不一致。在对这些结果进行比较时,需要牢记以下的一些影响因素。

1. **手术时年龄** 年龄越小的儿童术后越容易出现并发症,一些文献报道相对大的儿童易出现并发症,而大多数文献倾向于年龄较小的儿童。

2. **相关眼部异常表现** 眼部异常表现(如复杂的小眼球)在术后出现并发症的风险高。

3. **白内障病因学** 一般来说,外伤性白内障患儿植入人工晶状体后炎症反应重于非外伤导致的白内障患儿。

4. **后囊膜及前部玻璃体的处理** 后囊膜及前部玻璃体的处理在很大程度上影响儿童术后视轴区的透明性和最终视力。

5. **随访时间** 随访时间长的研究将会发现出现后发障的概率增加,18 个月至 3 岁的后囊膜完整儿童术后易出现后发障,小于 3 岁的患儿术后随访观察的研究中低估了出现后发障的概率。我们曾经报道称接受了后囊膜切除及前段玻璃体切割(联合 AcrySof

人工晶状体植入术)等白内障手术的婴幼儿在术后 6 个月内易于再次出现后发障,因此关于这部分人群的研究需要长期准确地观察视轴混浊,至少需要术后 6 个月的随访。

(一)视轴混浊

视轴混浊在此书其他章节进行讨论,后发障或者视轴混浊是儿童白内障术后最常见的并发症(图 49-8~图 49-15)。值得注意的是,视轴混浊发生在后囊膜撕开后又闭合,完整后囊膜发生后发障的眼。晶状体上皮细胞增殖到视轴区、瞳孔膜、前部玻璃体切割术后的网状纤维膜或者角膜水肿/混浊都会导致视轴混浊。视轴混浊可以出现在白内障术后任何时间,如 1 例折叠人工晶状体在先天性白内障术后 17 年再次出现视轴混浊被报道。此书中讨论到儿童白内障手术必须同时行后囊膜切除联合前部玻璃体切割术作为防止发生术后视轴混浊的必要处理步骤。其他方向的防止视轴混浊并发症发生的研究正在进行(如密闭的灌注,参见第 50 章)(图 49-16)。

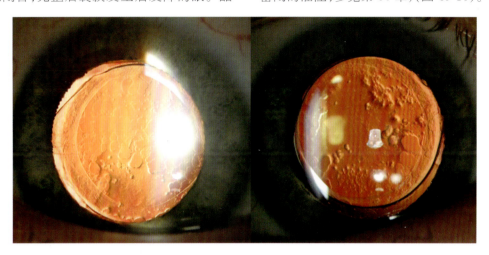

图 49-8　患儿术后 14 个月,6 岁时行双眼白内障手术(每周随访),保留双眼后囊膜,囊袋内植入 38-DSN60AT 人工晶状体,术后双眼行 YAG 激光后囊膜切开,右眼后囊膜闭合需要手术清除混浊的视轴

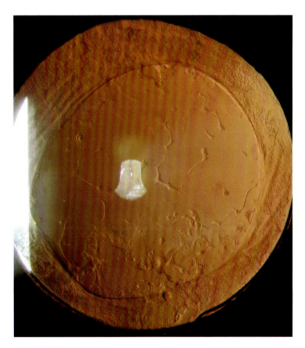

图 49-9　白内障术后 19 个月出现后囊膜混浊(后囊膜完整,囊袋内植入 26D AcrySof SN60WF 人工晶状体)

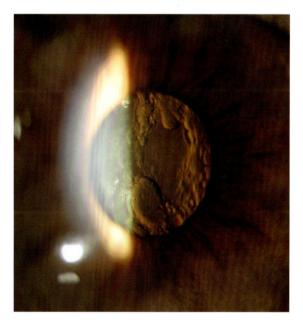

图 49-10　15 岁行白内障手术患儿术后 6 年眼部情况(后囊膜完整,囊袋内植入 21D AcrySof SN60WF 人工晶状体)

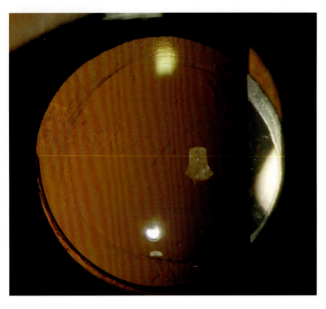

图 49-11 白内障术后 21 个月早期后发障（后囊膜完整，囊袋内植入 26D AcrySof SN60WF 人工晶状体）

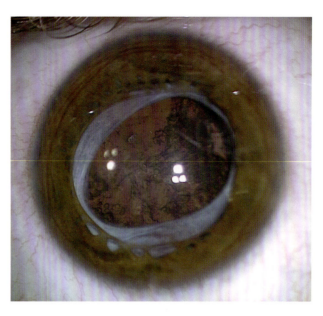

图 49-13 12 岁行白内障手术患儿术后 1 年眼部情况（后囊膜完整，囊袋内植入 Rayner570C 人工晶状体）

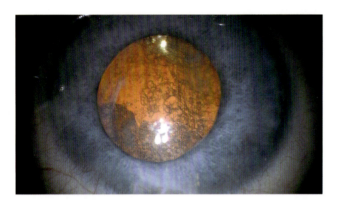

图 49-12 9 周龄单眼白内障患儿，术后 23 周早期后发障（睫状体平坦部后囊膜切开及前部玻璃体切割术，囊袋内植入 35D AcrySof SN60WF 人工晶状体）

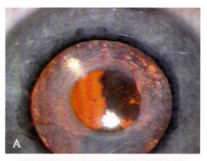

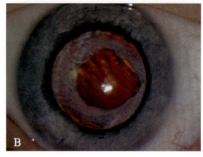

图 49-14 A. 增殖后的皮质及前囊膜纤维化；B. 清除混浊后的情况，增殖皮质容易清除，但厚的前囊膜纤维化难以清除

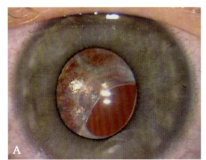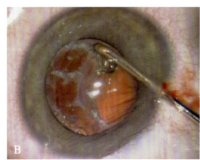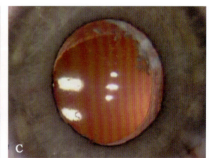

图 49-15 A. 7 个月时行白内障手术眼视轴纤维化混浊；B. 使用 Kloti 透热射频来清除后囊膜混浊；C. 混浊清除后的情况

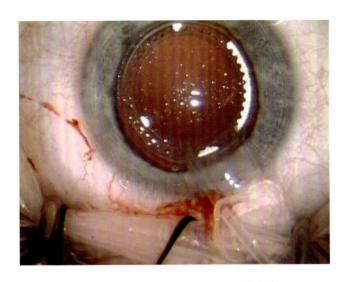

图 49-16 儿童白内障手术中密闭的灌注

(二)青光眼

青光眼可能在术后早期或晚期出现,但是开角型青光眼常见,而闭角型青光眼很少观察到(图 49-17)(参见第 51 章)。

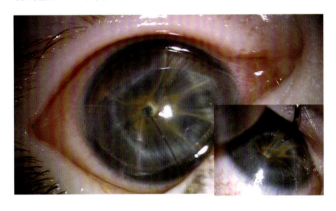

图 49-17 6 个月行白内障手术术后 4 年出现急性闭角型青光眼

眼前节毒性综合征是一种少见的炎症反应,通常发生在前节手术后的前 2 天内。最常见的是由于角膜内皮细胞损害导致的角膜水肿。血房水屏障破坏是主要的特征,前房内纤维素渗出及前房炎症,通常会导致无菌性前房积脓。在严重患者中会损害虹膜及小梁网导致难治性青光眼。使用皮质类固醇激素治疗,大多数患者可能几周或数月内恢复,角膜最终透明,炎症消退。但是严重的患者会导致永久的后遗症,如永久的角膜水肿、虹膜损伤、瞳孔散大、不规则、周边虹膜前粘连、青光眼等。

诸如内毒素、变性的高黏滞性黏弹剂、防腐剂和稳定剂、重金属、器械清洁和消毒后残留的物质、中毒剂量的眼内药物、pH 不合适的灌注液、渗透压、离子成分、残留的高黏滞性黏弹剂、晶状体皮质等物质,如

果在术中或者术后早期进入前房,可能导致眼前节毒性综合征的发生。

Huang 等报道了 1 例 8 岁儿童白内障术后出现眼前节毒性综合征。术后 3 个月,角膜中央厚度为 831μm,尽管最终视力提高到 20/25,角膜内皮细胞计数从术前的 3000 降低到 851,作者认为导致患儿出现眼前节毒性综合征的原因为使用玻璃体切割头前未完全冲洗干净戊二醛。Ari 等观察了 893 只眼行白内障手术,术后有 19 只眼出现眼前节毒性综合征。在所有出现眼前节毒性综合征患者中,都是使用了经环氧乙烷处理的玻璃体切割系统。在停止使用这种消毒物质后,作者报道称再没有发生眼前节毒性综合征。

美国白内障屈光协会(ASCRS)对清洁及消毒眼内手术器械给了一系列的建议,包括以下内容:①在清洁器械前保持器械湿润,避免碎片及黏弹剂黏附在器械上;②像制造商用足量的液体清洗要再次使用的器械和管道;③尽量使用一次性管套和油管;④不要反复使用一次性装置;⑤不要使用戊二醛处理的器械。这会使大家逐渐意识到眼前节毒性综合征的原因,大多数眼科手术中心改变了器械清洁的流程,减少了眼前节毒性综合征的发生。小儿眼科医师必须熟悉 ASCRS 关于清洁和处理眼内手术器械的相关规定。小儿眼科医师对所在医院手术室及中心组成员进行规范化的培训以确保 ASCRS 关于清洁和处理眼内手术器械的相关规定严格被执行。如果小儿眼科医师在没有做过成人白内障手术的手术室做手术,这是非常重要的。

(三)眼内炎

参见第 12 章。

(四)手术切口和缝合相关并发症

参见第 14 章。

(五)角膜

1. **水肿** 白内障术后可能观察到角膜水肿或者仅在中央,或者弥散性。IATS 定义 >30 天的角膜水肿为术后不良并发症,且在人工晶状体组 57 只眼中 1 只眼出现 >30 天的角膜水肿。减少眼内感染及控制眼压会减少角膜水肿的发生。

2. **接触镜相关并发症** 角膜接触镜相关问题在无晶状体眼患儿使用角膜接触镜矫正其无晶状体状态中报道过,接触镜导致的细菌性角膜炎,接触镜过紧导致角膜混浊、角膜血管化在角膜接触镜相关的术后并发症最为常见。

3. **角膜擦伤** 角膜擦伤在儿童患儿中并不常见。要么是在戴角膜接触镜时擦伤,要么取角膜接触镜时

擦伤或者不相关的外伤所致。IATS 报道在角膜接触镜组 57 只眼患者样本中 1 只眼出现角膜擦伤。

4. 非接触式角膜内皮镜记录的角膜内皮细胞丢失 很多因素会导致白内障术后角膜内皮细胞丢失，包括白内障类型、眼轴长度、前房深度、手术技巧、手术经验、隧道的大小和形状、黏弹剂、灌注液、灌注液流量、植入人工晶状体类型、术后炎症反应及眼压。非接触式角膜内皮镜能够提供非侵入式角膜内皮细胞形态学的分析。Vasada 等比较了患儿术前和术后 3 个月角膜内皮镜检查，术前及术后检查结果为：角膜内皮细胞密度术前为 $(3225.1 \pm 346.8)/mm^2$，术后为 $(3057.7 \pm 330.1)/mm^2(P < 0.001)$；变异系数术前为 $(27.5 \pm 10.6)/mm^2$，术后为 $(37.7 \pm 16.3)/mm^2(P < 0.001)$；六角型细胞百分比术前为 $(58.1 \pm 15.3)/mm^2$，术后为 $(48.6 \pm 13.4)/mm^2(P < 0.001)$；术后 3 个月平均角膜内皮细胞密度下降了 5.1%。白内障术后角膜内皮细胞密度下降百分比在后囊膜完整组、单纯后囊膜切开组及后囊膜切开联合前段玻璃体切割组之间无统计学差异 $(P = 0.543)$。Nilforushan 等报道角膜内皮细胞计数、变异系数、角膜内皮细胞的平均细胞面积在术眼组和对照组间无统计学差异。我们并没有对所有患儿行非接触性角膜内皮镜检查，而主要观察了二期人工晶状体植入术后角膜内皮细胞变化，包括虹膜固定型人工晶状体及房角支撑型人工晶状体。值得注意的是，在没有行白内障手术的儿童，角膜内皮细胞也会随着年龄的增长而变化。例如，随着年龄增长角膜内皮细胞数量下降，细胞面积的变异系数增加，六边形角膜内皮细胞百分比下降。

5. 角膜测厚法测量角膜中央厚度的变化 参见第 51 章。

（六）前房

1. 浅前房 术后早期可能观察到浅前房或前房消失，同时会发现变形的瞳孔，这种情况多因为患儿挤压眼球导致手术切口渗漏甚至前房内的液体从已缝合的手术切口流出，出现这种情况通常需要行前房成形术，手术切口也需要再次缝合。虽然前房会自动加深、成形，但虹膜复位会失败从而导致瞳孔成尖形，如若这种情况会长期持续，后期并不容易修复。

2. 纤维素性葡萄膜炎 由于儿童眼组织反应较强，术后早期发生纤维素性葡萄膜炎并发症较常见（图 49-18）。但是，现代白内障手术技巧减少对虹膜的触碰及人工晶状体的囊袋内植入使得术后炎症反应/纤维素性葡萄膜炎的发生率下降，甚至在很小的患儿中也不易发生。

Kuchle 等报道纤维素性葡萄膜炎在植入 Acry-

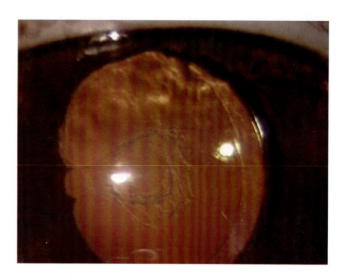

图 49-18 术后早期前房炎症

Sof 人工晶状体眼较植入 PMMA 人工晶状体眼的发生概率低（植入 AcrySof 人工晶状体组 10 只眼中发生 1 只眼，而植入 PMMA 人工晶状体 20 只眼中发生 9 只眼）。葡萄膜炎导致纤维膜性物质及色素沉着于人工晶状体、虹膜后粘连。在减少患儿术后葡萄膜炎相关并发症的发生方面局部甚至全身应用类固醇激素是必需的选择。Sanhi 等报道单次剂量静脉滴注氢化可的松和地塞米松可以减少儿童白内障及人工晶状体植入术的炎症反应。关于肝素的使用在此书的其他章节讲述（参见第 15 章）。Mullaney 等报道治疗人工晶状体眼的纤维素性渗出膜时可以眼内使用链激酶（500~1000U），没有任何不良反应。同样，Klais 等局部频点皮质类固醇治疗 10 例 11 只眼严重纤维蛋白葡萄膜炎后纤维蛋白溶解。90% 的患儿在使用了 10μg 合成组织型纤溶酶原激活物（tPA）后完全溶解纤维素，同时部分溶解了再次出现的渗出膜。关于使用 tPA 的其他并发症包括前房积血、角膜内皮失代偿、角膜带状变性。其他可行的治疗儿童人工晶状体术后纤维膜的方法包括 Nd:YAG 激光切开、单纯手术分离、眼内注入皮质类固醇（如地塞米松）。

3. 术后前房积血 术后新出现的前房积血（不同于手术中出血后引起的前房积血）很少见，但它确实能发生。Hiles 等报道了在他们连续观察的患儿中术后第二天出现了整个前房积血，2 周后自发吸收，仅在晶状体前表面残留了一层薄薄的色素膜。最近有 1 例无晶状体眼患儿术后出现前房积血的报道。Lin 等报道了 1 例后房人工晶状体引起的葡萄膜炎青光眼前房积血综合征的病例，1 位 15 岁的女孩 10 年前双眼行了先天性白内障手术后出现了这种并发症。葡萄膜炎青光眼前房积血综合征的发病机制为人工晶状体不匹配、设计不合理或者移位导致人工晶状体的襻或光学部与虹膜发生摩擦所致，通常在植入前房型人工晶状体中可以遇到，但是在后房型人工晶状体移位到前房中也有报道。

（七）前房内残留曲安奈德

正如第 22 章所讨论，手术者在白内障手术中使用了曲安奈德，在大多数患儿眼内它可能术后数天内就会吸收，但是少数患儿却不能吸收而一直存在（图 49-19）。

（八）虹膜和瞳孔

1. 瞳孔移位和瞳孔变形　白内障术后虹膜和瞳孔变形经常可见，更常见于前房型人工晶状体植入术后（图 49-20 ～ 图 49-23）。儿童无晶状体眼研究（IATS）报道：未植入人工晶状体组术后出现虹膜和瞳孔变形的发生率为 2％，而植入人工晶状体眼的发生率为 19％。Sharma 等报道在儿童白内障和人工晶状

体植入术后有 38.5％患儿出现瞳孔变性。偏位或尺寸不合适的前房型人工晶状体会比后房型人工晶状体更易导致瞳孔成角。

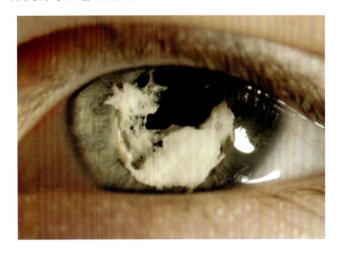

图 49-19　白内障术后 2 周曲安奈德残留

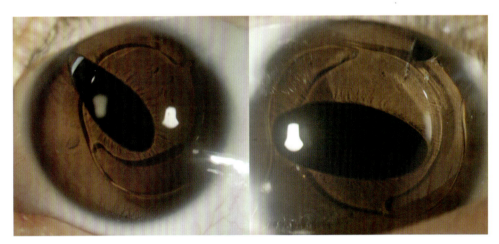

图 49-20　双眼二期植入前房型人工晶状体

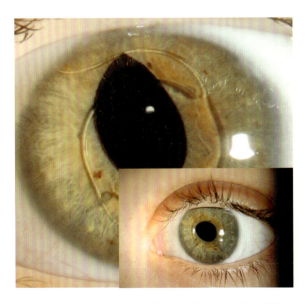

图 49-21　前房型人工晶状体植入术后不正常虹膜及 1 年后情况

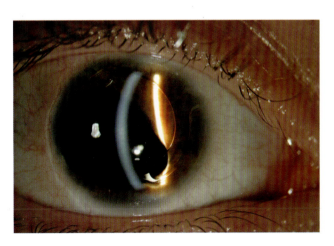

图 49-22　6 岁时植入前房型人工晶状体的患儿，19 岁时眼部情况

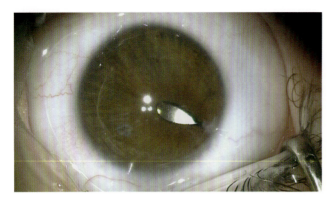

图 49-23　二期植入人工晶状体术后 8 个月瞳孔呈尖形

2. 虹膜损伤和萎缩　虹膜损伤和萎缩在植入虹膜夹持型人工晶状体中更易出现,术中虹膜损伤更容易出现这种术后并发症。

(九)异色症

虹膜异色是指患儿两眼虹膜颜色不同(图 49-24)。Summers 等报道了约 9% 患儿出现了这种并发症。白内障术后刺激了前列腺素的释放导致虹膜颜色变黑,这和使用前列腺素导致虹膜颜色变黑的机制是相同的。虹膜变黑的不良反应在婴幼儿手术中更为常见。Lenart 等采用双眼前节照相观察了 15 位患儿,由随机的评判者通过对每位患者手术眼和未手术眼照片中虹膜颜色的比较来进行评判,与未手术眼比较的 15 位患儿中 13 位出现了手术眼虹膜颜色变黑。

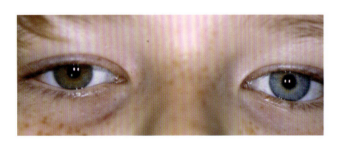

图 49-24　虹膜异色症

(十)眼压相关的并发症

1. 眼压上升　与成人相比,儿童白内障患儿眼内残留的高黏滞性黏弹剂会导致显著的眼压升高。Englert 等建议对儿童白内障患儿需要更仔细的清除高黏滞性黏弹剂。我们报道了无晶状体青光眼患儿二期植入人工晶状体后在早期出现高发病率的有症状的高眼压,建议局部或全身使用降眼压药物来阻止或降低眼压升高,同时对这种高风险患儿在术后早期进行监测。

2. 术后低眼压　术后早期的低眼压可能为伤口的渗漏所致,如果不排除这种情况,持续的低眼压会伴随视网膜脱离的发生。在青光眼和葡萄膜炎的患儿,持续低眼压会是眼球痨的征象,低眼压黄斑病变也可发生,轻微的低眼压可能和脉络膜渗漏相关,这些并发症都需要一定时间的治疗。

(十一)前囊膜纤维化

过度的环形前囊膜纤维化和皱褶会导致眼底镜检查周边视网膜非常困难,通常也会出现人工晶状体的偏位。

(十二)人工晶状体

1. 沉积在 IOL 表面　患儿术后人工晶状体的光学部表面经常可看到由色素、炎性细胞、血细胞降解产物及其他一些成分组成的沉积物(图 49-25 和图 49-26)。这种沉积物可能是色素性的,也可能是非色素性的,但通常看起来并不十分明显。这种情况在虹膜颜色深的患儿及术后药物治疗依从性差时较常见。人工晶状体植入的位置也能影响沉积物的形成,如植入睫状沟的人工晶状体会比植入囊袋内的人工晶状体出现更多的沉积物。同时,Vasavada 等发现人工晶状体植入环形后囊口下比植入囊袋内出现沉积物的概率更高。人工晶状体的类型通常也会影响人工晶状体上的沉积物的发生,Wilson 等报道植入疏水性丙烯酸酯人工晶状体 110 只眼中有 7 只眼(4.5%)出现人工晶状体光学部表面沉积物,而植入聚甲基丙烯酸甲酯人工晶状体 120 眼中有 26 只眼出现(21.75%)。沉积物的发生率和手术时的年龄成反比。

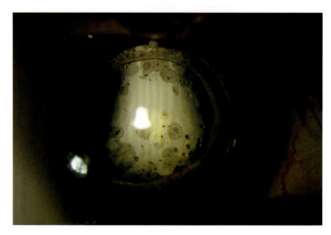

图 49-25　人工晶状体表面沉着物(Abhay R. Vasavada,艾哈迈达巴德,印度)

2. 虹膜后粘连　白内障手术时年龄越小出现虹膜后粘连的风险越高,Wilson 等报道在植入 AcrySof 人工晶状体 110 只眼中有 7 只眼(4.5%)出现虹膜后粘连,而在聚甲基丙烯酸甲酯人工晶状体眼 120 只有 23 只眼(19.2%)出现虹膜后粘连。在植入一片式人

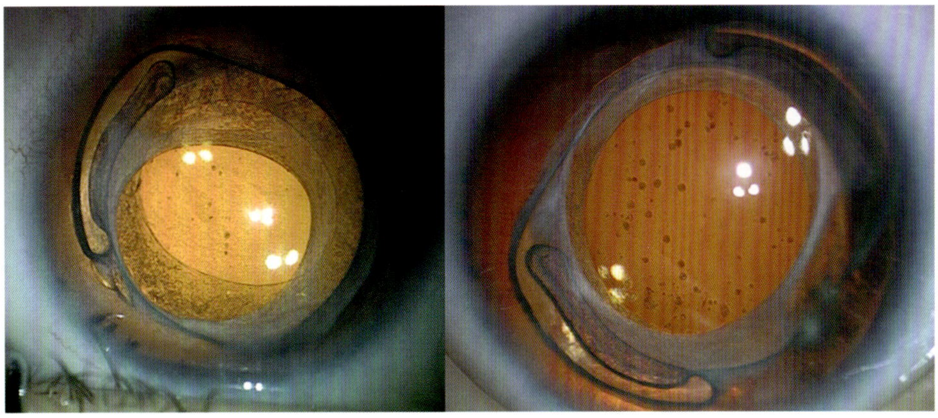

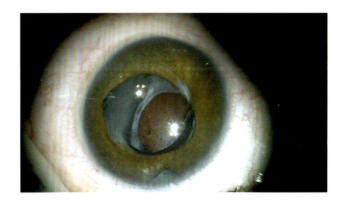

图 49-26 人工晶状体表面沉着物

工晶状体的眼中我们发现了 5 只眼出现虹膜后粘连（11.9%），没有 1 例患者因为瞳孔移位而严重影响外观。在大多数患者中，虹膜后粘连多为虹膜与前囊膜边缘点状粘连，虹膜和人工晶状体没有粘连。Vasavada 等报道虹膜后粘连的发生率为 13.6%。虹膜后粘连的发生率在手术时年龄越小的患儿越常见。Trivedi 等报道虹膜后粘连在术后第一年发生率为31%。

3. 人工晶状体位置不正 Tornoto 等最近报道在 55 只眼中有 4 只眼发生人工晶状体位置不正。

4. 瞳孔夹持 瞳孔夹持在儿童较成人更容易出现，它和虹膜后粘连及后发障的发生有关，将人工晶状体植入前囊口稍小于人工晶状体光学部的囊袋内对防止瞳孔夹持的发生会有益（图 49-27）。瞳孔夹持常发生在<2 岁的患儿植入光学部直径<6mm 的人工晶状体时以及人工晶状体植入睫状沟时。尽管手术处理可以使瞳孔呈圆形或者人工晶状体居中，如果不引起视力下降或者青光眼时，瞳孔夹持通常不需要处理。如果可能最好将后房型人工晶状体植入到囊袋内或者将前囊口撕得刚好覆盖晶状体光学部以降低这种并发症的发生，二期植入睫状沟的人工晶状体的光学部植入前囊口下也会防止瞳孔夹持的发生。

5. 人工晶状体偏心和移位 囊袋过度纤维化和不对称的人工晶状体植入是导致人工晶状体偏心的常见原因。外伤后悬韧带的离断和（或）不足够的囊袋支撑也会导致人工晶状体偏心（图 49-28）。囊袋内植入人工晶状体是减少这种并发症发生的最好方法。后囊夹持人工晶状体光学部也会使植入的人工晶状体居中。有些人工晶状体严重偏心或移位的患者需要取出或置换人工晶状体。

6. 迟发的折叠人工晶状体的混浊 文献中常报道在成人白内障手术中植入一些特殊类型的亲水性

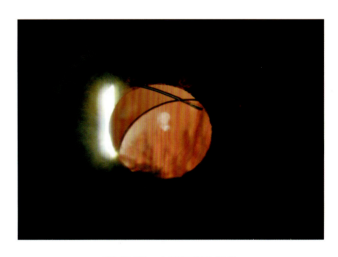

图 49-27 10 个月时行白内障摘除联合人工晶状体植入术的 10 岁高度近视患儿，人工晶状体瞳孔夹持，行人工晶状体置换术

图 49-28 人工晶状体偏位

人工晶状体导致术后人工晶状体混浊的发生。有些患者人工晶状体混浊严重到需要取出人工晶状体，集中在成人患者的报道主要来自亚洲、澳大利亚、加拿大、欧洲、拉丁美洲和南非洲。一篇报道介绍了儿童植入亲水性丙烯酸酯后出现晶状体混浊，推测可能和这种人群中营养不良钙化模式有关。Kleinmann 等报道了因人工晶状体光学部成分导致术后逐渐出现晶状体混浊而需要取出的由两种不同材料制成的三枚亲水性丙烯酸酯人工晶状体的临床病理和超微结构特征,10 个月患儿在术后 20 个月时、36 个月患儿在术后 22 个月时、20 个月患儿在术后 25 个月时分别取出了人工晶状体。Pehere 等报道了这些沉着物可能由钙、磷酸盐、硅胶组成。

7. 眩光　Mullner 等报道了人工晶状体移位患者术后 1 周双眼出现眩光,眩光在术后 2 年达到了 3+,本患者随访持续到术后 40 个月。眩光在一片式 Acrosoft 人工晶状体植入术后裂隙灯显微镜检查时常见,它对视力影响并不明显,但是有些手术者对其是否可能造成未经证实的视觉质量的有害影响方面存在争议。

(十三)视网膜、睫状体、黄斑

1. 视网膜脱离　视网膜脱离通常是儿童白内障术后迟发的严重并发症。既往由于白内障术后继发视网膜脱离的发生率较高且手术复位成功率较低,对于双眼先天性白内障患儿多提倡行单眼手术。只有在术后 25 年出现了不可避免的视网膜脱离时,未行手术治疗的另一只眼才会再行白内障手术治疗,给患者能再次恢复视力和功能的另 25 年的希望,直到这只眼再次出现视网膜脱离。既往的研究认为这种并发症可能和白内障手术中陈旧的手术方式及并没有严格使用现代的手术方式有关。随着现代手术方式的改进和发展,儿童白内障术后视网膜脱离的发生率显著下降。现代高切速的玻璃体切割头将解除视网膜的牵拉,经睫状体平坦部切割前段玻璃体(同时使用前部灌注)降低玻璃体的脱出及进入前房的切口也会进一步降低迟发的视网膜脱离发生的风险。一个关于儿童白内障术后视网膜脱离发生情况的长期随访观察,建议白内障患者术后每年进行仔细的眼底检查,这对高风险的视网膜脱离患者尤为重要,如随着年龄增长眼轴逐渐变长的眼、患有原始玻璃体增生症的眼、出现已知与玻璃体液化相关症状的眼或者多次手术的眼。

Cordes 在 1957 年回顾性分析了 56 例先天性白内障手术摘除眼球的患者,其中 23 例发生了视网膜脱离,其中超过半数患者发生在多次针吸手术后。1974 年,Taylor 等报道了儿童白内障手术后发生视网膜脱离并发症的特点——主要为男性患者,大多数发生在年龄为 10～40 岁时。1980 年,Toyofuku 等报道了视网膜脱离高发生率的特点,主要发生在男性患者、高度近视眼、10～40 岁发生及白内障手术后相当

长的一个时期。2005 年,Rabiah 报道的多变量 Cox 风险回归分析中指出无晶状体眼的屈光误差与同龄正常无晶状体眼患者相比多偏向近视,白内障术后伤口裂开会导致视网膜脱离,白内障手术中同时行后囊膜切开及前段玻璃体切割的患者并不会发生视网膜脱离,高度近视、周边视网膜变性、玻璃体丢失都是发生视网膜脱离的危险因素。

白内障术后发生视网膜脱离的时间从术后 10 天至 52 年不等,平均为 22.8 年。白内障术后第一年发生视网膜脱离的概率为 9.6%,10 年后发生的概率为 72%。Kanshi 发现视网膜脱离的平均时间为 33 年。白内障术后视网膜脱离的平均时间为(6.8±4.4)年(0.4～14.8 年)。1974 年,Taylor 报道白内障术后到发生视网膜脱离的时间从术后 22 天至 51 年不等,平均为 21 年。Kanski 等报道的平均时间为 33.3 年。1983 年报道的白内障术后视网膜脱离的平均时间为 28 年(1～51 年)。

视网膜脱离患者可能会出现中心视力的丧失、视物遮挡、飞蚊症等症状,而视力很差的患者可能会忽视视网膜脱离的这些症状。手术中玻璃体处理的选择可能会改变术后迟发性视网膜脱离的发生。本书第 21 章中将会指导手术医师选择合适的手术方式来减少术中视网膜损伤的发生、出现并发症后及时的处理和小儿白内障术后眼后节病变的正确诊断。

如果术后检查发现玻璃体条带连接在白内障手术切口(角膜隧道切口或者辅助切口),应当尽快尽可能的解除玻璃体对视网膜基底部的牵拉。术中对伤口的清扫(Weck-Cel 玻璃体切割)同样是可以避免这种情况的发生。这种方法可以从伤口处切除玻璃体,但是它也会导致急性玻璃体视网膜牵拉,灌注和玻璃体切割头分开的双手操作技术会比同轴灌注系统好。Taylor 报道先天性白内障术后出现视网膜脱离患者中约 76% 行视网膜复位术后视网膜可复位。近几十年来随着手术方式的改进,白内障手术后视网膜脱离的发生并不常见。外伤性白内障、晶状体异位、Stickler 综合征都是发生这种并发症的高危因素。由于白内障术后视网膜脱离可能出现在很多年后,长时间的随访是必需的。

2. 出血性视网膜病变　出血性视网膜病变发生在约 1/3 婴幼儿白内障术后,它可能表现为火焰状视网膜出血和并发的玻璃体积血。出血多出现在术后 24 小时内,呈非进行性的,数周内吸收后不留后遗症为其特征。

3. 黄斑囊样水肿　黄斑囊样水肿是儿童白内障术后很少见的并发症,可能主要是由儿童健康的视网

膜血管和成形的玻璃体造成。由于间接检眼镜和 RetCam 对黄斑囊样水肿的不可视性，眼底荧光血管造影的镇静问题及眼部 OCT 检查无法配合，儿童患者术后黄斑囊样水肿很难检测到。因此，它的发生概率至今尚未知晓。由于儿童患者眼底荧光造影检查很困难，所以手术者还很少能评估儿童白内障术后黄斑囊样水肿并发症的发生。

试图评估黄斑囊样水肿的报道推断出这种并发症在儿童人群中发生率较少，如果能检查到和看到，它的治疗可能和成人无晶状体眼黄斑囊样水肿一样，需要局部使用皮质类固醇和非甾体抗炎药物治疗。

早先的关于儿童白内障的报道指出黄斑囊样水肿的发生率可能较低。Hoyt 和 Nickel 报道了行白内障手术和玻璃体切割手术的患儿发生黄斑囊样水肿的概率为 37%。Ahmadieh 等评估了 31 位儿童患者 45 只眼行白内障抽吸和人工晶状体植入术后，术后 6 周通过静脉注射荧光素和眼底荧光造影检查，并没有发现黄斑囊样水肿。Rao 等在术后 4～6 周进行了同样的评估，通过口服荧光素钠和荧光血管检查，25 只眼均未出现黄斑囊样水肿。在儿童葡萄膜炎的患儿发生黄斑囊样水肿的概率较高。儿童白内障术后一般不使用非甾体抗炎药物，但是在高风险人群或者出现了黄斑囊样水肿者中可能有效。

尽管在婴幼儿需要扰动玻璃体，但是很显然使用现代的手术方法和手术技巧的过程不会增加儿童黄斑囊样水肿的发生概率。与儿童扰动玻璃体后黄斑囊样水肿发生率较低相比，成人发生率较高，但这种机制并不明了。其可能为儿童眼的结构对眼前节操作影响的抵抗力更强，儿童玻璃体凝胶结构可能是关键的不同点。眼内炎症反应的病理变化和其在致黄斑囊样水肿发生中的角色的逐渐明了会提供术后更好的治疗方法，同时也会影响儿童白内障术后的手术效果。尽管有些这方面的进展，但是仍然还有很多原因不明的问题，包括在这些眼中出现的黄斑迟发的变化，当患儿长大后玻璃体后脱离的并发症和一些有关治疗黄斑囊样水肿的最新方法，如在儿童患者中行玻璃体腔注射曲安奈德和行经平坦部玻璃体切割术。

显然，文献报道黄斑发育不良可能和家族性白内障相关，这种情况可能出现在检查者对视力结果和临床检查不相匹配有疑惑时，也往往在研究者寻找原因时发现。

(十四)屈光误差

1. 手术源性散光 为了增加儿童白内障手术后伤口愈合的安全性，小儿白内障医师通常需要缝线。由于儿童术后会揉眼睛，伤口容易渗漏，一般都需要缝线缝合而且缝合的较紧，但术后立即会导致大的手术源性散光。然而，当伤口愈合和缝线溶解时，可松解由缝合引起的儿童白内障术后大散光。Spierer 和 Nahum 报道术后 1 周平均散光为（5.8±3.6）D（3.0～14.0D），而此后屈光误差中散光的部分逐步稳定下降，术后 5 个月平均为（2.1±1.3）D（1.0～4.0D）。Bradfield 等报道平均三棱镜度数在术后 1 个月为 0.63D（0～4.50D），术后 6 个月为 0.40D（0～1.75D），术后 1 年为 0.51D（0～2.50D），小于 3 岁的患儿术后出现散光较小。Botyun 等报道术后 1 天三棱镜验光度数为 6.6D，术后 2～4 周降到 1.9D，术后 3 个月降到 1.2D。Gupta 等报道巩膜切口平均散光在术后 1 个月、3 个月、6 个月分别是 1.3D、1.4D、1.4D，而透明角膜切口分别是 1.3D、1.1D、1.0D。

2. 近视漂移 参见第 52 章。术后可能出现很高度数的近视，通过角膜接触镜、眼镜和人工晶状体置换进行视功能的重建是必要的。二期在睫状沟内植入驼背式人工晶状体或者行角膜屈光手术可作为一种选择。二期虹膜固定型人工晶状体矫正无晶状体眼患儿的高度近视也见报道。

(十五)术后上睑下垂

Sharma 报道在 39 例患儿中 1 例患者出现了上睑下垂（2.6%）。我们也观察到了白内障术后有些患儿出现了上睑下垂，但没有患儿需要手术治疗上睑下垂。

(十六)眼球痨

在 1985 年，Gieser 等报道了植入虹膜支撑型两袢的 Binkhorst 人工晶状体后出现了眼球痨。患儿行白内障手术时 4 岁，4 年后由于植入人工晶状体移位而取出。术后 11 年眼出现疼痛、萎缩导致失明。儿童无晶状体眼研究（IATS）持续报道：在 57 只眼中 1 只眼出现了眼球痨，而患儿未植入人工晶状体。

小结

白内障术后并发症可能出现在术后早期或者多年后，因此对白内障患儿术后长期严密的随访是必需的。

（陈小璠 译）

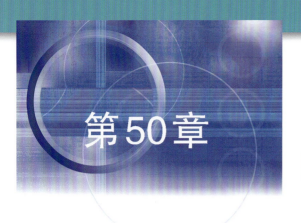

第50章

眼屈光介质混浊

与成人相比,儿童白内障术后屈光介质的混浊明显高于成人,这将会干扰手术的主要目的,而且是造成弱视的潜在因素,介质的混浊可能很快发生也可能发展隐匿,如一个突然的介质混浊可能包括角膜水肿、瞳孔区炎性渗出膜、玻璃体积血,这些情况有时会被父母或者监护人很快发现,通常会给予及时有效的治疗。相反,有些类型介质的混浊是延迟的或者逐步发生的,包括细胞、纤维素或者色素沉积在人工晶状体,后发性白内障或者玻璃膜样混浊。由于患儿无法诉说视力下降而且不会引起监护人的注意而出现不可避免的视力损害。

后发性白内障是儿童白内障术后最常见的并发症(图 50-1),后发障可以采用 Nd:YAG 激光切除,也可采用手术切除,Nd:YAG 激光技术可切除视轴中心部位混浊的后囊膜。尽管这种操作简单且迅速,但是也会出现并发症,包括视网膜脱离、人工晶状体的损伤、黄斑囊样水肿、眼压升高、虹膜出血、角膜水肿、人工晶状体半脱位、加重眼内局部炎症等。

后发障对年轻成年人及儿童的危害更大、发病率更高、发病更快、导致弱视的影响更大,而幼儿的后发障密度更高(图 50-1),通常需要手术才能切除,这将带来高风险的潜在并发症。本章重点为后发性白内障及其发生率,致病因素包括患者的特征、人工晶状体的特征、手术技巧。防止措施包括:一期后囊膜切开联合前部玻璃体切割、术中细胞毒性剂的使用,其他少见的介质混浊的病因也将进行回顾。

一、后发性白内障

直到 19 世纪 60 年代,儿童白内障首选针吸术,保留后囊膜的白内障针吸术由 Scheie 逐渐推广应用,采用这种手术方式,残留的晶状体上皮细胞活化增殖并迁移到完整的后囊膜上导致透明的后囊膜发生混浊,有些患者随后发生的混浊导致视力的减退,甚至比最

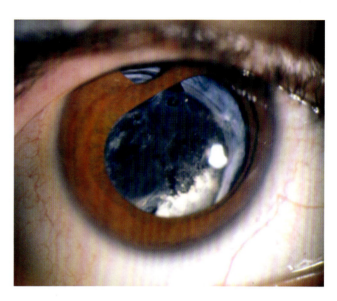

图 50-1　先天性白内障仅行白内障摘除未行后囊膜切开,现发展为致密的后囊膜混浊

开始的白内障还严重。1976 年,随着后囊膜切开术和玻璃体切割术的应用,小儿白内障手术医师开始行后囊膜切开,并从大的后囊膜开口行玻璃体切割术,最后留下一个 1～2mm 的囊环。这种手术方式很快在 19 世纪 80 年代中期流行,而且被大多数小儿白内障手术医师使用,它使得前部屈光介质能够保持透明。在 19 世纪 90 年代初期,随着手术技巧的逐步改进及人工晶状体质量的改善,鉴于成人植入人工晶状体后能获得良好的视功能,开始逐步向儿童眼内植入人工晶状体。然而,残留的晶状体后囊膜的混浊仍然会导致低视力和弱视,继发的混浊和纤维化会严重导致人工晶状体的偏中心,甚至会破坏光学部及襻的结合处。即使到了现代白内障手术时代,后发障依然是眼科医师面临的挑战。

(一)后发性白内障的发生机制

白内障术后残留在囊袋内的晶状体上皮细胞的

增殖、迁移、上皮细胞向间充质细胞化生、胶原沉着、晶状体上皮细胞的纤维增殖是发生后发障的主要原因。也可能为白内障手术导致晶状体损伤后的愈合反应,残留的晶状体上皮细胞的活化和迁移到后囊膜,晶状体纤维的再生和上皮细胞向间充质细胞化生。后发性白内障的体内研究和动物模型提示几种细胞因子和生长因子在后发性白内障的病理发生中扮演了重要角色。研究表明,白内障术后人眼房水中几种细胞因子和生长因子的水平增加并影响残留晶状体上皮细胞的活性,这些因子包括转化生长因子 β (TGF-β)、成纤维生长因子 2(FGF-2)、肝细胞生长因子、白细胞介素 1(IL-1)和白细胞介素 6(IL-6)、上皮生长因子。其中,TGF-β 起着重要的作用。临床上,后发障主要有 2 种形态:纤维化型和珍珠样小体型。纤维化型主要由晶状体上皮细胞的增殖、迁移形成,上皮细胞向间充质细胞化生导致纤维化产生的后囊膜皱褶会使视力明显下降;珍珠样小体型是由赤道部晶状体上皮细胞增殖表达透明晶状体蛋白纤维形成 Elschnig 珠和 Soemmering 环,这是大多数后发障导致视力下降的主要原因。

(二)后发性白内障的发生率和影响因素

文献报道称白内障患儿完整后囊膜发生后发障的发生率为 9%～100%。Taylor 报道在行白内障针吸后囊膜完整的 28 例患儿 32 只眼中由于囊膜混浊需再次手术。后发障的发生率主要与手术时的年龄,白内障的类型(先天性、发育性或者外伤性),无晶状体眼或人工晶状体眼,睫状沟或者囊袋内植入人工晶状体,相关的眼部异常(如持续性胚胎血管症,小角膜)及全身系统性疾病(如青少年类风湿关节炎)等有关,随访持续的时间也影响后发障的发生率,随访时间越长,后发障发生的概率越高。

很多报道都反映了后发性白内障的特点,Basti 等报道出现后发性白内障的平均时间为术后 3 个月。Jensen 等观察了平均年龄 7.3 岁的儿童白内障术后出现明显后发性白内障的时间为 1～26 个月,出现后发性白内障高峰时间为术后 18 个月,此后曲线逐渐变平,后发性白内障在较小的儿童中更常见,与 6～13 岁的儿童相比,1～6 岁的儿童发生后发性白内障的概率为 64%。Gimbel 等报道白内障术后 1 年、2 年、3 年、4 年行 Nd∶YAG 激光后囊膜切开的概率分别为 17%、42%、52%、59%。Plager 等观察了白内障术后发生后发性白内障的平均持续时间为 2 年。Plager 观察了 10 个月到 17 岁的儿童 71 只眼中 90% 在术后 3.5 年发生后发性白内障。Crouch 等报道 5～18 岁的白内障摘除术联合囊袋内植入人工晶状体的患儿

35 只眼,其中 72% 发生后发性白内障。Mullner Ei-denbock 等报道从 6～16 岁的后囊膜完整联合丙烯酸酯人工晶状体植入的患儿 15 只眼中 9 只眼(60%)发生了后发性白内障。Hosal 等报道了术后 3 周到 53 个月出现后发性白内障,后囊膜完整的患儿发生后发性白内障的危险概率为后囊膜切开患儿的 10.7 倍,一期后囊膜切开未联合玻璃体切割的患儿发生后发性白内障的概率为 42.9%,而一期后囊膜切开联合玻璃体切割的患儿发生后发性白内障的概率为 22.5%。小于 1 岁的患儿出现后发性白内障的危险概率为大于 1 岁患儿的 4.7 倍。

最近报道人工晶状体形状设计的改形(如直角方边)及材料生物相容性的改良(丙烯酸酯)大大降低了成人后发性白内障的发生率,但是没有有效的数据显示其能降低儿童白内障术后后发性白内障的发生率。因此,目前阻止后发性白内障发生的方法主要有:白内障手术一期后囊膜切开(联合或不联合玻璃体切割术)或者术后后囊膜混浊发生前 Nd∶YAG 激光后囊膜切开。后面这种方法的缺点为儿童患者不配合和需要再次麻醉,需要患者取仰卧位这种特别的 Nd∶YAG 激光功能体位及人工晶状体有受损的危险,除此之外前部玻璃体或者前界膜有再次混浊的风险。Nd∶YAG 激光后囊膜切开的弊端为它不能解决完整的玻璃体前界膜作为残留晶状体纤维生长的支架再次出现混浊的膜状物,玻璃体前界膜不仅作为晶状体上皮细胞增殖及迁移的支架,同样也可成为炎性细胞、碎屑和色素沉积的界面,这个操作对婴幼儿并不可取。Atkinson 和 Hiles 报道了行白内障手术后植入或未植入人工晶状体的 28 例 32 只眼患儿术后使用可以旋转 90° 的 Microruptor Ⅲ 行 Nd∶YAG 激光后囊膜切开的情况,其中 16 只眼在术后 4 周内行激光后囊膜切开,使用的平均能量为 114mJ,然而剩余的 16 只眼 4 周后行后囊膜激光切开,使用的平均能量为 324mJ,所有患者中再次出现膜的总概率为 25%。Hutcheson 等比较了儿童白内障摘除一期后囊膜切开 33 只眼和术后激光后囊膜切除 23 只眼出现眼介质混浊的比例分别为 3% 和 57%,需要进一步的治疗,而且在第二组患儿中 17% 在第二次激光治疗后仍需要再次重复激光治疗。Koch 和 Kohnen 报道在初次手术保留完整后囊膜的 5 名患儿在 18 个月内行 Nd∶YAG 激光后囊膜切开术,而其中 3 名患儿在 9 个月内再次行 Nd∶YAG 激光后囊膜切开术。在一个关于植入折叠型丙烯酸酯人工晶状体发生后发性白内障概率的研究中,Mullner-Eidenbock 等观察到年龄较小的患儿组(＜4 岁)在行 Nd∶YAG 激光后囊膜切开术后再次出现了

混浊的比例为 60％。基于以上临床观察,作者认为在年幼的患儿一期手术后囊膜切开联合前段玻璃体切割比行 Nd:YAG 激光后囊膜切开术对维持视轴的透明性更好。激光后囊膜切开对纤维增生性后发性白内障通常无效。当晶状体后出现了高密度的增殖膜时,通常需要使用玻璃体切割头这样的手术方法进行治疗。

　　一期手术时后囊膜切开联合或不联合前段玻璃体切割除降低后发性白内障的概率外,通常也是安全的(图 50-2)。Dahan 和 Salmenson 建议在植入人工晶状体时使用玻璃体切割头切除后囊膜的中央区域。Buckley 等报道了在一期手术行后囊膜切开联合睫状体平坦部玻璃体切割和人工晶状体植入术的 20 只眼患儿术后 13 个月没有出现一例出现视轴混浊。Luo 等观察到 2～5 岁的患儿行连续环形后囊膜切开和前部玻璃体切割术后,前房内纤维素性渗出及人工晶状体异位或夹持的概率明显降低,因此推断出一期连续环形后囊膜切开联合前部玻璃体切割术是一种有效降低儿童术后后发性白内障的方法。然而,对这种方法持反对意见的学者认为保留后囊膜及不行玻璃体切割术会降低黄斑囊样水肿、视网膜脱离、玻璃体嵌顿于手术切口的发生,以及导致人工晶状体易进入囊袋内和人工晶状体长期的稳定性。

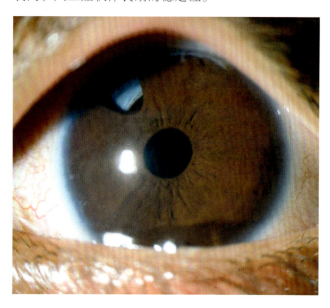

图 50-2　行晶状体切除、后囊切开和前部玻璃体切割术并囊袋内植入人工晶状体后屈光间质透明

　　不同的观点认为一期后囊膜切开会导致黄斑囊样水肿的发生

　　Hoyt 和 Nickel 对 27 例双眼白内障的患儿手术治疗:每位患儿一只眼行后囊膜切开联合前段玻璃体切割术,另一只眼行白内障针吸术联合后囊膜切开

术,在第一组患儿中,10 只眼出现了黄斑囊样水肿,然而对侧眼没有立即出现黄斑囊样水肿。另一方面其他研究者却报道了不同的结果。Gilbard 等报道了 17 例患者 25 只眼在行后囊膜切开联合前段玻璃体切割术后只有 1 只眼通过血管造影和血管成像检查被怀疑为黄斑囊样水肿。Green 等报道了 52 只眼行后囊膜切开联合睫状体平坦部玻璃体切割术后无一眼出现黄斑囊样水肿。在一组双眼行白内障针吸联合人工晶状体植入术的 24 只眼患儿的报道中,Gimbel 等报道只有 1 例色素性视网膜炎的患儿双眼出现了黄斑囊样水肿。Pinchoff 等报道了后囊膜切开联合前段玻璃体切割 12 只眼,白内障囊外摘除联合后囊膜切开 5 只眼,白内障摘除了眼,二期后囊膜切开 3 只眼,通过眼底血管造影检查无一眼出现黄斑囊样水肿。Ahmadieh 等报道 38 只眼经角巩膜缘、睫状体平坦部后囊膜切开联合前段玻璃体切割及后房人工晶状体植入术的患儿无一例出现黄斑囊样水肿。由于儿童黄斑囊样水肿诊断及记录非常困难,因此它很少发生,采用这种方法发生视网膜脱离也是较低的,这可能是儿童眼中玻璃体形态良好所致。

　　总之,目前的一些证据支持一期后囊膜切开是儿童白内障手术的一个安全操作且能有效阻止视轴混浊的理念。一期后囊膜切除可以通过玻璃体切割头经角巩膜缘、睫状体冠部、睫状体平坦部进行操作。另一种方法是用撕囊镊行后囊膜连续环形切开,后囊膜切开后,可在囊袋内或睫状沟内植入后房型人工晶状体。无论哪种情况,将人工晶状体的光学部嵌顿于切开的后囊口可能会提供人工晶状体更好的居中性及进一步降低后囊膜混浊的发生率。

　　尽管后囊膜切开,很多研究显示还是会发生继发性的膜和视轴的再次混浊。完整的玻璃体前界膜能够作为晶状体上皮细胞移行的支架和随后发生的增殖及转化。这种现象在儿童白内障术后由于强烈的炎症反应而更加明显。Okeefe 等报道 33.3％在一期后囊膜切开而未行前部玻璃体切割术后再次出现视轴的混浊。Metge 等也表示一期仅行后囊膜切开并不能阻止继发膜的发生。Cassidy 等报道 3 名患者行后囊膜切开术后都发生了后发性白内障及玻璃体前界膜的混浊,其中 2 名患者由于 Nd:YAG 激光治疗无效后行手术治疗切除膜。Raina 等报道了在 1.5～12 岁的患儿行后囊膜切开联合囊袋内植入聚甲基丙烯酸甲酯人工晶状体而未行前部玻璃体切割的 18 只眼中 44.4％出现了视轴混浊。

　　仅行后囊膜切除并不能有效阻止视轴的再次混浊,一种可选择的方法为后囊膜切开同时将人工晶状体光学部夹持于后囊膜下,而不需要行前段玻璃体切割术。其原理可能为人工晶状体光学部在后囊膜的位置将阻止晶状体上皮细胞在玻璃体前界膜的移行的假说。Gimbel 等报道在后囊膜切开联合人工晶状体夹持于后囊膜下而未行前部玻璃体切割术的 2.5～12 岁的 18 只眼患者随访 35.5 个月,无一例出现视轴混浊,在此研究中使用了肝素表面修饰的聚甲基丙烯酸甲酯人工晶状体。同一作者报道称使用了同样的技术在 1 名 2.5 岁的患儿身上,直到术后 5 个月屈光介质仍保持透明。Mullner-Eidenbock 等使用同样的技术,但是使用了疏水性人工晶状体应用在 7 例大于6 岁的患儿身上,随访 20.7 个月未观察到 1 例患者出现屈光介质混浊。Argento 等观察并使用同样技术植入疏水性丙烯酸酯人工晶状体的 2～8 岁的 8 例患儿,随访 18～34 个月未发现继发性屈光介质混浊。

尽管上面提到了令人满意的结果,但是一些研究者却报道了相反的结果。在 Vasavada 和 Desai 等的研究中,对小于 5 岁的患儿行后囊膜切开同时将人工晶状体光学部夹持于后囊膜下,随后 62.5% 的患儿行经睫状体平坦部膜切除术,术后出现人工晶状体混浊的比例为 10%,但无一例患者需要再次手术。Vasavada 等比较了后囊膜切开同时将人工晶状体光学部夹持于后囊膜下,联合及不联合前部玻璃体切割术的 5～12 岁的 25 例 41 只眼的患者,在平均随访 21 个月后,如果行后囊膜切开同时将人工晶状体光学部夹持于后囊膜下时未行前部玻璃体切割术,70% 眼出现了网状的屈光介质混浊。相反,所有一期行后囊膜切开、前部玻璃体切割术、人工晶状体光学部夹持后囊膜下的患眼视轴均保持透明。Koch 和 Kohnen 报道了 4 例 5 只眼的患儿行后囊膜切开联合人工晶状体光学部夹持后囊膜下而未行前部玻璃体切割术后 6 个月出现了视轴的混浊。Vasavada 和 Trivedi 等评估了人工晶状体后囊膜下夹持在平均年龄 26 个月的白内障患儿中的作用,所有眼一期均行后囊膜切开及前部玻璃体切割术,而实施人工晶状体光学部夹持后囊膜下操作随机分配,只有 1 只眼由于人工晶状体前表面出现了膜需要二次手术。

基于以上的研究,切除后囊膜联合人工晶状体光学部后囊膜下夹持但未行前部玻璃体切割不会消除混浊的再次发生,尤其在年龄小于 5 岁的患儿。使用此技术同时植入丙烯酸酯人工晶状体会改善混浊发生需要进一步研究。

另一项技术是关于在囊袋内植入人工晶状体(参见第 27 章)。这项技术实施在 37 例患儿的 54 只眼(年龄为 4～68 个月),术后平均随访 17.5 个月,

93.8% 的患眼未出现视轴的再次混浊,所有患儿年龄大于 1 岁。这项操作技术比成人人工晶状体植入术的要求高,尤其对年龄较小的患儿使用具有挑战性。Tsssignon 等报道 22 例 34 只眼囊袋在人工晶状体中植入的患儿情况,其中 3 只眼未植入合适的位置,需要再次手术干预。

后囊膜切开术后再次出现后囊膜混浊的另外一种可供选择的治疗方法是行前部玻璃体切割术,可在经角巩膜缘切开的后囊膜或者人工晶状体植入后通过睫状体平坦部进行前部玻璃体切割术。Buckley 等报道在 20 例晶状体摘除联合后囊膜切开及前部玻璃体切割术的患者中无一例再次出现混浊。Awner 等报道在小于 4 岁的 21 例患儿中经上述操作联合后房人工晶状体植入术后无一例发生屈光介质混浊。Vasavada 等报道 5～12 岁的患儿在联合上述操作后行人工晶状体后囊膜下夹持无一例发生屈光介质的混浊。Vasavada 等报道了一期行后囊膜切开和前部玻璃体切割术的 10 只眼无一例出现屈光介质混浊。Green 等实施了从 2 周至 4.5 岁的 52 只眼患儿经睫状体平坦部晶状体切除术和玻璃体切割术,术后 6 只眼出现了继发膜,所有患儿眼轴长度小于 17.4mm,角膜直径小于 9.5mm。Koch 和 Kohnen 等对 1.5～2 岁的患儿 6 只眼实施了晶状体切除联合前部玻璃体切割术,伴或不伴人工晶状体后囊膜下夹持,无一例出现再次混浊。Chrousos 等报道了在 3 个月至 17 岁时的患儿 54 只眼晶状体切除、后囊膜切开、前部玻璃体切割,无一例出现再次混浊。Vasavada 等报道了4～55 个月的患儿 40 只眼行晶状体切除、后囊膜切开、前部玻璃体切割,其中 14 只眼人工晶状体后囊膜夹持,经过平均 16.5 个月的随访,仅 1 例在晶状体光学部前表面出现了继发膜,其他患儿未出现混浊。Zubcov 等报道 3～12 岁的患儿 12 只眼随访 17 个月时出现了临床显著的混浊。Ahmadieh 等报道平均年龄 6.3 岁的患儿 38 只眼在行角巩膜缘或睫状体平坦部玻璃体切割术联合人工晶状体植入术后仅 1 只眼出现显著后囊膜混浊。Basti 等比较了年龄在 2～8 岁的患儿 82 只眼行白内障囊外摘除联合后房人工晶状体植入术及前部玻璃体切割术,87 只眼未联合前部玻璃体切割,随访 11 个月术后发生混浊的概率分别为3.6% 和 43.7%。

综上所述,一期后囊膜切开现在被认为儿童白内障手术的金标准,尤其在年龄小于 7 岁的患儿,发生后发性白内障的概率明显升高,存在出现近视的可能。我们常规对小于 9 岁的患儿行一期后囊膜切开联合前部玻璃体切割术。而且我们对特殊情况下的

一些年龄稍大的患者也实施同样操作,一些因素包括白内障的类型、整个眼部情况、社会经济模式会影响这种操作的实施。例如,1 名 14 岁的外伤性白内障的患儿,前囊膜破裂不可能将人工晶状体植入到囊袋内,发生后发性白内障的危险高,必须要行后囊膜切开联合前部玻璃体切割术。对于家庭经济收入低、居住在遥远的地方、随访依从性差的患者不能承担出现后发性白内障及弱视的风险,最好还是行后囊膜切除联合前部玻璃体切割术。

二、再次混浊的易感因素

后囊膜切除联合前部玻璃体切割降低视轴出现再次混浊的发生率。再次混浊的易感因素包括:后囊膜切开的直径<4mm,年龄较小,外伤或葡萄膜炎型白内障,人工晶状体植入睫状沟而不是囊袋内,出现眼部相关的或者全身系统的炎症反应。

(一)手术时年龄

手术时年龄越小,术后炎症反应越重,术后发生视轴混浊概率越高。Morgan 等报道年龄为 2 周到 2 个月的 3 例婴幼儿 4 只眼尽管行了至少 5mm 大小的后囊膜切开联合前部玻璃体切割,但还是出现了明显的后囊膜混浊。Alexandrakis 等报道平均年龄 21 个月的 61 例患儿 66 只眼,其中 7 例出现了后囊膜混浊,7 例中有 6 例年龄小于半岁。Petersern 等报道年龄<2 个月的患儿术后出现后发性白内障的概率明显比年龄稍大的患儿高。Lambert 等观察到手术时的年龄和手术并发症呈显著相关性。Hosal 观察到<1 岁的患儿出现术后视轴混浊的概率为年龄稍大患儿的 4.7 倍。尽管行后囊膜切开,前部玻璃体切割联合囊袋内植入疏水性丙烯酸酯人工晶状体,但是<1 岁的患儿出现屈光介质混浊需要再次手术的概率高达 23.6%。

(二)白内障的类型

一些研究者报道了先天性白内障、发育性白内障、外伤性白内障的术后效果各不相同。Gimbel 等报道发生后发性白内障需要行后囊膜切开的患儿中先天性白内障型为 41%,外伤性白内障型为 66%。Gupta 等报道了 3~12 岁外伤性白内障患儿 22 只眼,其中 18 只眼植入后房型人工晶状体,是否植入囊袋内或者睫状沟内未述及,术后随访 6~15 个月,最常见的术后并发症包括:81.8% 出现纤维素性葡萄膜炎,54.4% 出现虹膜后粘连。Kora 等比较了先天性白内障、发育性白内障、外伤性白内障的术后效果,先天性白内障出现后发性白内障较发育性白内障和外伤性白内障更常见、时间更早。然而,患者的年龄并不

相匹配,这就可以解释先天性白内障发生后发性白内障的概率高的原因。Ahmadieh 等报道在发育性白内障和外伤性白内障患者中出现后发性白内障表现为无差异。外伤性白内障术后后发性白内障的概率增加可能与人工晶状体囊袋内植入率较低及外伤后严重的眼内炎症反应有关。

(三)相关的眼部及全身疾病

眼部异常(如 PFV 或小角膜)、眼部风疹病毒感染、弓蛔虫病、弓形体病、睫状体炎、系统性疾病(如青少年类风湿关节炎型虹膜睫状体炎)都存在较高并发症和囊膜混浊发生率。Green 等报道了睫状体平坦部晶状体切除联合前部玻璃体切割术 52 只眼出现了 6 只眼的再次混浊,这些患儿眼轴均小于 17.4mm,角膜直径小于 9.5mm。根据 Lambert 报道 8 种并发症,其中 4 种和眼部 PFA 相关。BenEzra 等报道了由青少年类风湿关节炎型虹膜睫状体炎导致的并发性白内障患者中,尽管行了后囊膜切开联合前部玻璃体切割术,术后 80% 患儿晶状体后面出现的膜需要再次手术干预。Lundvall 等报道了 10 只眼由青少年类风湿关节炎型虹膜睫状体炎导致的并发性白内障患者行白内障手术联合人工晶状体植入术,其中 5 只眼行前部玻璃体切割,随访 28 个月,其中 7 只眼(70%)出现视轴的混浊。

(四)后囊膜切开的大小

Chrousos 等报道了 12% 的患者后囊膜再次出现混浊是由于后囊膜切开过小,当后囊膜切开的大小合适时,并未见后囊混浊的病例报道,所有患者均行玻璃体切割术,但是作者并没有解释切开什么大小的后囊膜是合适的。Ahmadieh 等报道 4 例后囊膜混浊的患者,所有后囊膜切开的大小<3mm,然而仅 1 只眼需要手术干预。

(五)睫状沟或者囊袋内植入人工晶状体

1985 年,Apple 等描述了成人人工晶状体囊袋内植入术的优点,包括降低瞳孔夹持的风险、减少人工晶状体偏中心、对葡萄膜色素组织的摩擦较少、减少血房水屏障的破坏、炎症反应较少。Pandey 等对 20 只眼外伤性白内障行白内障针吸联合囊袋内或者睫状沟内人工晶状体植入术,并发症包括术后葡萄膜炎、后发性白内障、瞳孔夹持、人工晶状体偏位等,人工晶状体植入睫状沟组出现这些并发症更常见。然而,Jensen 等发现后发性白内障的发生率与人工晶状体植入的位置无显著相关性。

三、炎性渗出膜

白内障术后屈光介质混浊的另外表现形式为瞳

孔区的炎性渗出膜,人工晶状体前表面或者后表面的渗出膜,同时伴有虹膜后粘连及色素沉着。对虹膜的处理及血-房水屏障的破坏、对人工晶状体材料的反应、手术时年龄较小、相关的眼部及全身炎症反应会造成术后更严重的炎症反应。纤维素性葡萄膜炎在先天性白内障术后的一组报道中高达 57.5% 和 81.8%。

这种膜可能是暂时的,可能在数天或数周内不同程度地吸收。一些患者可能持续存在,需要再次手术干预。由于儿童白内障术后会发生更严重的炎症反应和潜在的弱视,本章更关注儿童一旦膜形成,需要立即采用药物治疗或是手术治疗以阻止其进一步发展。

炎性渗出膜可通过术前或术后、局部或全身频繁应用皮质类固醇激素降低其发生风险。在葡萄膜炎导致并发性白内障术前局部或全身应用激素治疗控制已存在内的眼炎症,如术后局部高浓度的皮质类固醇激素滴眼,如果需要,全身皮质类固醇激素可持续运用并逐渐减量。术中灌注液中使用低分子肝素将降低术后炎症反应的程度。羟基硫霉素聚甲基丙烯酸甲酯人工晶状体对减少术后并发症的发生同样有效。然而,最近的研究表明在植入聚甲基丙烯酸甲酯人工晶状体和羟基硫霉素聚甲基丙烯酸甲酯人工晶状体之间没有显著差异,羟基硫霉素聚甲基丙烯酸甲酯人工晶状体不再使用。疏水性丙烯酸酯人工晶状体可降低晶状体上皮细胞的迁移,减少后发性白内障及巨噬细胞的沉着。在 Gatinel 等的研究中,关于羟基硫霉素聚甲基丙烯酸甲酯人工晶状体与疏水性丙烯酸酯人工晶状体植入糖尿病患者中的术后炎症无显著性差异。值得注意的是,上述研究主要是在成人中实施,儿童白内障患者术后的结果尚不明了。

一旦出现炎性渗出膜,局部及全身皮质类固醇激素对渗出膜的吸收是必要的。组织纤维蛋白溶酶原激活剂在 1988 年首次应用,最近被用来溶解儿童白内障术后纤维蛋白凝块,组织纤维蛋白溶酶原激活剂是由血管内皮细胞、角膜上皮细胞、角膜内皮细胞、小梁网产生,白内障术后组织纤维蛋白溶酶原激活剂的活性显著降低,同时伴有血房水屏障的破坏和纤维素的沉积。重组组织纤维蛋白溶酶原激活剂是溶解纤维蛋白的丝氨酸蛋白酶产物克隆和表达重组的 DNA,纤维蛋白溶酶原激活剂能被局限的纤溶酶原转化为纤维蛋白溶酶溶解纤维素,组织纤维蛋白溶酶原在静脉内的生物半衰期为 7 分钟。文献报道注入前房内无不良反应,重组组织纤维蛋白溶酶原激活剂对角膜内皮细胞无毒副反应,在穿透性角

膜移植术、玻璃体切割术、青光眼手术中用来溶解纤维蛋白凝块,平均有效时间为 3.3 小时。眼内注射重组组织纤维蛋白溶酶原激活剂的并发症为前房积血和眼压升高。因此,不推荐术后 3 天内使用。重组组织纤维蛋白溶酶原激活剂的眼内注射剂量尚未明确。Klais 等对 3~13 岁患儿的 11 只眼传统治疗无反应的严重纤维素渗出使用 $10\mu g/100\mu l$ 重组组织纤维蛋白溶酶原激活剂前房内注射,其中 9 只眼在 6 天内出现了纤维素的溶解和虹膜粘连的分开,没有出现并发症或者再出现纤维素沉积。Mehta 等报道了使用 $25\mu g$ 剂量无并发症的发生。重组组织纤维蛋白溶酶原激活剂似乎对白内障术后 3 周内的纤维素渗出有效。

厚纤维膜可能需要手术干预,在瞳孔区,纤维膜可能收缩成针尖样大小,在一些能配合的患者中使用 Nd:YAG 激光治疗,但是晶状体前后表面的厚膜需要手术切除。

四、其他引起屈光介质混浊的因素

由于对虹膜的操作过多、不充分的玻璃体切割、玻璃体嵌顿于手术切口、人工晶状体材料和玻璃体的混合都会造成玻璃体的浓缩和混浊。为了减少后者的并发症,手术医师应尽量避免在完全除掉晶状体皮质之前撕开后囊膜。由于青少年类风湿关节炎型虹膜睫状体炎、扁平部睫状体炎、风疹综合征等引起的葡萄膜炎导致并发性白内障,建议完成前部玻璃体切割清除玻璃体组织及可能引起再次混浊的带状玻璃体。在一些情况下,周边虹膜切除可能引起出血,最好避免过多的牵拉虹膜根部导致出血及出血渗漏到玻璃体腔。白内障术后玻璃体积血可能出现在 PFV 患者,眼内电凝可避免这种并发症的发生。

角膜水肿是引起屈光介质混浊的另外一种原因,可能由于灌注液、毒性物质、过多的眼内操作、植入人工晶状体时碰到角膜内皮或者随后角膜触碰到人工晶状体所致。在小角膜的患者中,角膜缘切口方法导致角膜水肿的概率很高。Hiles 报道 4% 角膜水肿发生于先天性白内障,外伤性白内障联合后房、前房,虹膜固定型人工晶状体植入术的患者。

可能导致屈光介质混浊的最严重的情况就是青光眼,这是被很多研究者报道过的众所周知的儿童白内障术后的并发症。青光眼发病机制很多,包括手术创伤、炎症、房角结构被虹膜粘连或沉积物所掩盖。由青光眼造成的屈光介质的混浊是末期状态,暗示着视功能预后差。

五、阻止屈光介质混浊的操作

（一）一期后囊膜切开联合或不联合前部玻璃体切割术

参见第 20 章。

（二）密封的囊膜抽吸

由于后发性白内障主要是由白内障术后囊袋内残留的晶状体上皮细胞造成。几种手术方法可在晶状体摘除时尝试用来清除晶状体上皮细胞。这些方法包括白内障手术时使用更广泛的灌注或抽吸系统抽吸晶状体前囊膜、手动抛光前后囊膜，同时药物分散和抽吸前囊膜。Maloof 等设计了密封的囊膜抽吸装置，有选择的灌注囊袋。这种装置是又用于眼部的无菌装置且仅在白内障手术中用来灌注，可避免灌注液接触其他眼内组织。

在兔眼的研究中，氟尿嘧啶可有效阻止后发性白内障的发生，而蒸馏水不能阻止后发性白内障的发生，同样在人眼中，单用蒸馏水不能显著降低后发性白内障的发生。

体内研究其他具有药理作用的物质，如配置的热固性可塑的石炭酸甲醛树脂、甲氨蝶呤、丝裂霉素 C、柔红霉素均具有有效阻止后发性白内障发生的功能，但是体内研究发现它们对角膜内皮细胞、虹膜、睫状体上皮细胞、视网膜有毒性作用。这些研究提示药物治疗对后发性白内障中残留的晶状体上皮细胞存活、黏附、增殖、移行和转化的肯定作用，但是对眼内组织的毒性作用限制了它们在临床上的应用。最近 Kim 等报道在兔眼中，丝裂霉素 C 比蒸馏水可更有效减少后发性白内障的发生，同时密闭的囊袋内灌注可减少丝裂霉素 C 对周围组织的毒性作用。

（三）其他预防措施

水分离术：参见第 18 章。

有研究显示，真空超声可降低白内障术后患者行激光后囊膜切开的数量。其他研究显示囊袋真空减少但不消除后发性白内障的发生。Khalifa 等认为真空对长期随访后发性白内障的发生没有效果。因此，利用真空或者抛光后囊膜可能延迟后发性白内障的出现，但长期的效益却是局限的，因为后发性白内障主要是由赤道部有增殖能力的晶状体上皮细胞造成，而不是已经在后囊膜上移位的化生的晶状体上皮细胞。同时，赤道部囊袋真空会延迟手术时间、增加囊袋的创伤及撕裂的风险，Hara 等报道了囊袋张力环阻止后发性白内障的发生。这种方法有望阻止成人及儿童后发性白内障的发生。

（四）人工晶状体的材料和设计

目前生产人工晶状体的材料主要有 2 种：丙烯酸酯和硅凝胶。丙烯酸酯人工晶状体包括硬性（由聚甲基丙烯酸甲酯制成）或折叠式（由疏水性或亲水性材料制成）。尽管公认亲水性丙烯酸酯是生物相容性最好，与聚甲基丙烯酸甲酯及疏水性丙烯酸酯相比，亲水性丙烯酸酯人工晶状体有助于晶状体上皮细胞的黏附、移行、增殖，容易导致后发性白内障的发生。表面被碳和钛、肝素、聚四氟乙烯修饰的聚甲基丙烯酸甲酯人工晶状体、被氧和二氧化碳等离子修饰的硅凝胶人工晶状体、含氟聚合物人工晶状体被报道有较高的生物相容性并能有效阻止后发性白内障的发生。最近，人工晶状体表面气体等离子及聚乙烯乙二醇表面修饰将会影响晶状体上皮细胞的增殖，阻止后发性白内障的发生。

不考虑人工晶状体的材料，有力的证据显示钝边明显阻止后发性白内障的发生，晶状体后表面的机械屏障能很好地阻止后发性白内障发生。Nishi 等证实人工晶状体光学部锐边和囊膜弯曲的形状对减少后发性白内障的发生有很大的影响。弯曲的尖锐度及形成的持续时间都是重要影响因素。后发性白内障发生的速度不仅受人工晶状体设计不同的影响，同时还受人工晶状体材料的影响。

小结

儿童白内障手术的目的是减轻屈光介质的混浊和正确的矫正屈光参差及伴随的弱视治疗。所有这些主要靠眼屈光介质维持透明，一期后囊膜切开联合前部玻璃体切割会阻止或延迟后发性白内障的发生。

（陈小璠　译）

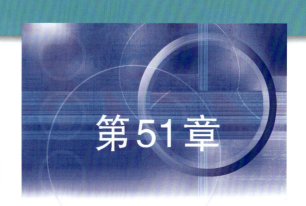

第51章

术后继发青光眼

虽然白内障手术技术不断改进和人工晶状体的使用逐渐增加,但是儿童白内障术后继发青光眼仍然是术后一个主要的关注点。到目前为止,科学家无法归纳出让所有临床医师都能接受的儿童白内障术后青光眼的病因,医师无法提供对所有患者均有效的治疗。青光眼可以从术后即刻到多年后的时间范围内发生。更糟糕的是,儿童通常对眼压(IOP)测量、视盘及视野检查是不合作的。因此,定义青光眼的发生时间和有效阻止视功能损伤的时间目前具有挑战性。常见因素为所有这些患者都进行了白内障手术。严重的小眼球,即使白内障没有发生也会出现青光眼。在患眼白内障摘除早期或 5～15 年后可能引发一连串高眼压和(或)青光眼的发生。即使在不复杂的儿童白内障摘除术后,医师也必须警惕评估白内障术后的青光眼。

白内障术后晚期青光眼发生的频率如何?它为什么发生?哪些患者更容易在手术后发展成青光眼?一旦确诊什么样的治疗合适?这些问题在本章中将进行讨论。

一、儿童白内障术后发生青光眼频率的估计

有文献报道称,儿童白内障术后青光眼的发病率低至 5％,最高达 41％。通过对 13 篇国际先天性白内障术后早期情况研究综述的回顾性分析,Francois 报道迟发型青光眼在儿童白内障手术后发生率为 0～14％,大多数可用数据是 20 世纪 40 年代或 50 年代的报告,在白内障线性抽吸技术使用的时期,这种古老的方法导致晶状体膨胀而且会出现长期浅前房,急性闭角型青光眼和过度的炎症反应常接踵而至。1960年,Scheie 介绍了一种抽吸技术,与线性抽吸技术相比可以减少并发症的发生。1984 年,Chrousos 报道了他们 15 年的儿童白内障手术经验,医师利用 Scheie 手动抽吸技术及自动化的方式同样能完成白内障摘除术,对 304 只眼行标准注射器针吸技术,34 只眼旋转摘出晶状体术同时在后囊做一小切口的方式,54 只眼使用 Ocutome 玻璃体切割头切除大范围的后囊膜,所有患者至少随访 3 个月,抽吸组平均随访 6.3 年,使用 Ocutome 玻璃体切割头组随访时间平均 2 年,研究中患者中发生慢性青光眼的占 6.1％,使用 Ocutome 玻璃体切割头没有发现患者出现青光眼。有意思的是,所有患者中只有 6.1％ 青光眼发病率的报道和 Francois 之前报道使用抽吸技术的 5％ 发生率相似。1984 年的那项研究的作者承认其局限性为患者随访时间较短可能导致青光眼漏报。

在这些研究中进行比较是相当不合理的,原因很多,包括:对青光眼定义的不同,患儿的年龄和测量眼压的工具不同。然而,正如后面 Simon 和他的同事在研究中提到的最重要的影响青光眼发病率的因素也许为术后随访的时间。

Simon 等回访儿童白内障患者时,检查是否有眼压≥26mmHg 的无症状青光眼,而几乎 1/4 的患者检查出有青光眼,有意义的数据包括随访的时间,14 只眼中只有 1 只眼(7％)在白内障手术后随访时间≤60个月出现青光眼,17 只眼中有 7 只眼在术后＞5 年的随访中出现青光眼。这表明报道中＜5 年的随访时间可以明显低估儿童白内障术后青光眼的发生率。Chrousos 等和 Simon 等提出一个重要的发现——白内障术后无症状青光眼虽然通常延迟到术后很多年发病,但有些病例在手术后第一年就可以诊断,因此必须及早进行监测眼压。

Simon 等对青光眼定义时没有选择青光眼特有体征,如视野缺损或视神经损伤。因此,很有可能有些患儿只有眼压高,"真正"的青光眼发生率可能较报道低。在成人中,高眼压治疗研究(OHTS)公认只有小部分眼压＞21mmHg 的患者会随着时间的推移进展成青光眼。

一项前瞻性非随机研究提供了一些儿童青光眼发生率的有价值数据,高眼压治疗研究(OHTS)提供了晶状体和玻璃体切割手术后的一些数据。Egbert回顾儿童白内障患者术后 5 年随访记录,159 例患者中有 52 例患者因外伤、小眼球、葡萄膜炎或类似的复杂因素而排除,107 例患者中有 62 例患者(58%)被纳入,纳入和排除患者的平均角膜直径或手术时年龄没有差异。青光眼的定义是眼压 > 21mmHg、杯/盘比 > 0.5 或两眼杯/盘差异 ≥ 0.2。高眼压治疗研究(OHTS)定义为眼压 > 21mmHg 没有上述视神经参数。40 例患者中有 6 例(15%)无晶状体眼患者发生青光眼,而高眼压更常见。高眼压治疗研究(OHTS)中,单眼无晶状体眼患者 40 只眼中有 13 只眼(32.5%)出现高眼压,双眼白内障的 22 例患者中有10 例患者(45%)出现了高眼压,其中 4 位患者为单眼,另外 6 位患者为双眼。总体而言,62 例患者中有23 例(37%)无晶状体患者术后超过 5 年的随访检查时出现高眼压。该报道表明高眼压是长期随访无晶状体眼患儿常见现象,青光眼不常见,但并不罕见。随着时间的推移,会有更多的正常眼压或高眼压患者可能出现青光眼。

另外,Egbert 对 5 例行晶状体和玻璃体切割手术患者进行 10 年的随访观察高眼压和青光眼发生率的研究显示:在术后的几年中,青光眼有一个重要发展趋势,他们发现在平均观察 7.2 年间大约 23% 的高眼压患者进展为青光眼,类似的结论在其早期的论文中也有发表。

此组 63 例患者术后 5 年中出现了 5 例 7 只眼青光眼(7/63;11%),术后 10 年中坚持随访的 59 例患者中有 5 只眼出现青光眼(5/59;9%)。这些研究结果显示无晶状体眼患者进展为青光眼风险在术后第一个 10 年的随访中并不显著,提示持续随访的必要性。到目前为止,尚无证据显示晶状体眼发生青光眼的风险概率会逐渐较低。因此,必须坚持长期的随访。2007 年,Swamy 对 423 只眼接受白内障摘除植入或不植入人工晶状体的患者在长达 20 年随访中出现继发性青光眼风险研究中指出:青光眼开始发生在术后2 周至 16.8 年。Egbert 和 Swamy 这两个研究均显示了术后患者长期随访的必要性。

我们认为儿童白内障手术后无论植入或未植入人工晶状体术后至少每年做 1 次最基本的检查是很重要的。Egbert 提出临床上好的数据可从 > 5 岁患者中得到。在临床工作中,患儿清醒时我们不能做眼压测量、屈光度测量、眼轴长度的测量、视神经的评估时,我们可以安排在全身麻醉下进行,记录测量杯盘比的基线(图 51-1)。幼儿通常每年需要麻醉下进行检查,但在 5~6 岁,不需要全身麻醉检查就可得到可靠的检查结果(除了那些发育迟缓的患儿)。正如下面讨论的,Icare 回弹式眼压计(Icare USA, Raleigh, NC)易使用且不需要使用局部麻醉药物,这样会减少一些儿童使用全身麻醉。

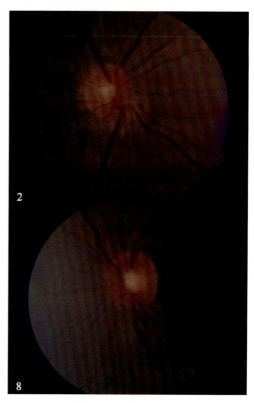

图 51-1　因高眼压诊断为青光眼的 11 岁患儿的人工晶状体眼视盘

二、麻醉下检查

当在全身麻醉下进行检查评估的时候,一定要考虑麻醉剂和眼压之间的相互作用。许多文献报道了麻醉方法对眼压的影响。在他们的系列书籍里,如The Glaucomas 一书中,Sampaolesi 等提供了麻醉中使用不同药物对眼压潜在影响的概述。他们回顾了很多经典试剂的影响,如醚使眼压升高与 Valsalva 样反应,并探讨现代的药物包括巴比妥类药物、氟吸入性麻醉药物对眼压影响的差异,尽管全身麻醉药物影响眼压,Sampaolesi 等指出眼轴长度的生物测量是不受眼压波动的影响,这使得眼轴长度为除了眼压测量评价青光眼之外的另一种不受麻醉影响的评估方法。在 Sampaolesi 的概述中,巴比妥类药物剂量是很难准确估量,剂量少,麻醉效果差且患儿会逐渐恢复意识,出现挣扎,导致眼压升高;剂量过多,会出现血压降低、呼吸抑制、眼压降低。相反,如果使用琥珀胆碱麻痹呼吸运动,血压升高会使眼压升高。吸入性药物如氟烷、甲氧氟烷和七氟醚(sevorane)会降低眼压。然而,氟烷、甲氧氟烷代表老一代药物,在很大程度上被现代设备中的七氟醚代替。七氟醚除了实用等优点外,还具有耐受性良好、恢复快等优点,且七氟醚保持了其前身氟烷维持眼睛向前直看的位置效果外,还可深麻醉,则有助于准确评估麻醉临床参数。在可控通风和血中二氧化碳的设置中,七氟醚可随着麻醉深度增加而使眼压成比例降低,因此可以通过这个成比例的相关性来推算出非麻醉状态下眼内压数值。

Nagdeve 等表明低氯胺酮剂量(3mg/kg)不影响眼压,而氯胺酮诱导剂量升高眼压。另外,Jones 等指出患儿使用氯胺酮和七氟醚麻醉影响眼压的效应,他们发现使用七氟醚维持麻醉组眼压显著低于给予氯胺酮麻醉的患者组。七氟醚的这种影响效果与早期吸入剂氟烷是一致的。而 Jones 承认自己的回顾性研究样本量小(8 例 16 只眼)是一个局限,研究中很多因素与其他研究比较独立。这些研究为使用非诱导剂量分离麻醉提供一种机会,氯胺酮麻醉后眼压测量的准确性,七氟醚用于麻醉的平衡,指出了许多氯胺酮麻醉的优点。最近,一种新的眼压测量仪 Icare 回弹式眼压计(Icare TAO1i)(Icare USA, Raleigh, NC),在测量眼压时不需要局部麻醉。2011 年,Lundvall 等研究了 46 名婴儿被招募到在临床清醒状态下使用推荐的眼压计进行眼压测量,有 7 例患儿拒绝测量,剩余的 39 例患儿成功地进行了测量。这种新技术的使用避免了仅仅为了获得准确的眼压测量值而必须进入手术室麻醉后才能测量的局限性。即使因麻醉下其他检查不可避免而进入了手术室,手术室外也可允许使用 Icare 回弹式眼压计频繁测量眼压。直到最近,Icare 回弹式眼压计需要患者直立在适当的位置进行测量的工作原理是有局限性的,然而,最新的设计(Icare Pro)则允许患者仰卧,使检查更灵活。

最近有很多关于儿童白内障手术患儿角膜中央厚度(CCT)的研究。Goldmann 压平眼压计已成为眼压测量的金标准,但由于角膜中央厚度的可变性会影响眼压计的测量。2006 年,Simsek 等发表了一项关于角膜中央厚度对儿童白内障手术影响的研究,指出无晶状体眼和人工晶状体眼患者角膜中央厚度可显著高于同龄人。Muir 等排除影响角膜厚度的因素(唐氏综合征、马方综合征和无虹膜),在对正常儿童(对照组)、白内障患儿及行白内障手术治疗患儿的角膜中央厚度进行比较中发现,角膜中央厚度在白内障患儿和正常对照组无影响,而在白内障手术后角膜中央厚度增加,Muir 进一步的数据佐证了这一观点,在他们的研究中单眼白内障患儿手术眼($n=9$)与对侧眼相比有显著相关性($r^2=0.7,P=0.005$),手术后的时间与角膜中央厚度呈正相关,无青光眼的无晶状体眼角膜中央厚度在术后进行了测量,角膜中央厚度的增加和白内障术后时间呈正相关($r^2=0.6,P<0.001$)。数据分析的结果显示,在进展性持续性胎儿血管(PFV)和小眼球白内障患儿中角膜中央厚度值与先天性白内障组角膜中央厚度值没有显著差异,不同的是,比较中发现无晶状体眼有无青光眼角膜中央厚度存在差异,尽管作者假设也许是在那些因为无明显临床症状的角膜水肿增加角膜中央厚度而致青光眼的无意选择偏倚。

除数据的比较之外,Muir 等指出角膜中央厚度在白内障术后眼压有无升高患儿之间出现了潜在的差异,高眼压患儿角膜中央厚度增加可能是对青光眼发展的一种保护措施。相反,这项研究表明无晶状体眼青光眼患儿角膜中央厚度增加超出非青光眼患儿术后角膜中央厚度增加。Muir 指出成人和无晶状体眼患儿结果存在不一致,如果增加角膜中央厚度对青光眼起保护作用,为什么少部分患儿在白内障术后却出现青光眼? 这些发现强调了无晶状体眼患儿与正常成人在角膜中央厚度变化上存在一种潜在分离的解释。角膜内皮损伤或对无晶状体眼/人工晶状体眼内在的反应提供了术后可能增加角膜中央厚度的解释。此外,对术后发展为青光眼的患者,作者解释眼压增加将导致角膜中央厚度额外增加,以及角膜内皮细胞的损伤和亚临床角膜水肿。

三、儿童白内障手术后发展为青光眼的可能机制

儿童无晶状体眼开角型青光眼的病因至今尚未明确。1977 年,Phelps 等很神奇的对 18 位行先天性白内障手术患儿(术后 6～56 年)在未出现眼压升高之前就诊断为无临床症状的隐匿性青光眼,并将此作为一个"警示"给眼科医师提醒。他们关注的是无论这些患者使用单纯针吸术、线型摘除术或者囊外摘除术,还是更现代的技术(如针刺和抽吸、白内障超声乳化术和旋转摘出术),都可以出现青光眼。作者讨论了几种可能的发病机制,包括:白内障和青光眼的还未被描述过的眼综合征会是原因吗? 早期手术会促进这种明显的炎症反应或使小梁暴露在如此多的晶状体蛋白而造成这种不可挽回的损伤吗? 是玻璃成分对小梁的毒性作用吗? 至今我们仍然不知道这些问题的答案及什么因素促使其发展为青光眼。

儿童白内障手术中迟发型开角型青光眼的发生

通常比闭角型青光眼的发生更为常见,在 11 只眼可提供房角镜检查数据的青光眼患儿中,房角均为开角。开角型青光眼可以不出现任何症状,外观上也不会出现大的变化,可能出现在正常的和已经发生变化的房角,在使用现代手术方法后儿童白内障术后出现急性闭角型青光眼相对少见,与以往相比现在很少使用周边虹膜切除术。Kang 等讨论他们的双峰分布发现,闭角型青光眼在早期发现有利,而开角型青光眼在晚期被发现更常见。1986 年,Walton 讨论了瞳孔阻滞和周边虹膜前粘连导致慢性房角关闭作为经典的白内障抽吸术后青光眼的发病机制。10 年后,Walton 在美国眼科的论文中得出结论:无晶状体眼患者术后无临床症状的青光眼发病机制实为开角型青光眼的发病机制。Walton 研究了 65 例无晶状体青光眼患儿的房角结构,80% 的患儿术中行玻璃体切割术,在可提供术前房角镜检查数据患儿的 29 只眼中 19 只眼无房角异常,而 10 只眼有从虹膜根部到 Schwalbe 线、小梁网的异常黏附,术后 80 只眼中 79 只眼房角是开放的,但 79 只眼中 76 只眼(96%)虹膜插入到小梁网中后部会使睫状体带和巩膜突的正常形态消失,在这些眼中可以见到巩膜突或睫状体带表明房角是开放的。Phelps 等同样描述了类似的前房角变化。Walton 观察到了沉积在小梁网上散在的色素及少量的提示为晶状体蛋白的白色结晶沉积。

该机制似乎同临床上被证实的术后晚期炎症反应所致并不一致。Walton 报道 19 例患儿白内障术后被诊断为青光眼前的裂隙灯检查结果,没有一人出现前房浮游细胞或带状角膜病变,这与那些有慢性炎症患者表现不同。此外,在诊断为青光眼后也无一人有活动性眼内炎症迹象。白内障术后数年即使没有眼内活动性炎症表现,也不能排除术后早期由于炎症引起了小梁网严重损伤继而导致慢性继发性开角型青光眼的可能性。有病例报道,双眼白内障患儿虽双眼均存在房角微小异常,但仅手术眼进展为青光眼。有病例描述了从虹膜根部到 Schwalbe 线、小梁网间存在异常连接(10 例 Walton 的患儿有此表现,但也有 19 例无此表现),这是否意味着尽管患儿症状不典型,但术前已存在异常,而白内障手术也许仅仅推进了"周边虹膜前粘连"这一过程,并且是在术后被观察到青光眼的发生。Phelps 和 Arafat 等通过房角镜检查等观察到相似的结果,术后这种不正常的粘连存在于整个房角,这就提示这些变化是先天性的,与白内障手术无关。然而,对于房角的这种异常与亚临床的功能不良间存在的关联尚难以证实。

Walton 在他的研究中提到,尽管已仔细观察患儿前房角的细节,但是发生青光眼的原因仍不能推断。如果我们不能通过行单眼或双眼白内障患儿的术后显微、超微的小梁网结构改变(光镜或电子显微镜下)来判断房水外流与患儿有无青光眼及眼压升高的关系,房角开放或者关闭与否可能与青光眼的发生无关。这样的研究可能会阐明青光眼发病的真正原因。

摘除白内障会损害发育不全("不成熟"或"发育停滞")却无临床症状的房水流出不畅的前房角,而成为术后高眼压的可能原因。患儿原有的眼部异常(如外伤、晶状体脱位、慢性葡萄膜炎或眼前段发育不全)可能是术后青光眼高风险的原因。

如果这种理论是正确的,那么使用先进的现代手术技术进行手术操作,采用各种类型的抗炎药物减少术后炎症的发生是减少术后青光眼发生的最重要的方法。在这些患者中预防青光眼的最重要一步可以通过术前术后各种类型的抗炎药物治疗来减少术后急性炎症的发生。随机的前瞻性实验得出的结论对解释这个问题最有帮助。到那时,我们可为白内障手术提供微创技术,并希望其利大于弊,然后当我们检查出青光眼时,便可以治疗青光眼。

四、儿童白内障术后青光眼的危险因素回顾

临床医师可以通过识别可能发展为功能障碍的危险因素以便更好地服务于患者。有些研究已经讨论了小儿白内障术后发展成青光眼的相关危险因素:小角膜、瞳孔扩大困难、<1 岁时手术、合并其他眼部疾病(如先天性风疹综合征)、核性白内障、PFV 及进展性的后极部白内障。然而,有些学者对这些危险因素存在很大的分歧,他们认为手术时年龄、小眼球及手术并发症与青光眼的发生没有关联。

(一)手术时的年龄

Mills 等报道儿童青光眼的危险因素:白内障手术时年龄<1 岁($RR=9.9$;$P\leqslant0.001$),小角膜($RR=4.4$;$P\leqslant0.001$),瞳孔扩大困难($RR=5.2$;$P\leqslant0.001$),先天性风疹综合征($RR=5.8$;$P\leqslant0.001$)。尤其在手术时年龄<6 个月的患儿($RR=5.4$;$P\leqslant0.001$)和 1 岁患儿($RR=9.9$;$P\leqslant0.001$)青光眼发生率特别高。没有手术时年龄大于 1.25 岁的患儿发展为慢性开角型青光眼或闭角型青光眼。作者指出,手术时间不可能独立于其他病理因素……正如那些早期白内障患儿可能合并眼部其他并发症的比例[先天性风疹综合征(79 只眼、手术时年龄<1 岁的患儿发生率为 10.1%),瞳孔散大困难(22%),小角膜(10.1%)或持续性胎儿血管(6.3%)]或晶状体完全混浊者。

Walton 的大部分患者(77%)手术时年龄<1 岁,

作者认为在对"小眼球合并小角膜同时瞳孔散大困难的患儿行手术时必须考虑发展为青光眼的风险"。作者暗示手术可能难以完全吸除干净皮质,78％的患儿可能残留晶状体皮质,而需要再次手术的患者达(47％),也从侧面反映了对这些患者进行手术的医师技术不熟练。Walton 认为房角异常为白内障手术尤其是早期手术所致。年龄较小的患儿白内障术后不成熟的小梁网暴露于炎症反应中或手术创伤直接导致青光眼。

Magnusson 等在瑞典做了一项前瞻性的研究发现在一组 137 例平均年龄 9 岁的先天性白内障患儿行白内障手术后,年龄<10 天的患儿发生青光眼的概率是其他患儿的 2 倍,29％(4/14)在手术后发生了青光眼,年龄≥10 天的患儿发生青光眼的概率只有其一半。2004 年,Peter Rabiah 发表了难以置信的结论:手术年龄与青光眼发生无关,在对阿拉伯因先天性白内障经角巩膜缘切口未植入人工晶状体的 322 例患儿 570 只眼进行分析,随访时间<5 年,受过眼外伤、PFV、眼前节手术或风疹、Lowe 综合征被排除在外,小角膜不是排除标准。青光眼的定义为:眼压 2 次测量≥26mmHg。对潜在的危险因素进行单因素和多因素模型分析,570 只眼中 118 只眼患青光眼(21％),诊断时平均年龄为 5.4 岁(2 周至 15.6 岁),有青光眼与无青光眼的平均年龄分别是 8.5 岁和 10.9 岁。绝大多数(86％)诊断为青光眼的患儿接受手术治疗时的年龄≤9 个月。在单眼或双眼白内障患儿中,没有行白内障手术眼随访期间没有发展成青光眼。在先天性白内障手术后发展为青光眼的多因素分析中,小角膜、一期后囊膜切开术/前部玻璃体切割术、二期膜手术、手术年龄≤9 个月是危险因素。3 岁以后手术的儿童出现青光眼的风险明显降低。患者晚行手术比早行手术可明显降低白内障术后青光眼发生概率,是白内障术后青光眼发生的一个独立危险因素。

2006 年,Chen 等提出了类似的结论,他们回顾性分析了 1970～2003 年在其眼科中心行白内障手术后发生青光眼的患儿情况,研究共有 258 例 368 只眼纳入无晶状体性青光眼的危险因素分析中,在这组患儿中有 150 例 216 只眼(58.7％)进展为无晶状体青光眼。他们评估了重要的危险因素,有显著差异的是白内障摘除手术时年龄<1 岁和术后出现并发症($P<0.001$)。我们注意到,所有白内障术后进展为青光眼的患儿,除合并发生青光眼危险因素的患眼外,在出生后 4.5 个月内做了白内障手术。此外,所有在白内障术后诊断为青光眼的患儿在出生后 1 个月内诊断为白内障。Michaelides 等也注意到手术时的年龄为无晶状体青光眼的危险因素,他们对 71 只眼至少 5 年的随访中发现,发展为青光眼平均手术时年龄为 1.6 个月,而未发展为青光眼的无晶状眼患儿平均手术年龄为 28.7 个月,在患者接受手术时年龄<1 岁(在这项研究中尤其提到年龄<10 个月)。Khan 和 Al Dahmash 指出无晶状体发展为青光眼在出生后 3～4 个月时手术风险最低,作者同时也提醒不要等到在 4～6 周再行先天性白内障手术,否则会增加弱视的风险。尽管年龄危险因素并未同时提到,Wong 等指出手术创伤同其他风险因素同样需要关注。在 Wong 的研究中,4 只眼因人工晶状体后方脱位而需取出,由于取出人工晶状体时对虹膜操作导致这 4 只眼都进展为青光眼。2010 年,Al Dahmash 和 Khan 证明年龄小于 10 个月的患儿发展为无晶状体青光眼的概率为年龄大于 10 个月的手术患儿的 2 倍多(分别为 26.2％,11.9％)。

儿童无晶状体眼治疗研究(IATS)的 1 年数据显示,年龄小于 1 个月的患儿发生青光眼的概率比另一个青光眼相关研究的风险高 1.6 倍,重要的是这项研究的优势之一是规范化的临床定义青光眼和青光眼可疑(表 51-1)。因为这是一项在 12 个临床中心前瞻性随机临床试验,标准化定义对报告结果的一致性很重要。这项前瞻随机性试验涉及白内障手术延迟至 9 个月以上对视觉功能的影响在伦理上是令人质疑的。

表 51-1 儿童无晶状体眼治疗研究定义的青光眼和青光眼可疑

1. 青光眼 眼压>21mmHg 且有以下 1 个或多个解剖变化
   a. 角膜扩大
   b. 非对称渐进性近视漂移伴角膜直径和(或)眼轴长度扩大
   c. 由于视杯增大伴随杯盘比增加 0.2 或更多
   d. 眼压需要手术控制
2. 青光眼可疑
   a. 在局部皮质类固醇已停止使用后不同时间连续 2 次测量眼压>21mmHg,没有任何上述的解剖变化或患儿接受青光眼药物控制眼压没有任何上述的解剖变化
   b. 仅用青光眼药物控制眼压没有任何解剖变化

资料来源:Beck AD,Freedman SF,Lynn MJ,et al. Glaucoma-related adverse events in the Infant Aphakia Treatment Study:1-year results. Arch Ophthalmol 2012;130:300-305。

有些作者就大约出生后第5周或者第6周是双眼开始发育的关键期进行了讨论。据我们目前的知识水平,我们认为推迟手术至5~6周龄是合理的。2006年,Costenbader在报道中共享这种观点,他推荐待患儿3~4周龄行白内障手术可避免术后发生青光眼的高风险,还建议手术者在一个相对硬、发育更好的眼球上进行手术操作,这样手术技术更容易操作。

对我们来说,诊断白内障时的年龄相比手术年龄更重要。在我们系列研究的所有10只眼发展为青光眼的患儿中白内障诊断时间为第1个月内,由于医疗原因,一些患者手术被推迟。幼年发生白内障可能更常合并其他眼部异常(尤其是房角结构异常,或发育不全或停滞),因此不考虑他们行白内障手术时的年龄,这些患者发生青光眼的风险较高。也许某种基因导致这些眼在幼年发生白内障,同时也可能从结构或生化异常导致增加发展成青光眼的倾向。

(二)小角膜

Simon发现他们的患者小角膜与青光眼的发生之间没有关联。Parks等的研究中发现小角膜是发生青光眼的一个危险因素,无晶状体青光眼的发生率在小角膜的患儿中(23/72=31.9%)比正常角膜直径患儿(3/102=2.9%)更高。Parks指出这些发展为无晶状体眼青光眼患儿中,合并PFV白内障的患儿(5/5眼),除1只眼外,所有核性白内障患儿(15/16眼)均有小角膜,但是剩余所有核性白内障患者(35/51=69%)和PFV患者(13/18=72%)有小角膜但没有发展成青光眼。无晶状体眼发展成青光眼与两种类型白内障及小角膜相关。Keech在Parks等随后的研究中评述了回顾性研究的局限性,他指出两个因素紧密相连可能很难确定独立因素对结果的影响,因此提醒读者要认识到其他变量在本研究中没有发现独立的意义,但也可能是获得良好视力的重要因素。虽然他提到视力这一参照,但它还是与术后并发症,如青光眼有关。Wallace和Plager在先前的报告中已建议评价角膜直径作为儿童无晶状体青光眼的一个潜在危险因素。在随访5年的29例48只眼无晶状体眼青光眼的回顾性分析中被证实,作者定义青光眼为眼压>21mmHg合并杯盘比增加或意外的眼轴增加,或远视度数降低。在此前的研究中,作者测量了不同年龄段的200例患者的角膜直径,以建立一个与年龄相关的角膜直径曲线,小角膜的定义是:小于作者建立年龄曲线的角膜直径,几乎所有的无晶状体眼青光眼患儿(45/48=94%)是小角膜,但并未提供其手术人群的小角膜的发病率。在其初步分析中(包括所有年龄的患者),观察到发展为青光眼的患儿角膜直径较未发

展为青光眼的角膜直径小。然而,我们关注到接受手术时年龄小(<4.5个月的年龄)发展为青光眼的患儿角膜直径较未发展为青光眼的角膜直径无显著差异(人工晶状体眼,P=0.860;无晶状体眼,P=0.254)。和其他研究相比,采用不同的方法比较角膜直径可能会导致不同的结论。Wallace和Plager定义小角膜为:小于其所建立的年龄相关角膜曲线的角膜直径。他们比较发展为青光眼的无晶状体眼与正常无晶状体眼角膜直径、继发性青光眼角膜直径与正常角膜直径。所有的或大部分的无晶状体眼可能是小角膜(甚至那些没有发展为青光眼的眼)。这项研究未设置没有发展成青光眼无晶状体眼的对照组。Wallace和Plager研究术后角膜直径的对比,将角膜直径作为一个连续变量比较了发展为青光眼与未发展为青光眼的术前角膜直径,此外其分析只包括手术时年龄<4.5个月患眼,缺乏年龄相关的比较数据是其局限。

IATS根据之前术后1年随访小角膜和术后青光眼发展变化提供的结果,角膜直径在青光眼的发展中无统计学意义。然而,IATS研究组认为缺乏显著意义可能是由于所有的患者在1~6个月的年龄进行手术时,角膜直径和年龄的影响范围小。2007年,Nishina等也提供了一些令人鼓舞的结果,检查双眼先天性白内障合并小角膜患者发现,即使手术时年龄为7.7周,平均随访115个月,55%(6/11)的患儿视力达到20/20和20/40之间,2名患者视力在20/100和20/200之间,其余3名患者为20/100或更差,这3名患儿术后发生了难治性青光眼。在所有9只眼发展为青光眼的无晶状体眼患儿中,其角膜直径在7.5~8.5mm。此外,在发生青光眼的患儿的研究中,青光眼(64%)多发生于手术时年龄为8周的患儿(41%)。虽然研究只纳入了22只眼,但作者指出在这种相对高风险组良好视力预后的可能性。这在2009年由Vasavada的研究证实,虽然这项研究在瞳孔散大、深前房和晶状体混浊情况下使用的角膜缘和睫状体平坦部切口方法,但21名患儿的42只眼获得良好的视力(90.5%视力改善)。

(三)白内障的类型

白内障类型如核性和前段发育异常的PFV,这些缺陷可能导致青光眼。Wallace和Plage认为某些类型白内障(核性和PFV)导致早期视轴区混浊,必须早期手术,反过来这些类型的白内障与青光眼有关;小角膜是眼前段发育不全的统一标志(包括房角异常),这可能导致青光眼。Wallace和Plager的工作证实了Parks前期工作,在IATS随访1年的结果报道永存原始玻璃体动脉增生型白内障发展为青光眼相关并

发症的可能性比其他类型白内障发展为青光眼高3.1 倍。

(四) 无晶状体眼和一期人工晶状体植入术

过去儿童白内障术后通常处于无晶状体眼状态。现今,人工晶状体植入术是一个合理的选择,现在有时即使那些轻度至中度的小角膜患儿也可以植入人工晶状体。已经有很多报道,儿童无晶状体眼发展为青光眼,而少有人工晶状体眼发展为青光眼的报道。Asrani 等指出在白内障术后无晶状体和人工晶状体植入患者青光眼发生率有显著的差异。他们提供了可能的解释,包括对小梁的机械支持和对从玻璃体腔入侵物质的保护屏障。2009 年,Astle 等对手术时年龄在 1 个月至 18 岁的一期植入人工晶状体的 150 只眼长达 24 年的随访观察证实了这一现象。虽然患者有一个巨大的年龄范围,平均手术年龄为 66.4 个月,但在该研究中,没有 1 只眼术后发生继发性青光眼。Astle 推荐,由 Ishwanath 等 2004 年的工作证实,手术时年龄延迟至 4 周(1 个月)后可降低术后青光眼的最高风险。2010 年,Khan 等报道了一个类似的结果,31 例 36 只眼术后没有发展青光眼的患儿随访时间为67.1 个月(60～84 个月),该研究的患儿手术时年龄在 5～10 个月(平均 7.1 个月)。此外,这些作者还对5～141 个月患儿进行了回顾性研究,包括婴儿组手术时年龄,在 489 只眼中,除白内障外无其他眼部异常且白内障手术一期植入人工晶状体的患儿仅 8 只眼发展为青光眼(1.6%)。作者认为人工晶状体眼发生青光眼的儿童人群中(而不单纯是婴儿)不遵循严格的风险是相当少见的。然而,作者承认,他们的数据确实存在对<9 个月的患儿植入人工晶状体选择偏倚。除了假设的人工晶状体固有的保护机制,人工晶状体植入的患儿往往是年龄大且少有青光眼的发病危险因素。

我们在随后的回顾性研究指出有类似的趋势。接受一期人工晶状体植入术患者患青光眼少(10/266,3.8% 人工晶状体眼和 8/47,17% 无晶状体眼),但患儿往往年龄稍大。除了广泛的分析,本研究包括了手术年龄<4.5 个月的年龄匹配的对照组。在该组中,无晶状体眼(19%;8/42)和一期人工晶状体植入眼(24.4%;10/41)青光眼的发生率无显著性统计学差异。因此,我们的研究表明,植入人工晶状体不是对青光眼的保护措施。因为该研究选择偏倚很小,其中无晶状体眼组和人工晶状体眼组都包括了发生青光眼高危险的小角膜的患儿。这是 2010 年由 Kirwan 等证实,在他们回顾性研究中报告手术时年龄稍大一期人工晶状体植入术的患儿有显著性统计学差异。

然而,他们进一步分析手术年龄<2.5 个月无晶状体眼和人工晶状体眼两类患儿的情况(36 例无晶状体眼和 33 例人工晶状体眼),发现在这个研究序列中,小角膜并不导致严重的青光眼,而植入人工晶状体也并不是青光眼的保护措施,他们的结论为:手术时年龄小的患儿(<2.5 月的年龄)无论植不植入人工晶状体都有发生青光眼的高风险。IATS 提供 1 年的结果,鉴于患儿随机分配的方式在无晶状体眼和人工晶状体眼组年龄无显著性差异,无晶状体眼患儿青光眼的发生率随着白内障手术后随访时间的延长会更高些。在众多这类研究中,人工晶状体眼患者随访时间较短,我们预期其发病率可能同无晶状体眼一样会随着随访时间的延长而增高。

五、治疗

疾病治疗的目的是通过药物或手术治疗改变疾病已知的病理生理变化。目前,无论植不植入人工晶状体,白内障术后延迟发生青光眼的原因尚未明确。尽管瞳孔阻滞曾经是无晶状体眼术后发生青光眼的主要原因,现今急性闭角型青光眼很少发生在无晶状体眼,而开角型青光眼发生概率更高。手术或激光周边虹膜切除术是公认的治疗瞳孔阻滞的标准。与无晶状体眼相比,瞳孔阻滞在人工晶状体眼更常见,尤其是炎症反应重、既往受过外伤、晶状体位置异常患者。术后虹膜后粘连于晶状体囊膜促进急性房角关闭。虽然有一些手术者对每位患者都行周边虹膜切除术,我们只在一些可能先前存在粘连、既往受过外伤的患儿及人工晶状体植入在前房的患儿采用这一措施。

成人和儿童患者治疗开角型青光眼的经典方法是不同的,成人青光眼通常是药物治疗,只有当最大剂量的药物治疗无法控制时才采用手术治疗的补救措施。儿童先天性青光眼通常先手术治疗,如前房角切开术或小梁切开术,对难治性青光眼患儿可随后加入药物治疗。

儿童无晶状体或人工晶状体青光眼的治疗不同于先天性青光眼。在 PubMed 上少有对无晶状体眼青光眼患者房角手术治疗的报道,而有大量的关于手术治疗先天性青光眼的报道。虽然治疗的患者数量很小,Walton 关于白内障术后青光眼患儿手术成功的比例报道中指出,房角切开术(2/13=15%)较小梁切开术(9/14=64%)或置管术(3/6=50%)成功率低。在青光眼高危患儿行白内障手术时实施预防性房角手术尚未被证实(或更有意义的是,眼内镜下睫状体光凝)是否会遏制无晶状体眼青光眼的发生,同时并不引发其他并发症。

无晶状体或人工晶状体眼患者在诊断为青光眼后通常是先行药物治疗。38 例 64 只眼青光眼患者的回顾性研究报道,单用药物控制眼压的患儿占 63.6%(21/33 眼),几乎所有的患儿都是开角型青光眼。0.25% 噻吗心胺眼液每天 2 次(β 肾上腺素能拮抗剂,又称为 β 受体阻滞剂)往往是无晶状体或人工晶状体青光眼一线用药。噻吗心胺降低房水生产,大多数孩子都能耐受,但有哮喘或心脏问题的儿童应避免使用噻吗心胺。必要时应使用 0.25% 噻吗心胺眼液每天 2 次或 0.25% 胶体溶液每天 1 次。0.5% 噻吗心胺与 0.25% 噻吗心胺相比不产生任何额外的降低眼压的作用,其不良反应可能与高浓度有关。0.25% 浓度的选择性 $β_1$ 受体阻滞剂倍他洛尔每天 2 次较噻吗心胺相比也相对可降低儿童心肺风险。

局部碳酸酐酶抑制剂(CAIs)也可减少房水的产生。CAIs(2% 多佐胺或 1% 布林佐胺每天 2 次或 3 次)在 β 受体阻滞剂禁忌或作为二线治疗的 β 受体阻滞剂(可速普特是噻吗心胺结合多佐胺)单独治疗无效时,通常用于一线治疗。局部应用 CAIs 具有最小的全身不良反应,患儿耐受性好。局部应用乙酰唑胺与口服乙酰唑胺相比,效果不那么明显但更安全。口服 CAIs,通常是作为一个在手术中降低眼压的临时措施。有时,长期口服 CAIs 在 10~15mg/(kg·d) 的剂量甚至更大剂量,但我们建议只用于短暂过渡时期用来等待其他药物或手术治疗。口服 CAIs 可产生代谢性酸中毒,不良反应包括手指和嘴唇周围麻木、能量水平下降、食欲下降和腹泻。

碘磷灵(PI)(辉瑞)是眼用碘制剂。0.125% 浓度 PI 通常用于无晶状体青光眼的治疗,每天可使用 2 次。它很少用于其他类型的青光眼,原因如下。惠氏(现在是辉瑞的一部分)是制造 PI 眼液中二乙氧膦酰硫胆硷粉的唯一制造商。由于原材料短缺往往导致供不应求。PI 滴眼液是一种强缩瞳剂,很少使用除无晶状体青光眼外的患者。成人青光眼缩瞳药(胆碱能刺激)可能会导致白内障的形成而很少使用,因此通常不建议在任何有晶状体眼患者中使用。然而,这是一种对儿童无晶状体青光眼有效的降眼压药物。我们在无晶状体或人工晶状体青光眼儿童使用可速普特控制不佳的情况下使用它。其他缩瞳剂降眼压效果不好,但是 PI 滴眼液对无晶状体青光眼患者可以产生较其他药物降压更好的效果。许多小儿由于使用这种药物避免了青光眼手术。小儿眼科医师用此药治疗儿童无晶状体青光眼,是制造商继续生产 PI 滴眼液的主要支持。目前,PI 滴眼液销售的量是由每个患者每月 1 瓶限制的。出货量是由药店或直接由医师严格按需求出售的。制造商不接受来自药店的采购订单。

PI 滴眼液全身的不良反应很少,但有胃肠道不适、唾液分泌增多和心动过缓。PI 滴眼液是一种潜在有效的且相对不可逆的胆碱酯酶抑制剂。如果在麻醉手术中应用,PI 滴眼液可延长琥珀胆碱的作用。如果手术中患者需要服用 PI 滴眼液,麻醉师会避免使用琥珀酰胆碱(参见这本书中关于麻醉的章节)。

前列腺素类药物已成为成人青光眼的一线治疗用药。然而,这一类的眼局部用药对无晶状体青光眼患儿效果相对较弱,如果使用,往往被作为儿童二线或三线用药治疗。在一些青少年开角型青光眼及部分选择性无晶状体眼青光眼患儿但不是多数患儿中有效。这些药物增加成人葡萄膜巩膜外流通道,对小梁流出通道影响小。这种降眼压的效应在典型无晶状体或人工晶状体青光眼患者中降低。0.005% 拉坦前列素、0.004% 曲伏前列素、0.03% 比马前列素有每天使用 1 次的优势和良好的全身安全性。然而,它们经常被报道可以导致睫毛变长变黑、结膜充血、改变眼部的颜色。局部使用 $α_2$ 受体激动剂、溴莫尼定,可适用于年龄较大的儿童和成人,但对无晶状体青光眼有效性相对较小。更重要的是,溴莫尼定可对婴儿产生危及生命的全身不良反应(心动过缓、肌张力低下、低温、低血压、呼吸暂停)和严重的嗜睡状态,这些不良反应在亲脂性溴莫尼定比亲水性药物更多见,如采用 0.5% 阿可乐定(iopidine)很少穿过血脑屏障。阿可乐定在房角手术中使用以减少术中前房积血。

对那些单纯采用药物治疗控制不佳的无晶状体青光眼患儿,需要增加手术治疗(图 51-2)。Bhola 等的研究证实了药物治疗联合手术治疗干预具有使无晶状体青光眼患儿获得良好视力的潜在有效性,54.5%(30/55 眼)获得 20/40 或更好的视力。在他们的研究中,只有 15 只眼需要进行手术干预,但 55 只眼中 1/3 需要 6 种或更多的药物。这些数据提供了获得良好视力的潜能是振奋人心的,但强调密切监测以达到理想结果的必要性。

当药物治疗失败,真正的手术选择包括房水引流物植入术、小梁切除术、小梁切开术、前房角切开术和睫状体破坏性手术。先前报道不仅是成人无晶状体青光眼,对 <1 岁的患儿同样是小梁切除术联合丝裂霉素 C(TMMC)失败的危险因素。后者的相关研究将在下面讨论。Freedman 等回顾性分析了 17 例(21 只眼)年龄 <17 岁(年龄中位数为 2.6 岁)患儿的结果,在最大限度的药物治疗失败后,手术治疗包括前

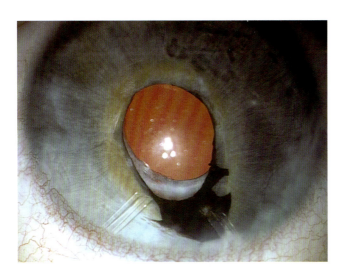

图 51-2 诊断为 Lowe 综合征的 8 岁男孩在婴儿早期行白内障手术,在 6 岁时二期植入人工晶状体,需要反复青光眼手术治疗,图片记录 2 个眼内引流管装置

房角或滤过性手术(如前房角切开术、小梁切开术、小梁切除术),或两者兼而有之。

TMMC 联合术后有或无氟尿嘧啶(5-FU)使用或激光巩膜断线或两者均采用。无论在 1 岁前或后使用 TMMC 无晶状体眼患儿比有晶状体眼患儿效果更差。所有<1 岁的患儿手术成功率均低,有晶状体眼成功率(3/8;38%)或无晶状体眼成功率(0/2 眼)。>1 岁患儿手术成功率较高,有晶状体眼(6/6;100%)和无晶状体眼(2/5;40%)手术成功。作者认为激光巩膜断缝线或使用 5-FU 并不提高年幼患儿的手术成功率,甚至可能增加手术并发症的发生率。这项研究的局限性是每个亚组患者数量少,同时对手术成功患者的随访时间(平均 23 个月)也有限。Mandal 等也报道称对有晶状体青光眼的中老年患者的成功率高,对年轻患者或无晶状体眼患者亚组中没有被证实其成功率高。

Beck 等在另一份报告中指出年龄<1 岁无晶状体眼患者使用 TMMC 手术失败,对术中使用 TMMC 的 49 例(60 只眼)年龄≤17 岁的患者(平均年龄为 7.6 岁)发生的各种病理变化的记录进行回顾性分析,成功率(眼压≤22mmHg 无青光眼进展或严重视力并发症)在术后 1 年和 2 年分别为 67% 和 59%。年龄小(≤1 岁)和无晶状体状态在多因素分析中是有统计学意义的危险因素。无晶状体眼 20 只眼(60%)和有晶状体眼 29 只眼(24%)手术失败。年龄≤1 岁的 7 例患儿 8 只眼,1~17 岁 41 只眼患者(29%)手术失败。60 只眼中 5 只眼(8%)发生迟发的滤过泡相关眼内炎。在这个及其他报告中 TMMC 在年龄>1 岁的有晶状体眼患儿中表现了相当高的有效性,作者表达对无晶状体患儿"严重"感染风险的关注。

年龄<1 岁和无晶状体眼是在上述两个回顾性研究中使用 TMMC 失败的危险因素。如何对房水引流装置进行比较? 2003 年,Beck 报道称房水引流装置在年龄<2 岁患儿中的有效性优于使用 TMMC。少数研究的患者是无晶状体眼或人工晶状体眼,在该年龄匹配的回顾性研究中,比较了房水引流装置和 TMMC 的效果。Beck 等确定年龄<2 岁的 32 例 46 只眼患儿眼压<23mmHg 的可能性。据作者的研究,年幼的青光眼患者眼压维持在这一水平下可获得临床上的稳定,46 只眼行房水引流装置的患儿中 16 只眼(34.8%)为无晶状体眼或人工晶状体眼,而 TMMC 组 24 只眼中有 3 只眼(12.5%)为无晶状体眼或人工晶状体眼。

Beck 等对 32 只眼使用 Baerveldt 无阀青光眼引流阀及 14 只眼使用 Ahmed 有阀青光眼引流阀,在手术后使用相同的时间间隔,术后 1 年和 3 年,植入房水引流物成功率为 87% 和 53%,而使用 TMMC 组成功率为 36% 和 19%。有意思的是,虽然引流阀植入组(46 只眼无晶状体或人工晶状体眼中 16 只眼,占 34.8%)的风险高于 TMMC 组(24 只眼无晶状体或人工晶状体眼中 3 只眼,占 12.5%),但引流阀植入组(没有单独的关于无晶状体眼和人工晶状体眼患者的成功率报道)成功率较 TMMC 组更高(引流阀植入组成功率为 72%,而 TMMC 组成功率为 21%),没有感染(TMMC 组占 8.3%)。对戴隐形眼镜无晶状体眼患儿需要更多地关注感染情况。

年幼的患儿低手术成功率和使用 TMMC 潜在的感染风险在无晶状体眼患儿回顾性研究中进行了讨论,证实了前述提到的 Beck 和同事工作的结果。对最大剂量药物治疗的无晶状体或人工晶状体眼患儿第一次手术,引流阀植入术比应用 TMMC 似乎更容易成功控制眼压,尤其在婴儿。

关于选择引流阀植入还是 TMMC 的工作已经由 Bothun 及同事最近发表,他们回顾了 16 年的有价值的数据来评价前房角切开术和小梁切开手术的疗效。这项研究仅包括无晶状体眼患儿,其中小梁切开术(9 只眼),前房角切开术(5 只眼,其中 1 只眼行过小梁切开手术)的结果是令人鼓舞的。手术成功被定义为眼压控制在 24mmHg 或以下(用或不用药物),无视力降低的风险,无再次行小梁切除术或植入引流阀。在平均随访 4.2 年及以上成功参数情况下,8 只眼(57.1%)为完全治疗成功。仅行单纯手术后的治疗成功率达到 42.9%,且患儿均为初始行小梁切开术患儿。作者指出这一报告成功率比以前的无晶状体眼患儿前房角切开术、小梁切开术研究高。虽然在这之前的研究眼压的成功标准更严格（≤21mmHg），如果统一应用更严格的标准成功率为16%，而Bothun的成功率为42.9%。Bothun和同事的唯一并发症是聚丙烯缝线通道的干扰造成视网膜色素上皮细胞紊乱。虽然有潜在的并发症和样本量小，在这项研究中所观察到的并发症比那些手术中使用TMMC、植入引流阀或睫状体破坏性手术轻。

2011年，Beck等发表了关于小梁切开术的进展即360°缝线小梁切开治疗疑难小儿青光眼病例。这种方法提供了一种不同于利用小梁切开刀进行切开的选择方法。如同Beck在1995年所描述的，采用6-0聚丙烯缝线360°插入Schlemm管，然后缝线从两端打结后扩张Schlemm管。Beck等在2011年对33例患者的45只眼进行分组研究，分为五组，其中一组是"先天性白内障术后发生婴幼儿性青光眼，虽然这组仅有4只眼，但它比较了无晶状体青光眼患者和其他类型的儿童青光眼。在这项研究中成功被定义为：眼压≤21mmHg（可联合药物治疗），有稳定的杯盘比，且无需实施额外的手术。根据这些数据标准，4只眼无晶状体眼青光眼患者中的3只眼视为成功（75%）。出生即患先天性青光眼的成功率为100%（3/3），其次出生后1年患青光眼的成功率是67%（4/6）。原发性先天性青光眼的前房角切开术手术失败组与白内障术后青光眼组的成功率相同，均为75%（3/4）。与婴儿期伴随眼部异常组（16只眼）的成功率为44%（7/16）。这项工作表明无晶状体青光眼应用该治疗方案的潜在有效性，并提供了一个无晶状体青光眼与其他病因导致儿童青光眼的治疗效果的比较。

在进行这个操作时使用微导管除了可提供更大的潜在精度，360°缝线切开无晶状体青光眼的小梁网还可提高疗效。在2010的报告中，Sarkisian提供照明微导管360°小梁切开（iTrack 250A，iScience Interventional）治疗先天性青光眼的一项回顾性研究，尽管这项研究只纳入了10例16只眼，研究结果支持该装置有效。Sarkisian指出设计包括一创口，可用于遇到阻力时注入黏弹剂克服阻力，其发光二极管（LED）显示其位置。这些优点结合起来比单纯用一个360°的缝线行小梁切开明显有优势。在这项研究中的并发症包括短暂性前房积血，占43.8%（7/16），4例患者术后1天积血吸收，所有患者术后1周内积血都吸收，只有12.5%（2/16）的患者进行二次手术。16只眼手术中，12只眼（75%）360°手术操作成功，其余4只眼在360°的微导管植入不成功后行了其他方式抗青光眼手术治疗。术后6个月所有16只眼压降低

47.0%，术后1个月、3个月、6个月眼压降低有统计学意义。当给儿童手术时，缝线的尺寸和类型是除了手术外需要额外考虑的。文献报道Ahmed青光眼阀、Baerveldt青光眼阀、Molteno双盘青光眼阀比Molteno单盘青光眼阀效果好。Ahmed青光眼阀最具吸引力的一个功能是即刻降眼压作用且不会引起青光眼低眼压的高风险；无阀门的Baerveldt青光眼阀至少术后1个月临时管被封堵后才能产生最大降眼压效果。没有这个临时管闭塞，Baerveldt青光眼阀会产生明显的早期低眼压。眼压下降较快，在无晶状体眼青光眼患者中，没有房角手术失败的先天性青光眼患者是关键，因为后者依赖于低眼压所引起的透明视轴，在无晶状体眼青光眼患者中通常角膜透明。由于婴儿眼球和眼眶较小，与Baerveldt青光眼阀相比更容易植入Ahmed青光眼阀，但无晶状体青光眼通常在白内障手术后4~5年才诊断。植入Ahmed青光眼阀可能会失败，儿童很有可能植入Ahmed青光眼阀比植入Baerveldt青光眼阀的眼压更高，成人植入Ahmed青光眼阀高眼压阶段往往在术后1个月达到峰值，术后6个月后降低。

儿童已有Molteno青光眼阀、Ahmed青光眼阀、Baerveldt青光眼阀植入术后成功报道。鉴于随着时间的推移所有类型青光眼阀植入成功率将会下降，目前对无晶状体眼青光眼儿童还没有统一的理想青光眼阀植入方法。

睫状体破坏性技术已经普遍应用于儿童难治性青光眼患者。这些技术被报道作为初始首选手术成功率低，儿童睫状体冷冻和激光光凝可能导致一些患者的严重并发症。报道的并发症包括视网膜脱离、交感性眼炎和眼球痨。更改手术方式或添加第二个引流阀植入物也可以同时增加高概率的并发症，如角膜水肿。对儿童黏小管手术失败后补充经巩膜激光光凝是一个可行的替代方案，几种激光治疗可以达到长期控制眼压的目的。

眼内激光光凝术是最近应用的相对新的技术，在治疗儿童和成人难治性青光眼中证实了其效果，这适用于无晶状体眼青光眼患儿吗？

Neely等报道通过内镜激光光凝手术治疗29例36只眼儿童患者。操作完成后的平均19个月的随访时间的累积成功率为43%，这与由Phelan and Higginbotham和Bock等报道经巩膜Nd:YAG激光或二极管有类似的50%成功利率。眼内激光光凝相关视觉并发症是最低的（分别为内镜11%，经巩膜Nd:YAG激光光凝50%，二极管19%）。事实上，作者指出当结合这一操作在其研究和其他研究结果时，123

只眼接受二极管眼内治疗只有 1 只眼发展为眼球萎缩;相反,既往的报告中睫状体冷冻术后 12%～34% 的患者发展为眼球萎缩。然而,Neely 等报道尤其对无晶状体眼患者,眼内激光光凝同样存在风险,如视网膜脱离、低眼压、视力下降都可能发生,因为没有提供长期随访效果,所以这个操作对无晶状体眼难治性青光眼儿童慎用。

我们使用的评估儿童眼压和其他相关数据的方法有可能是不充分的。Tono 笔是最容易使用和最便携的常用设备,可能比 pneumotonometer 测量的准确性差。Icare 回弹式眼压计是另一种有用的但不完美的设备。每当第一装置测量的眼压和我们期待的不一样,让我们产生怀疑,我们可使用不同的设备重新测量眼压(作为验证)。一个理想测量儿童眼压的仪器应该是能瞬间、轻松、准确地测量眼压(前房角和视神经的情况),而不需要进入手术室进行操作。理想情况下,我们需要一种仪器以确定是否白内障术后儿童视力会有所提高、是否会发生青光眼。时至今日,手术者可以根据患儿眼部的情况和希波克拉底誓言的原则行白内障手术,基于临床可疑青光眼和危险因素的排查,及时有效地治疗青光眼。

(陈小璠 译)

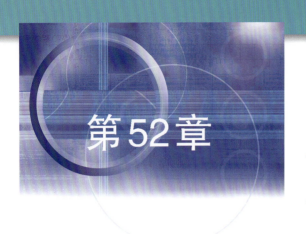

第52章　人工晶状体眼和无晶状体眼儿童近视漂移

儿童的眼球是一个发育迅速的视觉系统,眼球各结构发育被正视化过程调节。儿童白内障手术后正视化过程的改变是复杂的,知之甚少,与有晶状体眼相比主动和被动的正视化过程交互参与其调节。有晶状体眼和白内障术后眼随着眼轴(AL)长度的增加可导致近视漂移的屈光状态,但有晶状体眼光学系统很少发生大的代偿性屈光不正变化,如因眼轴长度代偿屈光度的变化,晶状体的屈光度从 34.4D 降至 18.8D。白内障术后,由于缺少晶状体,这些眼不能通过改变晶状体的屈光度进行代偿,因此可观察到一个大的近视漂移屈光状态。需要提醒的是,这是一个近视漂移的屈光状态,而不一定是近视眼。术后屈光度是由白内障术后当时的屈光度和手术后近视漂移度数组成的(术后屈光度＝初始屈光度＋漂移的屈光度,即近视)。如果术后初始屈光状态是"0",漂移的屈光度－5D,术后屈光度将是－5D;但如果术后初始屈光状态是"＋10D",漂移的屈光度－5D,术后屈光度将是＋5D。这种情况下,虽然屈光状态的改变是近视方向,但是术后实际屈光度是远视。

儿童白内障手术后眼轴增长和近视屈光变化的倾向已有报道。有关动物和人类的研究都集中在影响白内障术后眼轴和屈光变化的各种因素上。有一点需要注意,因纳入和排除标准、手术技术和随访时间长短的不一致而导致不同的研究结果很难进行比较,这可能造成描述眼球发育研究的解释会有问题。与总的屈光漂移相比,如果每年屈光漂移被报道,随访时间长短的影响会减小。有些研究报道眼球发育的观察指标用眼轴的改变或者用屈光状态的改变。还有些研究用增长的绝对值(眼轴用毫米或屈光状态用度数)或者增长率[取决于屈光力或眼轴增长率——(最终屈光力或眼轴长度－初始屈光力或眼轴长度)÷该年龄段初始和最终屈光力或眼轴长度]。

这里也需要提醒的是,下面提到的许多因素可能不会单独发生。例如,当无晶状体眼或人工晶状体眼比较时,有些因素可能混淆结果的解释,如无晶状体眼在较小的年龄已经手术、患儿有双眼的病变、预后术后视力差等,这些因素可能是人工晶状体眼发育迟缓的主要原因。当比较单眼和双眼白内障时,单眼白内障患儿在较小的年龄手术,可能会更容易产生弱视,接受人工晶状体(IOL)植入术,会有更多的两眼初始眼轴长度差(IALD)等,通过回顾性分析,在这些混杂因素中寻找可能导致单眼和双眼白内障眼轴增长的真正差异。

区分"屈光改变"和"眼轴增长"是非常重要的,屈光力决定儿童需要使用的最终光学矫正,但是因为它不仅反映了眼轴的变化,还反映了产生角膜屈光率与人工晶状体相关的因素变化(植入高屈光力的人工晶状体后每毫米产生更高的屈光力的变化),但它不是最好的记录眼球增长的方式。因此,了解眼球的发育方式,建议使用眼轴的增长。

表 52-1 列出了影响眼发育的因素。它们中的一些已被证实影响儿童白内障术后眼的发育,而在其他文献中报道影响有晶状体眼的发育因素可能也会影响无晶状体眼或人工晶状体眼。在这一章中,我们讨论可提供的关于无晶状体眼和人工晶状体眼近视漂移的文献。

表 52-1　可能影响无晶状体或人工晶状体眼发育的因素

Ⅰ. 一般情况
(1)儿童白内障诊断及手术时的年龄
(2)性别
(3)种族
(4)遗传

Ⅱ. 眼及相关因素
A. 术前
　(1)偏侧化
　(2)白内障的类型
　(3)眼轴长度,角膜曲率,眼轴长度差

续表

B. 术中

(1)玻璃体切割术

(2)无晶状体眼和人工晶状体眼

- 如果为无晶状体眼——用眼镜矫正,角膜接触镜或二期人工晶状体植入术?

- 如果为人工晶状体眼——一期和二期人工晶状体植入术,人工晶状体大小及屈光力

C. 术后

(1)随访时间

(2)青光眼

(3)视轴混浊

D. 功能性问题

(1)视觉剥夺;弱视程度及弱视治疗的依从性;残留屈光不正矫正的依从性

(2)过度的近距离工作和屈光不正的光学矫正

一、一般因素

(一)儿童白内障诊断及手术时的年龄

有很多文献证明,正常有晶状体的人眼在出生后期发育迅速。Larsenl 报道快速生长发育期为出生后1年半内,眼轴增加 3.7~3.8mm;其次是 2~5 岁较慢的婴儿生长期,眼轴增加 1.1~1.2mm;最后为成长缓慢的少年阶段持续到 13 岁,眼轴增加 1.3~1.4mm;在这个年龄后眼轴增长是最小的。Gordon 等指出眼轴从出生时的 16.8mm 增加到成人时的23.6mm。虽然大多数研究观察到婴儿眼轴的快速增长,但是没有眼轴生长稳定截止时间点的报道。

有理由相信白内障眼术前及术后遵循类似的 3 个阶段,但是需要提醒注意的是:在 Gordon 的研究数据中白内障患儿眼轴长度[(20.52±2.87)mm]是不同于无白内障患儿眼轴长度[(21.9±1.6)mm]的,不仅平均值不同,更重要的是标准差是正常人群的 2 倍,且在年龄越小时测量眼轴的变化越大。

白内障发病年龄和导致白内障相关的视觉剥夺的持续时间也影响眼轴发育。Lambert 等报道晶状体摘除时的年龄似乎是确定猴子随后眼轴发育的一个关键因素。当是在非常早期的年龄做手术时,眼轴发育与正常眼相比会迟缓,但是年龄稍大的猴子晶状体摘除后未出现眼轴发育延迟。下面是回顾一些关于年龄对无晶状体或人工晶状体眼轴发育影响的文献。

1. 眼轴长度研究

(1)Flitcroft 等报道年龄＜1 岁的先天性白内障患儿眼轴平均增加 3.41mm,而年龄＞1 岁发育性白内障患儿眼轴平均增加 0.36mm,平均随访时间分别为 2.7 年和 2.86 年。

(2)Vasavada 等指出儿童在年龄≤1 岁时行白内障手术眼轴增长率(RAG)(23.5%)明显高于那些在1~3 岁(4.8 %;$P=0.0001$)和 3~10 岁(4.3%;$P=0.0001$)期间手术的儿童。儿童在≤1 岁时手术,眼轴增长率在时间面的分布在前 2 年明显高。眼轴增长率在时间面的分布与既往研究中的 2 个连续平均眼轴长度之间存在差别。

(3)Fan 等报道虽然年龄≤6 个月时行白内障手术术前眼轴长度明显短于那些年龄在 7~12 个月间手术的婴儿(18.9mm 与 20.3mm)。手术时年龄≤6个月的婴儿随访 3 年后眼轴长度较长(22.7mm 与21.2mm)。

(4)笔者报道在 10~20 岁眼轴依然在延长。最初测量的眼轴长度是 23.4mm(平均年龄为 11.5 岁),最后测量的眼轴长度是 23.9mm(平均年龄为 15.2岁)。

2. 屈光不正的研究

(1)Moore 指出在单眼先天性白内障无晶状体患者屈光不正的治疗中,婴儿期屈光不正度数减小最快,而在接下来的童年期减少相对没那么快。

(2)McClatchey 等报道平均屈光度随年龄呈对数下降趋势,平均近视漂移率为−5.5D。多元逐步回归分析显示,手术时年龄对眼轴增长率虽然小,但有显著影响。多数观察的无晶状体眼近视漂移是由于眼的正常生长所致。

(3)McClatchey 等用无晶状体眼最后一次随访屈光度计算人工晶状体的屈光度,这些值与预测的近视漂移对数模型比较,他们报道最后一次随访时中位数计算人工晶状体屈光度为−6.6D,范围从−36.3D 到＋2.9D,与年龄较大的儿童相比(4.7D)在出生后的前2 年接受手术的儿童有一个显著更大的近视漂移(11.9D)和较大的方差。对数模型准确预测 2 岁内手术的患儿,24%最终屈光度在 3D 内,2 岁后手术的患儿最终屈光度在 3D 内的占 77%。

(4)Dahan 等报道年龄＜18 个月的患儿平均眼轴延长 19%,年龄＞18 个月的患儿平均眼轴延长3.4%。

(5)Enyedi 等报道儿童手术时年龄在 0~2 岁、2~6 岁、6~8 岁、＞8 岁屈光度的变化分别为−3.0D、−1.5D、−1.8D 和−0.38D(术后 2.5 年、2.5 年、3.0年和 1.8 年)。作者注意到平均总屈光度的变化在年龄最小组(0~2 岁)和年龄最大组(＞8 岁)有一个统计学上的显著差异。

(6)Plager 等报道儿童手术时年龄在 2~3 岁、6~

7岁、8～9岁、10～15岁时平均近视变化分别为－4.60D、－2.68D、－1.25D和－0.61D(术后5.8年、5.3年、6.8年和5.7年后)。

(7)Crouch等报道儿童手术时年龄在1～3岁、3～4岁、5～6岁、7～8岁、9～10岁、11～14岁和15～18岁间,平均随访时间5.45年,平均近视屈光度变化分别为－5.96D、－3.66D、－3.40D、－2.03D、－1.88D、－0.97D和－0.38D。

(8)Ashworth等报道婴幼儿一期人工晶状体植入术后的屈光状态,患儿手术时平均年龄为18周(范围为1～51周),平均随访时间为44个月(平均31个月),术后12个月近视漂移量比第三年大(5.43D和0.87D)。手术年龄<10周的患儿近视漂移量在前12个月比手术年龄大组显著增大(6.26D与2.33D),手术后前12个月平均近视漂移量是5.43D(平均3.7D),年龄<10周时手术后近视漂移更大。

(9)Astle等报道年龄<1岁、<2岁、2～4岁、4～7岁、7～18岁间每年平均屈光度变化率分别为－2.05D、－1.85D、－1.10D、－0.64D和－0.30D。

(10)Hoevenaars等报道年龄<1岁、1～7岁、7～18岁间平均屈光度变化分别为－3.18D、－1.06D和－0.06D。平均屈光度变化率分别为－1.05D、－0.40D和－0.05D。

(11)Lu等报道婴儿(手术时年龄6～12个月)白内障手术后出现近视漂移,近视漂移的平均值在术后1年、2年、3年、4年、5年、6年后分别为(5.15±2.08)D、(6.46±2.13)D、(7.54±3.16)D、(7.92±3.40)D、(8.25±3.57)D。如上所示,近视变化最大的时间是手术后的前12个月。

(12)Nystrom等报道无晶状体眼角膜的远视屈光降低呈对数趋势。无晶状体角膜屈光力=37.2－10.6×lg10(x),其中x为患者以月计算的年龄($R^2=0.95$)。

(13)笔者报道在10～20岁,每年平均近视漂移屈光力为－1.13D,评估了人10～20岁所有的屈光力。

(二)性别

性别在正常晶状体眼的眼轴长度差异已有文献报道。我们已经注意到白内障患者中女孩平均眼轴长度比男孩短(20.23mm与20.78mm,$P=0.09$)。McClatchey等指出性别对儿童无晶状体眼的近视漂移率没有影响。性别是否影响近视漂移的屈光力,需要进一步前瞻性大样本量的研究来回答这个问题。

(三)种族

一些研究报道正常晶状体眼眼轴及屈光状态存在种族差异,中国学校近视患病率为37%,而美国学龄儿童只有7.5%。Gwiazda等指出,他们没有发现不同民族在眼轴长度存在差异。在白内障人群中,我们注意到非洲裔美国患者眼轴比白人患者显著延长(21.66mm与20.14mm,$P<0.001$)。

(四)遗传

父母屈光不正也被证实是孩子屈光不正的重要因素。例如,如果父母双方都是近视,30%～40%的孩子成为近视,而如果父母只有1人是近视,20%～25%的孩子将成为近视。如果父母双方都不是近视,孩子成为近视的概率将低于10%。Moore指出,与本组平均值相比,42例患者中2例晶状体眼有高度近视,无晶状体眼有较小的远视,这些患者都有1名双眼高度近视的父亲,可推测他们有一种单眼先天性白内障合并近视的遗传性。Plager等指出存在易感基因的患者有一个意想不到的大近视漂移(双方父母均为中度近视)。

唐氏综合征眼白内障术后将会有更大的近视漂移。

二、眼及相关因素

(一)术前

1. 偏侧化　笔者报道年龄小于5岁的单眼白内障患儿术前眼轴长度比双眼白内障患儿的眼轴长度短,术后眼轴长度比双眼白内障患儿的眼轴长度长。解释这些数据的一个方式是单眼白内障患儿在5岁之前可能比同龄双眼白内障患儿的眼小。从视觉剥夺形式上看,单眼白内障患儿5岁后手术可能比双眼白内障患儿眼轴增长大。

(1)Rasooly等报道单眼无晶状体患儿无晶状体眼一直长于正常对照眼。

(2)Lorenz等报道单眼和双眼白内障患儿平均屈光度降低分别为15D和10D。

(3)Kora等报道年龄较大的单眼白内障患儿手术眼较正常眼的眼轴长,视觉剥夺的形式很可能导致了眼轴伸长的增加。

(4)McClatchey和Parks报道单眼白内障往往比双眼白内障发生近视漂移率高,年龄>6个月的患儿行白内障手术后这种效果有显著性的统计学差异。

(5)Hutchinson等在年龄<2岁单眼白内障患儿行人工晶状体植入术的研究结果中指出,与对侧无白内障对照眼相比,手术眼平均增长1.49mm(SD为0.74mm),而非手术眼增长1.14mm(SD为0.88mm),手术眼平均增长高出0.35mm(从参考文献33中的单眼白内障患儿9只眼数据计算而得)。

（6）Griener 等在其回顾性研究中得出单侧人工晶状体眼眼轴与正常眼相比眼轴增长减少的结论。作者指出，2～4 个月行单侧人工晶状体植入术的 7 只眼患者，人工晶状体眼比对照眼平均眼轴长度少 0.46mm（范围 0.15～0.70mm）。

（7）Crouch 等指出双眼植入人工晶状体的患者近视漂移最小提示双眼发育相同。单眼植入人工晶状体的患者，人工晶状体眼比未手术对照眼有明显大近视漂移（不奇怪）。

（8）Weakley 等指出好眼和坏眼屈光度增加的不同，双眼白内障小于单眼白内障。这再次说明视觉剥夺对正常人眼轴长度的影响在单眼白内障患儿眼轴的影响大于双眼白内障的患儿。

（9）Vasavada 等指出手术时年龄≤1 岁患儿，单侧人工晶状体眼的 RAG 为 25.5%，而双侧人工晶状体眼的 RAG 为 18.5%（$P = 0.001$，95% CI 为 $-13.00～-0.20$）。手术时年龄＞1 岁患儿相应的 RAG 是 4.2% 和 4.5%（$P = 0.8$，95%CI 为 $-2.6～-3.3$）。年龄＞1 岁儿童，单侧人工晶状体眼患者 RAG 没有显著影响。

（10）Barry 等报道在每位行双眼白内障手术婴儿有一个一致的模式，双眼随时间发生相同模式的屈光度的变化规律。

（11）Leiba 等报道手术眼眼轴的增长（1.72mm）较非手术眼眼轴的增长（1.21mm）大，但差异无统计学意义。

（12）Gouws 等报道单眼白内障患儿与双眼白内障患儿相比有更显著的近视漂移（$-5.53D$ 与 $-2.77D$）。

（13）Walker 等报道单眼白内障手术眼较双眼白内障手术眼屈光度变化率更快，因此最终有较高的近视屈光度。

（14）Astle 等报道平均近视漂移每年 1.34D，对侧有晶状体眼平均近视漂移每年 0.38D（$P = 0.0034$）。

（15）Sminia 等报道年龄较小（＜18 个月）时手术，手术眼的增长低于非手术眼（$P = 0.049$）。但是手术眼有一个大的近视漂移，对手术时年龄＞18 个月的患者，随着时间的推移手术眼和非手术眼的增长无显著性差异。

（16）Hussin 等报道＜5 岁的儿童白内障联合人工晶状体植入术后眼轴的增长，作者发现手术眼眼轴增长大于非手术眼眼轴的增长（4.83mm 与 4.49mm，$P = 0.067$）。此外，单眼白内障手术眼组眼轴的增长明显大于双眼白内障手术组的右眼眼轴的增长（4.83mm 与 4.28mm，$P = 0.26$）。但这种差异同样

没有统计学意义。双眼白内障患儿的左右眼眼轴的增长无统计学差异（4.28mm 与 4.38mm，$P = 0.37$）。

（17）Hoevenaars 等报道行单眼白内障超声乳化抽吸术的患儿比行双眼手术患儿每年屈光度的变化率明显升高（$-0.61D$ 与 $-0.29D$，$P = 0.045$）。

（18）我们报道，在 10～20 岁，单眼白内障患者手术眼每年平均屈光改变是 $-0.19D$，对侧眼为 $-0.22D$（$P = 0.67$）。

2. 白内障的类型　白内障的类型并不影响无晶状体眼的发育。

3. 眼轴长度，角膜曲率和两眼间的眼轴长度的差异　文献数据的不足导致不能明确的推断出术前眼轴长度和角膜曲率值是否影响无晶状体眼和人工晶状体眼的后续增长率。Ashworth 等报道近视漂移在眼轴长度＜20mm 的患儿白内障术后前 12 个月明显增大（5.3D 与 1.75D）。研究旨在解决儿童白内障手术后眼球发育的奥秘，可能需要考虑 IALD 作为协变量。动物研究表明给小鸡戴凸透镜造成功能上的近视或凹透镜造成功能上的远视会导致眼球发育的代偿性变化。Troilo 等指出在代偿性近视的眼会发育停止，而在代偿性远视的眼会持续发育。我们已经报道了发育期对对照眼眼轴长度的影响。IALD 定义为研究眼的眼轴长度减去对照眼的眼轴长度。基于术前 IALD 将其分为三组：组 1，IALD＜-0.2；组 2，$-0.2≤$IALD$≤0.2$；组 3，IALD＞0.2。IALD 的变化（术后 IALD 减去术前 IALD）在三组间是有显著性差异的（分别为 0.3mm、0.2mm 和 -0.4mm，$P = 0.02$）。三组之间眼轴的平均增长率是有显著性差异的（分别为 3.7mm、2.4mm 和 2.5mm，$P = 0.03$）。我们得出的结论是比对照眼眼轴短的眼术后 RAG 超出具有较大 IALD 眼的增长率。

（二）术中

1. 玻璃体切割术　Sorkin 和 Lambert 指出，虽然在理论上玻璃体切割术可能影响眼轴的伸长，但他们没有发现白内障手术时眼轴伸长和处理玻璃体之间的相关性。由于年龄是这个强大的混杂因素，很难设计出一个评价玻璃体切割手术效果的研究。所有手术时年龄较小的患者都会接受玻璃体切割术，但是年龄稍大的儿童可以不行玻璃体切割术。

2. 无晶状体眼和人工晶状体眼　有些研究报道无晶状体眼发育超过人工晶状体眼，但是从婴儿无晶状体眼治疗研究（IATS）的 1 年数据分析显示无晶状体眼与人工晶状体眼相比发育较为延迟，戴接触镜组患儿每月眼轴长度的平均变化（0.17mm/月）比人工晶状体眼组（0.24mm/月）小（$P = 0.0006$），与手术时

的年龄无关;与之相比,年龄较大时行手术治疗的患儿每月眼轴长度的变化较对侧眼小($P<0.0001$);在1岁时手术,戴接触镜组的患儿眼轴长度比人工晶状体眼组眼轴长度短0.6mm($P=0.009$)。这些数据来自一个随机对照试验,因此混杂因素对结果的影响可能不大,但需要长期随访来验证这种增长的长期差异性。还有些中关于人工晶状体眼延缓眼球发育的研究和在IATS中无晶状体眼延缓眼球发育的研究中有几个因素可能有助于解释这些相互矛盾的结论。在非随机研究的报道中,无晶状体眼比人工晶状体眼视力恢复差(更多的弱视眼),这反过来会导致眼轴的延长。手术医师是否植入人工晶状体的标准不同也可能会出现这种情况。无晶状体眼可能开始时眼轴就短(更多的小眼球),所以为了"赶上"正常,它们生长的更多。大多数已发表的系列文献中无晶状体眼随访时间比人工晶状体眼更长。

(1)Sinskey等报道一名18岁的患者在7岁时行双眼发育性白内障摘除治疗的情况,一只眼植入人工晶状体,另一只无晶状体眼戴相匹配的接触镜,戴接触镜的眼比人工晶状体眼依从性稍差,导致视觉剥夺更严重。在18岁时二期植入人工晶状体,无晶状体眼眼轴长度超过同龄正常人,而人工晶状体眼却在正常范围内。这种情况说明尽管双眼有着相同的最佳矫正视力,但即使在没有弱视的情况下,视觉剥夺可以继发异常的眼轴增长。

(2)在3~6个月时行白内障手术的无晶状体眼和人工晶状体眼有一个较慢的屈光度增长率。总的来说,人工晶状体眼比无晶状体眼屈光度的增长率更低(−4.6D和5.7D;$P=0.03$)。

(3)Superstein等认为人工晶状体眼比无晶状体眼术后近视漂移少。

(4)Pan和Tang分析65例患者的65只眼在5~12岁行人工晶状体植入术,65只眼健康眼为对照组,手术组术前平均眼轴长度为(22.48±0.44)mm,对照组为(22.43±0.41)mm。术后10年两组患儿眼轴长度差异无统计学意义,手术组平均眼轴长度为(23.45±0.53)mm,对照组为(23.41±0.50)mm。所有眼都存在近视漂移,手术组近视漂移3.29D,对照组为1.75D。

1)如果是无晶状体眼——眼镜或接触镜矫正进行光学矫正?

据我们所知,尚无研究分析这个问题。

2)如果是人工晶状体眼——一期或二期植入人工晶状体,人工晶状体大小及屈光度

据我们所知,一期和二期植入人工晶状体的效果

比较还没有文献报道。动物研究表明,人工晶状体大小不合适可以严重影响眼球的发育。植入正常尺寸的人工晶状体于新生兔眼会延迟眼球的发育。Mcclatchey分析其机制认为,如仅考虑光学因素,与完全给予正视的屈光度相比,最初选择IOL时预留中度的远视屈光度会减少近视漂移。高屈光度的人工晶状体会造成每毫米更大眼轴增长的近视漂移。高屈光度的人工晶状体会造成更大的近视漂移是由于光学现象类似于远点效应,如无晶状体眼患者在12mm的远点距离校正需要+12D眼镜,但如为接触镜则需屈光度为+14D接触镜,正如患者需要+20D眼镜镜片矫正而接触镜矫正需要的屈光度为26.3D。

(三)术后

1. 持续随访 研究报道长时间的随访将比短时间的随访表现出更多的近视漂移。Crouch等观察发现近视漂移的范围为0~2.25D,但在长达5.45年的随访期间同一作者观察到更明显的近视漂移。随访时间过短可能会导致错误的结论。

2. 青光眼 眼球伸长过多可能是无晶状体青光眼表现。然而,控制青光眼已经证实对眼轴增长率没有影响。

3. 视轴混浊 在弱视易发的年龄,如果视轴混浊发生足够的时间眼球会变长,这是合理的假设。通常记录视轴混浊的确切发病时间很困难,当注意到视轴混浊时,应尽快把它变透明,因此许多研究没有发现这个重要的因素并不奇怪。

(四)功能性问题

1. 视觉剥夺、弱视程度和弱视治疗依从性、残余屈光不正治疗依从性 眼的正视化可以被视觉感受影响。动物实验中眼睑缝合,角膜混浊或不透明的角膜接触镜可导致眼球过多的伸长。这些处理导致眼轴伸长,而较小程度的视觉剥夺被证明会延缓眼轴增长。视力差会影响眼球正视化生长的演变,但是在人类中这不是总能预测的。儿童白内障,有2个主要因素预测白内障术前眼轴长度:发育异常会导致小眼球和短眼轴,而剥夺性弱视可能导致眼轴增长。在1例同卵双胞胎的病例报告中,Johnson发现视觉剥夺眼的眼轴长2mm,与弱视眼相比,固视眼为远视眼时眼轴长度增加,在近视眼眼轴增加较小,因此作者认为好的视力似乎影响眼球正视化生长的演变。有些研究者已经观察到了无晶状体眼和人工晶状体眼视力结果和近视漂移或眼轴增长的关系。McClatchey和Parks指出最佳矫正视力对近视漂移率的影响不显著。Weakley等指出视力好的眼增长率明显低。

2. 儿童时期过多的近距离工作和光学矫正屈光

不正 近距离工作可增加近视风险。儿童时期光学矫正屈光不正可能干扰正视化过程。如果在婴儿期用眼镜矫正远视,童年期中度或高度远视仍然会保持高比例的远视。在正视化过程中,初始有较高屈光不正患儿屈光不正变化率已经被证明会更大,因此如果我们留下较高的残余屈光不正,这些眼可能会增长更多。但是最近的一项研究发现,无论按正视进行矫正植入人工晶状体,还是留下很大的远视进行矫正,与同龄的正常人群相比近视漂移量没有显著差异。

三、预防

未植入人工晶状体的白内障手术眼由于屈光度一般不可改变的原因将导致屈光变化,但是行白内障摘除联合人工晶状体植入术眼由于手术时残留的屈光度会导致屈光不正(一般情况下为远视),这种残留的屈光不正是由选择的人工晶状体屈光度决定的。既往的 3 个主要方法已被用在儿童人工晶状体度数的计算——即最初的远视眼、初始正视或传统方法。每一种方法都有其优点和缺点,这在人工晶状体度数计算的章节中已描述(参见第 7 章)。初始高度远视有助于防止术后发展为高度近视眼,但是这样可能会妨碍弱视的初始处理。如果眼变成高度近视,临时人工晶状体眼的初始处理(背驮式人工晶状体),低屈光力的前房型人工晶状体可以有效解除近视,这可能是一个有用的策略(参见第 28 章)。

四、治疗

随着时间的推移,越来越多的儿童白内障手术治疗后出现明显的近视。幸运的是,这些患儿有许多选择,包括眼镜、角膜接触镜、准分子激光屈光性角膜切削术(PRK)或准分子激光原位角膜磨镶术(LASIK)和可植入式透镜。对无晶状体眼,若考虑行二期人工晶状体植入术,植入人工晶状体度数的选择有助于患儿达到接近正常的屈光度数。对人工晶状体眼,选择包括置换人工晶状体、植入背驮式人工晶状体或角膜屈光手术。现有用于儿童患者的屈光手术都有优点和缺点。准分子激光上皮下角膜切削术(LASEK)需要一个较短的术后药物治疗过程就可使视力更快恢复,但是儿童期角膜瓣可能很容易受到创伤。PRK 对外伤的防御力会好些,但有一个缓慢的愈合期,术后需要更长的药物治疗过程。LASEK 作为 PRK 手术过程中的改进已用于儿童,但在儿童屈光手术中,决定其地位之前需要更多的数据支持。这些方法中的每一种都适用于发展为中度近视的人工晶状体眼的儿童和年轻人。如果发展为高度近视,人工晶状体置换可能会选择替代准分子激光屈光手术。随着收集到的越来越多的数据,专门为儿童设计的图解,其研发甚至可具体到人工晶状体眼儿童。在他们发育成熟的最后时光里,白内障手术后儿童最可能需要的就是准分子激光屈光手术。在那个时期,准分子激光屈光手术的预测性和稳定性同样可达到成人。

小结

通过预测眼球的发育和术后屈光变化来合理地计算人工晶状体屈光度数已成为处理儿童白内障的主要挑战之一。医师在进行儿童白内障手术时必须要考虑患儿术后随着年龄增长而出现的近视漂移。对于白内障患儿而言,在出生后的前几年进行手术时,其所出现的近视漂移程度和变异幅度都会较大。

(陈小璠 译)

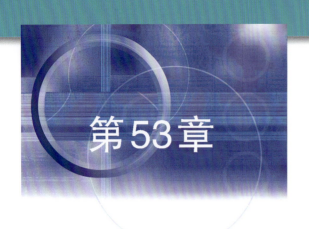

第53章

白内障患儿的生活质量

1946 年,世界卫生组织将健康定义为"一种完整的生理,精神和社会良好的状态,而并不仅仅是没有疾病或体弱"。然而,直到今日,医疗和健康研究仍然仅侧重于生理疾病相关的结果。由于医疗创新可以带来更好的治疗结果,因此评估治疗方案时不仅要评估其生理效果方面,对生活质量(QOL)的影响也变得尤为重要。在医疗实践和健康研究中,除了标准的临床治疗措施,确定生活质量也对患者具有重要价值。例如,在成人白内障患者中,比起视力等标准临床检测,患者的生活质量与其感知障碍更加相关,因此在临床试验和临床护理中均在实施生活质量的评估。

大多数患者报告结果测量工具(PROMs),如美国国立卫生研究院(NIH)研发的患者报告结果测量信息系统(PROMIS),都是拟用作临床研究中关于某治疗措施在一系列医疗条件下治疗效率的主要或次要终点指标。此外,PROMs 也可以用于个体水平,以改善治疗措施的设计,同时促进医患沟通和慢性疾病的管理。虽然 PROMIS 评估多种急性、慢性疾病的常见指标,包括情绪困扰、疼痛、身体功能和社会角色/社会活动等方面,他们的设计对于眼科方面的效果评估却并不敏感。大多数的 PROMs 是固定条目组成的问卷,但现在某些 PROMs 使用条目库和计算机自适应检测方法可根据患者对于之前问题的反应来指导下一步的测试条目的选择,从而得到更为快速、准确的评估结果。

目前已开发了许多用于评估特定眼病对成人影响的问卷,特别是成人期发病的白内障,已经得到广泛研究,且可用的 PROMs 至少有 16 种。然而,为成人白内障治疗而设计的 PROMs 含有无法应用于小儿群体的行为检测,包括开车和工作相关的行为,并且忽视了在小儿群体中重要的领域,如发育里程碑、教育和欺凌。此外,小儿在术中和术后的不良事件、术后管理及视力障碍的严重程度均与成年人不同。

许多小儿的 PROMs 是用于评估和比较不同疾病情况下儿童的健康状态,同一疾病的不同治疗措施或患者和健康儿童之间比较的通用工具。一方面,这些 PROMs 对于完整理解其他儿科疾病背景下的小儿眼病的疾病负担非常重要。另一方面,通用的小儿 PROMs 可能对于小而具有显著差异的视力相关 QOL 缺乏检测的敏感性,此差异可能随着时间推移变化引起,也可能由于临床试验背景下的治疗措施引起。小儿视觉相关 PROMs 和小儿眼科特定病症的 PROMs 均已得到研发,以评估难以量化的视觉相关的行为、心理和社会的良好状态及治疗结果,这些指标一贯被临床医师所低估。

当儿童太小或其认知程度无法完成问卷或调查时,其父母代理的报告为儿童 QOL 的评估提供了机会。但是,代理人的感知受到很多因素的影响,包括父母是否完成了问卷、父母的年龄、有无残疾的兄弟姐妹及父母自己的 QOL。在低视力的儿童中和一项对接受肿瘤治疗的儿童的研究中,父母通常会报告出比儿童本身更差的 QOL。鉴于此,目前美国食品与药品监督管理局(FDA)不鼓励代理人报告的结果监测。在直接获得儿童关注点和经历的前提下,包括发育中儿童的小儿自身报告工具的创立,成为了优先考虑的事情。

目前有大量的 PROMs 可以用来或已经用来评估白内障儿童的 QOL,如表 53-1 所示。其中没有针对白内障儿童专门设计的问卷,但是他们可应用于视力损害或如屈光不正及斜视等常见疾病所带来的潜在功能缺陷。表格强调了各 PROM 设计所适应的年龄范围、分量表及它们应用于儿童本身或是父母。

表 53-1 由儿童或其代理人(家长代替子女回答)和父母(报告对自己而非子女的影响)报告的,已经用于评估白内障、相关眼部疾病和治疗对生活质量影响的患者报告结果测量工具

工具	作者	量表	预期年龄范围	预期处理方式	相关研究
所有的生活质量					
PedsQL	Varni 等	身体功能 心理功能 社会功能 表现 治疗	2～5 岁 5～18 岁	儿童和监护人	白内障儿童 斜视和(或)弱视儿童 屈光不正儿童 葡萄膜炎儿童
HU13-HRQOL	Fulong 等	视觉 听觉 语言 行走 灵巧 情感 认知 疼痛	>5 岁	尽可能儿童本身	3～8 岁视觉损害儿童
PSI	Abidin	子域 注意力分散/多动 适应性 强化父母 要求 心情 可接受性 隔离 附件 健康 角色限制 抑郁 配偶	3 个月至 10 岁	监护人	婴儿期患白内障儿童
儿童视觉相关生活质量					
CVFQ	Felius 等	一般健康 普通视力 能力 人格 家庭影响	0～7 岁	监护人	先天性白内障儿童
Casdiff 儿童视觉能力调查问卷	Khadka 等	教育 近视力 远视力 四处走动 社会互助 娱乐 运动	5～18 岁且无其他残疾	儿童	5～19 岁视力损害儿童
IVI-C	Cochrane 等	无	8～18 岁且无其他残疾	儿童	8～18 岁视力损害儿童

续表

工具	作者	量表	预期年龄范围	预期处理方式	相关研究
LV Prasad 视功能调查问卷	Gothwal 等	无	8~18 岁且无智力损害	儿童	8~18 岁视力损害儿童
EYE-Q	Angeles-Han 等	光敏性 夜视 视觉辅助工具 视功能 能力 运动	8~18 岁	儿童	葡萄膜炎儿童
视觉相关生活质量(非儿童)					
NEI-VFQ-25	Mangione 等	一般健康 普通视力 眼部疼痛 近视力 远视力 社会功能 精神问题 社会角色 依赖性 驱动性 色觉 周边视觉	≥21 岁	成人	斜视儿童 既往患先天性白内障的青少年和年轻成人
VF-14	Steinberg 等	无	≥21 岁	成人	眼球震颤儿童 弱视和(或)斜视儿童
医院焦虑和压抑量表	Zigmond 和 Snith	医院焦虑和压抑	≥21 岁	成人	斜视儿童
LVQOL	wolffsohn 和 Cochrane	远视力 行动力和照明 调整 阅读和精细工作 日常生活活动	≥21 岁	成人	视力损害儿童
儿童心理/社会影响和治疗的困难性					
Minesota 儿童发育小结[a]	Ireton	总体发育 粗运动 精细运动 语言表达 理解/概念 现状 自助 个人/社会	1~6 岁	监护人	先天性白内障儿童
儿童行为量表	Achenbach 和 Edelbrock	内在 外在	2~16 岁 无特别最低限制	监护人 监护人	先天性白内障儿童 弱视儿童
知觉心理问卷调查表	Lukman	无			

续表

工具	作者	量表	预期年龄范围	预期处理方式	相关研究
儿童自我认知简介	Harter	学校 社会 运动 外貌 行为 整体的自尊	8～16 岁	儿童	弱视儿童 近视儿童
修订学龄前儿童父母行为 Rutter 量表	Rutter	情感	直到 5 岁	监护人	弱视儿童
眼治疗指南	Drews 等	无	幼儿不受限制	监护人	但尚未报道在白内障儿童使用
ATI	Cole 等	不良反应 合规 社会耻辱	3～6 岁	监护人	弱视儿童
斜视、眼球震颤、屈光					
ASQ	Felius 等	害怕失去健侧眼 距离估计 视觉障碍 双重视觉 社会联系和外貌	＞18 岁	成人	尚未见报道
IXTQ	Hatt 等	儿童、监护人、父母的三个调查表 子量表： 社会心理效应 功能 眼肌手术	2～17 岁	儿童（年龄＞5岁）、监护人、父母	间歇性外斜视的儿童父母 戴眼镜儿童
儿童屈光不正简介	Walline 等	总的视力 近视力 远视力 表现 外貌 满意度 活动 学者 处理 同伴感觉	8～17 岁	儿童	戴角膜接触镜儿童

a.这些可被儿童发育目录代替。

一、小儿健康相关 PROMs

为评估小儿健康相关 QOL 所研发的 PROMs 已经表现出的单独视力损害或合并其他疾病的视力损害对小儿的影响。例如，健康效用指数（HUI）的评估工具有着覆盖领域广泛的优点，然而由于其检测能力与标准化测量的相关性较低，这些特殊工具更适合用于研究大样本人群的结果，而非鉴定个体的疾病缺陷。儿童生命质量量表（PedsQL）已经被用于大量的研究，评估各种情况对儿童的影响，包括视力损害。图 53-1 总结了不同眼病状态下的数据，其中视网膜疾病的儿童具有最低的评分，而先天性白内障儿童比起葡萄膜炎、对数视力＞0.3、斜视和弱视儿童有着更低的评分。

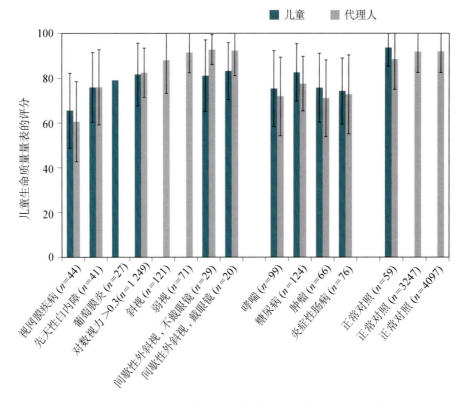

图 53-1 儿童及其代理人在儿童生命质量量表的评分(均数±标准差),包括视力障碍的儿童,一般健康障碍的儿童和正常值

在小儿白内障中,术后治疗在决定长期临床结果中至关重要,患儿术后视力矫正和弱视治疗的责任则落在了父母身上。除了治疗的需要外,先天性白内障儿童的父母在亲职压力量表(PSI)中报告出正常的亲职压力,但是相较于双眼先天性白内障,在单眼患儿的父母中,尤其是在无晶状体眼配戴角膜接触镜的患儿中,表现出了更高压力的趋势。

由于手术过程中麻醉对发育中脑组织的作用,白内障儿童的 QOL 也可能会因此而下降。发育和行为失常的风险随着手术次数而升高,1 次麻醉的危害比是 1.1(95%CI:0.8,1.4),2 次麻醉危害比上升为 2.9(95%CI:2.5,3.1),3 次以上麻醉则为 4.0(95%CI:3.5,4.5)。相比无晶状体眼角膜接触镜配戴患儿,婴儿期麻醉的次数在一期植入人工晶状体的患儿中更高(12% 和 63%,需要至少 1 次额外的手术)。额外的手术(如二次囊膜切除、斜视矫正和青光眼手术)和麻醉下的多种检查可能也会引起发育和行为失常的风险升高。

二、小儿视力相关 PROMs

最初的小儿白内障特异性 QOL 评估工具是由 Hiatt 在 1998 年报道的。这个尚未经过验证的方法评估了生理功能、父母对视力的关注点,以及父母对视力损害影响儿童教育和工作方面的看法。双眼白内障儿童相较于单眼白内障儿童,有着更低的生理-社会评分。之后的研究利用了验证后的儿童视觉功能问卷(CVFQ),它从 QOL 的不同方面演化而来,包括能力、个性、家庭影响和治疗难度。在两项研究中,双眼白内障的患儿在能力分量表评分更低,另一方面,单眼白内障患儿则在家庭影响和治疗难度分量表具有更低的评分。

其他小儿视力相关的 PROMs,如加的夫儿童视觉能力问卷(CVAQC),都是为仅有视力损害的儿童所设计。小儿白内障的病因非常多变,但是据报道有 16% 与综合征和系统性疾病相关;因此,诸如 CVAQC 的 PROMs 并不适用于选自整体人群样本的小儿白内障研究。

三、非儿童特异性的视力相关 PROMs

有一系列已验证过的视力相关 PROMs,最初是为成人而研发的,现已经应用于小儿群体,如表53-1所示。总之,用成人评估量表进行评估时,小儿白内障对 QOL 表现出了显著的影响,但是不同研究之间也有较大的差异。这些差异可能是由于评估不同人群所造成的,因为对照人群的平均分在不同研究中也具有显著差异。有研究报道,在双眼视力损害的儿童中,随着年龄增加,QOL 评分逐渐降低,因为即使视力维持不变,随着年龄增加,儿童的视觉任务也愈加繁重(如阅读更小的字体)。

四、其他眼部情况

小儿白内障可造成的眼部影响包括弱视、斜视、屈光不正和眼球震颤,它们都可能会对患儿及其家庭造成影响。

(一)弱视

据研究报道,形觉剥夺性弱视与斜视性弱视在社会接受度评分上具有相同的平均分,明显低于对照人群。然而,需要注意的是,形觉剥夺性弱视的样本量较小,其标准差大于斜视性弱视组,可能造成研究无法检测到的差异。弱视的治疗也可能对 QOL 具有影响。若不考虑评估使用的是条件特异性 PROMs,遮盖疗法对儿童具有负面影响,在所有病例中,遮盖疗法的负面影响均未达到统计学差异,值得欣慰的是,无论是治疗中还是治疗后,儿童的整体良好状态和行为均未受到影响。

(二)斜视

在单眼先天性白内障患儿中,斜视的发病率高达85%。斜视从低龄时就开始对患儿社会交际具有显著影响,对他们成人后工作和伴侣寻找方面也具有潜在的影响。立体视功能降低或缺失与斜视相关,仅有少数先天性白内障患儿可发展为正常的立体视。立体视有助于提高动手技能的速度和准确性,立体视缺失也会明显造成视力相关 QOL 的降低。

(三)屈光不正

无论白内障摘除术后是否植入人工晶状体,患儿均需要后期的屈光矫正。如 CVFQ 的评估工具,其分量表包括治疗困难度、不适感、活动困难度和父母的感受。相较于植入人工晶状体的患儿,无晶状体眼角膜接触镜配戴患儿表现出了更差的治疗困难度评分。利用专门为评估小儿白内障术后角膜接触镜治疗效果而设计的 PROMs,包括治疗期间的感受和经历,

Ma 等发现,在治疗的早期,患儿抗拒度评分比较高,然而此评分并不随着时间推移而降低,即使配戴角膜接触镜已经超过 3 年,18% 的患儿仍报告有高水平的抵抗度评分。这些角膜接触镜治疗困难度的报道均针对年幼的儿童,他们配戴角膜接触镜均由其父母负责,但是从长远来看,不同的因素可能开始起作用。相比于框架眼镜,角膜接触镜在近视儿童中的优点包括在特定的活动中的优越性,如体育运动时,还包括它们矫正视力的同时患者外观不受到影响。

(四)眼球震颤

在严重的先天性或婴儿性白内障患儿接受手术治疗后,大约 65% 会发展为眼球震颤,最初表现为融合发育不良眼球震颤综合征(以前称为显隐性眼球震颤),但是只有大约 25% 的患儿发展为婴儿眼球震颤综合征。上述两种眼球震颤均在双眼视时出现,可能在功能方面和外观上均对 QOL 有着显著的影响。尽管眼球震颤与其他类型视觉损害有着相似的特点,它在外观上具有其自身特异性,至今尚无针对眼球震颤而制订的条件特异性 PROMs。

小结

从儿童的数据可看出,许多方面都对 QOL 有显著影响,且同时影响患儿及其家长。目前,尚没有任何一个专门为小儿白内障设计并已得到验证的 PROMs。即使有小儿白内障专用的 PROMs,视物障碍的严重程度和 QOL 之间也可能没有很强的相关性,因为获得的治疗、教育、家庭的社会经济地位,以及家庭和同伴关系都可能对 QOL 造成改变。可以明确的是,小儿及他们的家庭均受到了小儿白内障的广泛影响,因此 QOL 的评估无论在研究还是实践中,均是有益的。

(胡宗莉 译)

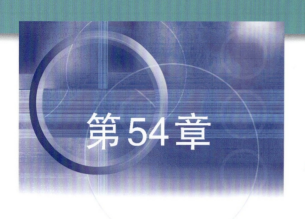

第54章

低视力康复

一、核心要旨

为儿童低视力人群制订的服务模型和服务提供者,可共同确定并提供及时且适当的干预措施。

在医疗护理计划、发育干预计划和教育计划中,均需要完成彻底的评估和采取有效的干预措施。

为得到最佳的临床结果,适当的低视力治疗干预措施非常重要,以解决儿童的视觉问题,并达到预期的实践技能。

二、引言

经矫正仍无法改善的部分视力丧失所导致的视功能障碍,称为低视力。"低视力"是对于视觉障碍人群的通称,他们的视力损伤干扰了日常生活并影响生活质量。对低视力的护理并不是一种治疗方法,而相当于是一种康复,为他们在日常工作的完成中寻找新的方法(如帮助孩子上学和玩耍)。

儿童期的小儿白内障手术通常会并发弱视、知觉性眼震、斜视和双眼视异常。

在婴儿期,眼前节、眼后节的发育不良均可能造成小眼球,在这类人群中,常存在中等及重度的低视力。即使手术后视力恢复正常,这些患眼通常会有残余的屈光不正且都有因手术导致的远视。每一个接受了白内障手术的儿童,其日常活动受到影响的潜在风险较高,这就有必要为每个无晶状体眼或人工晶状体眼儿童制订视力康复计划。尽管白内障手术通常会显著提高最佳矫正视力,但即使患儿的视力达到了20/20,晶状体摘除后导致的调节能力丧失及随着眼球生长而逐渐变化的屈光状态对视力康复都是挑战。此外,由于手术不及时或手术无法矫正的解剖结构异常,许多儿童术后还存在中度或重度的低视力。低视力治疗师、低视力验光师或眼科医师都可以在许多方面为小儿眼科团队提供帮助。目前,为无晶状体眼和人工晶状体眼儿童提供的视力康复服务并未充分开展。矫正手术后,大多数视功能受损儿童将会从低视力康复服务中得到帮助,该服务帮助患儿在日常生活中优化其视觉功能。即使不是大多数,部分上述患儿有资格接受视觉康复且将从中受益。此外,专为所有视力损伤患儿制定的法律也应适用于这类低视力群体。

三、适用于视觉障碍的联邦法规

在美国,具有里程碑意义的联邦法规对于早期干预服务具有重要影响,在几乎所有情况下,明显影响视力的先天性白内障患儿都有获得这些早期干预服务的权利。患儿可在任何年龄接受手术,现行法律甚至从婴儿期便开始提供干预服务。基于患儿的视觉发育延迟和永久性视力损害的高风险性,儿童眼科团队应当将这些患儿纳入早期干预系统。

1990 年,残疾儿童教育法规定所有 3~21 岁的残疾儿童都可以接受免费和适当的公共教育,该法律在公法(P. L.)的第 101~476 页被重新授权,更名为《残疾人教育法》(IDEA)。1997 年,在 P. L. 的第 105~117 页,IDEA 在 C 部分指出,出生后至 36 个月大的婴儿将有权获得干预服务,此项在 1998 年成为法律法规。随着这些法规的实施,联邦法律保障符合条件的婴儿能获得全面的、多学科的评估,为婴儿及其家庭制订出个体化的家庭服务计划(IFSP)。立法的主要目的是促进残障婴儿和儿童成长发育,尽量降低其潜在的发育延迟风险;增强残障患儿家庭保障能力以满足其特殊需要;协助各国,为婴儿、幼儿和他们的家庭建立和实施全国范围内的全面、协调、多学科、跨部门的早期干预服务;并推广和改善现存的为残障婴儿、儿童及其家庭提供的早期干预服务。

IDEA 确定了接受早期干预服务的 3 个标准:

（1）在以下 1 个或多个方面发育迟缓：身体发育、适应力发育、认知和（或）交流能力、和（或）社会情感发育。

（2）存在危险因素或已诊断的疾病，有很大的可能会造成包括视力损害（和其他诊断疾病）在内的发育迟缓。

（3）有生物或环境危险因素，如可能明显危及儿童的健康与发育的医疗条件或家庭情况。

四、视觉障碍的服务模式和服务提供者

IDEA 明确指出了可通过早期干预提供的一系列服务。为了满足 IFSP 中指出的婴儿的特殊需要，针对视力障碍和（或）多种残疾的特定服务可能包括以下几点：诊断及评估的医疗服务、护理服务、营养服务、职业服务、物理治疗服务、听觉服务、说话和语言服务、社会工作服务、特殊教育服务、视觉服务、辅助技术设备、家庭培训、辅导和家访及协同服务。IDEA 为符合条件的患儿制订了多学科服务系统和多学科评估系统，它包括多学科的、学科间的和跨学科的 3 种团队模式。

视觉障碍的医疗模式被认为是一种多学科的治疗方法，在这个模式中，每名专业人员都进行他（她）的具体评估，制订并实施由此而来的干预措施。这些信息主要通过书面报告进行共享。医学模式中将包括一位眼科医师（MD）来诊断和治疗眼与视觉相关的医疗需求，然后将为低视力验光师（OD）或眼科医师提供视功能评估的意见，以确定适当的放大倍率并选择可以提高最佳视力的任一设备（光学、非光学和电子的）或技术。眼科医师和低视力验光师随后将转介给低视力职业治疗师，治疗师将解决儿童的实用技能问题，因为它涉及生活的各个方面，包括学术要求。根据患儿的诊断和其特定需求，眼科医师、低视力验光师或低视力眼科医师和低视力职业治疗师的联合评估结果，可能包含了对视障人士其他主要服务提供者的建议。

医疗和教育人员的联合努力将代表理想的跨学科模型。这种服务模式被用来为低视力服务确定适当的协同干预措施。它需要协同分享主要人员的评估结果，以确定最佳治疗方案。一旦确定了详细的计划方案，主要人员之间就需要频繁的沟通（表 54-1）以根据患儿生长发育、他（她）的学术和社会环境的变化对方案进行及时修改。当视觉功能有显著的改善或恶化时，可能就需要一个全新的计划方案。

为低视力婴儿/幼儿/儿童/青少年提供的教育和医疗服务，负责改善这些视觉障碍人群的视力和视

表 54-1 包括合并其他残疾在内的视觉障碍患者的关键服务提供者

儿科医师（MD）

眼科医师（MD）

小儿眼科医师（MD）

低视力专业验光师（OD）

认证的眼科技师（COT）

职业治疗师（OTR）：在低视力有专业认证（SCLV）

认证的低视力治疗师（低视力康复专业证书）（CLVT）

项目管理者（国家早期干预计划和国家盲人委员会）

认证的视觉障碍者的教师（TVI）

早期干预者（EI）

认证的定向和运动专家（COMS）

物理治疗师（PT）

听觉治疗专家（CCC-A）

康复教师（RT）

语言治疗师（CCC-SLP）

社会工作者（SW）

护士（RN）

注：需要注意的是还有其他可能是关键服务提供者的专家未列出。

觉，这包括了眼睛的健康、医学治疗、处方镜片、视功能利用的评估，并负责为他们改善视觉功能，无论是否使用低视力助视器（光学、非光学、电子）。这些专业人士接受相关培训，以尽量改善视觉障碍患儿的视功能，使他们能够获得视觉上的独立性，并更好地控制他们的环境。低视力康复专家在选择和整合视力调节、视觉适应、视觉辅助上提供帮助。治疗干预的内容主要包括代偿能力、定向和行走能力、日常活动（发育年龄适当的水平）、感官效率、学术/职业教育、娱乐和休闲技能、社会交往及自尊心和决断心。需要了解的是，如果儿童要阅读印刷字、双媒介字体（盲文及印刷字）或盲文，这些服务是必需的。随着相关服务的合适整合，视觉障碍的儿童和他/她的家庭将能够根据视觉功能，在视觉方法和（或）非视觉的方法上做出适当的选择。

对低视力服务的关键提供者来说，协调服务和资源，并向适当的国家和联邦机构、特殊学校和地方教育学校提供相关意见，是非常重要的。这种协同合作意味着医学模式的提供者需要参考教育提供者的建议，反之亦然。至关重要的是，视觉障碍患儿的教育者需要联合眼科医师、低视力验光师和职业治疗师对低视力进行临床医疗评估。同样的，医疗提供者也需要参考教育系统中视觉障碍的相应服务。为了更好地确保儿童接受全面的低视力治疗，应考虑解决以下领域的问题：社会学、公共政策、医学、教育、经济和

研究。

社会学:不要因为对低视力儿童的预估较低或期望有限而限制他们的医疗和教育服务,这是非常重要的。医疗、教育服务模式及专业人士之间积极和支持的转介,将增强低视力服务并促进最佳的临床结果。

公共政策:视觉障碍儿童在医疗/教育/康复方面的需要,在国家和联邦政策中得到强调是非常重要的,这将有助于确保0~21岁低视力患者的治疗障碍得到解决,并有望消除。

医学:将有视力问题的婴儿、儿童或青少年转介给眼科医师,对儿科医师来说非常重要。特别是在无晶状体眼或人工晶状体眼的患儿中,儿科医师可以帮助确定患儿进行了医疗随访和康复治疗。此外,在患儿因为其他疾病就诊或健康儿童随访时,视功能的变化和屈光不正的失矫可能会被儿科医师所关注到。同时,小儿眼科团队将无晶状体眼和人工晶状体眼的患儿转介给任何或所有合适的关键服务提供者,也至关重要。这一方案将有助于发起和支持医疗、教育提供者和服务提供模式之间的持续沟通和文字记录。

教育:儿童接受临床低视力评估,并得到关于使用低视力助视器提高视觉效率的相关指导,是非常重要的,这将有助于确定由教育机构提供并得以实施的最为有利、最实用的低视力助视器及干预措施。

经济:地方、国家和联邦提供资金来解决0~18岁低视力人群的需求是很重要的。为了强调指定的低视力助视器(光学和非光学)和推荐干预措施的重要性,它们需要在IFSP和个性化的教育计划(IEP)中列出,使得患儿可以得到指定的助视器和推荐的服务。

研究:对低视力儿童的实践方案的有效性进行针对性研究是非常重要的。教育和医疗模式的协同合作将帮助低视力儿童得到最佳的临床结果。

这种协同研究工作的一个案例是放大项目的视觉推广计划,该计划由南卡罗纳州聋哑人及盲人学校和南卡罗纳州特殊儿童教育部提供赞助。该计划已经与南卡罗来纳州医科大学的风暴眼研究所合作并开展实施,该研究所的低视力康复团队提供服务设计,以增加视阅读技能,无论患儿是否通过指定的低视力助视器进行强化训练。

放大项目的目标是:提高学生的阅读能力;增加适当助视器的可获得性;提高教师对低视力助视器使用的指导能力;确定学生的最佳阅读方法和阅读媒介。

放大项目的过程是:由教育学专业人员[视觉障碍患儿的教师(TVI)、康复教师(RT)及低视力的认证治疗师(CLVT)]进行阅读能力评估。由医学专业人员(低视力专业医师、验光师及职业治疗师)来进行临床低视力评估。提供处方指定的低视力助视器。利用指定的助视器提高文件阅读能力。

放大项目的结果:研究发现,在利用低视力助视器同时进行低视力康复的学生中,其阅读能力显著提高。除了读写能力的提升,这些学生在学校、家里及社会活动中,都有了更强的独立性和自信心。这些教育和医疗模型的专业技术确保了放大项目的结果是成功的,使得这个低视力合作干预模型的资金来源更加广泛。

五、低视力康复团队——医疗模型

当眼科医师、低视力验光师和低视力职业治疗师作为一个团队合作时,患者的康复过程才是最佳的。

眼科医师专门负责眼和视觉系统的药物及手术治疗。在小儿白内障人群中,该治疗不仅是摘除白内障及适时植入人工晶状体,也针对所有的伴随疾病(小眼球、知觉性眼球震颤、斜视、青光眼、视网膜脱离及高度近视)或可能影响白内障术后最终视力恢复的系统性、代谢性疾病。在决定医疗诊断和转介中,眼科医师的作用至关重要。医疗诊断不仅对医疗保险的范围很重要,也对患者在相应年龄的教育阶段中(早期干预:0~3岁;学前期:3~5岁;学龄期:5~18岁;过渡期:16~21岁)决定其所能接受的支持服务很重要。

低视力康复的专业验光师专门负责评估儿童在视近、视中和视远时的注视能力和双眼调节能力。他们负责框架眼镜、角膜接触镜、低视力助视器及低视力康复干预的医疗处方。

职业治疗师是视力康复的专家,负责功能性评估并提供适当的治疗干预方案,同时也为该干预方案建立适当的保险账单。低视力专业已经成为职业治疗的新领域。美国职业治疗协会负责提供低视力的专业认证(SCLV)。视觉康复与教育专业认证学院也提供低视力康复专业证书,但并不需要证书获取者是注册执业的职业治疗师。现在,只有注册执业的职业治疗师可以为低视力康复服务建立保险账单(医疗补助、私人保险、医疗保险等)。

六、低视力康复职业治疗师

已注册且有证书的职业治疗师(OTR或OTR/L)通常会收到来自眼科医师或低视力验光师的转介,然后进行低视力评估并提供职业治疗服务。一旦OTR

完成了评估,他们将根据患者的期望拟定相应的治疗方案,该方案将由相关医师进行审阅和签字,且方案中的任何改变必须由相关医师审阅。疗程是一个认证周期,通常为 90 天。持续的治疗过程由 OTR 维持记录,主要包括 SOAP 4 个方面:

主观(subjective):患者本身的感受和反应。

客观(objective):各阶段治疗干预方案的概括或小结。

评估(assessment):各阶段的功能性结果以及患者期望上的进展。

计划(plan):在下一治疗阶段或之前需要考虑的措施。

如果具有良好的康复潜力,且患者在最初的或更进一步的目标上取得了较大的进展,OTR 可提交一个再认证的治疗计划,注明该服务可以持续进行。同样,这个再认证也必须由相关医师进行审阅并签字。一旦患者达到了预期的目标,OTR 将书写治疗结束的小结,如果相关医师同意患者退出治疗,也要对小结进行审阅并签字。需要注意的是,如果患者不再遵从医嘱或不再从干预治疗中受益,他们可以随时退出治疗。为了医疗保险账单的需要,职业治疗师将根据眼科医师和(或)低视力验光师决定的视觉障碍和医疗诊断进行编码,其中视觉障碍的诊断建立在双眼视的基础之上。按照国际疾病分类(ICD-9),要达到低视力,患者的视力必须与视觉障碍编码相符,该编码范围从完全障碍(无光感 NLP)至中度障碍(20/70,包括对比敏感度或视野<20 度)。对比敏感度的障碍也可包含在内,有可能让视力>20/70 的患者有资格得到康复治疗。另外,在无法确定视力或无法检测视力的幼儿或发育迟缓的儿童中,当眼科医师指出患儿"视觉功能水平相当于盲"或有着发展为盲的高风险时,他们可能有望得到康复治疗。职业治疗师将利用以下通用术语(CPT)进行编码,为治疗服务建立保险账单:职业治疗评估(97003)、治疗性训练(97110)、治疗性活动(97530)、发展认知技能(97532)、感觉整合技术(97533)、自我护理管理(97535)和社区重整合(97537)。

七、儿科低视力评估职业治疗

OTR 需要将眼科医师和低视力验光师对患者的检查结果考虑在内,这些结果可能包括但是并不局限于视力(近、中、远视力)、对比敏感度、光/暗适应力、亡敏感度、强光干扰、夜盲、色觉、视野缺损、双眼视、亡体视、斜视测量及弱视程度。由低视力专业治疗师

评估的眼球运动包括固视、会聚和离散、跟踪视、视转移及扫视。其他需要评估的视觉能力将包括视觉、深度觉、形象-背景知觉、空间定位觉及视觉完型。如果希望有阅读的能力,字体大小、阅读速度和理解力也需要进行评估。同样,手写和键盘输入能力也需要纳入观察的范围内。

综合考虑以上结果,OTR 将整合来自儿童、父母、监护人及关键服务提供者的其他相关信息,以确定患儿的长处、短处、兴趣爱好、动机、需要(学术上的)及其期望。基于婴儿、儿童或青少年的年龄及其认知水平考虑,应该包括以下信息:囊括了发育史在内的背景信息、医疗史、肌肉骨骼情况、神经情况、感觉处理能力及整合功能。这就包括了以下方面的评估:感觉(触觉、本体感受、前庭功能、听觉、味觉及嗅觉)、精细及粗大运动、玩耍和(或)学术能力、与患儿发育年龄相当的日常活动及行为。

为接受低视力康复治疗的婴儿、儿童及青少年确定其康复的潜力,是非常重要的,这样才能制订一个合适的并且现实的治疗目标。对婴儿、儿童及青少年来说,确定治疗目标时,将他们的支持系统考虑在内是十分必要的,因为支持系统对于帮助实现目标至关重要。治疗目标可能与婴儿的个体化家庭服务计划(IFSP)或儿童、青少年的个体化教育计划(IEP)有关或包含在内。

由低视力职业治疗师制订的治疗计划需包括低视力助视器(光学或非光学的)、辅助设备、体位固定设备及其他代偿方法,这些可以使婴儿、儿童及青少年在家中、学校里及社会活动中受益。基于儿童的年龄及资金来源不同,需要考虑不同的助视器和辅助设备。助视器包括但不局限于处方框架眼镜或角膜接触镜、手持放大镜、直立放大镜、望远镜、电子放大镜、计算机自适应以及其他电子辅助设备和提高光敏度的吸收过滤器(图 54-1)。

辅助技术可包括更加先进的 SMART 科技,它可以提供文本与语音的互相转化技术。由于辅助功能的特别重要性,现在已有新的技术正在研发或待改善,因此不断探索并思考这项新技术的成效非常重要。对具有肌肉骨骼和(或)体位障碍的残疾婴儿、儿童及青少年来说,体位固定设备也很重要,如果没有一个合适的体位以达到最佳眼位,视觉任务及结果会受到影响。其他需要考虑的代偿方法可包括如下几种:教室内座位位置、特定的字体和大小、最佳照明亮度、关闭百叶窗减少眩光及利用良好对比度的颜色和材料(图 54-2 和图 54-3)。

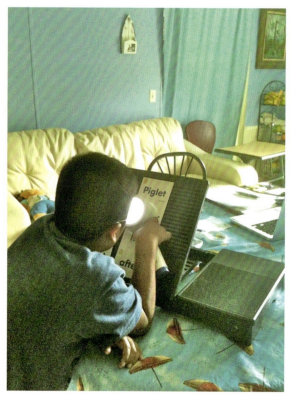

图 54-1 儿童拿着放大镜说"这些字我现在可以看得更清楚了!"

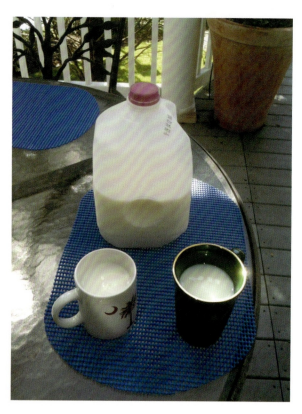

图 54-2 在日常生活中利用对比度:牛奶在白色及绿色杯子中的比较

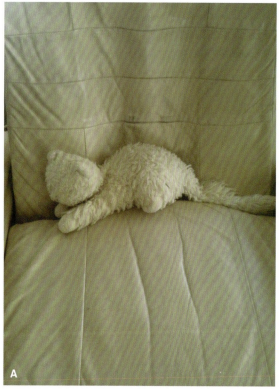

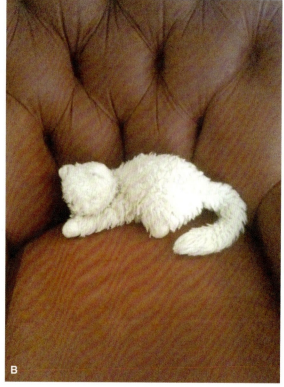

图 54-3 不同对比度的区别:白色毛绒小猫在米色椅子(A)与红色椅子(B)上的对比

八、儿科低视力干预职业治疗

根据世界职业治疗师联合会的定义,职业治疗是与通过参与职业来促进健康和幸福的一种行业。根据美国职业治疗协会的定义,职业治疗是一门学科,目的是通过提高个体的能力来促进健康和幸福,这个能力对于进行有意义的和目的性的活动很有必要。考虑到会对日常生活造成障碍的不仅是低视力,还包括生理、环境、心理、精神、心灵和文化的因素,职业治疗师将对年龄/发育适应的功能性及工具性日常活动进行分析。

至于低视力,就必须对正常视力发育情况有充分认识。

表 54-2 中的量表为年龄适应性的视觉发育提供了相关说明。

表 54-2　视觉发育量表

年龄	视觉特点或视觉技能	年龄	视觉特点或视觉技能
出生时间	能分辨明亮和黑暗,但视物模糊 具有某种程度的固视		能看到液体喷出 对新事物很警觉 玩游戏 看物体持久
1 个月	能固视 1.5 英尺的距离 开始出现双眼协同运动 追踪缓慢移动的物体 追踪水平移动的物体到中线	1 岁	具有视远和视近能力 双眼视提高 调节能力提高
2 个月	能进行保护性的瞬目反射 喜欢面对复杂的事物 可追踪垂直移动的物体	1.5 岁	能对 2～3 层建筑进行垂直定向 开始出现双眼协同运动 能匹配相同物体:2 个勺子、2 个障碍物等 能指出书中的图片 模仿水平或垂直的举动
3 个月	能进行平稳的眼球运动 视觉刺激可引起微笑 视力提高 双眼视改善 可注意到色差 仅当操作物体时似乎了解物体 预期用视觉刺激进行喂养	2 岁	能独自用眼检查物体 模仿运动 视觉寻找物体或不在的人 色觉增加 视觉记忆增加
4 个月	调节具有灵活性(转移焦点) 改善手眼协调运动 对小而亮的东西感兴趣 随着视野范围内移动的物体而运动 认出熟悉的面庞 用视线来探索新环境 可越过中线跟踪物体 显示出水平、垂直及环形眼球运动 尝试将手中物体放到嘴里,但不成功	3 岁	进行简单拼图:简单的模板,但是需要依靠触觉 尝试将书中画的物体拿起来 能够画出粗糙的圆圈
		4 岁	能精确的分辨尺寸 有精确的深度感觉 自然的手眼协调 不考虑方位,能分辨长度
5 个月	能进行手眼协调的运动 成功抓住物体 能专注于眼前物体 用眼来检查物体,而不仅是玩耍	5 岁	成熟的协调能力:准确的捡起或放下 涂色、剪切和粘贴 运用概念知识和肌肉控制进行物体的组装 能画正方形
6 个月	在视野范围内进行视线转移 辨认出 6 英尺以外的面庞 抓回能拿到的掉下的玩具 能在手里把玩物体并用眼睛来探索 有相等的双眼固视和集合能力	6 岁	把玩并尝试使用工具和材料 能写大写字母,但经常写反 能画三角形 开始阅读
9～10 个月	有限的表达能力 能看到角落	7～9 岁	能够写出完整的句子 手眼协调运动快速且平稳 画图时注意细节

低视力康复强调了年龄/发育适应性的视功能技能。为了做到这些,应该更加重视视觉刺激、视觉效率及视觉利用。

视觉刺激通过注意光源、单个对象、初步追踪、视线转移和获取物体来提高视觉技能。

视觉效率有助于儿童鉴别和区分线条、图案、强度并帮其从具象过渡到抽象。

视觉利用率教会儿童适应环境和(或)改变环境,它可能包括低视力助视器和辅助技术的结合。低视力康复强调读写能力,因为它是执行许多日常活动所必需的关键且必要的发展技能。读写能力有三个层次:自然素养、学术素养及功能性读写能力。

自然素养是指幼儿阅读和写作活动的开发能力。

学术素养指的是在学校期间学得的、掌握的阅读和写作技能的类型。

读写能力与实用的阅读活动相关,如读路标或菜单等。

为了得到最佳的读写能力,按照处方光学设备和(或)其他低视力助视器的说明进行适当的刺激暴露及相关活动,是很有必要的。干预方式包括帮助患儿适应低视力验光师制订的可能包含了柱形镜的处方镜片。在视觉遮挡下执行功能性任务在儿童低视力人群普遍常见。弱视可能在发育异常中产生,在儿科白内障术后并不少见。传统的弱视治疗干预需要在每天特定的时间段内遮盖健眼,以此来加强患眼的使用。为解决光敏感度和眩光干扰,需要根据具体的功能性任务来决定室内外适当的过滤器。精细动作和眼部运动技能是相互独立的,但也是相互依存的技

能。眼球运动干预强调视觉注意力、扫视注视、平稳浏览及高效的追求。应为视障儿童人群提供的典型治疗活动包括注视、定位、眼动追踪、稳定的追求、浏览、外围意识、对比度意识、偏中心视和视野的管理。

治疗性干预往往包括有效使用低视力助视设备的教学,这些设备包括但不限于非光学设备、放大镜、棱镜、凹透镜、望远镜、反向望远镜、显微镜、头戴放大镜、手持放大镜、直立放大镜(包括圆顶放大镜)、电子-光学放大器(CCTV)、计算机放大器、触屏平板电脑设备及新的/新兴的技术设备。

小结

对眼科医师来说,为了让患儿获得最佳的临床结果,倡导最好的服务和最优化的低视力设备和技术,是非常重要的。

对眼科医师来说,为了更好地确定有用的设备和干预方法,积极转介低视力康复团队,是很有必要的。

对眼科医师及其他专业人员来说,与医疗模式和教育模式团队中的关键服务提供者进行及时有效的沟通,是至关重要的。

为视觉障碍患儿进行治疗的眼科医师,应该与患儿的家庭和(或)监护人以及关键的服务提供者保持沟通并对此进行持续的记录。

表 54-3 包含了低视力康复的各种资源,它们来自教育(期刊)和科技领域,以及政府、专业信息和支持服务系统。

表 54-3 儿科低视力康复的资源

期刊	
视觉障碍与失明杂志	
可视世界:视觉损害患者的技术杂志	
婴儿幼儿治疗干预:跨学科的杂志	
婴儿及儿童:特殊治疗实践的跨学科杂志	
早期干预杂志	
年幼的特殊儿童杂志	
0～3 岁须知	
低视力设备及辅助技术资源[a]	
美国盲人出版社(APH)	www. aph. org
LSS 集团	www. lssgroup. com
最大化援助集团	www. maxiaids. com
增强视觉系统	www. enhancedvision. com
美国宜视宝公司	www. eschenbach. com
创发公司	www. magnicam. com
美国亚博雷公司	www. optelec. com

续表

专业信息和支持服务系统	
全国儿童和残疾人文化传播中心	http://nichcy.org
全国视力障碍患儿及家长协会	www.apedex.com/napvi/
低视力信息中心	www.lowvisioninfo.org
低视力网络系统	http://www.lowvisionproject.org
美国国家眼科研究所	www.nei.nih.gov/
全国白化病或色素减退患者组织	www.albinism.org
全国盲童父母组织	http://www.nfb.org
美国盲人基金会	www.afb.org
特殊儿童理事会	www.cec.sped.org
专业组织	
美国眼科学会	www.eyenet.org
美国小儿斜弱视眼科学会	www.aapos.org
盲和视觉障碍的教育和康复协会（AER）	www.aerbvi.org
美国职业治疗协会（AOTA）	www.aota.org
美国视力康复和教育专业认证学院（ACVREP）	www.acvrep.org

a.所有网址在 2013 年 1 月 4 日生效。

（胡宗莉　译）

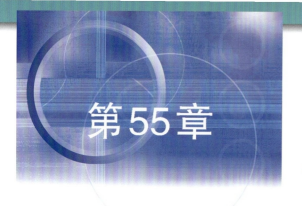

第55章

展　望

在未来的日子里,儿童白内障手术将沿着其自身的特点发展。为儿童做手术的医师将会更加谨慎,因为他们的治疗结果将影响患儿的一生。然而,鉴于患儿好动,不能完全配合医师的检查,且其眼球正处于发育阶段的特点,手术技术仍需不断创新。小儿眼科医师正致力于用最小的手术创伤和最少的手术次数争取达到更好的效果,但这仍是一个挑战。较强的炎症反应和术后用药依从性的不确定性迫使我们在手术中频繁在前房使用药物。今后,我们将尽可能地减少术后药物的使用。前房使用抗生素将成为每例手术的常规做法,前房内使用地塞米松或氟羟泼尼松龙将成为惯例。聚维酮碘将继续在术前和术后使用,但比当前的常用制剂的浓度更低。有数据表明,将聚维酮碘稀释到 2.5% 或更低,其药物效果不会降低,但是可以明显降低药物性结膜炎发生的风险。

20 世纪 70 年代,随着玻璃体切割术和后囊切开术的发展,其很快成为婴幼儿白内障手术的标准。虽然医师们担心黄斑囊样水肿和视网膜脱离发生率会上升,但是没有进行后囊切开术和玻璃体切割术的术后效果更差,以至于有必要承担一定的风险来进行这样的手术。这是儿童白内障特有的问题,又是独特的创新。现在,玻璃体视网膜手术的进步也有利于儿童白内障手术的发展。文氏泵技术使玻璃体切割撕囊术和晶状体的吸除术更容易。高速切割头减少了视网膜牵拉的风险使玻璃体切割术更加安全。我们将全部改用＞1000r/min 的小玻切头。这些小的玻切头已经在最初的设计基础上进行了改进,并且能够解决

常见的手术问题(膜和斑的切除术)。尽管对于年龄超过 4 岁的儿童来说,不行玻璃体切割术的后囊切开术是普遍现象,但是玻璃体切割联合后囊切开仍是婴幼儿白内障手术的标准模式。将来,更多的手术医师将在植入人工晶状体同时选用经睫状体平坦部玻璃体切割术。

如果是对 6 个月以内的婴儿进行白内障手术,清除视轴区混浊创伤最小的手术方式依然是在前房密闭下的双手显微手术操作,包括后囊切开术和前部玻璃体切割术,但不植入人工晶状体。关于无晶状体眼婴儿术后情况在 5 年的研究结果将会很快发表,我们希望这些报道能够呼应术后 1 年的视力观察结果。我们预计角膜接触镜组和人工晶状体治疗组在最佳矫正视力上没有显著性的差异。然而,通过 5 年的观察发现,在首次植入人工晶状体时,我们并不能很好的预测出眼球增长率和屈光状态的变化。随着患儿年龄的增长,大部分患儿都需要行人工晶状体置换术。＜6 个月的患儿接受二次白内障手术的概率很高,尤其是一期人工晶状体植入的儿童,甚至没有植入人工晶状体的患儿也是如此,尽管其再手术率稍低一点。令人惊奇的是,1 岁以上的儿童在白内障手术中植入人工晶状体后,少有接受二次手术的情况。6 个月内的婴儿在接受白内障术后,晶状体皮质的再增殖和瞳孔机化膜的形成是普遍现象。越来越多的新方法将会被采用,而我们需要用技术创新来解决小儿白内障手术特有问题。当婴儿瞳孔散大不满意时,我们可以在手术中使用瞳孔扩张器,如虹膜拉钩和瞳孔

扩张环,使晶状体赤道部完全可视化将有利于在手术中将晶状体皮质细胞清除的更加彻底。精密标准的锥形器械和弯曲的双手器械都有利于切口的密闭。通过换手动作可以使注吸手柄从几乎相反的 2 个切口进入晶状体赤道部。在患儿中,晶状体生长速度快意味着晶状体细胞产生晶状体纤维的活性高。与年长的儿童手术相比,年龄小的患儿在术后残留的晶状体细胞会产生很多不良反应。因此,我们需要对其进行更加彻底的清除。给瞳孔散大不够理想的患儿进行皮质清除非常困难。与大龄儿童的囊袋不同,幼儿的晶状体囊袋赤道部不能对抗注吸的力量,这就使得赤道部纤维不能完全清除,除非将注吸手柄进一步伸入囊袋赤道部来强化吸力。将来,随着虹膜拉钩及注吸技术的提高,我们可以更好地使用连续水分离技术来提高手术中晶状体纤维和晶状体细胞吸除的标准。与无法达到高标准的重力灌注系统相比,利用文氏泵的高效液体灌注方法维持更稳定的前房将有助于这个转变。在这过程中,将在无额外创伤的情况下对皮质进行彻底清除,尽可能地减少手术后炎症反应,就像我们在理想的瞳孔散大情况下可以避免虹膜损伤一样。

将来,给<6 个月的婴儿进行人工晶状体植入的情况会越来越少,大家将更接受患儿 1 岁或至少 2 岁时行一期人工晶状体植入手术。6 个月以下的婴儿植入人工晶状体手术会导致更多的手术损伤,以及二次手术和人工晶状体度数的选择等问题。即使可以选择出合适的屈光度,还需要高度远视人工晶状体或暂时的背负式人工晶状体,这将使问题复杂化。即使我们能得到儿童手术后更精确的眼球增长预测和屈光度趋势的预测数据,但很遗憾,婴幼儿时期的数据仍是不准确的。在美国,不是每一个家庭都能负担得起无晶状体眼婴儿需要配戴的角膜接触镜。目前,人工晶状体植入(一片式或背负式)可能会成为唯一可行的方式,特别是治疗单眼白内障。将来,我们需要制作出更加经济有效的无晶状体眼角膜接触镜(硅胶或硬性透氧性),用于治疗美国偏远的农村和发展中国家患儿。对于这一小部分患者来说,这可能看起来是不切实际的改变,但却是可以实现的。为 2 岁以上儿童进行二期人工晶状体植入时,就可以选择合适的人工晶状体屈光度,有了实践经验以后,在植入时不会留下严重的远视问题,也不会在 20 岁时产生过多的近视问题。不论是学校的学生还是成年后成为成功的职场人,当他们的眼镜损坏时也具备正常生活的能力。

这是一个艰巨的任务。我们一直很惊讶,对于接受人工晶状体植入后导致轻度到中度(1~4D)的远视的儿童来说,他们仍具有良好的生活能力(阅读视力表),没有人预测到他们的视力和生活都能这么正常。部分原因是由于小瞳孔的聚焦深度以及额外的假性调节作用。如果我们能保证所有人工晶状体植入的患者(幼儿到青年)术后屈光误差范围在-3~+3D 的话,就是理想的状态。

在给婴儿进行后囊切开术和玻璃体切割术的初期阶段,目标是尽可能彻底的清除囊袋。我(M. E. W)记得在学生时期曾经见过在进行玻璃体切割手术联合白内障手术时采用压陷巩膜来看清并尽量彻底清除囊袋赤道部,那时再次手术率比现在低得多。晶状体赤道部的上皮细胞的清除可以降低由晶状体上皮细胞增殖引起的视轴再次混浊的风险。清除所有残余囊袋的同时也清除了与虹膜粘连的结构,这样同样可以防止虹膜粘连。那时的手术医师并没有为后期进行二期人工晶状体植入手术做准备,当时的原则是让这部分婴儿可以享有终身的无晶状体眼,同时可以保持视轴的清晰。目前,我们正在尝试保留足够的囊膜以使二期人工晶状体植入手术可以更顺利。我们倾向于将前后囊的切开口相匹配,不超过 4.5~5mm 的情况下在囊袋内植入人工晶状体。然而,保留这么多的囊膜就意味着形成粘连和视轴的再次混浊的概率就会很高。将来,我们需要尽可能多的保留囊膜(至少在婴儿期)并且要高标准地完成晶状体皮质的清除手术(如上所述)。我们几乎在婴儿的手术中完成了一个循环,没有使用玻璃体切割术的患者的再次手术率很高,而把玻璃体切割术作为标准方式则患者的再次手术率就降低了,随着保留囊膜方式的出现和给婴儿进行一期人工晶状体的植入手术,现在又回到了再次手术率很高的阶段。在将来,如果婴儿需要在半岁之前进行手术,我们需要更彻底地清除晶状体皮质和尽量少采用囊袋内一期人工晶状体植入。如果婴儿阶段早期必须植入人工晶状体,预计可能会更多地采用睫状沟内固定方式,因为它可以使患儿的囊袋闭合,并且可以更加容易调整人工晶状体植入的位置。同时,更完善的睫状沟人工晶状体设计将不会引起虹膜的摩擦及瘢痕的形成或炎症反应的加重。

对于超过幼儿年龄的儿童,我们可以更熟练地实施高质量的白内障手术,包括可预计出后囊切开大小同时不对玻璃体膜造成影响。低灌注、精准操作技术及眼科黏弹剂和染色技术将有助于高质量手术的完成。相对的,有抵抗力的玻璃体前膜也提高了手术的安全性和可靠性。同样,精确的晶状体上皮细胞清除手术也十分重要,因为玻璃体前膜可以作为增殖细胞移行的支架。新颖的设计,如囊袋内人工晶状体植入,将在超过幼儿期的儿童中广泛使用,因为这些创新设计有利于避免晶状体上皮细胞接触未受损的玻璃体前膜。

另外一项进步将是人工晶状体技术。真正的可调节的人工晶状体将最终在儿童人工晶状体植入手术中普遍应用,但是必须达到一定的调节范围。多焦点人工晶状体将作为试用性的高端产品在成人和青少年中使用。多焦点同步视觉概念有很多缺陷,并不是眼球发育期首选的治疗方法。处于眼球发育期的儿童,近视的漂移是不可避免的,近视之后,采用多焦点人工晶状体治疗就不合适了。从历史角度上看,多焦点人工晶状体将作为实现真正的可调节人工晶状体的发展道路上的一个转折点。

在白内障术后儿童的长期护理中,眼轴生长的变化和同时出现的屈光状态的变化,是另一个主要问题。在未来的几年,我们将更加了解白内障术后眼球的发育情况,这将有助于改进针对白内障患儿的计算公式。我们可能同样更了解无晶状体眼/人工晶状体眼的弱视治疗情况,这将有利于我们为这些患儿提供更好的功能性治疗。另外,对于遮盖时间和频率的进一步认识,将会进一步明确扩展视觉系统可塑性的方法,让人们走出"视觉成熟"期弱视的治疗可能需要复杂的药物治疗的误区。第一阶段的尝试给我们提供了理论上的证据,在未来的几年将会得到进一步的发展。

总而言之,我们将继续通过吸收不断进步的成人白内障手术研究中有益于儿童白内障手术的创新之处。综上所述,我们同样需要对患儿特殊需求做出适当的治疗上的调整。我们必须创新,同时不失严谨性。我们的患者与成人不同,他们更加脆弱,而且随着生长发育他们的病情会发生变化。我们不能使用没有经过试验验证和证明的方法,但是我们也不能停滞不前。这种矛盾的现实就是作为小儿眼科医师所面对的独特的复杂性。正如历史告诉我们的一样,我们做对的比做错的要多,现在,这个领域的领航者已经建立起来空前的全球性研究平台,我们的发展前景也将更加美好。

（陈开建　译）